Eberhard Lignitz / Wolfgang Mattig

Der iatrogene Schaden

Eberhard Lignitz
Wolfgang Mattig

Der iatrogene Schaden

Mit 15 Abbildungen und 73 Tabellen

Akademie-Verlag Berlin 1989

Dr. sc. med. Eberhard Lignitz
Oberarzt am Institut für Gerichtliche Medizin der Humboldt-Universität zu Berlin

MR Dr. sc. med. Wolfgang Mattig
Direktor des Instituts für Gerichtliche Medizin des Bezirkes Frankfurt (O)

ISBN 3-05-500489-2

Erschienen im Akademie-Verlag Berlin, Leipziger Straße 3—4, Berlin, DDR - 1086

Lizenznummer: 202 · 100/483/88
Printed in the German Democratic Republic
Gesamtherstellung: VEB Druckhaus „Maxim Gorki", 7400 Altenburg
Lektor: Christiane Grunow
Einbandgestaltung: Annemarie Wagner
LSV 2815
Bestellnummer: 763 804 4 (9093)
04500

Vorwort

Ein Buch, welches sich mit den Schattenseiten ärztlichen Wirkens, den vom Arzt oder seinen Mitarbeitern hervorgerufenen Krankheiten oder Schäden befaßt, befindet sich in einer in mancherlei Hinsicht problematischen Lage. Leicht wird man dadurch als Verbündeter von Gegnern der wissenschaftlichen Medizin eingestuft, oder es wird Anmaßung gegenüber den klinischen Fachgebieten unterstellt. Eine weitere Schwierigkeit für den gerichtsmedizinischen Sachverständigen besteht darin, daß er aus der Erfahrung seines Faches zwar die Risiken einer Behandlungsart kennt und beurteilen kann, aber nicht in vollem Umfang deren Nutzen. Wenn wir also vor bestimmten Gefahren warnen und auf die Komplikationsdichte hinweisen, wollen wir damit nicht die Anwendung jener Diagnostik- oder Therapiemethode in Frage stellen.
Dieses Buch verfolgt zwei Anliegen: In erster Linie soll es der Vermeidung oder Minimierung gleichartiger Schäden dienen, indem jeder Arzt nach Kenntnis der Gefahren bemüht ist, diese Schäden in seiner Tätigkeit zu verhüten. Zum zweiten soll es Diskussionsgrundlage für den ärztlichen Gutachter sein. Der Patient beansprucht zunehmend sein Recht auf wissenschaftlich fundierte Beurteilung von Schäden. Insoweit muß die Begutachtung heute neben der Grundlagenforschung, der Diagnostik und der Therapie als tragende Grundsäule der Medizin betrachtet werden. Folgerichtig entwickelte sich in einigen Ländern ein eigenständiges ärztliches Begutachtungswesen, auch wenn diese Thematik in der Lehre noch zu wenig gepflegt wird. In diesem Sinne soll das vorliegende Buch dem Sachverständigen Orientierungshilfe in der Fülle uneinheitlicher Literatur sein und zugleich die berechtigten Interessen des geschädigten Patienten bzw. im Sterbefall die seiner Angehörigen wahren. Insofern tragen wir der Verpflichtung des Arztes gegenüber dem Patienten Rechnung, die über die Beendigung der Behandlung hinausgeht.

Berlin und Frankfurt (Oder) 1988

Eberhard Lignitz — Wolfgang Mattig

Inhalt

Geleitwort

Die in unserem Institut an Gutachtenmaterial gesammelten Daten stellen eine konkrete Ergänzung des von W. Mattig herausgegebenen Werkes „Komplikationsdichte ärztlicher Eingriffe“ dar. Statistische Daten sind durchaus richtungsweisend, Sachverständige aber wollen „ihren“ Fall besser vergleichen können oder gar die Meinung anderer kennenlernen, beispielsweise

- um einer Methode, die sie bisher als harmlos angesehen haben, nicht zu hohen Kredit zu geben;
- um die Indikationsbreite einzuengen oder Umstände zu berücksichtigen, die bisher unwichtig erschienen;
- um bei gerichtlicher Auseinandersetzung mangelnde Voraussehbarkeit ins Feld zu führen.

Die Kliniken haben unterschiedliche diagnostische Möglichkeiten und Erfahrungen, die die Komplikationsdichte mitbestimmen. Zu ihrer Analyse und Beurteilung mußte ein Buch geschrieben werden wie das hier vorliegende. Dabei ist zu bedenken, daß es sich um Fälle handelt, die nicht allein aus dem Einzugsgebiet des Berliner Institutes für Gerichtliche Medizin stammen. Arglose Leser könnten sonst die Meinung vertreten, daß man mit dieser oder jener Komplikation gerade in Berlin zu rechnen habe. Das heißt, die Autoren wurden von ihrem Direktor, der ihrem Werk jetzt diese Zeilen voranschickt, gehalten, auch Gutachten aus anderen Regionen unseres Landes und aus dem Ausland, unabhängig von der Art des Gesundheitssystems, mit aufzunehmen, soweit wir sie beraten haben oder durch Anfragen genügend Einblick gewinnen konnten. Deshalb wurde beschlossen, auch nicht zu vermerken, ob sich der Fall in einem Kreis-, einem Bezirkskrankenhaus, einem konfessionell geleiteten Krankenhaus oder einer Universitätsklinik ereignete, ob sich die Handlung in Nord, Ost, Süd oder West abgespielt hat, vor oder hinter einer Grenze. Denn selbst in ärztlichen Dingen sieht dieser oder jener Betrachter, der nicht sachkundig ist, „vermeidbare“ oder „in jedem Fall vermeidbare“ Fehler im Gesundheitswesen des jeweils „anderen“. Eine solche Zusammensetzung des Materials schließt eine Zensurenerteilung durch andere aus und erlaubt, Fall an Fall zu reihen.

Wir wissen, daß dieses Buch früher oder später auf dem Richtertisch liegen wird, daß sich Rechtsanwälte und Staatsanwälte seiner bedienen werden. Wir raten allen — und auch den Ärzten, die sich auf einen der Fälle, die wir im folgenden schildern, stützen wollen — unseren kleinen Dekalog zur Kenntnis zu nehmen:

- Schließe nicht aus einem Fall auf alle. Schließe nicht aus allen Fällen auf einen.
- Kinder sind nicht kleine Erwachsene. Erwachsene sind nicht große Kinder, Alte nicht jung und junge nicht alt.
- Denke daran, daß hinter vielen Fällen nicht allein die Innere Medizin und auch nicht die Chirurgie stecken, sondern die Genetik, die konditionierend, mitursächlich oder gar kausal ein Krankheitsbild oder seinen Verlauf bestimmt, oder „beeinflussen kann“, bzw. könnte.
- Prüfe bei Berichten in Krankengeschichten, ob es Berichte oder Geschichten sind und wann sie niedergeschrieben wurden.

- Sei gegen vorgefaßte Meinungen mißtrauisch, aber berücksichtige, daß Mißtrauen eine vorgefaßte Meinung sein kann.
- Berufung auf Lehrbücher zeugt auf jeden Fall von Kenntnis des Lesers, bezeugt aber nicht in jedem konkreten Fall die Kenntnis des Autors.
- Es kommt im Strafverfahren nie darauf an, wie man es in „solchen" Fällen macht, sondern stets darauf, wie man es im „gegenständlichen" Fall hätte tun müssen.
- Waren im gegenständlichen mißglückten Fall Helfer des Arztes tätig (Pfleger, MTA, Schwestern), ist stets zu prüfen:

  .... ob sich der Arzt auf sie verlassen konnte (durfte), und zwar ... in der konkreten zur Diskussion stehenden Teilaufgabe; nicht allgemein (weil er auch sonst „gut" ist)
- Akademisch höhere Grade eines Beteiligten (Beschuldigter, Zeuge, Anwalt, Sachverständiger) sind nicht immer eine Garantie für höheres Fachwissen im konkreten Fall.
- Prüfe, ob im gegenständlichen Fall eine Abwendungsmöglichkeit für den schädlichen Erfolg bestanden hat und ob er bei Anspannung der Aufmerksamkeit voraussehbar war.

Wer nun den Dekalog gelesen und verstanden hat, kann sich in Ruhe auf die nachstehenden Fälle konzentrieren, und er wird dabei finden, daß hinter keinem ein „erhobener Zeigefinger" zum Vorschein kommt, noch Kritik der falschen Sichtung. Indessen kann man daraus lernen sich auch abfragen: Was hättest Du in diesem Fall getan? Damit gewinnt das Buch nicht nur als Dokument Bedeutung, sondern als Lehr- und Lernbuch, das nicht selten Überraschungen bereithält — etwa den Hinweis auf ganz geringe Komplikationsdichte, wo man vielleicht eine höhere erwartet oder aber auch (und das ist noch weit mehr zur Kenntnis zu nehmen), den umgekehrten Fall. Hier gilt die Weisheit: „Festina lente".

Wir glauben, daß dieses Geleitwort wichtig war zu einem Buch, dessen Sachlichkeit nicht die Wärme des ärztlichen Bemühens verdecken kann, aus der es entstanden ist. Möge es eine weite Verbreitung erlangen!

Otto Prokop

1. Einführung

Die wissenschaftliche Medizin unserer Zeit ist durch das Streben nach exakter Diagnose und effektiver Therapie zum Wohle des kranken Menschen gekennzeichnet. Diagnostik und Behandlung berücksichtigen naturwissenschaftliche Gesetze und empirische Erkenntnisse, die durch gezielte Forschung und Beobachtung gewonnen wurden. Als tragende Säulen der medizinischen Betreuung sind sie unvermeidlich risikobelastet. Zur Einschätzung des Risikos im allgemeinen und speziellen ist von Zeit zu Zeit eine Standortbestimmung nötig, wozu die Erfahrungen der Institute für Gerichtsmedizin und Pathologie auszuwerten sind (446). Die rezente Entwicklung hat dazu geführt, die iatrogene Pathologie (1127) als eine geeignete und bewährte Methode zu nutzen, insbesondere durch zahlreiche Einzelbeobachtungen diesen Standort näher zu kennzeichnen (1128). Iatrogene Pathologie ist nicht mit einer primär negativen Auffassung gleichzusetzen — wozu Nonsensbegriffe wie „iatrogenisierendes Verhalten des Arztes“ oder „Iatrogenie“ leider beigetragen haben und deshalb entschieden abgelehnt werden (622, 623, 679). Vielmehr ist durch Erkennung, Sammlung und Analyse iatrogener Schäden den Fächern Pathologie und Gerichtsmedizin eine neue Aufgabe und der Auftrag zugewachsen, die Kenntnisse über die Beeinflussung von Funktion und Gestalt durch diagnostische und therapeutische Maßnahmen zu deren Prophylaxe oder wenigstens Begrenzung in die ärztliche Ausbildung einfließen zu lassen und im Schadensfall zu einer neutralen Beurteilung auf einem hohen wissenschaftlichen Niveau beizutragen. Es handelt sich dabei nicht — wie vielfach angenommen wird — um Einzelfälle, sondern durchaus um gesundheitspolitisch relevante Größenordnungen. Haupt und Daniel (411) fanden in einem Sektionsgut von über 13000 Fällen 6,5% erhebliche iatrogene Schädigungen, die den Tod direkt herbeigeführt oder zumindest wesentlich begünstigt haben. Nach unserer Auffassung kann eine wissenschaftliche Analyse iatrogener Schäden als Forschungsgegenstand dazu beitragen, das Problem der Komplikationen medizinischer Maßnahmen zu reduzieren und so positiv bis in die Grundbetreuung zu wirken, wie es für eine praxisbezogene und gesundheitspolitisch relevante Forschung gefordert wird (86). Deshalb besitzen Pathologie und Gerichtsmedizin, wenn sie sich zusätzlich dieser Aufgabe stellen, auch einen hervorragenden Platz in der Konzeption eines wissenschaftlich betriebenen vorbeugenden Gesundheitsschutzes (539).

In Übereinstimmung mit Strafrechtsexperten (21, 446) gehen wir auch bei der vorliegenden Analyse davon aus, daß die medizinische Betreuung eine besonders wichtige und hochgeachtete Tätigkeit von Ärzten und deren Mitarbeitern ist. Sie ist allgemein durch überdurchschnittliche Pflichterfüllung und höchstes Verantwortungsbewußtsein gekennzeichnet. Schuldhaft verursachte iatrogene Schäden sind die Ausnahme. Daraus ergibt sich zunächst, daß zwischen dem Risiko einer ärztlichen Behandlung und schuldhaft herbeigeführten Schäden streng unterschieden werden muß. „Der Arzt ersetzt das Risiko des natürlichen Krankheitsverlaufes, das grundsätzlich bei jedem Kranken selbst liegt, durch das statistisch günstigere des ärztlichen Eingriffs" (1025). Risiko beschreibt die Wahrscheinlichkeit eines Schadenseintritts bei einer definierten medizinischen Maßnahme unter bestimmten Bedingungen. Es kann in gewissen Grenzen vorhergesagt werden. Jedoch ist zu bedenken, daß es in manchen Fällen Risiken gibt, die nicht zu berechnen sind (369). Das bedeutet, daß trotz des ständigen Fortschreitens der medizinischen Wissenschaft noch manche Unwägbarkeit zu erwarten und zu respektieren ist. Im Gutachtenfall ist unbedingt zu berücksichtigen, daß es sich bei dem Risiko schlechthin um eine flüchtige Größe handelt: es bestand nur im Augenblick der Maßnahme; entweder trat ein Schaden ein oder die Gefahr wurde bewältigt (446). Andererseits ist ohne Übernahme von Risiken ein Fortschritt nicht denkbar. Als Maßstab für die Einschätzung einer vernünftigen und sinnvollen Risikobereitschaft gilt der jeweilige Entwicklungsstand der medizinischen Wissenschaft zugleich als Funktion der gesellschaftlichen Entwicklung. Im Einzelfall kann sie jedoch zu ganz unterschiedlichen Folgerungen führen. So kann das diagnostische Risiko nicht dem therapeutischen gleichgesetzt werden, eine kosmetische Operation besitzt einen anderen Stellenwert als eine vital indizierte usw. (678). Als Maß des Risikos ärztlicher Eingriffe dienen die Schadensdichte (relative Häufigkeit konkreter Schäden bei einem bestimmten Eingriff) und die Komplikationsdichte (Gesamtheit der prozentualen Schadensmöglichkeiten bei jedem Eingriff) (231).

Wenn infolge eines Heileingriffes — unabhängig von der Risikobelastung — ein Schaden eingetreten ist, sind die Prüfung seiner Ursachen und begünstigenden Umstände erforderlich. Zunächst muß die Pflichtenlage der beteiligten Personen geprüft werden.

Der Begriff der Pflichten ist in den Strafgesetzbüchern definiert. Pflichten ergeben sich aus Gesetzesvorschriften, Anforderungen aus der beruflichen Tätigkeit oder aus den Beziehungen zum Geschädigten, schließlich auch aus dem eigenen Verhalten, sofern es Gefahren herbeiführte, deren Folgen zu verhindern waren. Bezogen auf die Tätigkeit im Gesundheitswesen entwickelte der 5. Strafsenat des Obersten Gerichtes der DDR Thesen (730, 923), in denen dargelegt wird, daß z. B. unter gleichen örtlichen, zeitlichen oder sonstigen Bedingungen der leitende Mitarbeiter (Chefarzt, Oberarzt) weitergehende Pflichten als der in Ausbildung stehende Assistenzarzt hat. Grundsätzlich sind sie für jeden einzelnen in der konkreten Situation exakt bestimmbar (ordnende Funktion des Rechts), auch bei kollektivem Handeln (Prinzip der individuellen Verantwortlichkeit) und orientieren sich an einem nicht unterschreitbaren Minimum von Anforderungen.

Für den Arzt ergeben sich aus seinem Beruf verschiedene grundlegende Pflichten: Behandlungs-, Sorgfalts-, Aufklärungs- und Schweigepflicht, ferner die Beobachtungs- und Nachsorgepflicht, die Pflicht zur ständigen fachlichen Weiterbildung, eingeschlossen die Kenntnisnahme und Anwendung von Empfehlungen für die Diagnostik und Therapie in der ärztlichen Praxis, deren Grad von Verbindlichkeit und Einfluß auf die ärztliche Sorgfalt in den Thesen des juristisch-medizinischen Arbeitskreises eingehend behandelt ist (441), Meldepflicht gemäß gesetzlichen Vorschriften. In letzter Zeit spielte gelegentlich die Prüfung auf Erfüllung der Hilfeleistungs- und Obhutspflichten eine Rolle (96). Die unter gerichtsmedizinischem Aspekt entscheidende Frage ist die nach der Einhaltung der Sorgfaltspflicht.

Sorgfalt ist nach Hansen und Vetterlein (398) die sachgemäße Behandlung ohne unnötige Gefährdung und Schädigung des Patienten. „Der Inhalt der gesetzlich geforderten Sorgfalt wird bestimmt vom Erkenntnisstand und den Erfahrungen der medizinischen Wissenschaft. Danach wird die Sorgfalt dann erbracht, wenn sich die ärztliche Tätigkeit sowohl in ihren Handlungen als auch in ihrem Gesamtumfang in Übereinstimmung mit den anerkannten wissenschaftlich gesicherten Methoden und Verfahren der Medizin befindet". Der angestellte Arzt hat das Recht, von der Gesundheitseinrichtung die äußeren Bedingungen für sein sorgfältiges Handeln zu verlangen.

Nur wenn das erforderliche Maß an Sorgfalt unter den konkreten Bedingungen außer acht gelassen wurde, kann im Schadensfall ein Verschulden des Arztes bejaht werden (665).

Bei der medizinischen Betreuung ist die Beobachtung der Sorgfaltspflicht permanente Aufgabe des Leiters. „Durch die staatlichen Leiter sind die Voraussetzungen in der Einrichtung zu schaffen bzw. zu verbessern, die die gewissenhafte und sorgfältige Arbeit der Ärzte ermöglichen und erleichtern und dabei Ursachen und begünstigende Umstände für Sorgfaltspflichtverletzungen ausschließen" (665).

Der Begriff „**Sorgfaltspflicht**"[1] hat nach unserer Auffassung zudem einen qualitativ anderen Stellenwert als der Pflichtbegriff schlechthin. Während andere Berufspflichten schuldlos verletzt werden können, z. B. bei Pflichtenkollision, ist solches bei der Sorgfaltspflichtverletzung undenkbar. So kann ein Arzt in einer konkreten Situation trotz Verletzung mehrerer Pflichten durchaus verantwortungsbewußt und sorgfältig gehandelt haben. Es liegen dann zwar Pflichtverletzungen schlechthin, aber eben keine Sorgfaltspflichtverletzungen vor. Mithin impliziert der Begriff Sorgfaltspflichtverletzung im Gegensatz zu anderen Pflichtverletzungen bereits eine Wertung im Sinne der Schuldhaftigkeit, sofern nicht Schuldausschluß infolge unvorhersehbarer eigener krankhafter Reaktion des Verpflichteten (hier des Arztes) besteht. Die Inhaltsbestimmung des Begriffes Sorgfaltspflichtverletzung ist in der Fachliteratur diesbezüglich bisher verschwommen dargestellt.

Ein Schuldvorwurf im strafrechtlichen Sinne kann immer erst erhoben werden, wenn aus der schuldhaften Verletzung einer ärztlichen Berufspflicht ein Schaden (Körperverletzung, Todesfolgen) eingetreten und der Nachweis eines ursächlichen Zusammenhanges zwischen beiden zweifelsfrei möglich ist. Zwischen beiden muß ein Verhältnis von Ursache zu Wirkung bestehen. Die Kausalbeziehung kann unmittelbar oder in Form von Kausalketten vorliegen. Die Prüfung der Kausalität muß immer von den tatsächlichen, objektiv gesicherten Fakten ausgehen. Sie widerspiegelt den wirklichen Lebensvorgang und darf kein von der Realität abgelöster Denkprozeß im Bereich der Hypothese werden (21).

Ist die Kausalität nicht nachzuweisen oder wird ein solcher Zusammenhang durch andere Ereignisse unterbrochen, so entfällt jeglicher Schuldvorwurf.

Pflichten, wie sie sich für die verschiedenen Bereiche der medizinischen Tätigkeit bei der Patientenbetreuung ergeben, können hinsichtlich der Schuldformen fahrlässig oder vorsätzlich verletzt werden. Die fahrlässige Schuld, die in Verbindung mit Straftatbeständen in der Medizin die dominierende ist, unterscheidet sich von der vorsätzlichen dadurch, daß ein Täter die Herbeiführung eines Schadens nicht in seine Zielstellung einbezogen hat. In die Definition der Fahrlässigkeit gehen die Voraussehbarkeit und Vermeidbarkeit bestimmter Folgen ein, weshalb immer die Erfolgsabwendungsmöglichkeit (Schadensverhütung) gutachtlich zu prüfen ist. Fahrlässigkeit äußert sich als bewußte Leichtfertigkeit, durch bewußte Pflichtverletzung im Vertrauen auf Ausbleiben der Folgen und verantwortungslose Gleichgültigkeit oder disziplinlose Einstellung und Gewöhnung an das pflichtwidrige Verhalten (730). Unter strafrechtlichem Aspekt setzt Verantwortlichkeit immer die persönliche Schuld eines Täters voraus (einen individualisierten Verschuldensmaßstab kennt die zivilrechtliche Verantwortlichkeit dagegen nicht in dieser Form); bei der Mitwirkung mehrerer Personen muß die persönliche Verantwortlichkeit jedes einzelnen exakt bestimmt werden.

[1] Auf den Begriff „ärztlicher Kunstfehler" wird in dieser Arbeit grundsätzlich verzichtet, weil diesem kein rechtsverbindlicher Charakter innewohnt.

Nicht jeder aus einer Pflichtverletzung resultierende Schaden ist schuldhaft verursacht. So besteht Schuldausschluß, wenn die Pflichterfüllung objektiv überhaupt nicht möglich war (etwa bei persönlichem Versagen, individueller Überforderung, Unmöglichkeit des Handelns). Zur Vermeidung von Automatismen strafrechtlicher Maßnahmen bei Pflichtverletzung gibt es eine Reihe von Rechtsvorschriften, die auch bei der gesellschaftlich-beruflichen Verantwortung von Mitarbeitern des Gesundheitswesens herangezogen werden (StGB § 13 — Irrtum; § 14 — Schuldminderung; § 20 — Widerstreit der Pflichten).

Aus den Ausführungen folgt, daß eine Fehldiagnose bei ordnungsgemäßer Pflichterfüllung kein strafrechtsrelevanter Tatbestand ist. Diagnose als Endpunkt von Untersuchung und Überlegung bedeutet letztlich immer Differentialdiagnose, weil sie ein Produkt von Abwägen, Bewerten und Differenzieren von Einzelsymptomen ist. Sie beruht auf der Anwendung von wissenschaftlicher Erkenntnis und gesammelter Erfahrung und ist Ausdruck kreativer Fähigkeit des Arztes (217).

Unter keinen Umständen ist eine schematische Einordnung eines Irrtums durch einen Arzt als Ausdruck von Verantwortungslosigkeit und damit Schuld statthaft (446). Das wird auch durch die großen Diskrepanzen unterstrichen, die sich allein bei Vergleichen von klinischen und pathologisch-anatomisch festgestellten Todesursachen ergeben. So fanden Drexler et al. (237) bei einer Auswertung von 1096 obduzierten Todesfällen der Medizinischen und Chirurgischen Universitätsklinik Freiburg/Br. in 36,1% richtige, in 45,2% fast richtige und in 18,7% unzureichende oder falsche Diagnosen. Allein bei den häufig gestellten Diagnosen Herzinfarkt und Lungenembolie betrug die Quote der Fehldiagnosen 26,4 bzw. 58%. Nach Schmauss und Kollmorgen (991) stehen Fehldiagnosen bei Krankheitsbildern des akuten Abdomens in der Häufigkeit unmittelbar hinter denen des Skelettsystems. Dabei ist die Zahl der Fehleinschätzungen nicht einmal exakt zu bestimmen, weil solche Umstände, wie der Zeitfaktor sowie „arztseitige (subjektive) und patientenseitige (objektive) Ursachen", nicht genügend oder schwer zu berücksichtigen sind (377). Wie verschieden die Parameter der Prüfung und des Vergleichs von klinischem und pathologischem Untersuchungsmaterial auch sein mögen, wir sehen in ihnen einen unverzichtbaren Beitrag zur Qualitätssicherung in der Medizin, der seinen Niederschlag schon in der Ausbildung der Medizinstudenten und in der Weiterbildung von Ärzten aller Fachrichtungen finden muß. Nur so kann zur Prophylaxe iatrogener Schäden sinnvoll und ex ante motiviert (378), wissenschaftliches Denken und Handeln bis in die Grundbetreuung getragen und nicht zuletzt eine ständige Überprüfung des Effektivitäts-Nutzen-Risiko-Verhältnisses durchgesetzt werden (539).

Die vorliegende Schrift stellt sich die Aufgabe, aus den Erfahrungen einer **klinischen** Gerichtsmedizin einige in ihrer Bedeutung wesentliche Aussagen zu iatrogenen Schäden exemplarisch zu eruieren und vom Standpunkt der Begutachtung zu diskutieren. Als Schwerpunkte werden solche Themen behandelt, die entweder in Form von ernsten, aber erkenn- und heilbaren bzw. gut kontrollierbaren Krankheiten, häufigen oder schwerwiegenden Komplikationen diagnostischer respektive therapeutischer Eingriffe oder durch ungenügende Prophylaxe weitgehend vermeidbarer Komplikationen natürlicher Leiden praxisrelevant angefallen sind.

Dabei kann es ebensowenig um eine Kritik bestimmter Methoden, deren Nutzwert von unserer Seite ohnehin nicht umfassend einzuschätzen ist, wie um eine moralisierende Betrachtung ärztlicher Fehler gehen. Vielmehr wird das Anliegen verfolgt, aus den vorliegenden Schäden Konsequenzen zum Nutzen der Patienten und Ärzte gleichermaßen zu ziehen, wie es dem ärztlichen Auftrag entspricht (Gelöbnis der Absolventen der Medizin). Die nachfolgende Auswertung soll im Sinne einer Vermeidbarkeitsanalyse dazu beitragen, die Kenntnis wichtiger Komplikationen hinsichtlich ihrer Art, Häufigkeit und Begleitumstände zu vermitteln und auf diesem Wege zur Prophylaxe von Schäden sowie zur Erhöhung der Effektivität und Verbesserung der Qualität der ärztlichen Leistungen zu verhelfen.

Außer den Lehren für die Medizin, die aus jedem Schadensfall zu ziehen sind, entsteht vielfach unabhängig davon die Notwendigkeit einer gutachtlichen Beurteilung zum Zwecke der rechtlichen Bewertung. Letztere fällt zwar nicht in das Aufgabengebiet der Gerichtsmedizin, aber die Mitwirkung des Gerichtsmediziners als Sachverständiger wird in zahlreichen Fällen gefordert. Ein weiteres Ziel des Buches besteht darin, den diesbezüglichen Erkenntnisstand der Gegenwart in den ausgewählten Themen wissenschaftlich zu bestimmen. Er fungiert als Basis für die Begutachtung der konkreten Schäden. Zugleich soll das Verständnis des Arztes für rechtlich relevante Fragen, welche im Zusammenhang mit der ärztlichen Tätigkeit täglich auftauchen, geschult werden. Die grundsätzlich unterschiedliche Rechtsposition in der Begutachtung wissenschaftlich begründeter bzw. akzeptierter Methoden im Gegensatz zu unwissenschaftlicher Heilbehandlung soll herausgearbeitet werden.

Der wissenschaftlichen Fragestellung liegt das Untersuchungsmaterial des Instituts für Gerichtliche Medizin des Bereiches Medizin der Humboldt-Universität zu Berlin einschließlich der uns von außerhalb (international) zugesandten Begutachtungsfälle zugrunde. Es umfaßt 5322 Untersuchungen mit medizinischen Eingriffen seit 1971.

Aus diesem Basismaterial wurden für die vorliegende Analyse Fehler, Komplikationen oder Schäden gemäß der Zielstellung der Arbeit ausgewählt.

Die iatrogenen Schäden wurden unter forensischem Aspekt sowie hinsichtlich ihrer Häufigkeit, Kausalität und Bedingungen auf der Grundlage langjähriger Erfahrungen mit derartigen Fällen als Sachverständige vor Gericht analysiert und anhand der wesentlichen fachspezifischen Literatur diskutiert.

2. Iatrogene Schäden im Zusammenhang mit der Diagnostik häufig vorkommender Krankheiten

2.1. Appendizitis

Die große Bedeutung der Appendizitis für den Arzt ist in der Häufigkeit des Krankheitsbildes, seiner Gefährlichkeit bei unterbliebener oder zu spät erfolgter Behandlung und der demgegenüber sehr guten Prognose bei rechtzeitiger Operation begründet. Über kaum eine andere Krankheit dürfte im medizinischen Fachschrifttum so viel publiziert worden sein. Bereits 1947 lagen mehr als 12000 Veröffentlichungen zu diesem Thema vor (1124). Dennoch ist es in praxi bis heute nicht gelungen, die Lücken im Untersuchungsgang zu schließen und die immer wiederkehrenden Fehler endgültig zu vermeiden (890). Im Einzugsbereich des Berliner Instituts für Gerichtliche Medizin muß mit durchschnittlich einem Todesfall im Jahr gerechnet werden, bei dem mangelhafte Diagnostik eine wesentliche Rolle spielt (628). Darin besteht der hauptsächliche forensische Aspekt dieser Erkrankung.

In der DDR sollen jährlich 95000 Menschen an Appendizitis erkranken (426); in Berlin erfolgen unter diesem Verdacht etwa 5000 stationäre Einweisungen (988). Nach SCHMITT und TROEGER (1004) erkrankt jeder 7. Mensch im Laufe seines Lebens daran. Aus unserem Obduktionsgut ergibt sich eine Appendektomierate von 11,7% (jeder 8. bis 9. Obduzierte). Während unseres Beobachtungszeitraumes führte die Appendizitis mit ihren Folgen in 14 Fällen unmittelbar oder mittelbar zum Tode des Patienten, was einer Letalität von 0,8% entspricht. Von epidemiologischer Seite wird letztere mit 0,6% beziffert (191). Die Differenzen zwischen unseren Ergebnissen und diesen epidemiologischen Daten erklären sich durch eine gewisse selektive Anreicherung von Fällen, bei denen wegen des möglichen Zusammenhangs zwischen Appendizitis und Todeseintritt eine gerichtsärztliche Begutachtung zu Fragen ärztlicher Sorgfaltspflichtverletzungen angeordnet worden ist. Die Letalität der Appendizitis perforata ist naturgemäß höher und wird in der Literatur mit 3 bis 8% angegeben (578). Unter unseren 14 Todesfällen fanden sich 8, bei denen der Wurmfortsatz perforiert war. Die Häufigkeit von Perforationen läßt sich in unserem Untersuchungsgut nicht ermitteln. Unter Zugrundelegung einer durchschnittlichen Perforationsrate von 15 bis 25% (222, 1050) ergibt sich bei uns eine Letalitätsrate dieser Fälle von etwa 2 bis 3%. Bei Kindern in den ersten drei Lebensjahren wird der Anteil an Perforationen sogar mit 43% (980), im Alter mit etwa 33% angegeben (440). Die Letalität der Altersappendizitis beträgt nach HERRMANN et al. (440) über 8%.

Die im Berichtszeitraum an Appendizitis verstorbenen und in unserem Institut begutachteten Fälle sind in Tabelle 1 beschrieben (Nr. 1 bis 14). Darüber hinaus sind der Tabelle zwei Beschreibungen aus früheren Jahrgängen (I und II) und drei weitere Fälle angefügt, bei denen zwar eine Appendizitis, jedoch keine oder keine sichere Kausalkette zum späteren Todeseintritt bestand (A bis C).

Unter den 16 von uns überblickten Fällen, bei denen die akute Entzündung des Wurmfortsatzes eindeutig das Grundleiden für den späteren Tod des jeweiligen Patienten war, hebt sich als wesentliche Ursache für den fatalen Verlauf der Krankheit die mangelhafte ärztliche Sorgfalt bei der Erstversorgung des

Tabelle 1. **Charakteristik der begutachteten letalen Appendizitistodesfälle**

Der zeitliche Verlauf ist in Tagen nach Beginn der ersten Symptome angegeben: erste Arztkonsultation/Operation/Todeseintritt

Nr.	Alter Geschl.	Anfangssymptome	Lage-variante	Fehlende Untersuchungen	Fehl-diagnose	Falsche Maßnahmen	Op.-Kompl.	Verlauf zeitlich/klinisch
1	6 J. männl.	einmaliges Erbrechen, leichter diffuser Bauchschmerz	—	Temperaturdifferenz, Rektaluntersuchung, Seitenlage (bimanuell), Leukozytenbestimmung (Nachkontrolle nicht möglich, Patient zwischenzeitlich verreist)	virusbedingter Darminfekt	Sulfonamide (Furazolidin, Berlicetin)	—	1/—/4 phlegmonöse Appendizitis, perityphlitischer Abszeß
2	12 J. männl.	Erbrechen, Druckgefühl im Oberbauch, später Fieber	kleines Becken	—	(Appendizitisverdacht)	—	—	6/8/30 durch Kotstein gedeckte Perforation, Peritonitis, Relap. 18 T. p. op., Durchwanderungspleuritis und -mediastinitis, Pneumonie
3	17 J. weibl.	Erbrechen, Durchfall, Fieber bis 39°C axillar, Pulsbeschleunigung, diffuser Druckschmerz bes. im Oberbauch	kleines Becken	Anamneseerhebung mangelhaft, Inspektion des Stuhls, Psoaszeichen, Seitenlage (bimanuell), Rektaluntersuchung, (Vaginaluntersuchung), Rektaltemperaturmessung, Leukozytenbestimmung	Gastroenteritis (DD: Pankreatitis), Ruhr (DD: thyreotoxische Krise, EU-Gravidität)	Sulfonamide	—	3/8/28 Perforation, Douglas-Abszeß, diffuse eitrige Peritonitis

Tab. 1. (1. Fortsetzung)

Nr.	Alter Geschl.	Anfangssymptome	Lage-variante	Fehlende Untersuchungen	Fehl-diagnose	Falsche Maßnahmen	Op.-Kompl.	Verlauf zeitlich/klinisch
4	17 J. weibl.	Leibschmerzen, („Magenschmerzen"), häufiger Harndrang, Brennen bei der Miktion, Druckschmerz im epigastrischen Winkel	retrozökal	Anamneseerhebung mangelhaft, Temperatur- und Pulsmessung, Lokaluntersuchung, Rektaluntersuchung, (Vaginaluntersuchung), Leukozytenbestimmung, Verlaufskontrolle	grippaler Infekt, Zystitis; 2 Tage später: Gastropathie	Mebacid Titretta	—	1/5/35 intraenterischer-Abszeß, diffuse Peritonitis, Adhäsionsileus, Relap. 22, 31 und 34 T. p. op., Bronchopneumonie
5	19 J. weibl.	Schmerzen im Unterbauch bei Regelblutung; nach 2—3 Tagen Abwehrspannung im rechten Unterbauch, 38 °C axillar, Tachykardie	—	vermutlich keine Untersuchung (Arzt unbekannt); Rektaltemperaturmessung	Endometritis; Tuboovarialabszeß	Antibiotika? Analgetika?	—	2—3/8/12 Perforation, Ileozökalabszeß, Pelveoperitonitis, septischer Kreislaufschock, Verbrauchskoagulopathie
6	20 J. weibl.	plötzlich starke Bauchschmerzen, Übelkeit, Erbrechen, Druckschmerz im Oberbauch; 1 Tag später Stuhlverhaltung, 38,2 °C axillar; 3 Tage später Druckschmerz im Unterbauch	kleines Becken	Temperaturmessung, Leukozytenzählung, Maßnahmen zur Diagnosesicherung; Rektaltemperaturmessung	Gastritis	Antipyretika, Antiemetika, Analgetica, Penicillin	—	0/7/8 Aufnahme im Schock, abgekapselter appendizitischer Abszeß im kleinen Becken, Ileus, Exsikkose, Peritonitis
7	22 J. weibl.	Schmerzen im rechten Unterbauch, Übelkeit, Druckschmerz, Loslaßschmerz	retrozökal	—	—	—	bei Appendektomie Zökumeinriß;	0/0/4 phlegmonöse Appendizitis, Peritonitis, hämorrhagische Herdpneumonie,

							bei Relap. Herzstillstand	Ileus Relap. 3 T. p. op. (Ileozökalresektion, Dünndarmresektion, Ileotransversostomie), Mors in tabula
8	24 J. männl.	Erbrechen, Durchfall, Schmerz im Oberbauch, rötlicher Urin	retrozökal	(reizlose Narbe angeblich nach Appendektomie, Pat. Ausländer) Appendizitiszeichen, Rektaluntersuchung, Leukozytenbestimmung	Diarrhoe, Harnleiterstein	lokale Wärme, schmerz- und krampflösende Mittel	—	1/5/7 Perforation, perityphlitischer Abszeß (Drainageoperation), Peritonitis, Pleuritis, Sepsis
9	26 J. männl.	Übelkeit, Erbrechen, Schmerz im rechten Unterbauch	—	—	—	—	Wunddehiszenz	1/2/12 phlegmonöse Appendizitis, Peritonitis, Bauchhöhlenabszesse, retroperitoneale Abszesse u. Phlegmone, Ileus, Relap. 7 T. p. op. (Allgöwer Fistel), Durchwanderungspleuritis, Pneumonie
10	28 J. männl.	Übelkeit, Erbrechen, Schmerz an der rechten Körperseite, 39 °C, Schüttelfrost; später Meteorismus, Ikterus, Druckschmerz am rechten Rippenbogen	retrozökal	Rektaltemperaturmessung, Pulsmessung, Seitenlage (bimanuell), Rektaluntersuchung, Leukozytenbestimmung, Verlaufskontrolle	Grippe später: Gallenblasenhydrops	Aminophenazon, Paverysat	—	1/8/9 Perforation, perityphlitischer und Douglas-Abszeß, retroperitoneale Oberbauch- und pylephlebitische Abszesse
11	42 J. männl.	Bauchschmerzen, Erbrechen	—	—	—	—	Ileumverletzung	2/2/4 Gasbrand, Bauchdeckenphlegmone
12	45 J. männl.	starke Leibschmerzen, Übelkeit, diffuser	—	Temperaturmessung, Puls, rektale Untersuchung,	funktionelle	Titretta, Spasdol-	—	1/2/23 Perforation, Peri-

Tab. 1. (2. Fortsetzung)

Nr.	Alter Geschl.	Anfangssymptome	Lage-variante	Fehlende Untersuchungen	Fehl-diagnose	Falsche Maßnahmen	Op.-Kompl.	Verlauf zeitlich/klinisch
12		Druckschmerz im Unterbauch; nach 1 Tag kolikartige Schmerzen im Unterbauch		Seitenlage (bimanuell), Auskultation, Leukozytenbestimmung, Psoastest, Verlaufskontrolle	Darmstörung; nach 1 Tag: Harnleiterkolik	sin, Analgin		tonitis, Ileus, Schockulkus mit Blutung; Relap. 14 T. p. op. (Ulkusumstechung)
13	55 J. männl.	Bauchschmerzen, Erbrechen	—	—	—	—	—	2/9/9 Perforation, Peritonits, Ileus, Relap. 4 T. p. op., fibrinöse Pleuritis, Bronchopneumonie
14	86 J. weibl.	?	—	(kein Arzt konsultiert)	—	—	—	—/—/? Perforation, Peritonits
I	22 J. weibl.	Schmerzen im Mittelbauch, Brechreiz, Erbrechen; später Druckschmerz oberhalb des Schambeins	in Richtung zum kleinen Becken	Anamneseerhebung mangelhaft, Temperaturmessung, Pulskontrolle, Seitenlage (bimanuell), Rektaluntersuchung, (Vaginaluntersuchung), Leukozytenbestimmung	Nierenkrankheit	fortgesetzte Schmerzmittelgabe (Dolcontral, Titretta)	—	0/4/8 Perforation, Douglas-Abszeß, diffuse Peritonitis
II	29 J. männl.	Unwohlsein, Schmerzen in der Magengegend, Stuhlverhalten, 38 °C axillar; später Verschlechterung des Allgemeinzustands, kein Stuhlgang nach Einlauf, Schmerz und Abwehr-	—	Anamneseerhebung mangelhaft, Temperaturkontrolle und Rektaltemperaturmessung, Pulsmessung, Allgemeinuntersuchung, Seitenlage (bimanuell), Rektaluntersuchung, Leukozytenbestimmung	Akute Gastritis; später: Gallenblasenaffektion	Äthylmorphin	—	1/4/11 Perforation, perityphlitischer und subphrenischer Abszeß, diffuse Peritonits, Pneumonie

		spannung unterhalb des rechten Rippenbogens, Erbrechen						
A	1 J. männl.	Durchfall, Erbrechen, 39,5 °C, Angina, Enteritis	—	—	—	?	Narkose-zwischenfall (unbemerkte falsche Tubuslage, Resorptions-atelektase beider Lungen, Überblähung des Mittellappens, Mageninhaltsaspiration)	0/9/9 Appendizitis, Enterokolitis, Invaginations-ileus, Mors in tabula
B	4 J. männl.	Bauchschmerzen, Erbrechen	—	—	—	—	intraoperativer Herzstillstand	1/1/7 Myokarditis, Epilepsie, Appendizitis phlegmonosa; ischämischer Hirnschaden intraoperativ, Bronchopneumonie
C	4 J. weibl.	Bauchschmerzen, geblähter Leib, Erbrechen, 41,1 °C rektal	—	—	—	—	postoperative Sorbitinfusion bei Fruktose-intoleranz	2/2/5 Perforation, Peritonitis, Ileus, Schock, akutes Nierenversagen

Patienten heraus (unzulängliche Diagnostik, übereilter Schluß auf andere Krankheiten, vorzeitige Schmerzbekämpfung, Chemotherapie). Danach müssen zwei Drittel der Todesfälle durch Appendizitis als bedingt vermeidbar angesehen werden. In einigen Fällen ist die Unterlassung der noch erforderlichen Untersuchungen nicht unbedingt die entscheidende Ursache für den Todeseintritt gewesen. Verhalten des Patienten, besonders ungünstige Lagevariante[1] oder schleichender Verlauf mit einer durch andere Krankheiten überlagerten Symptomatik begünstigten ihn mitunter ganz wesentlich. In 5 Fällen — der Hälfte der ungenügend untersuchten Patienten, einem Drittel der Appendizitis-Todesfälle — war der tödliche Ausgang grundsätzlich vermeidbar. Über ähnliche Erfahrungen berichtet SCHMAUSS (988): Von den Patienten, die erst im Spätstadium der Erkrankung zur Aufnahme kamen, war bei der einen Hälfte der Kranke selbst, bei der anderen Hälfte der zuerst aufgesuchte Arzt an der Verzögerung schuld.

In dem Zusammenhang sei auf die besonders bei Altersappendizitis oft vorliegende Symptomarmut hingewiesen, so daß der Kranke evtl. gar keinen Arzt konsultiert (Tab. 1, Nr. 14).

In der DDR ist die Zahl der iatrogenen und erst nach Perforation eingewiesenen Appendizitisfälle in den letzten Jahren deutlich angestiegen (991).

Ein geringerer Anteil letaler Verläufe geht zu Lasten eines Operationszwischenfalls. In unserem Material beträgt dieser Anteil ein Fünftel der verstorbenen Patienten und betrifft intraoperative Darmverletzungen (2 Fälle) und Wunddehiszenz (1 Fall).

Schließlich soll nicht unerwähnt bleiben, daß wir auch mit Todesfällen infolge perforierter Appendizitis gutachtlich konfrontiert werden, bei denen das ganze Register anamnestischer, klinischer und paraklinischer Möglichkeiten praktiziert wurde, ohne den schicksalhaften Verlauf der Krankheit verhindern zu können (z. B. Nr. 2 in Tab. 1).

Aus forensischer Sicht ist wichtig zu wissen, daß nicht jeder Todesfall **bei** Appendizitis ein Todesfall **durch** Appendizitis sein muß, wie die Ergänzungen A bis C in der Tabelle 1 belegen. Koinzidenz mit anderen schweren Erkrankungen, Narkosezwischenfälle oder falsche Medikationen sind geeignet, die Kausalkette zwischen Appendizitis und Tod zu unterbrechen oder in Zweifel zu ziehen. SCHWÖBEL und POCHON (1050) geben die Rate der von der Infektion unabhängigen Komplikationen mit 9% an. Aus unserem Material läßt sie sich nicht errechnen, da wir nur die Letalfälle überblicken. Unter den akut im Zusammenhang mit Appendizitis Verstorbenen machen sie ein Sechstel aus. Faßt man alle Zwischenfälle bei Operation, Narkose und postoperativer Nachsorge aus Tabelle 1 zusammen, so ergibt sich eine Häufigkeit von einem Drittel der letal ausgegangenen Appendektomien (6 von 17). HARSANYI und SZUCHOVSZKY (403) hatten unter 18 Todesfällen nach Appendektomie insgesamt 8 Operationszwischenfälle, davon 5mal durch Verstoß gegen die Regeln der ärztlichen Wissenschaft. Unter den in unserem Institut begutachteten Fällen gab es keinen, bei dem der Tod durch mangelnde Sorgfalt während der Operation verursacht worden ist. Da, wie unsere Erfahrungen

Tabelle 2. Historisches Alter wesentlicher Appendizitiszeichen (1199)

BURNE	1837	Beschreibung der Hauptsymptome
MC BURNEY	1889	MC BURNEYscher Schmerzpunkt
LENNANDER	1883	axillo-rektale Temperaturdifferenz
CABOT	1897	Leukozytenanstieg bei Appendizitis
BLUMBERG	1907	BLUMBERGsches Zeichen
ROVSING	1907	ROVSINGsches Zeichen
LANZ	1908	LANZscher Druckpunkt

[1] Bei einem 81jährigen Bruchbandträger (Leistenhernie rechts) fanden wir einen im rechten Leistenkanal verwachsenen Wurmfortsatz.

zeigen und Tabelle 1 belegt, das ärztliche und forensische Hauptproblem in der gewissenhaften Erhebung der Anamnese und Untersuchung des Patienten besteht, soll diese Seite im folgenden einer näheren Analyse unterzogen werden. Es sollen keine unbilligen Forderungen (die meisten wesentlichen Untersuchungskriterien sind seit der Jahrhundertwende bekannt — 1199 — vgl. Tab. 2) an den Arzt gestellt werden, doch der gegenwärtige Stand kann nicht befriedigen: zu häufig werden die objektiv gegebenen (besonders die einfachen) diagnostischen Möglichkeiten nicht genutzt, zu häufig verlaufen diagnostische Denkprozesse in stereotypen Bahnen.

Das entspricht nicht nur unseren, sondern auch internationalen Erfahrungen (222, 1050). In einem Kreiskrankenhaus Nordenglands wurden durch jüngere Ärzte völlig ungeeignete Routinedaten gesammelt. Die Schmerzanamnese war z. B. in weit mehr als der Hälfte der Befragungen unzulänglich, die rektale Untersuchung fehlte in 28% (222).

Die Diagnose Appendizitis ist eine ärztliche Leistung, nicht das Ergebnis des Sammelns von Laborwerten. Die Suche nach spezifischen paraklinischen Befunden zur Appendizitisdiagnostik schlug ebenso fehl, wie ein Einzelsymptom für die Appendizitisdiagnose (oder gar deren Ausschluß) ungeeignet ist (72, 222, 426, 986, 988, 992). Die Diagnose wird im allgemeinen leicht sein, wenn die Symptomatik klassisch verläuft. Bei subtiler Anamneseerhebung und Untersuchung ist eine solche bei 80% der Fälle zu erwarten (986). Ein atypischer Verlauf lenkt die Aufmerksamkeit mehr auf andere Erkrankungen und erhöht dadurch die Gefahr der Fehldiagnose. In diesen Fällen kann nur die sorgfältige Erhebung der Anamnese und die Anwendung eines weitreichenden Untersuchungsprogramms — sog. starres Schema (988) bzw. Checkliste (222) — die Zahl der Fehldiagnosen verringern. Durch Anwendung dieser Checkliste beim Untersuchungsgang wurde die Diagnosefindung in vielen Zentren entscheidend verbessert. Die weltweit um 20 bis 25% liegende Quote an Perforationen und negativen Laparotomien ging auf 15% und weniger zurück (222, 1050). SCHMAUSS empfiehlt: die optische Untersuchung des gesamten Körpers; die bimanuelle palpatorische Untersuchung des Abdomens, herdfern beginnend mit Überprüfung der sog. Appendizitiszeichen, Untersuchung in Seitenlage; Prüfung des Psoaszeichens; die rektale Untersuchung (auch unter ambulanten Bedingungen durchführbar; vaginale Untersuchung eher in geeigneten Einrichtungen); die Auskultation des Bauches; axillare und rektale Temperaturmessung; Pulskontrolle; Laboruntersuchung: BSR, weißes Blutbild, Urinstatus (72, 986, 990, 991). Die Patientenuntersuchung kann bei aller Gründlichkeit in 8 bis 10 Minuten durchgeführt werden (991).

Die Erfahrungen bei vier Gerichtsverhandlungen mit rechtskräftigen Verurteilungen von fünf Ärzten aus den Fachrichtungen Allgemeinmedizin und Innere Medizin lassen erkennen, daß diese Untersuchungen nicht nur im konkreten Fall verabsäumt wurden, sondern auch noch zum Zeitpunkt der mehr als ein Jahr später durchgeführten Hauptverhandlungen ungenügend bekannt waren oder falsche Vorstellungen über ihre Durchführung und Bedeutung bestanden. Auch der Einwand einer unzumutbaren Überforderung des ambulant tätigen Arztes wurde akzentuiert vorgetragen.

Grundsätzlich sind für derartige Wissenslücken und ärztliche Fehleinstellungen zwei Ursachenkomplexe denkbar:

a) ungenügende oder fehlerhafte Ausbildung der Medizinstudenten und
b) Vernachlässigung der Pflicht zur postgradualen Aus- und Weiterbildung mit Entwicklung allgemeiner Gleichgültigkeit gegenüber dem ärztlichen Beruf in der täglichen Praxis bei einer Reihe von Kollegen.

Wenn auch trotz sorgfältiger Untersuchung im Einzelfall die frühe Diagnose unmöglich sein kann, so verpflichten gerade diese Fälle stets zur aktiven Beobachtung. UNGER (1147) warnt ausdrücklich vor der Empfehlung: „Kommen Sie wieder, wenn es schlimmer wird". Er führt dazu aus: „Ist schon der Arzt in der Beurteilung unsicher, so kann unmöglich vom Patienten eine Entscheidung über eine erneute Vorstellung erwartet werden. Man denke an das ‚Stadium der Illusion', an die Herabsetzung der Urteilsfähigkeit bei Intoxikationen, Debilität, Zerebralsklerose, an Indolenz oder auch nur an die Unsicherheit mancher Kranker in der Sphäre der Medizin. Unsere Patienten benötigen eine verständliche, klare Anweisung, die hier in der auf Stunde und Tag festgelegten Wiedervorstellung zu sehen ist". Unter ambulanten Bedingungen fordert der Autor eine Verlaufsbeobachtung in kurzzeitigen Intervallen von 2 bis 3 Stunden (vgl. auch **146**, **1199**). Er läßt keine Zugeständnisse an schwierige personelle und organisatorische Bedingungen gelten.

Wenngleich also die **Garantie** einer richtigen Diagnose auch bei subtiler Untersuchung niemals gegeben ist (100%ige diagnostische bzw. therapeutische Sicherheit kann es in der Medizin nicht geben) und im Einzelfall die frühe Diagnose unmöglich sein kann, so muß doch gutachtlich von der prinzipiellen rechtzeitigen Erkennbarkeit des Krankheitsbildes ausgegangen werden, wenn im konkreten Fall von der Lage des Wurmfortsatzes als auch von der Symptomatik keine gröberen Atypien oder verschleiernde Zweiterkrankungen zu verzeichnen sind. Wenn die notwendigen Untersuchungen jedoch nicht vorgenommen werden, so kann auch die Diagnose nicht gestellt werden. Ist sich der Allgemeinmediziner beim Hausbesuch unsicher, so hat er die Möglichkeit und Pflicht, auch Verdachtsfälle auf Appendizitis ins Krankenhaus einzuweisen oder zumindest einem Facharzt für Chirurgie vorzustellen. Unter klinischer Beobachtung kann die drohende Perforationsgefahr viel besser rechtzeitig erkannt und ihr dann durch raschen Entschluß zur Operation wirksam vorgebeugt werden. Insofern sind die unterlassenen Untersuchungen bzw. bei dennoch unklarem Befund die unterlassene Krankenhauseinweisung (Sorgfaltspflichtverletzung) ursächlich für den evtl. fatalen Ausgang der Krankheit.

Die von SCHMITT und TRÖGER (1004) sowie von UNGER (1147) aufgestellten Leitsätze für das Vorgehen bei schwierigen Fällen sind für den praktisch tätigen Arzt eine wertvolle Entscheidungshilfe und für den sachverständigen Gutachter ein guter Beurteilungsmaßstab. Einem Leitsatz gegenüber („Lieber eine unnötige Appendektomie riskieren als eine Perforation") erscheint uns indessen bei Kenntnis der Komplikationsraten negativer Laparotomien von 19% (278) bzw. 17% (1182) Zurückhaltung geboten. Wir wollen ihn für praktische Zwecke besser abwandeln in: „Lieber eine unnötige Einweisung riskieren (in Hinblick auf die verbreitete Sorge des Allgemeinmediziners vor eventuellem Vertrauensschwund des Patienten) als eine Perforation". Bei dem Wissen, daß jede akute, nicht klar diagnostizierte Baucherkrankung, jeder lokale Druckschmerz im Bauch solange appendizitisverdächtig bleibt, bis deren sicherer Ausschluß erfolgen kann, entlastet den Arzt ein Hinweis auf die gerade bestehende epidemiologische Situation ebensowenig wie ein gleichzeitig bestehender Allgemeininfekt. Nach SCHMAUSS (986, 990) fanden sich bei an Appendizitis erkrankten Kindern in 20% der Fälle gleichzeitig Racheninfekte. Im Verlauf akuter Infektionskrankheiten (z. B. Masern, Varizellen, Scharlach) kann eine symptomarme Appendizitis auftreten (980). Zur Differentialdiagnose der Appendizitis muß auf die Darstellungen in Lehrbüchern und Übersichtsreferaten verwiesen werden.

Aus gerichtsärztlicher Sicht bleibt festzuhalten, daß diese häufigste chirurgische Baucherkrankung zwar noch immer ihre gefährlichen Seiten besitzt, aber durch von Anbeginn gewissenhafte ärztliche Untersuchung, ggf. unter engmaschiger Kontrolle des Verlaufs, nur noch im Ausnahmefall tödlich zu enden braucht.

Die postoperative Letalität von 0,5% (397, 895) ist zum wesentlichen Teil durch die entzündlichen Komplikationen des Grundleidens bedingt, was wieder zu der ausführlich beschriebenen Problematik der verschleppten Entzündung — mit oder ohne Perforation — zurückführt. REDING (895) beweist auch anhand seiner Statistik, daß diese Rate real um die Hälfte gesenkt werden kann. Er hatte im Jahre 1971 nur noch einen Todesfall auf 415 Appendektomien zu verzeichnen (0,24%).

In der Alterschirurgie wird die Letalitätsrate von 5,8 bis 20%, im Falle der Perforation sogar von 18 bis 34% angegeben (216, 767, 1090). Aus dem fast 8%igen Anteil von Appendizitiden bei Menschen über 60 Jahren (440) ergibt sich für den Arzt eine besondere Verantwortung gegenüber dieser Altersgruppe.

Unter den Komplikationen des Eingriffs treten Verletzungen von Nachbarorganen (Nr. 7 u. 11 in Tab. 1) oder Gefäßen (210, 484), Wunddehiszenz (Nr. 9 in Tab. 1), Platzbauch (588) und Fistel (942) in Einzelfällen auf. NAGY und LEB (753) fanden bei 1556 Appendektomien im Kindesalter eine Fistelbildung in 5 (0,32%) und einen Platzbauch in 14 Fällen (0,9%). Den Ileus sahen wir in unserem Obduktionsgut 8mal (Tab. 1). FLESCH-THEBESIUS (276) trug insgesamt 69 Ileusfälle nach Appendektomie zusammen. Im Kindesalter liegt die Ileushäufigkeit zwischen 0,7 und 3% (84, 753, 1093). Bei einem Mann (Nr. 12 in Tab. 1) wurde der Verlauf durch eine Schockulkusblutung dramatisch verschlechtert. Auch Gasbrand (Nr. 11 in Tab. 1) und Tetanus (264, 720) können im Gefolge der Appendektomie auftreten. Im Kindesalter kompliziert das sogenannte Syndrom des 5. Tages in etwa 0,4 Prozent der Operierten den Verlauf (84, 987). Bei Appendektomie während der Schwangerschaft ist nach der zusammengefaßten Berechnung aus mehreren Literaturangaben (682) in durchschnittlich 6,8 Prozent mit einer Fehl- oder Frühgeburt zu rechnen.

Außer den genannten akuten intra- oder postoperativen Komplikationen fanden wir in unserem Material eine Reihe von Verstorbenen mit Spätkomplikationen. In den meisten Fällen handelte es sich um Verwachsungen. Ausgedehnte narbige Verwachsungen in der Bauchhöhle nach lange zurückliegender Appendektomie wurden 41mal registriert (2,5% der Operierten), davon 18 Männer und 23 Frauen. Bei einem jungen Mann führten sie zum Tod durch Strangulationsileus. Bei drei alten Menschen über 70 Jahre fanden wir einen Bruch der Appendektomienarbe (0,18%). NAGY und LÉB (753) sahen nach Appendektomie im Kindesalter 12mal einen Bauchwandbruch (0,77%).

Insgesamt läßt sich feststellen, daß schwere Operationskomplikationen nach Appendektomie erfreulich selten sind.

2.2. Diabetes mellitus

Im forensischen Sektionsgut besitzt der Diabetes mellitus (D. m.) keine besondere Relevanz. In der gerichtsmedizinischen Praxis sind Suizide (1068) oder Tötungsdelikte (1048) durch Antidiabetika selten. Die Abgrenzung des Suizids von einer zufälligen Überdosierung kann schwer sein (1068). Wir beobachteten 3 Todesfälle durch Insulinüberdosierungen, die den Umständen nach zumindest zweimal in suizidaler Absicht herbeigeführt worden sein könnten. Für den Gerichtsmediziner hat diese Stoffwechselkrankheit als unmittelbare Todesursache Bedeutung, wenn der D. m. durch akute Stoffwechselentgleisung (Coma diabeticum, hypoglykämischer Schock), späte Organmanifestation bzw. auch Insulinüberempfindlichkeit oder -resistenz zum Tode führt, oder wenn er als mittelbar zum Tode führendes Leiden beachtet werden muß. Die postmortale Diagnostik eines klinisch unbekannten D. m. ist u. a. durch die Untersuchung des HbA_{1c} wesentlich bereichert worden (69, 519, 520, 879).

Tabelle 3. Diabetes mellitus — 5 Todesfälle mit Pflichtverletzungen im medizinischen Betreuungsprozeß (603)

Nr.	Alter Geschl.	Fachrichtung	Anamnese Symptome	Klinische Diagnose	Pflichtverletzung	Verlauf	Todesursache
1.	2/w	Pädiatrie	seit 18. Lebensmonat D. m. bekannt, mehrfache Entgleisungen	D. m., akute Stoffwechselentgleisung	Medikamentenüberdosierung; statt 10 ml 1 mol KCL 100 ml KCL = 7,46 g gegeben. Richtige Verordnung, falsche Ausführung durch Krankenschwester	Herzstillstand nach 90 Min.	Kaliumintoxikation, D. m.
2	47/m	Allg. Med.	erhebliche Adipositas, Hypertonie, Nephrolithiasis, Nierenentzündung, Furunkulose.		Keine Hypertoniediagnostik u. -therapie, keine Blutzuckerbestimmung		
			jetzt: Fieber 39 °C, Unwohlsein, Genickschmerz in re. Arm ausstrahlend	rheumatoide Arthritis	Ferndiagnose, Blanko-Arbeitsbefreiung, Hausbesuch durch Schwester, nicht-ärztliche Therapieverordnung, kein ärztlicher Hausbesuch, mangelhafte Untersuchung bei Hausbesuch ohne RR, Puls, Inspektion, Palpation, Auskultation	Anfangs Besserung, später Verschlechterung, Bewußtseinseintrübung.	
				Verd. auf akute Cholezystitis, Coma diabet., Adipositas, Hypertonie	Einweisung ohne Dringlichkeit	hyperosmolares Manifestationskoma Dauer 8 d (2/5/1)	Brustwandphlegmone mit fortgeleiteter Mediastinitis, D. m.; Adipositas

3.	50/m	Allg. Med.	Angaben d. Angehörigen: Schlappheit, Durst. Ang. d. Arztes: wie oben plus Fieber, Schwindel, Kopfschmerz, Übelkeit, Husten, Appetitlosigkeit.	Infekt d. oberen Atemwege Magengrippe	mangelhafte Dokumentation der später angegebenen Symptome, keine Untersuchung Therapie ohne Diagnose	Arbeitsbefreiung, medikamentöse Therapie. Verlängerung der Arbeitsbefreiung, 22 d später Hausbesuch. Verschlechterung.	
		Orthopädie		Coma diabeticum		Einlieferung, im KH 1200 mg-% BZ, Tod nach 15 Min. Verlauf 23 d (1/22/0)	D. m. mit Coma bei chron.-rez. Pankreatitis; Infekt d. Atemwege
4.	38/m	Arbeitsmedizin	D. m. seit 3 J. bekannt, 2 × 1 Buformin, Schmerzen zwischen Schulterblättern	„Scapularis-Neuritis"	Außerachtlassung der Dauertherapie. Oberflächliche Untersuchung, Schmerzstillung, mangelhafte Dokumentation, keine Labordiagnostik, mangelhafte Anamnese, einseitige Untersuchung (Rö.)	Verschlechterung, deshalb Wiedervorstellung (2×), weitere Verschlechterung, Vorstellung bei Bereitschaftsarzt	
		HNO		Verdacht diabetisches Präkoma		Verwirrtheit, Hausbesuch, Einweisung, Tod nach 20 Min. Verlauf 17 d (5—6/11/0)	Subpleurale Abszesse und Pleuraempyem bei D. m.
5.	14/w	Allg. Med.	seit 3—4 Wo. starker Gewichtsverlust, Durst („trinkt viel"), AZ schon zuvor schlechter, Größe 182 cm, kein D. m. in FA. Schmerzen in Augenlidern.	„psychogener Zustand" — Anorexia nervosa 1. Arzt–Poliklinik	Fehldiagnose durch Nichtbeachtung typ. Symptome des D. m., z. T. durch mangelhafte Anamnese, Ausschluß eines D. m. auf Grundlage falscher Voraussetzungen (Symptome, Genetik, Geb.-gewicht), keine Laboruntersuchung, kein Biophan-Test	Verschlechterung, nach 2 Tagen Hausbesuch bestellt	

Tab. 3 (Fortsetzung)

Nr.	Alter Geschl.	Fachrichtung	Anamnese Symptome	Klinische Diagnose	Pflichtverletzung	Verlauf	Todesursache
		Allg. Med.	elend gefühlt, zusätzlich Magenschmerzen, Schläfenschmerzen	Anorexia nervosa 2. Arzt, Hausbesuch	Mangelhafte Anamnese bei noch eindeutigeren Symptomen, kein Biophan-Test, willkürliche Interpretation bestehender Beschwerden, unkritische Übernahme einer vorbestehenden Diagnose.	wenige Stunden später bewegungslos aufgefunden, Kind fleht um Hilfe „Tiefschlaf", morgens mit schwerer Atmung und steifen Gliedmaßen aufgefunden	
			allgemeine Verschlechterung, zusätzlich Sehstörungen. (Anruf bei 1. Arzt)	an Psychose gedacht (1. Arzt)	telefonische Verordnung von Faustan ohne eindeutige Diagnose, Verschleierung des Verlaufes einer bisher nicht erkannten Krankheit		
			Kußmaulsche Atmung, Azetongeruch, weiche Bulbi	Einweisung als Coma unklarer Genese (in Poliklinikkarte als Coma diabeticum notiert) (1. Arzt)		Coma diabeticum, Kreislaufschock, Tod 4 Tage nach 1. Arztkonsultation (Verlauf 3—4 Wo./ 3/1)	terminale Mageninhaltsaspiration bei haem.-erosiver Oesophagitis, Coma diabeticum lt. Ang.

* Verlauf (x, y, z)
x bis zur 1. Arztkonsultation
y Dauer der ambulanten Betreuung
z Dauer des stationären Aufenthaltes

Dagegen muß sich die gerichtliche Medizin überraschend häufig mit Todesfällen an D. m. unter zivil- und strafrechtlicher Fragestellung auseinandersetzen (521, 632). Nach unserem Sektions- und Gutachtenmaterial (Tab. 3) rührt dieser Umstand in erster Linie aus der Unterschätzung charakteristischer Einzelsymptome des D. m. her, bzw. aus der Unkenntnis der Krankheitsentwicklung in Abhängigkeit vom Typ des Insulinmangels einerseits und der Krankheitsmanifestation bzw. der Progredienz des Leidens beim Auftreten von Zweiterkrankungen andererseits.

Die führenden Symptome eines D. m. im Manifestationsstadium sind seit alters her bekannt und bestehen in Durst, Polyurie und Marasmus. Die Periode der klinischen Beschreibung des Krankheitsbildes reicht von der Antike (Aretaios: Der Diabetes ist eine rätselvolle Krankheit) bis zum 17. Jahrhundert. Dabei fanden unterschiedliche aus der Symptomatik abgeleitete Krankheitsbezeichnungen Verwendung (Galen: Harndurchfall, Rufus von Ephesos: Dipsakos) (964). Der „klassische Symptomenkomplex" (auch diabetisches Syndrom) ist Lehrgegenstand der Inneren Medizin und in jedem internistischen Lehrbuch nachzulesen (vgl. 1037). Lisewski (637) nennt Polyurie, Polydipsie, Gewichtsverlust bei Steigerung oder Minderung des Hungergefühls, Pruritus, Neuritiden, Nachlassen der körperlichen und psychischen Leistungsfähigkeit, Libido- und Potenzschwäche. Nach Lohmann, Schubert und Kawalle (641) sind das Durstgefühl (55%) und die Gewichtabnahme (48%) die führenden Symptome des D. m. Für das Kindesalter werden die Symptome der Manifestation in folgender Reihenfolge genannt: Polyurie, Polydipsie, Belastungsinsuffizienz, Gewichtverlust, Nykturie, Enuresis, psychische Veränderungen, Heißhunger und Inappetenz in phasenhafter Aufeinanderfolge, seltener Hauterkrankungen, Leibschmerzen und Erbrechen, wobei die letzten Symptome schon Ausdruck eines Präkomas sind (1030).

Die klassischen Symptome Durst, Harnflut, Leistungsschwäche und Gewichtabnahme werden auch als Symptome der akuten Phase bezeichnet und sind unmittelbarer Ausdruck der Dekompensation der diabetischen Stoffwechselstörung. Bedeutende Hyperglykämien und Glukosurien sind praktisch immer von dieser Symptomatik begleitet. Die Krankheitserscheinungen der akuten Phase kennzeichnen den Ausbruch eines D. m. ebenso wie akute Verschlechterungen des D. m. im Zusammenhang mit Infekten, Traumen und unter Streßbedingungen. Sie sind wichtige Warnsignale, die unverzügliche Überprüfung und korrekte Behandlung erfordern (481). Bei dem meist schon im Kindes- und Jugendalter auftretenden IDDM (insulin dependent diabetes mellitus) ist die typische Symptomatologie charakteristisch und wird deshalb auch als Manifestationssyndrom bezeichnet. Die Symptome gehen dem foudroyanten Ausbruch der Krankheit meist auch wenige Wochen voraus, die eigentliche Früherkennung hat aber wenig Chancen (983).

Der pathophysiologische Hintergrund der klassischen Diabetessymptome ist relativ einfach zu durchschauen. Die Polyurie ist die Folge der osmotischen Diurese bei Überschreiten der tubulären Resorptionskapazität der Niere für Glucose. Das Ausmaß des Wasserverlustes bestimmt die Polydipsie. Das Durstempfinden ist individuell und in Abhängigkeit von den Lebensgewohnheiten sehr unterschiedlich. Ein wichtiges Kennzeichen ist der ungewöhnliche nächtliche Durst (481). Der Gewichtsverlust hat mehrere Ursachen. Sie können den Schwund des Fettgewebes durch Mobilisation von Depotfetten, den Proteinverlust durch Glukoneogenese, den Glukoseverlust, die Dehydratation und die Anorexie betreffen. Im Kindesalter werden Gewichtsverluste trotz Heißhungers beobachtet (481). Die Pathophysiologie erklärt zwanglos das Auftreten der Allgemeinsymptome Leistungsschwäche, Ermüdbarkeit, Antriebslosigkeit und Mattigkeit.

Die Symptome der chronischen Phase sind ebenso charakteristisch. Neben Durst und Gewichtsabnahme kann dieses oder jenes

Einzelsymptom, meist des NIDDM, der in aller Regel allmählich und schleichend beginnt, vorherrschen, ja er kann ausgesprochen oligosymptomatisch erscheinen, gelegentlich auch „asymptomatisch". Es handelt sich um Hauterscheinungen (Pruritus, Vulvitis, Balanitis, bakterielle und mykotische Hautinfektionen), Harnwegsinfekte, ophthalmologische, neurologische und kardiovaskuläre Symptome. Je nach Ausprägungsgrad dieser Erscheinungen wird sich der Patient Ärzten der unterschiedlichsten Fachrichtungen zuwenden. Auf die Notwendigkeit der Ausschlußdiagnostik eines D. m. durch Blut- und Urinzuckerbestimmungen sei deshalb schon eingangs hingewiesen. Das „Darandenken" erleichtert die Diagnose (983).

Deshalb ist die gesamte Symptomatik des D. m. Grundwissen von Ärzten aller Fachrichtungen, das weder durch Spezialisierung und Subspezialisierung, noch durch die Seltenheit der Konfrontation mit dieser Erkrankung zugedeckt werden oder verkümmern darf. Es handelt sich um jederzeit abrufbares ärztliches Grundwissen, auch weil die Kenntnisse der Krankheitserscheinungen des D. m. in Laienkreisen so weit verbreitet sind, daß der ältere und erfahrene Patient mit „seiner Zuckerdiagnose" zum Arzt kommt und sie nur bestätigt haben will. Gelegentlich weisen auch Beobachter äußerer Veränderung an Kleidung und Schuhen (weißliche Flecke) auf die Zuckerkrankheit hin (sogenannte Schuhmacherdiagnose).

Die Kenntnis der klinischen Haupttypen des D. m. (Tab. 4) und der Besonderheiten ihrer Symptomatik und Therapie hilft wesentlich bei der Vermeidung iatrogener Schäden, die aus oberflächlicher oder unpräziser ärztlicher Diagnostik und Therapie entstehen können. Zwar drängt sich die Diagnose des akuten oder klassischen D. m. mit größerer oder geringerer Verzögerung von selbst auf (900), jedoch besteht heute der Trend, von der Substitutionstherapie des manifesten D. m. zur effektiven Manifestationsprophylaxe zu gelangen.

Die Praxis ist jedoch durchaus anders. Nach

Tabelle 4. Charakteristische Merkmale der klinischen Haupttypen des primären Diabetes (481)

Prototyp	**Juveniler** (Typ I-) **Diabetes — IDDM**	**Erwachsenen** (Typ II-) **Diabetes — NIDDM**
Bevorzugtes Manifestationsalter	meist $<$ 25 Jahre Kindes- und Jugendalter	meist $>$ 40 Jahre mittleres und höheres Alter
Beginn	akut-subakut	meist allmählich
Klassische Symptomatik (Polydipsie, Polyurie)	vorhanden	fehlen häufig
Körpergewicht	häufig Untergewicht	meist Übergewicht
Stoffwechselverhalten	instabil	stabil
Ketoseneigung	ausgeprägt	selten, passager
Insulinempfindlichkeit	deutlich	vermindert
Insulingehalt in Pancreasgewebe und Serum	fehlt, minimal	subnormal bis erhöht
Reaktion auf betacytotrope Sulfonamide	fehlt	deutlich
Vorherrschende Angiopathie	nach 5 bis 10 Jahren Mikroangiopathie	Arteriosklerose bei Erkrankungsbeginn

Tabelle 5. Auslösende Ursachen der Stoffwechselentgleisung bei 472 Kranken der Universitäts-Kliniken Frankfurt/M. mit Coma und Praecoma diabeticum (839)

Ursachen			Prozent (%)	
1. Unerkannter D. m.	124		26	
2. Falsche Diabetesbehandlung	179		38	
2.1. Unzureichende Insulinbehandlung		101		21
2.2. Fehlerhafte Diätbehandlung		57		12
2.3. Falsche Therapiewahl		21		5
3. Insulinresistenz	3		0,5	
4. Entzündungen, Infektionskrankheiten	90		19	
5. Gefäßerkrankungen	27		6	
6. Verletzungen, Operationen	9		2	
7. Gravidität, Abort	3		0,5	
8. Sonstige Ursachen	10		2	
9. Unerkannte Ursachen	27		6	
Summe	472		100	

Tabelle 6. Einweisungsdiagnosen bei 32 Patienten, bei denen die Diagnose „Präkoma" resp. „Coma diabeticum" nicht gestellt wurde (80)

Einweisungsdiagnose	n	D. m. bekannt	D. m. nicht bekannt
Hypoglykämie	2	2	—
Urämie	1	1	—
Apoplexie	5	2	3
Verwirrungszustand	4	2	2
Unklare Bewußtseinstrübung	4	1	3
Coma vigil., Delirium	2	1	1
Hysterie, Epilepsie	1	—	1
Dyspnoe	3	1	2
Kollaps, Herzversagen	3	2	1
Gleichgewichtsstörung	1	—	1
Rasche Verschlechterung des AZ	2	1	1
Toxikose	1	—	1
Hämatemesis	1	1	—
Blasenatonie	1	1	—
Akutes Abdomen	1	1	—
	32	16	16

Panzram und Pense (819) sind trotz Screening in der Bevölkerung immer noch 35,4% aller D. m.-Fälle Manifestationskomata. Die Autoren haben aus der Komainzidenz der mittleren Bevölkerung bei einer Komasterblichkeit von 32,3% bis zum 12. Tag auf 340 Komatodesfälle pro Jahr in der DDR hochgerechnet. Es wurden jedoch nur 186 Komatodesfälle gemeldet. Die Komahäufigkeit ist beim Stand der diagnostischen und therapeutischen Möglichkeiten zu hoch (839). Die akute Gefährdung ist durch den gezielten Einsatz aller Mittel fast immer zu erkennen und zu vermeiden. Petzold und Schöffling (839) haben die Ursachen der Stoffwechselentgleisungen mit folgendem Ergebnis (Tab. 5) in ihrem Patientengut analysiert.

Auch Berger et al. (80) klagen darüber, daß die Diagnose des Coma diabeticum von den einweisenden Ärzten in beinahe der Hälfte aller Fälle nicht gestellt wird, unabhängig davon, ob der D. m. bekannt war oder nicht. Sie haben ihre Einweisungsdiagnosen in der nachfolgenden Tabelle 6 aufgeschlüsselt.

Die Analysen (80, 839) zeigen deutlich, daß die Mängel der Diabeteserkennung und -behandlung im Vordergrund stehen und offensichtlich vielfach auf der Unkenntnis der Symptomatik beruhen, denn die falschen Einweisungsdiagnosen spiegeln die Vielfalt der klinischen Symptome in der Entwicklung des Coma diabeticum wider, ohne daß sie bei gegebenen Möglichkeiten von diagnostischen Schnellverfahren und trotz des in 50% bekannten D. m. zur richtigen Diagnose führten.

Nach Mehnert et al. (712) leiden ca. 2% der Bevölkerung an D. m.; mit 1% unbekannter D. m.-Fälle ist zu rechnen. In Europa dürften ca. 5% der Bevölkerung Diabetiker einschließlich der nicht diagnostizierten Fälle sein; in der DDR sind 3 bis 4% der Bevölkerung an D. m. erkrankt, der Rest ist nicht diagnostiziert (983)! Damit wird der Ruf nach der Bedeutung der Früherkennung verständlich, sie gehört zu den wichtigsten ärztlichen Aufgaben (839). Die diagnostischen Mittel stehen mit den Teststreifen zur Verfügung und haben sich bestens bewährt (77, 981, 985). In der DDR haben A. HÜGEL und I. HÜGEL (463, 464) auf die besondere Notwendigkeit der Frühdiagnostik im Rahmen der ärztlichen Sprechstunde hingewiesen und organisatorische Möglichkeiten der Verbesserung gezeigt. HÜGEL (463) definiert die Frühdiagnostik als die Erfassung einer Krankheit, die das körperliche, seelische und soziale Wohlbefinden noch nicht beeinträchtigt hat. Werden dagegen solche Störungen und objektiven Krankheitszeichen vom Patienten bereits empfunden, kann allenfalls von einer rechtzeitigen Diagnose gesprochen werden, die durch das Verhalten von Patient bzw. Arzt verschleppt werden kann. Nach SAUNDERS et al. (959) wird die Diagnose und Behandlung durch umständliche Informationswege, durch Übersehen der Erkrankung bei anderen Krankheiten und durch zu große Entscheidungsbefugnisse des Patienten verschleppt. Bei schleichend beginnenden chronischen Erkrankungen wird die Erkennung des Krankheitsbildes in der Manifestationsphase als Früherfassung bezeichnet. Bei einer Reihe von chronischen Erkrankungen kann die Frühdiagnostik in die Phase des präklinischen, symptomarmen oder -freien Stadiums vorverlegt werden. Die Begriffe Diagnose und Diagnostik sind jedoch unscharf definiert (463). HÜGEL (463) erkennt dem Facharzt für Allgemeinmedizin große Verantwortung bei der Erkennung von Krankheiten in der Phase ihres Ausbruchs zu und leitet die Forderung ab, daß der Allgemeinmediziner auf Grund seiner Kenntnisse der Arbeits- und Lebensbedingungen seiner Patienten auf Frühzeichen einer Erkrankung besonders achten und sie rechtzeitig beeinflussen muß. Er fordert die Einbeziehung der Frühdiagnostik in die Sprechstundentätigkeit. Durch die übliche Betreuung seien nur Teilinformationen zu erhalten, weil bestimmte Erkrankungen vorliegen könnten, nach denen nicht gesucht wurde. Deshalb wird ein „erweitertes Betreuungsschema“ vorgeschlagen, nach dem zunächst eine gezielte Diagnostik auf Grund des Beschwerdebildes durchgeführt wird, zusätzlich jedoch eine ausführliche Anamnese und ein gründlicher Status erhoben werden. Such- und Siebtests sind zur Gewinnung von Informationen über Risikofaktoren einzusetzen, um Gefährdungen durch Krankheiten und ihre Frühsymptome, die noch keinen Leidensdruck ausgelöst haben, zu erfassen. Gefährdete Patienten sollen einer aktiven Überwachung und zielgerichteten Frühdiagnostik unterzogen werden, z. B. Glukosetoleranztest bei genetischen Diabetesbelastungen in der Familie. Verschiedene Faktoren, die diese Frühdiagnostik beeinflussen können, sind z. B. der Stand der medizinischen Wissenschaft, der Ausbildungsstand der Ärzte, die Selbstbewertung von Krankheitssymptomen durch den Patienten und die Persönlichkeit des Arztes (der nächstgelegenen Einrichtung), die Einfluß auf seine Inanspruchnahme bei Erkrankung haben. Auch die Wahl der Untersuchungsmethoden beeinflußt die Frühdiagnostik: Sie sollen reproduzierbare und wenig falsch-positive Ergebnisse haben, dazu leicht durchführbar und wenig belastend sein (463).

Heute sind zur Erkennung HLA-Typisierungen zwecks Erfassung der Merkmalkombinationen A1B8DW3/DRW3 bzw. A2CW3B15 DW4/DRW4 geeignet, die ein besonderes Risiko für Typ-I-D. m. anzeigen (430). Auch das Vorkommen von Inselzellantikörpern (ICA) kann die spätere Entwicklung einer Insulinpflicht bei zunächst NIDDM anzeigen. ICA-positive Patienten weisen bei HLA-DR-Typisierungen signifikant häufiger DR_3 bzw. DR_3/DR_4 Phänotypen auf (347), weshalb hier die retardierte Form eines Typ-I-D. m. vermutet werden kann. HLA-B8(DR3)-assoziierte Typ-I-Diabetiker entwickeln signifikant weniger Insulinantikörper (1034).

Die Frühdiagnostik wird wesentlich vom Ausbildungsstand der Fachärzte für Allgemeinmedizin und ihrer Stellung zu Fragen der Frühdiagnostik begrenzt (463). HÜGEL (464) belegt diese Erkenntnisse am Beispiel der

Früherkennung des D. m. Gezielte und allgemeine Anamnese werden als wichtigste Methoden der Diagnostik bezeichnet, wobei in der Familienanamnese besonders auf Angaben zur Zuckerkrankheit geachtet werden soll. Weitere Informationsquellen wie Status praesens, Routinelaboruntersuchungen, ggf. „gezielte" Routineuntersuchungen bei Risikofaktoren haben z. B. dazu geführt, daß in der Einrichtung der Autorin 73% der bekannten Diabetiker durch Routineuntersuchungen gefunden wurden. 13% der Diabetiker fielen durch die typische Symptomatik Durst und Gewichtabnahme auf. Die Skizzierung der Untersuchungswege und -möglichkeiten sind zwar nicht grundsätzlich neu; es ist jedoch durchaus verdienstvoll, sie für die Bedingungen der Allgemeinpraxis wieder aufgezeigt zu haben. Unsere Fälle 2 bis 5 der Tabelle 3 belegen jedoch das Gegenteil.

Unser **Fall 1** der Tabelle 3 fällt insoweit aus dem Rahmen, als die Diagnose des Typ-I-Diabetes — growth-onset-type-diabetes (195), insulin dependent diabetes mellitus (IDDM), Insulinmangeldiabetes oder juveniler Diabetes des deutschen Sprachgebrauchs — und die besonders instabile Stoffwechsellage dieses Kindes bekannt waren. Eine eindeutige ärztliche Therapieanweisung wurde telefonisch übermittelt und bestätigt, dann jedoch von der verantwortlichen Krankenschwester falsch ausgeführt. Aus der Überdosierung von 100 ml einmolarer KCl-Lösung resultierte eine tödliche Kaliumintoxikation. Die Kausalität zwischen der in Verletzung bestehender Berufspflichten eingetretenen Überdosierung und dem Todeseintritt war zweifelsfrei gegeben, so daß strafrechtliche Konsequenzen unvermeidbar waren.

Es ist eine bekannte Erfahrungstatsache, daß ein bestehender Diabetes mellitus das Auftreten und den Verlauf anderer Erkrankungen begünstigen und beeinflussen kann. Es ist ebenso hinlänglich bekannt, daß bestimmte Erkrankungen, wie Infektionen, Traumen, Operationen und Streßsituationen auf den Kohlenhydratstoffwechsel wirken und manifestationsbegünstigende Einflüsse haben bzw. durch akute Stoffwechselbelastungen die Progredienz eines D. m. beeinflussen. Die Mechanismen der gegenseitigen Beeinflussung sind durchaus noch nicht überschaubar (711).

Der **Fall 2** unserer Tabelle 3 ist ein typisches Beispiel einer Diabetesmanifestation bei einem 47jährigen Mann unter dem Bild eines entzündlichen Leidens, das durch die spätere Sektion als Brustwandphlegmone und fortgeleitete Mediastinitis erkannt wurde. Der Patient hatte mit einer erheblichen Adipositas, einer bekannten, jedoch unbehandelten Hypertonie, Nierensteinen und einer durchgemachten Furunkulose schwerwiegende Risikofaktoren in der Anamnese, die seine Beobachtung auch unter dem Aspekt der Diabetesgefährdung per se notwendig gemacht hätten. Bei einer rezenten Erkrankung mit Unwohlsein, Fieber und in den Arm ausstrahlenden Nackenschmerzen wurde jedoch durch einen Facharzt für Allgmeinmedizin in der Annahme einer rheumatoiden Arthritis so gut wie jede ärztliche Sorgfalt mißachtet, eine Ferndiagnose gestellt, eine Blanko-Arbeitsbefreiung von der Schwester ausgestellt, die auch die Therapie festlegte. Es unterblieb jede ärztliche Untersuchung. Nach einer anfänglichen Besserung der Krankheitssymptomatik trat Verschlechterung und Bewußtseinstrübung ein. Nach 5tägiger Dauer wurde der Patient schließlich ohne jede Dringlichkeit stationär eingewiesen und ein hyperosmolares Manifestationskoma festgestellt, das nach 1 Tag zum Tode führte. Die Verschleppung der Diabetes-Diagnose ging eindeutig zu Lasten des Arztes. Der Patient hatte schon nach 2tägiger Beschwerdedauer nach einem Arzt geschickt, in „medizinischer Betreuung" befand er sich 5 Tage. Die Summe der hier begangenen Pflichtverletzungen war gravierend und Ursache der iatrogenen Schädigung. Unter strafrechtlichem Aspekt war die Kausalität zwischen dem ärztlichen Fehlverhalten und dem Todeseintritt nicht mit der erforderlichen Sicherheit gegeben. Jedoch belegt dieser Fall grobe Wissenslücken als Quelle der iatrogenen Schädigung.

Im **Fall 3** der Tabelle 3 bestanden bei dem 50-jährigen Patienten mit Durst und körperlicher Schwäche zumindest teilweise Symptome der akuten Phase eines D. m. Die Erscheinungen wurden durch die Zeichen eines Atemwegsinfektes überlagert, es bestanden zusätzlich Schwindel, Kopfschmerz, Fieber, Übelkeit und Appetitlosigkeit. Der Patient befand sich 22 Tage in ambulanter Behandlung und hatte seinerseits die Krankheit nicht verschleppt. Mit der Verschlechterung des Zustandes wurde den Erscheinungen unkritisch eine Diagnose („Magengrippe"?) angepaßt, ohne die Symptome kritisch hinsichtlich anderer, keineswegs etwa fernliegender Krankheitsursachen zu überprüfen. Zuletzt wurde die Diagnose eines D. m. von einem Bereitschaftsarzt (Facharzt für Orthopädie) gestellt, jedoch führte das hyperosmolare Manifestationskoma unmittelbar nach der Aufnahme zum Tode (Blutzucker 1200 mg-%). Die Sektion ergab überdies eine rezidivierende Pankreatitis und bestätigte den Atemwegsinfekt. Die Angaben der Angehörigen und des behandelnden Arztes unterschieden sich so entscheidend, daß die Vorgeschichte nicht eindeutig aufgeklärt werden konnte und rechtliche Konsequenzen deshalb nicht eintraten. Wesentliche Quelle dieses iatrogenen Schadens ist die ungenügende differentialdiagnostische Abwägung von möglichen Ursachen der vorhandenen Symptome.

Jeder unbehandelte oder schlecht eingestellte D. m. weist Resistenzminderungen auf, auch ungenügende Wundheilungen werden immer wieder berichtet. Für den bestehenden D. m. stellt jeder schwere Infekt eine Belastung dar, der den Stoffwechsel zur Entgleisung bringen kann.

Der **Fall 4** der Tabelle 3 umreißt exemplarisch iatrogene Schädigungsmöglichkeiten durch zusätzliche Infektionen bei bekanntem D. m. durch Außerachtlassung des erhöhten Insulinbedarfs. Bei dem 38jährigen Patienten bestand seit 3 Jahren ein D. m., der durch Biguanidinpräparate eingestellt war. Bei plötzlich auftretenden Schmerzen zwischen den Schulterblättern wurde deren Ursache nicht abgeklärt, weil wesentliche Untersuchungen nicht bzw. einseitig erfolgten, symptomatisch therapiert wurde und der Arzt (Facharzt für Arbeitsmedizin) sich mit der Diagnose „Scapularis-Neuritis?" (einen N. scapularis gibt es nicht!) begnügte. Trotz zweimaliger Wiedervorstellung während der 11tägigen „Behandlung" wurde die Ursache der Verschlechterung nie erkannt. Nach weiterer Progredienz sprach ein anderer Arzt (Facharzt für HNO) den Verdacht des Coma diabeticum aus. Als infektiöser Focus wurden bei der Sektion subpleurale Abszesse und ein Pleuraempyem gefunden. Die ärztliche Betreuung wies wesentliche Mängel auf: mangelhafte Anamneseerhebung, oberflächliche Untersuchung, Unterlassung einer Labordiagnostik, symptomatische Schmerzbehandlung und mangelhafte Dokumentation. Der deletäre Verlauf hat seine tiefere Ursache jedoch in der Unkenntnis des steigenden Insulinbedarfs bei akuten Erkrankungen und dem vielfach beobachteten Hang zur unwissenschaftlichen Diagnose, über den wir schon in anderem Zusammenhang berichtet haben (628).

Der **Fall 5** der Tabelle 3 spiegelt den dramatischen Verlauf des Manifestationskoma eines Typ-I-Diabetes bei einer 14jährigen Patientin wider. Die typischen Erscheinungen und die schnelle Entwicklung des Krankheitsbildes eines IDDM apostrophieren diesen Krankheitsverlauf in jeder Beziehung als Lehrbuchfall. Nach 3 bis 4 Wochen dauernder Gewichtabnahme und bereits zuvor bemerkter Störung des Allgemeinzustandes besuchte die Patientin mit ihrem Vater zu einem Bestelltermin die Sprechstunde eines Allgemeinmediziners in einer poliklinischen Einrichtung. Das Mädchen war mit 182 cm das größte der Klasse. Die Mutter der Jugendlichen, zu der sie eine tiefe Beziehung hatte, befand sich zu einer Operation im Krankenhaus. Die Gewichtsabnahme wurde dem Arzt mitgeteilt, auch daß sie viel trinkt. Es hätten auch Schmerzen in den Augenlidern bestanden. Eine familiäre Diabetesbelastung wurde erfragt und negiert. Die körperliche Untersuchung ergab keine wesentlichen Befunde. Routinemäßige Laboruntersuchungen im Sinne eines Screening wurden für 1 Woche später angesetzt. Das Mädchen wurde mit allgemeinen Ratschlägen (brav essen, viel an frischer Luft bewegen) entlassen und der Zustand als psychogen im Sinne der Anorexia nervosa gedeutet. Danach entwickelte sich das Krankheitsbild dramatisch: Der Allgemeinzustand verschlechterte sich erheblich, es traten Magen- und Schläfenschmerzen hinzu, so daß nur einen Tag später ein Hausbesuch angefordert wurde. Im Ergebnis von Befragung und Untersuchung durch einen anderen Allgemeinmediziner wurde die Diagnose der Anorexia nervosa beibehalten. Nach weiterer Verschlechterung (zusätzlich Sehstörungen) wurde der in der Nähe wohnende Erstbehandler telefonisch konsultiert und (in der Annahme einer beginnenden Psychose) 1 Tbl. Faustan verordnet. Daraufhin „schlief" das Kind ein, der Vater sah in dem Tiefschlaf einen „Gesundheitsschlaf" und fand das Mädchen erst 11 Stunden später mit schwerer (Kußmaulscher) Atmung, steifen, kalten und blauen Gliedmaßen. Der Erstbehandler wies das Mädchen als „Coma unklarer Genese" ins Krankenhaus ein und dokumentierte in den Poliklinikunterlagen „Coma diabeticum"

mit Azetongeruch, weichen, matschigen Bulbi und Kußmaulscher Atmung. Trotz Behandlung in einer intensivmedizinischen Einrichtung, später in einer Diabetesfachabteilung, verstarb die jugendliche Patientin. Die Sektion ergab zusätzlich eine hämorrhagisch-erosive Ösophagitis.
Der Todesfall führte zur Anzeige des Vaters gegen die konsultierten Ärzte. Bei der Begutachtung durch Gerichtsmediziner und Diabetologen (868) sowie Internisten (425) ergaben sich schwerwiegende Mängel bei der ärztlichen Betreuung, die als ursächlich für den deletären Krankheitsverlauf angesehen werden mußten und zu strafrechtlichen Konsequenzen für beide Ärzte führten.

Nach Schukowski (1030) ereignen sich 1/3 aller Diabetesmanifestationen im Kindesalter im Präkoma oder Koma.
Zu den akuten manifestationsauslösenden Einflüssen gehören Infekte, physische und psychische Streßsituationen. Jedoch sind typische Diabetessymptome auch hierbei ca. 4 bis 12 Wochen vor der Komaausbildung retrospektiv zu ermitteln, woraus abzuleiten wäre, daß Blut- und Harnzuckerteste positiv ausgefallen wären, wenn man sie nur durchgeführt hätte.
Die Komahäufigkeit ist altersabhängig, liegt jedoch noch im Schulalter bei 25%. Für diese überraschend hohe Komamanifestationsrate werden folgende Fakten in Anspruch genommen:

1. Foudroyanz des Ereignisablaufs,
2. relative Seltenheit des Erkrankungsereignisses,
3. manifestationsbegünstigende und -maskierende Erkrankungen und
4. verschleppte Diagnose.

Letztere ist, wenn sie ursächlich auf die ärztlich diagnostische Leistung zurückzuführen ist, ein iatrogener Schaden. Bei der Nichtbeachtung der diagnostischen Sorgfalt kann dieser Schaden schuldhaft fahrlässig herbeigeführt werden. Die klinische Symptomatik der Manifestation ist auch im Kindes- und Jugendalter kaum anders als im Erwachsenenalter mit der Besonderheit des kurzen Intervalls vom Beginn der Symptome bis zur Komamanifestation. Deshalb sind akut auftretende IDDM durch Reihenuntersuchungen nicht zu erfassen bzw. zu vermeiden, im Gegensatz zu den „asymptomatischen" NIDDM-Fällen mit längerer Vorperiode, die erfaßt und vor der Stoffwechseldekompensation behandelt werden können. Die Einbeziehung des Urinzuckertests in die übliche ärztliche Untersuchung ist grundsätzlich ratsam, wenn nicht andere eindeutige Diagnosen vorliegen.
In der Altersgruppe der 0 bis 16jährigen ist mit einer Erkrankungshäufigkeit von 1:2200 zu rechnen, womit der Anteil, bezogen auf die gesamte Diabetesmorbidität, mit 0,4% zu veranschlagen ist (1030).

Auch der **Fall 5** ist repräsentativ für die Folgen von elementaren Unkenntnissen der Symptome des D. m. und für Denkfehler bei (oberflächlichen) differentialdiagnostischen Erwägungen. Die Patientin hatte zum Zeitpunkt der ersten Arztkonsultation Symptome geschildert, die in ihrer Gesamtheit und in der zeitlichen Entwicklung als richtungsweisend für die Diagnose eines D. m. anzusehen waren. Lediglich das Symptom der Polyurie wurde durchgehend vermißt. Die Anamnese wurde aber nicht gründlich erhoben und die mitgeteilten Beschwerden ungenügend hinterfragt. So wurde die Angabe „trinkt viel" nicht exakt als Durst herausgearbeitet. Es ist die Regel, daß selbst abnorme Trinkmengen von den Eltern erkrankter Kinder nicht immer bemerkt werden (470). Die angegebene Trinkmenge muß als abweichend von den sonstigen Lebensgewohnheiten aufgedeckt werden. Die Frage nach dem nächtlichen Durst ist zwingend nötig (481). Die Trinkmenge bestimmt die Harnflut wesentlich. Sie muß gezielt erfragt werden. Eine Frage nach Schwierigkeiten beim Wasserlassen geht daran vorbei. Das Symptom der Gewichtabnahme muß mit den Eßgewohnheiten verglichen (Fragen nach Appetitlosigkeit, Heißhunger) und zeitlich genau definiert werden. Die erhebliche Körpergröße wurde auch nicht beachtet (häufige D. m.-Manifestation im Wachstumsalter — 983).

Die Anamneseerhebung ist Teilstück der ärztlichen Tätigkeit und wird völlig falsch verstanden, wenn erwartet wird, daß der Patient möglichst lückenlos und in der richtigen Reihenfolge alle Erscheinungen seiner Erkrankung aufzählt. Vielmehr sind die angebotenen Fakten aufzugreifen und durch sinnvolle Fragen zu erhärten, zu vertiefen und für die Diagnosefindung zu verwenden. Eine unvollständige, oberflächlich ermittelte Krankengeschichte erschwert die Diagnose, vorläufige Diagnose oder Arbeitshypothese erheblich, da ihr Stellenwert für die Diagnose evident ist (416). Auch wenn die klassischen Symptome Durst, Gewichtabnahme und Harnflut nicht gemeinsam angeboten werden oder zu erfragen sind, können differentialdiagnostische Überlegungen nach Art einer Rasterfahndung für jedes einzelne Symptom schließlich zum Ziel führen. Für die Symptome Durst und Polyurie nennt HEGGLIN (416) unter den möglichen Ursachen den D. m. an erster Stelle, bei Gewichtabnahme (Magersucht) wird er unter endokrinen Ursachen genannt, bei Appetitlosigkeit wird D. m. im Vorderfeld aufgezählt mit dem Hinweis auf drohenden Stoffwechselzusammenbruch. HADORN (390) nennt den D. m. als Ursache des Durstes an zweiter, als Ursache der Polyurie an erster Stelle, während er im Ursachengefüge der Anorexie unter einer Vielzahl von Diagnosen genannt wird. Der D. m. ist keine ausschließliche Labordiagnose. Vorgeschichte, klinischer Verlauf und Symptomatik müssen unbedingt berücksichtigt werden (253). Nach HASLBECK (405) kann die Diagnose des D. m. in vielen Fällen aus Vorgeschichte und bestimmten klassischen Symptomen wahrscheinlich gemacht werden. Eine Sicherung durch pathologische Blut-, ggf. auch Harnzuckerwerte ist notwendig. Nach KNICK et al. (541, 542) beruht die Diabetesdiagnose auf charakteristischen Symptomen im Zusammenhang mit eindeutig veränderten Labormeßwerten. Da jedes Symptom der akuten Phase, d. h. der Manifestation, unverzügliche Klärung erfordert (481), muß der Verzögerung der Screening-Untersuchung um eine Woche erhebliches Gewicht bei der Verschleppung der Diagnose zugemessen werden. Zunächst genügt die orientierende semiquantitative Harnzuckeruntersuchung mittels Teststreifen. Jeder positive Harnzuckernachweis ist diabetesverdächtig, bis das Gegenteil bewiesen ist (637). Per se ist auch die Glukosurie nur ein Symptom, das folgende Ursachen haben kann: familiäre renale Glukosurie, erbliche Glukoserückresorptionsstörung der proximalen Tubulusabschnitte, Gravidität, alimentäre Ursachen (982, 1035). Ist die Glukosurie bewiesen, ist der Nachweis einer Hyperglykämie die logische Konsequenz. Jedoch ist auch die Hyperglykämie zunächst nur ein vieldeutiges Symptom, dessen Ursachen in Tabelle 7 dargestellt sind.

Tabelle 7. Ursachen des Symptoms Hyperglykämie (541)

Idiopathischer Diabetes mellitus
— insulinabhängiger D. m. (Typ I)
— nicht insulinabhängiger D. m. (Typ II)
— lipodystrophischer D. m.

Endokriner Diabetes
— adrenal
— hypophysär
— thyreoidal
— pankreatisch

Temporärer kongenitaler Diabetes
Alimentäre Hyperglykämie (Resorption/Speicherung)
Zerebrale Hyperglykämie
Drogeninduzierte Hyperglykämie
— Diuretika, Steroide, Salizylate u. a.

„Chirurgische“ Hyperglykämien
— Bypass, Hämodialyse
— Verbrennung und Trauma
— Anästhesie, Hypoxie

Im Fall 5 haben beide Ärzte bewußt (!) auf den Zuckerteststreifen (Biophan®) mit dem Argument verzichtet, das Ergebnis könnte falsch positiv oder falsch negativ sein. Dieses Vorgehen ist gänzlich abwegig, unärztlich und Ausdruck eines unkritischen differentialdiagnostischen Denkens. Natürlich bedarf der positive Schnelltest der biochemischen Bestätigung, die in diesem Falle unverzüglich folgen muß, um die Diagnose nicht zu verschleppen. Falsch positive Testergebnisse könnten durch eine renale Glukosurie verursacht werden. Peroxidzusätze in Desinfektionsmitteln können auch dazu führen. Falsch negative Testergebnisse können sich ergeben: durch Konsum großer Mengen von Ascorbinsäure (996), bei pH des Urins unter 4,5 (995) und Testung alter Urinproben (996). Bei gebotener Eile kann auch die Blutglukose-Bestimmung mittels Teststreifen (Haemoglucotest, Kombur-Test) durchgeführt werden. Diese Streifen eignen sich bei Hyperglykämien über 500 mg/dl auch zur Glucosebestimmung in der Tränenflüssigkeit des Konjunktivalsackes (79, 80), wobei beachtet werden muß, daß die basale Konjunktivalflüssigkeit häufig weniger Glukose enthält als das Reizsekret, weshalb der Test wiederholt werden muß. Ferner sollten bei Jugendlichen mit diabetesverdächtigen Symptomen wegen der Ketoseneigung des Typ-I-Diabetes auch die Ketokörperausscheidung im Urin mittels Schnellprobe (Reagnost[R], Kombur-Test) untersucht werden. Diese Schnellteste sind unverzichtbare Hilfsmittel bei der Diagnosefindung und rangieren wegen der leichten Handhabung, ihrer Wirtschaftlichkeit und fehlenden Belästigung des Patienten durchaus vor der quantitativen laborchemischen Untersuchung. Sie bieten sich als Hilfsmittel für die ambulante Praxis und Hausbesuchsdienste an. Ihr Einsatz hat sich auch in der Sektionssaaldiagnostik seit Jahren bewährt (262). Es liegt in der Verantwortung der Leiter ambulanter medizinischer Einrichtungen (einschließlich der verschiedenen Hausbesuchsdienste), daß die Teststreifen vorhanden sind und in der Verantwortung jedes approbierten Arztes, daß sie eingesetzt werden.

Aber eine Reihe weiterer Denkfehler hat zur Fehldiagnose im Fall 5 geführt. Aus dem Fehlen einer familiären Diabetesbelastung in der Familie hat der zuerst konsultierte Arzt geschlossen, daß für die 14jährige kein erhöhtes Diabetesrisiko bestünde. Diese Schlußfolgerung ist unrichtig und beruht auf falsch verstandener (im übrigen nicht einhellig geklärter) Genetik des D. m. und vernachlässigt den Typ der Insulinabhängigkeit. An der genetischen Determinierung dieser Stoffwechselkrankheit gibt es für den NIDDM praktisch keine wesentlichen Zweifel, während die Erblichkeit des IDDM nicht bewiesen ist. 47 von 53 Zwillingspaaren hatten übereinstimmend einen NIDDM, der in einem größeren Abstand von mindestens 5 Jahren auftrat (882). Eine Zeitlang wurde ein polygenetischer multifaktorieller Vererbungsmodus angenommen (91). Er gilt aber immer noch als umstritten („Alptraum der Genetiker"). Kinder diabetischer Elternpaare haben zu 67% ebenfalls D. m. Zweieiige Zwillinge sind hinsichtlich der Diabetesmorbidität nur in 11% konkordant, nach Ablauf von 10 Beobachtungsjahren aber in 50%, während eineiige Zwillinge in 62% konkordant sind, nach Überschreiten des 40. Lebensjahres in 95%. Untersuchungen von Pyke (882) zufolge sind nur 73 Zwillinge von 132 Paaren hinsichtlich des IDDM konkordant. Die Eltern juveniler Diabetiker erkranken vielfach 10 bis 20 Jahre nach ihren Kindern an D. m. (891). Deshalb ist der Umkehrschluß nicht erlaubt, daß bei fehlender familiärer Belastung ein besonderes Risiko für ein Kind oder einen Jugendlichen, an Diabetes zu erkranken, nicht bestünde. Vielmehr müßte sich aus der Diagnose eines juvenilen D. m. eine gezielte Beobachtung der Eltern ableiten.

Ebenso umstritten sind Rückschlüsse auf ein erhöhtes Diabetesrisiko eines Menschen, wenn sein Geburtsgewicht über 4000 g betragen hat. Diese Schlußfolgerung betrifft nur die Mutter eines solchen Kindes (274, 480, 663). Das Geburtsgewicht der Patientin hatte 4130 g bei einer Größe von 55 cm betragen. Vielfach gebären Frauen lange vor der Manifestation eines D. m. übergroße Kinder. Jedoch nur 2% dieser Frauen weisen bei Geburtsgewichten über 4000 g fünf Jahre nach der Geburt des Kindes Glukosetoleranzstörungen auf, bei Geburtsgewichten über 4500 g waren es 11% (439). Deshalb sollte die Geburt von Riesenkindern zur Überwachung der Mutter führen. Dagegen tritt der Typ-I-Diabetes bei Kindern „alter" Mütter signifikant häufiger auf (277).

Schließlich ist die Anorexie-Diagnose aus Gründen der tatsächlichen Symptomatik leichtfertig gestellt. Auch WATKINS (1170) berichtet bei zwei Teenagern mit Symptomen der diabetischen Manifestation über deren Behandlung beim Psychiater wegen Anorexia nervosa. Ihr Auftreten nach Manifestation eines IDDM wird ebenso beschrieben (316). Die Anorexie allein führt aber erst über längere Zeit zur Gewichtabnahme, sie bewirkt keinen Durst, und das Verhalten des Patienten ist renitent. Die Anorexie-Diagnose erfordert gerade den Ausschluß organischer Erkrankungen, indem alle Symptome abgeklärt werden, die nicht zur Anorexie gehören. Die Fehldiagnose der Anorexia nervosa wurde bei unterschiedlich schweren Symptomen zu unterschiedlichen Zeitpunkten der Diabetesmanifestation gestellt. Insoweit rundet die Art der Fehldiagnose den Gesamteindruck oberflächlicher, unkritischer und sorgloser Arbeitsweise ab.

Obwohl die telefonische Verordnung eines Diazepam-Präparates (Faustan®) ohne Einfluß auf den Krankheitsverlauf blieb, verzögerte sie doch die Erkennung des schwerkranken, bewußtlosen Zustands des Mädchens. Telefonische Therapieempfehlungen bedeuten jedoch immer Übernahme der Behandlung mit allen Konsequenzen (285). Daß der Laie den nach Einnahme des Sedativums eintretenden Schlaf als Therapiefolge deuten muß, liegt auf der Hand.

In einem anderen Fall, der uns bekannt geworden ist (521), wurde ein D. m. ausgeschlossen, weil keine Anzeichen für ein **Koma** bestanden. Auch dieser Denkfehler führte letztlich zum Tode des Patienten. Der konsultierte Internist hatte ebenfalls auf die diagnostischen Hilfsmittel des Streifentests verzichtet. Gutachtlich wurde in diesem Fall die Nichterkennung des D. m. in den Bereich der „derzeitigen Realität“ (492) gestellt, weil 1/3 aller unerkannten Diabeteserkrankungen als Manifestationskomata bekannt werden (819). Dieses Argument ist nicht zu akzeptieren. Wir teilen die Auffassung von KERDE (521), daß aus einer schlechten Statistik niemals auf die Unvermeidbarkeit von Pflichtverletzungen geschlossen werden darf. Die konkreten Bedingungen des jeweiligen Erkrankungsfalles, das „Wie“ der medizinischen Betreuung entscheidet darüber, ob eine Fehldiagnose als Irrtum oder Pflichtverletzungsfolge aufgefaßt werden muß.

Wenn wir HEGGLIN (416) folgen, daß sich die Diagnose zu 50% aus der Anamnese, zu 30% aus der Klinik und zu 20% aus Laboruntersuchungen ergibt, dann müssen wir in den Fällen unserer Tabelle 3 auf Informationsverluste bis zu 80% schließen. Fehldiagnosen dieser Art sind unvertretbar, sie können zivil- und strafrechtliche Konsequenzen haben. Fehldiagnosen, die die Folge von Pflichtverletzungen sind und zu iatrogenen Schäden geführt haben, sind grundsätzlich vermeidbar. Die Fehlerquellen liegen nach unserer Analyse (629, 632) in den Informationsverlusten infolge schlechter Anamneseerhebung, ungenügend kritischer Würdigung der tatsächlichen klinischen Erscheinungen und in der Unterlassung geeigneter diagnostischer Schnellmethoden (und ggf. ihrer quantitativen laborchemischen Absicherung), ferner in der Unkenntnis, daß Zweiterkrankungen den Insulinbedarf und damit die Progredienz eines bekannten D. m. beeinflussen, in der Unkenntnis ihrer manifestationsbegünstigenden Wirkung und schließlich in der Unkenntnis bzw. mangelhaften Berücksichtigung des Typs der Insulinabhängigkeit. Es sind also Faktoren, die bei gesichertem ärztlichen Wissen und der richtigen Anwendung in der Praxis durchweg zu eliminieren sind.

Die Leistungsfähigkeit semiquantitativer diagnostischer Schnellmethoden und ihre unmittelbare Praxiswirksamkeit zeigt sich in einem diagnostischen Stufenprogramm mit alleiniger Teststreifendiagnostik bei Patienten mit Bewußtseinstrübungen oder komatösen Zuständen, die BERGER et al. (77) vorgestellt haben (Tab. 8).

Unsere Fehleranalyse bei der Diagnostik des D. m. in der Praxis des Allgemeinmediziners soll in erster Linie der Prophylaxe dieser

Tabelle 8. Schematisches Vorgehen bei stuporösem oder komatösem Zustand bzw. Verdacht auf eine diabetische Stoffwechselentgleisung mit Hilfe von Schnelltesten (77)

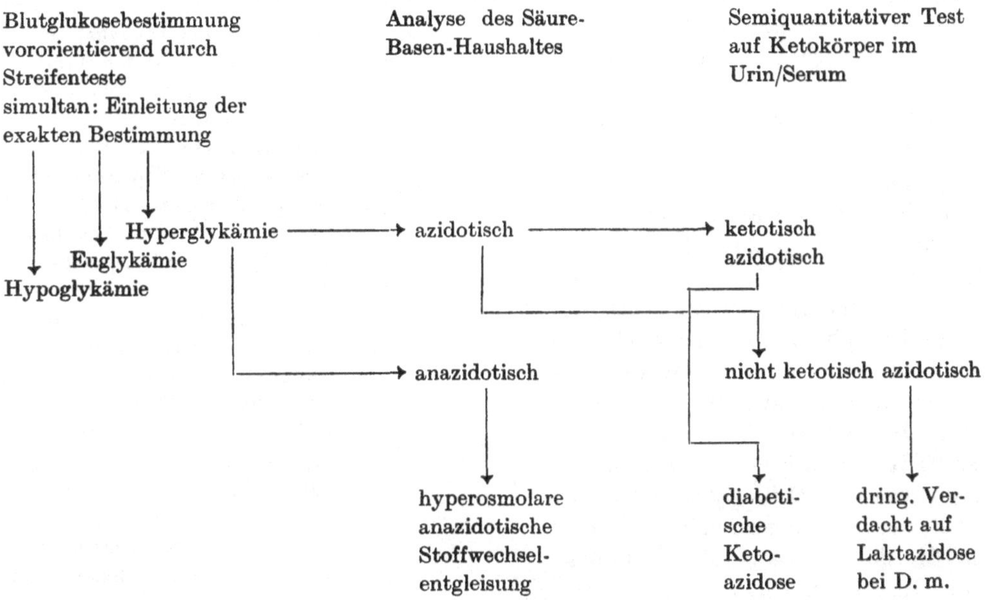

Fehler dienen. Die Publikation vermeidbarer iatrogener Schäden entspricht der Sorgfaltspflicht der Fachrichtung gerichtliche Medizin (628, 629, 632). Abschließend vertreten wir die Auffassung, daß die Bereitstellung (Herstellung, ggf. Import) hochwertiger diagnostischer Schnellmethoden für die klinische und ambulante Betreuung in jedem Falle ökonomischer ist, als die iatrogenen Schäden auf der Basis der bestehenden Regelungen zu versorgen. Iatrogene Schädigungsmöglichkeiten können sich auch durch Verletzung der Obhutspflicht der Beratungsstellen für Diabetes und Stoffwechselkrankheiten gegenüber ihren Patienten ergeben: Bei einem 21jährigen männlichen Patienten mit einem IDDM seit dem zweiten Lebensjahr wurden über lange Zeit im Abstand von 3 Monaten jeweils nur Urinzuckerkontrollen durchgeführt. Am Rande der Erblindung stehend, kam er zufällig in eine umfassende medizinische Betreuung (984).

Komplikationen, die sich aus der Therapie eines D. m. ergeben können, sollen hier nur

Tabelle 9. Ursachen schwerer, vorwiegend nicht durch Insulin bedingter exogener Hypoglykämien (1057)
* Einschließlich einer Kombination mit Insulin

	Anzahl der Patienten	**Todesfälle**
1. Ein blutzuckersenkender Wirkstoff		
Sulfonylharnstoffe	465	46
Alkohol	185	23
Salicylate (besonders bei Kindern)	18	5
Biguanide	8	2
Propranolol (besonders bei Kindern)	6	—
2. Kombination von zwei blutzuckersenkenden Wirkstoffen*	50	5
3. Kombination von einem blutzuckersenkenden und einem wirkungsverstärkenden Medikament*	40	6

angedeutet werden: IDDM-Patienten tragen gelegentlich Insulinpumpen. Dabei sind Komplikationen durch verstopfte Injektionssysteme (Kanülen, Schläuche, Gewebsteile, geronnenes Blut) möglich. Ein Patient geriet zweimal in ein Koma, weil das Gerät die Verstopfung nicht signalisierte. Es sind auch Todesfälle bei „Pumpenpatienten" bekannt geworden (984).

Über spezielle Arzneimittelschäden durch Antidiabetika wurde wiederholt auch in letzter Zeit berichtet, z. B. Optikusatrophie nach Maninilhypoglykämie (1072), posthypoglykämische Enzephalopathie nach Glibenclamid (388). Eine zusammenfassende Darstellung der Nebenwirkungen von Antidiabetika findet sich bei KUEMMERLE und GOOSSENS (581). Häufig ergeben sich die Schäden aus exogenen Hypoglykämien durch Unkenntnis der Nebenwirkungen anderer Medikamente, die SELTZER (1057) zusammengefaßt hat (Tab. 9). Bei den Behandlungen mit Sulfonamidderivaten sind besondere Risikofaktoren für das Auftreten von Hypoglykämien zu beachten, wie ungenügende kohlenhydratarme Ernährung, falsche Indikation, fehlerhafte Medikamenteneinnahme, mangelnde Aufklärung, ungenügende Dosisreduzierung u. a. Aus diesem Grunde gehören zur Vermeidung von Komplikationen auch die Kenntnis über Symptomatik und Notfalluntersuchungen der Hypoglykämie zum notwendigen anwendungsbereiten ärztlichen Wissen, das in Tabelle 10 zusammengefaßt ist.

Tabelle 10. Diagnose der Hypoglykämie (406)

Symptome (zumeist rasch einsetzend)

1. Vegetatives Nervensystem	Hungergefühl, Tachykardie, Schwitzen, Blässe der Haut, Tremor, Übelkeit, unbestimmtes Unwohlsein
2. ZNS	Kopfschmerzen, Konzentrationsschwäche, Sehstörungen, Verwirrtheitszustände, Parästhesien, Koordinationsstörungen, Hypothermie, Sprachstörungen, veränderte Reflexe, Pyramidenzeichen; psychopathologische Erscheinungen (Angst, Depression, Aggression oder abnorme Verhaltensweisen, Manie, Psychose, Hysterie); tonisch-klonische Krämpfe, Bewußtseinsstörungen unterschiedlichen Grades bis hin zum hypoglykämischen Schock mit Areflexie, Atonie der Muskulatur, flacher Atmung, Miosis und Bradykardie

Notfalluntersuchung

1. Neben den angegebenen subjektiven Zeichen: normale Atmung; gut gefüllter, eventuell schneller Puls; normaler oder systolisch erhöhter Blutdruck; kein Acetongeruch
2. Sicherung der Diagnose mit einem Blutzuckerschnelltest auf enzymatischer Basis (Hämoglukotest 20—800[R], Dextrostix[R]; zusätzlich, wenn irgend möglich, Blutabnahme zur Bestimmung der Blutglucose im Labor (< 50 mg/dl bei Hypoglykämie)

Für die forensisch-psychiatrische Beurteilung auffälliger Verhaltensweisen im Zusammenhang mit Straftaten ist die Kenntnis der psychotischen Hypoglykämiereaktionen wichtig. ADLERSBERG und DOELGER (7) geben als hypoglykämische Insulinreaktionen Unregelmäßigkeiten und Unzuverlässigkeit im Dienst, Respektlosigkeit gegenüber Vorgesetzten, asoziales Verhalten, Gewalthandlungen, Übertreten der Straßenverkehrsordnung bzw. Verkehrsunfälle — auch bei präkomatösen Zuständen zu beachten (1205) —, und Widerstand gegen die Staatsgewalt an. MOHNIKE (734) beschrieb ein Kleptomaniesyndrom in der postinsulinämischen Hypoglykämie mit charakteristischer Amnesie.

3. Iatrogene Schäden im Zusammenhang mit diagnostischen Methoden

3.1. Endoskopisch-bioptische Verfahren

Mit zunehmender Verbreitung endoskopischer Untersuchungen und Behandlungen häuften sich deren Komplikationen, auch wenn die Komplikationsdichte infolge zunehmender Erfahrung und Verbesserung der Technik sank. Iatrogene Schäden der Hohlorgane kommen gewiß öfter vor, als dies im Schrifttum ihren Niederschlag findet (1233). Daneben zieht die Erweiterung der Indikation nach Etablierung neuer Techniken naturgemäß weitere Komplikationen nach sich. Nach PETTERSON et al. (838) nahm die absolute Zahl iatrogener Ösophagusperforationen von Jahr zu Jahr deutlich zu. Dabei soll jedoch nicht verschwiegen werden, daß die relative Zahl der Perforationen und Todesfälle in der peroralen Endoskopie nach Einführung der Fiberoptik um etwa die Hälfte gesunken ist (1187).
Für die Endoskopie der Luft- und Speisewege gibt BRANDT (123) unter 6268 Eingriffen 0,7% Komplikationen an, darunter zwei Todesfälle durch akutes Herzversagen (0,03%). Die häufigsten Schäden entstanden durch Wandperforation und Endoprothesendislokation (je etwa 0,1%). Bei 39860 endoskopischen Untersuchungen und Eingriffen am Gastrointestinaltrakt fanden WESCH et al. (1187) 21 Perforationen im Bauchraum (0,05%).
Eine Sonderstellung nimmt die Notfallendoskopie ein (reduzierte Vorbereitung, schlechte Sicht). KOCH (547) erlebte einen Todesfall durch Herzinfarkt unter 1000 endoskopierten Notfällen.

3.1.1. Endoskopie der Luftwege

Die endoskopische Betrachtung der Luftröhre **(Tracheoskopie)** und ihrer Äste **(Bronchoskopie)** kann aus diagnostischen oder therapeutischen Gründen indiziert sein. Perforationen sind wegen der relativ festen Gewebsbeschaffenheit der Luftwege selten (1233). Für die Tracheoskopie sind Einzelfälle von Mediastinalemphysem, Pneumothorax, Blutung und Entzündung beschrieben (123, 1099). Per viam falsam kann sowohl bei der Bronchoskopie eine Ösophagusperforation als auch bei der Ösophagoskopie eine Bronchialwandverletzung eintreten (1233). Immerhin ist bei 2,2% der Untersuchten mit Verletzungen des Tracheobronchialsystems zu rechnen (1155), wobei jedoch nur 0,013% tödlich enden (364). GORMSEN (366) beschreibt zwei Todesfälle durch Mediastinitis nach Verletzungen. STILLER (1099) gibt einen Verblutungstod auf 3788 Bronchoskopien an (0,026%). Reflextodesfälle (293, 537) bilden auch hierbei die Ausnahme. Wird die Bronchoskopie im Kindesalter ohne Narkose durchgeführt, so muß häufig mit einem Pneumothorax gerechnet werden (776).
Während maschineller Langzeitbeatmung erlebten FLEMING und BOWEN (275) einen Kreislaufstillstand unter 77 Bronchoskopien.
Bei der therapeutischen Bronchoskopie (in der Regel Extraktion eines aspirierten Fremdkörpers) ist das Risiko wesentlich höher. FRENZEL (292) und SCHREINER (1026) geben eine Letalitätsrate von 5% an. Bei den 112 behandelten Patienten Schreiners (meist Kinder) traten in 30 Fällen Komplikationen auf.

Wir obduzierten ein 8jähriges Mädchen, welches ein transparentes Kunststoffhütchen von 12 mm Länge und 10 mm Außendurchmesser aspiriert hatte und tief zyanotisch, ohne Spontanatmung in einem Ambulatorium vorgestellt wurde. Die erstbehandelnde Ärztin führte in Ermangelung geeigneten Instrumentariums Mund-zu-Mund-Beatmung durch. 25 Minuten später wurde das Kind über DMH in eine HNO-Klinik gebracht, wo der Fremdkörper mittels Tracheoskop auf der Bifurcatio tracheae gesichtet werden konnte. Der Extraktionsversuch mißlang. Abbruch der Reanimationsmaßnahmen nach zwei Stunden ärztlichen Bemühens. Durch die Manipulationen und fortgesetzte Beatmung war das Hütchen schließlich in den rechten Unterlappenbronchus gerutscht und wurde dort fest eingeklemmt bei der Obduktion vorgefunden.

Ähnlich verhielt es sich in einem Fall mit einer in die Tiefe gerutschten Trachealkanüle. Die 51-jährige Patientin erstickte auf dem Transport in eine HNO-Klinik. Der Notarzt hatte sie nach Eintritt der Bewußtlosigkeit beim blinden Extraktionsversuch fest in den rechten Hauptbronchus eingekeilt, der Kanüleneingang lag der gegenüberliegenden Trachealwand oberhalb der Bifurkation an.

3.1.2. Endoskopie des Thorax

Todesfälle im zeitlichen Zusammenhang mit Thorakoskopie oder Mediastinoskopie traten in unserem Obduktionsgut nur ausnahmsweise auf und zeigten keine pathologisch-anatomisch faßbaren Komplikationen.

Die Komplikationsdichte der **Thorakoskopie**, einem der aussichtsreichsten diagnostischen Verfahren bei disseminierten oder diffusen Lungenveränderungen (309), ist allgemein gering. Brandt (124) erlebte unter 450 Untersuchungen keine ernsthaften Zwischenfälle.

Zur Abklärung pathologischer Prozesse im Mediastinum (Mediastinaltumor) und deren histologischer Untersuchung wird die **Mediastinoskopie** empfohlen. Die Letalität liegt bei durchschnittlich 0,1 bis 0,2% (393, 682), die Komplikationsdichte 10fach höher (37), wobei die Ergebnisse verschiedener Autoren zwischen 0,5 und 3,7% schwanken (682). Im einzelnen ist mit Blutungen und Hämatomen (um 0,1%), Pneumothorax, Wundinfektionen (je 0,2 bis 0,6%) und Organverletzungen (Nerven, Gefäße, Speiseröhre, Bronchien, Pleura, Herz) zu rechnen. Die Verletzungen von Nerven und Gefäßen sind selten (0,4 bis 0,6%), die der übrigen Organe auf Einzelfälle beschränkt (682). Da das Verfahren meist zur Tumordiagnostik angewandt wird, kann es zur Tumorimplantation in die Wunde kommen. Ashbaugh (37) beschreibt dieses Geschehen unter 6490 Mediastinoskopien achtmal. Die Zuverlässigkeit der Methode liegt zwischen 75 und 90% (493, 566). Da sie jedoch nicht ungefährlich ist, müssen die Kontraindikationen (hämorrhagische Diathese, substernale Struma, kardiorespiratorische Insuffizienz mit Halsveneneinflußstauung, Aortenaneurysma) unbedingt beachtet und anatomische Normvarianten ins Kalkül gezogen werden (493, 1085). Der Eingriff soll ausschließlich in Allgemeinanästhesie (Intubationsnarkose) durchgeführt werden (197, 493). Dadurch ist eine kontinuierliche Überwachung der vitalen Funktionen und die Möglichkeit zur sofortigen Therapie auftretender Komplikationen gegeben.

3.1.3. Lungenbiopsie

Dalquen und Oberholzer (192) stellen sechs Lungenbiopsiemethoden, ihre Indikation, diagnostische Aussagefähigkeit bei unterschiedlichen Lungenerkrankungen und Komplikationen bei insgesamt 3925 in der Literatur berichteten Fällen vor: perkutane Feinnadelaspirationsbiopsie, drei weitere perkutane Biopsiemethoden mit stärkerer Nadel (Vim-Silverman 1,5 mm, „Cutting needle" 2,1 mm und rotierende Nadel 2,1 bis 3 mm Durchmesser), transbronchiale Zangenbiopsie und offene Biopsie. Der diagnostische Wert ist bei der offenen Methode am höchsten (ihre Probenstücke sind 10 bis 30 cm^3 groß): Trefferquote 97,7%. Auf die transbronchiale Biopsie sollte verzichtet werden, da sie nur bei der Sarkoidose zuverlässige Resultate bringt, die mit weniger gefährdenden Methoden hinreichend sicher diagnostiziert werden kann. Die Aspirationsbiopsie ist nur bei Solitärtumoren indiziert und liefert hier in knapp 85% richtige Resultate (vgl. 177). Die anderen Biopsiemethoden liegen in ihrem diagnostischen Wert niedriger.

Die Komplikationsdichte ist erwartungsgemäß hoch, insbesondere treten Lungenblutung (je nach Methode 3,1 bis 14,5%) und Pneumothorax (10 bis 33%) auf (177, 192, 1166). Hämatothorax — bei Aspirationsbiopsie gemäß HERMAN und HESSEL (437) 0,2% — und hypoxische Hirnschäden als Pneumothoraxfolge sind selten. Eine Luftembolie wurde von WETZER et al. (1190) unter mehr als 900 perthorakalen Lungenpunktionen einmal beobachtet. Wegen der Luftemboliegefahr soll die Biopsie am liegenden Patienten und nicht in Lokalanästhesie vorgenommen werden. Bei der Beatmung in Relaxationsnarkose ist darauf zu achten, daß die intrabronchialen Druckwerte nicht zu hoch sind. Ein sofort verfügbares Kreislaufmonitoring sowie die technischen und medikamentösen Voraussetzungen zur Behebung von Komplikationen sind erforderlich. Dem Risiko einer Tumorzelldissemination ist am wirksamsten durch Verwendung dünner Biopsienadeln zu begegnen (192, 1190).

Insgesamt bergen die perkutanen Verfahren mit den dicken Biopsienadeln die größten Risiken. Relativ niedrig ist die Letalitätsrate (unter 1%), meist hervorgerufen durch massive Lungenblutungen. DALQUEN und OBERHOLZER (192) berichten über 19 Todesfälle. Diese rekrutieren sich aus allen sechs Methoden, am häufigsten jedoch aus der perkutanen Biopsie mit der „Cutting needle".

Die offene Lungenbiopsie als chirurgisch-diagnostische Maßnahme mit dem Ziel der morphologischen Diagnosesicherung ist den Nadelverfahren in der diagnostischen Sicherheit zwar deutlich überlegen, jedoch mit einer Letalität von 1,4 bis 1,5% belastet, ihre Komplikationsdichte liegt bei 5 bis 7% (410, 812). Die gefürchtetsten Komplikationen sind Blutung, Infektion und Pneumothorax. Relativ häufig, etwa in 2% der Fälle, aber weniger bedrohlich, ist das Weichteilemphysem. Auch respiratorische Insuffizienz, Myokardinfarkt und Interkostalneuralgie sind beschrieben worden (410). GABLER (309) erlebte in 3% Wundheilungsstörungen, z. T. mit Ausbildung einer Parenchymfistel.

Wir verfügen über keine eigenen Beobachtungen von Lungenbiopsieschäden innerhalb des vorgestellten Materials. Außerhalb des Berichtszeitraumes sahen wir eine tödliche Lungenbiopsiekomplikation bei einer 42-jährigen Frau, die in der Anamnese rezidivierende Hämoptysen aufwies. Vorausgegangene Bronchoskopien ergaben einen Tumorverdacht. Unmittelbar bei der Gewebsentnahme trat eine massive endobronchiale Blutung auf, die das gesamte Bronchialsystem überschwemmte (Blutaspiration). Die histologische Untersuchung des Bioptates und die der Umgebung führte zum Ausschluß eines Tumors und ergab auch keine gröbere Gefäßanomalie.

3.1.4. Gastroenterologische Endoskopie und Biopsie

3.1.4.1. Ösophago-Gastro-Duodenoskopie

Die isolierte **Ösophagoskopie** kann wegen ihrer hervorragenden Bildqualität mit starren oder halbstarren Instrumenten durchgeführt werden. Allerdings liegt das Komplikationsrisiko um eine Zehnerpotenz höher als bei vergleichbaren flexiblen Endoskopen (931). Seine Rate beträgt bei rigiden Rohren 0,25 bis 1% (365, 1226). Die am meisten gefürchtete Komplikation ist die Perforation. Sie tritt nach Literaturangaben unter knapp 50000 Ösophagoskopien in durchschnittlich 0,3 bis 0,4% auf (682), wobei die Angaben bis zu einer Schadensdichte von 2% (5) reichen. Leichte Ösophagusverletzungen werden sogar mit einer Häufigkeit von knapp 12% angegeben (774). Als Folgen der Perforation sind Mediastinitis (366) und Tod gefürchtet. Rund ein Viertel — bei konservativer Behandlung ein Drittel — der Perforationen endet tödlich (90, 365, 509, 759, 1233). Die Letalitätsquote der iatrogenen Perforation ist abhängig von der Qualität der Nachsorge. Durch rasche chirurgische Intervention können fatale Verläufe weitgehend vermieden (1140) oder zumindest erheblich dezimiert werden (90, 838, 1187, 1226, 1233). SCHWEMMLE (1049) beziffert sie bei operativer Intervention innerhalb von 24 Stunden auf 7%, bei längerem Intervall auf 40% der Patienten mit Perforation. Insgesamt wird der letale Ausgang der Ösophagoskopien mit 0,05 (816, 817) bis 0,2% (252) beziffert.

Bei der Ösophagoskopie in Fibertechnik liegt die Perforationsrate hingegen unter 0,1% (365, 666, 727). Von 29 iatrogenen Speiseröhrenperforationen im Untersuchungsgut PETTERSONS et al. (838) waren nur vier durch flexible Instrumente hervorgerufen worden.

Darüber hinaus wird die Komplikationsdichte vom Grundleiden und der Indikation erheblich beeinflußt. Bei therapeutischer Ösophagoskopie mit Bougierung beträgt die Frequenz an Zwischenfällen das Zehnfache der diagnostischen (1226). SCHREINER (1026) fand unter 224 Ösophagoskopien zur Fremdkörperentfernung bei 24 Patienten schwere Komplikationen (10,7%), von denen 1 Patient (0,45%) verstarb. Von den 17 ernsten Komplikationen bei 2227 Ösophagoskopien (davon die Hälfte mit Fremdkörperextraktion) von GÖRISCH, WERNER und KERN (365) waren 16 in Zusammenhang mit Fremdkörpern und nur einer bei Diagnostik entstanden. Die Autoren verwandten ausschließlich rigide Endoskope.

Eine Komplikationsrate von weniger als 0,01% (911) für die **Ösophago-Gastro-Duodenoskopie** erscheint stark untertrieben — wenn auch einige Autoren keine Komplikationen angeben (424) — und sie ist mit Sicherheit nicht am Durchschnittswert der Praxis orientiert, von der wahrscheinlich hohen Dunkelziffer (962) ganz zu schweigen. Die Gesamtkomplikationsdichte ist unseres Erachtens unter Berücksichtigung des Fachschrifttums um etwa eine Zehnerpotenz höher zu veranschlagen (535, 1070, 1120, 1140).

Die Perforationsrate bei der Ösophago-Gastro-Duodenoskopie mit dem Fiberendoskop wird allgemein zwischen 0,03 und 0,07% angegeben (509, 666, 727, 951, 1070, 1120). WESCH et al. (1187) hatten unter 18226 Gastro-Duodenoskopien keine Perforation zu beklagen. Von der Lokalisation her befinden sich die Perforationen vor allem an den physiologischen Engen der Speiseröhre, am Ösophagusmund, im Antrum und in der Umgebung des Pylorus (1140). ZITTEL und BODEN (1233) haben aus der Literatur 40 Ösophagusperforationen zusammengestellt; über weitere 29 berichten PETTERSON et al. (838). Magenperforationen machen etwa 0,01 bis 0,05% aus (816, 1233). In der gleichen Größenordnung rangieren die Perforationen bei der — blinden — Aspirationsbiopsie des Dünndarms (932).

Blutungen sind der Häufigkeit nach den Perforationen vergleichbar (0,03% nach 1070), führen jedoch wesentlich seltener (nach JONES (488) in einem Zehntel der Fälle) zum Tode. Die meist durch die Biopsie bei der Endoskopie entstehenden Schleimhautblutungen sind in der Regel nicht massiv und lassen sich konservativ behandeln. Derartige Komplikationen gab es bei der Saugbiopsie des Magens noch in fast 0,3% (932). Mit der Zangenbiopsie kommen gröbere Blutungen kaum noch vor (0,002% nach 814), es sei denn, es wird eine größere Zange zur tiefen Biopsie verwendet (1039). Häufiger treten Blutungen nach endoskopischer Polypabtragung auf: 1 bis 2%, ein Drittel davon schwer (1075, 1076, 1152). Die dritte wichtige Komplikation der Ösophago-Gastro-Duodenoskopie ist die Aspiration. Sie soll durch Linksseitenlage weitgehend vermeidbar sein (931). SALMON (951) beziffert die Aspiration mit schweren Folgen unter 0,1%.

Kardiopulmonale Zwischenfälle kommen in 0,06% der Eingriffe vor (1140). Bei vorbestehenden kardiovaskulären Erkrankungen ist mit einer hohen Rate an EKG-Veränderungen und Arrhythmien zu rechnen (306, 939).

RINK, OTTO und NILIUS (914) berichten über

zwei Fälle von Herzstillstand bei der Glasfiber-Gastroskopie, ein Patient davon verstarb.

Todesfälle können mit einer Frequenz von 0,01 bis 0,03% (322, 666, 727) als selten eingestuft werden.

In unserem Untersuchungsgut befindet sich der Fall eines 53 Jahre alten Mannes, bei dem seit über 30 Jahren eine Ösophagusverengung (6 mm Lumendurchmesser) infolge einer Verätzung bestand. Der Patient hatte daher Schwierigkeiten bei der Aufnahme fester Nahrungsbestandteile, denen er durch Dehnung der Speiseröhre mittels geschälter Weidenrute selbst begegnet sein sollte. Eine zusätzliche Lichtungseinengung wurde durch z. T. ventilartig wirkende narbige Segel-, Klappen- und Taschenbildungen sowie durch die Lichtung ziehende Gewebsbrücken bewirkt (Sektionsergebnis). Bei dem Genuß von Kirschtorte habe sich ein Stein eingeklemmt, der 4 Tage später endoskopisch entfernt werden sollte. Da das verwendete starre Ösophagoskop nicht bis an den Fremdkörper herangeführt werden konnte, wurde mit einer Doppellöffelzange blind in den verengten Abschnitt eingegangen und der Kirschkern entfernt. Es kam zur Ösophagusperforation, die nach weiteren 4 Tagen, nachdem sich eine Mediastinitis entwickelt hatte, operativ homoioplastisch gedeckt wurde. Gleichzeitig wurde eine Ernährungssonde transösophageal in den Magen eingelegt. Zwei Wochen nach dieser Operation kam es zur Perforation eines Magenulkus mit nachfolgender diffuser eitriger Peritonitis, Laparotomie und zwei Wochen später Relaparotomie mit Anlegung einer Witzel-Fistel. Sieben Wochen nach Verschlucken des Kirschkerns kam es plötzlich zu massivem blutigem Erbrechen und Blutentleerung aus der Witzel-Fistel: Zwischen einem Aneurysma dissecans der Brustaorta und der Ösophagusperforationsstelle hatte sich eine Fistel ausgebildet. Der Versuch einer operativen Versorgung schlug fehl (Mors in tabula). Die Fremdkörperextraktion war unter den gegebenen Bedingungen unter Wahrung der ärztlichen Sorgfaltspflicht vorgenommen worden. Die sich daraus ergebenden Folgezustände sind als nicht absehbare Komplikationen bei notwendigen ärztlichen Eingriffen zu werten.

In einem anderen Fall wurde bei einem 49jährigen Mann während eines zweimonatigen Krankenhausaufenthaltes nach schwerem Verkehrsunfall ein im Ösophagus steckendes Zahnprothesenbruchstück infolge apallischen Syndroms nicht diagnostiziert und damit die Indikation zur endoskopischen Entfernung des Fremdkörpers nicht gestellt. Bis zum Zeitpunkt der Obduktion hatte das Bruchstück tiefe Ulzerationen oberhalb der Kardia und eine eitrige Ösophagitis erzeugt.

Bei einer Ösophagogastroskopie mit Fiberendoskop wegen des Verdachts auf ein Antrumkarzinom bei einem 75 Jahre alten Patienten konnte — nach vorausgegangener unauffälliger Röntgenuntersuchung der Speiseröhre — beim Einführen des Endoskops zunächst der Hypopharynx nicht überwunden werden. Beim zweiten Versuch „glitt das Gerät mühelos in die Tiefe". Ein erneuter, unüberwindbarer Stop in Höhe des Mageneingangs veranlaßte zum Abbruch der Untersuchung. Kurze Zeit darauf klagte der Patient über Atemnot und Druckgefühl über dem Herzen. Die Röntgenkontrastmitteluntersuchung ergab eine Perforation des Ösophagus in Höhe des Sternoklavikulargelenks. Die daraufhin angelegte zervikale Ösophagusanastomose vermochte die Ausbreitung einer Mediastinitis nicht mehr zu verhindern. Der Patient starb 6 Tage post operationem an diffuser Perikarditis. Makroskopische und mikroskopische Untersuchungen des perforierten (und resezierten) Ösophagusteils ergaben keine krankhaften Veränderungen. Auf eine fehlerhafte Durchführung boten sich jedoch ebenfalls keinerlei Hinweise.

Einen ähnlich gelagerten Fall tiefgreifender iatrogener Wandläsion bei diagnostischer Ösophagoskopie (Varizenverdacht) des nicht krankhaft veränderten Organs mit flexiblem Endoskop teilt Nejedlo (757) mit.

Schließlich kann auch ein Bagatelltrauma der Ösophagusschleimhaut ohne komplette Wandperforation zu schweren Komplikationen führen. Tscheliessnigg, Höllerl und Stadler (1140) berichten über einen solchen Vorgang, der eine abszedierende Mediastinalphlegmone (Erreger: *Staphylococcus aureus*) zur Folge hatte. Die Autoren weisen auf die große Bedeutung gründlicher Observanz nach peroraler Endoskopie und rascher chirurgischer Intervention bei Perforationsverdacht hin, um tödliche Verläufe weitgehend vermeiden zu können. Wie unsere vorangestellten Beispiele zeigen, muß das fatale Ereignis als ein zwar seltenes, jedoch nicht immer zu verhütendes, methodenimmanentes Vorkommnis angesehen werden,

vor dem auch das flexible Endoskop nicht sicher schützt.
Aus Art und Häufigkeit der Komplikationen leiten sich als Kontraindikationen der Ösophago-Gastro-Duodenoskopie der unkooperative Patient, akute Verätzung, korrosive oder phlegmonöse Ösophagitis (Perforationsgefahr!) und Aneurysma der Aorta ascendens (Arrosion der Ösophaguswand) ab. Die Erfahrung, daß extreme Verbiegungen und arthrotische Wülste der Halswirbelsäule, Pulsionsdivertikel, exzessive Strumen, organische Stenosen, größere Divertikel sowie Ulzera, Karzinome und vorausgegangene Operationen am Magen Perforationen begünstigen, muß in die Entscheidung für oder gegen den Eingriff im konkreten Fall ebenso einfließen wie die Kenntnis von der Belastung des kardiopulmonalen Systems (cave dekompensierte Herzinsuffizienz, Ruhedyspnoe) sowie der Blutungsgefahr bei hämorrhagischer Diathese und Ösophagusvarizen (931, 936, 1120, 1140). Gutachtlich wird diesen Erwägungen (Nutzen/Risiko-Relation) größere Bedeutung zukommen als der Tatsache eines eingetretenen Schadens an sich. Der noch teilweise vertretenen Meinung, daß die Röntgenuntersuchung der Endoskopie grundsätzlich vorangehen sollte (1140, 1226), kann heute nicht mehr gefolgt werden. Selbst am frisch operierten Magen wird die Endoskopie, sofern die instrumentelle Passage nicht erzwungen werden muß, primär eingesetzt (667).
Wesentlich komplikationsträchtiger ist das endoskopische Einführen von Tuben bei nicht resektionsfähigen malignen Ösophagus- und Kardiastenosen. Soehendra (1080) fand schwere Komplikationen bei 10% der Behandelten mit einer Letalität von 3,3%. Die häufigsten Zwischenfälle sind Perforationen und Tubusdislokationen, die bei je 6 von 60 Tubusimplantationen auftraten. Schließlich sei auf das erhöhte Risiko hinsichtlich Blutungen und Perforationen bei gleichzeitiger bioptischer Gewebeentnahme hingewiesen.

3.1.4.2. Endoskopische Gallenwegsdarstellung

Die **endoskopisch-retrograde Cholangio-Pankreatikographie** (ERCP) zählt zu den diagnostischen Methoden mit einer verhältnismäßig hohen Rate gravierender Komplikationen. Sie liegt im Mittel bei 2 bis 3% (682, 1038), wobei Entzündungen der untersuchten Organe im Vordergrund stehen (etwa 3,5% nach 174). Daran ist die akute Pankreatitis mit durchschnittlich 1% (Angaben zwischen 0 und 10%) wesentlich beteiligt. Die akute Cholangitis kommt bei 0,5 bis 0,8% der Untersuchten vor, hauptsächlich bei Abflußbehinderungen. Eine cholangitische Sepsis kann folgen. Eine pankreatitische Sepsis ist besonders bei vorbestehenden Pankreaspseudozysten zu fürchten. Bilbao et al. (93) fanden sie hierbei in einer Häufigkeit von 0,3% unter 8681 ERCP. Weniger häufig sind instrumentelle Verletzungen (0,2%) — z. B. Darmperforationen, von denen etwa jede 10. tödlich endet — Aspirationspneumonien (0,1%), Parotitiden und anhaltende Spasmen des Sphincter Oddi (93). Ausnahmsweise kann es zu einem Kontrastmittelzwischenfall kommen (356).
Die Todesfolge ist in der Literatur in einer mittleren Frequenz von etwa 0,2% ausgewiesen (bis 0,7% nach 662).
Durch die relativ komplizierte Technik ergeben sich erhebliche Unterschiede in der Erfolgs- und Komplikationsrate zwischen den Ärztekollektiven mit geringer Erfahrung (weniger als 200 Fälle) gegenüber denen mit reicher Erfahrung mit der Methode (93). Daraus leitet sich die Forderung ab, den Eingriff auf Zentren mit höherer Untersuchungszahl zu beschränken. Unbeschadet dessen soll das Verfahren nur dort praktiziert werden, wo die Möglichkeit zu einem sofortigen adäquaten chirurgischen Eingriff mit Beherrschung etwaiger Komplikationen gegeben ist (931, 1134). Die Komplikationsdichte fordert ferner eine exakte Indikationsstellung einschließlich der Frage nach der sich daraus ergebenden therapeutischen Konsequenz, nach

dem konkreten Risiko im speziellen Fall und nach der Möglichkeit einer Diagnosestellung mit weniger invasiven Mitteln.
Die gleiche Technik kann therapeutisch zur endoskopischen Gallenchirurgie (**endoskopische Papillotomie = EPT**) bei Stenose der Papilla Vateri oder bei Choledocholithiasis des chirurgischen Risikopatienten angewandt werden. Komplikationen treten dabei in 6 bis 13, durchschnittlich 8% der Fälle auf (298, 311, 682, 726, 763, 824, 912, 1041, 1217). Die Letalitätsrate wird von den selben Autoren mit ca. 1 bis 2 (0,4 bis 3,8)% angegeben (vgl. auch 204). Die wesentlichen Komplikationen sind: Blutung (2—3%) Cholangitis (2%), Cholezystitis (0,3 bis 0,6%), z. T. durch Steineinklemmung, Pankreatitis (1 bis 2%), Perforation (etwa 1%, große Streubreite). Einklemmungen des Dormia-Korbs gehören zu den selteneren Ereignissen (0,1 bis 0,2%). 28 der 1218 Patienten in der Verbundstudie von SCHULZ et al. (1041) mußten wegen EPT-Komplikationen operiert werden (2,3%). Die Autoren stellen die Indikation für Patienten unter 30 Jahren äußerst streng und fordern in Grenzfällen und zur Behandlung von Komplikationen die Zusammenarbeit mit erfahrenen Abdominalchirurgen.

Tödliche Zwischenfälle im Zusammenhang mit ERCP oder EPT liegen in unserem Material nicht vor. In einem Fall erfolgte die endoskopische Steinentfernung nach vorausgegangener Cholezystektomie und Choledochotomie des 40jährigen Mannes zu spät und vermochte den tödlichen Ausgang (Sepsis) nicht mehr zu verhindern. In einem anderen Fall wurde bei intraoperativer Choledochoskopie mit Steinextraktion der Ductus choledochus perforiert (5 mm langer Defekt). Die sofortige Choledochoduodenostomie verhinderte die Entwicklung einer retroperitonealen galligen Phlegmone mit Pankreatitis und Tod des 72jährigen Mannes nicht.

3.1.4.3. Koloskopie

Die Koloskopie dient der partiellen (bis zur Flexura coli sinistra) oder totalen (hohen) Spiegelung des Dickdarms, evtl. sogar der Inspektion des terminalen Ileums, bei zahlreichen diagnostischen und einigen therapeutischen Indikationen. Sie kann blind oder radiologisch gestützt (Durchleuchtungskontrolle) erfolgen. Gegenüber der Röntgen-Doppelkontrastuntersuchung zeichnet sie sich durch höhere Befundausbeute und (bei gleichzeitiger Biopsie) die Möglichkeit histologischer Untersuchung aus. Wegen des relativ hohen Kostenaufwandes ist sie im wesentlichen noch auf endoskopische Zentren beschränkt (300), und ihre Komplikationsdichte ist niedrig. ROGERS et al. (924) beziffern sie mit 0,3%.
Am meisten gefürchtet ist die Darmperforation, die unter knapp 150000 Koloskopien in der Literatur mit einer Schadensdichte von durchschnittlich 0,1 bis 0,2% ausgewiesen ist (682). Auch stärkere Nachblutungen können die Untersuchung komplizieren, sind aber bei rein diagnostischer Anwendung sehr selten (0,02%). Der Tod wird bei 0,01 bis 0,02% der untersuchten Patienten durch das Verfahren herbeigeführt. Ursache kann zum einen die durch technische Manipulation entstandene Darmschädigung, zum anderen ein schweres anderweitiges vorbestehendes Leiden sein. So erlebten ROGERS et al. (924) 3 Fälle von Herzinfarkt unter fast 26000 Koloskopien. Kardiale oder pulmonale Dekompensation, schwere koronare Herzkrankheit und hämorrhagische Diathese stellen deshalb relative, floride entzündliche Darmerkrankungen, toxisches Megakolon und Peritonitis (Perforationsgefahr!) absolute Kontraindikationen der Koloskopie dar. Bei Divertikulosen und postoperativen Verwachsungen ist Vorsicht geboten (301, 874).
Im Ausnahmefall kann im Bereich der Flexura coli sinistra durch die Insufflation ein Volvulus entstehen (1132). Bakteriämie wird bei relativ kleinen Fallzahlen sehr unterschiedlich angegeben (0,6 bis 9,5%).
Bei allen technischen Eingriffen spielt die Erfahrung des Untersuchers eine mehr oder weniger große Rolle für Zahl und Schwere der Komplikationen. Besonders eindrucksvoll wird dies bei der Koloskopie offenbar: Im

Untersuchungsgut von HENKE und STRAUCH (424) waren bei den ersten 400 Koloskopien 3 Perforationen aufgetreten, bei den nachfolgenden 4000 keine mehr. Die beiden Perforationen von PRÖPPER (874) waren unter Notfallbedingungen entstanden. FRÜHMORGEN (300, 301) stellt fest, daß gravierende Komplikationen fast ausnahmslos auf fehlerhafte Technik zurückzuführen sind. Als größte Gefahren nennt er die unvorsichtige Einführung und das blinde Vorschieben des Koloskops sowie die Biopsie von Divertikeln, so daß die hohe Koloskopie in der Hand des Ungeübten ein gegenüber der Röntgenuntersuchung komplikationsträchtiges diagnostisches Verfahren werden kann. Findet der Obduzent eine schwere iatrogene Schädigung (profuse Blutung oder Perforation) am **gesunden** Dickdarm nach Koloskopie, so ist der Verdacht auf unsachgemäßes Vorgehen begründet, nähere Prüfung der konkreten Umstände angezeigt. Das gilt auch für die Indikationsstellung. Im übrigen regeln — wie grundsätzlich in der Medizin — Verfügbarkeit und Vertrautheit mit dem jeweiligen Verfahren den alternativen Einsatz.

Allgemein verläuft die Diagnostik in 3 Stufen (1040):

1. Klinik, Paraklinik und rektale Untersuchung
2. Rektoskopie und retrograde Kolondarstellung
3. Koloskopie

Die Koloskopie mit **Polypektomie** ist gegenüber dem diagnostischen Einsatz mit einer mehrfachen Komplikationsdichte belastet. FRÜHMORGEN und DEMLING (303) geben sie mit einer Rate von 1,2% an, bei den meisten Autoren liegt sie höher (682). Am häufigsten ist mit Nachblutungen zu rechnen (2%, nach DEMLING (204) nur 1%), im Mittel also hundertmal so oft wie bei der Koloskopie ohne Polypabtragung. Die Perforationsrate steigt indessen nur auf das Doppelte (0,3%), wobei teilweise auch höhere Zahlen bis zu 1% (82) genannt werden. Todesfälle werden mit einer Häufigkeit bis 0,1% beschrieben. Da jedoch wegen der Durchbrechung der „Polyp-Karzinom-Sequenz" die kurative und präventive Bedeutung der gastrointestinalen Polypektomie insbesondere im Darmbereich sehr hoch und der chirurgische Einsatz noch wesentlich komplikationsträchtiger ist, hat sich die Polypenbehandlung zur „Domäne des Endoskopikers" entwickelt (424).

Eine tödliche Explosion von Darmgasen gelegentlich der koloskopischen Polypektomie nach vorausgegangener peroraler Darmlavage mit Mannitollösung soll durch Unterlassung der Mannitolvorbereitung sicher zu vermeiden sein (92). OTTENJANN (813) erlebte bei mehreren tausend mit Mannitollösung (50%ig) vorbereiteten Patienten, von denen mehrere hundert Polypektomien mittels Elektroschlinge durchgeführt wurden, keine Explosion, führte aber trotzdem ein Warnsystem ein.

3.1.4.4. *Rektosigmoideoskopie*

Die Rektosigmoideoskopie, die Betrachtung des Enddarms bis 30 cm oberhalb des Anus, ist eine ausgesprochen komplikationsarme Untersuchung, so daß sie teilweise prophylaktisch (Krebsvorsorge) eingesetzt werden kann. Kontraindikationen gibt es praktisch nicht, wenn man von Schockzuständen und anderen lebensbedrohlichen Zuständen absieht (36, 936).

Bei vorgeschädigter Darmwand (Tumor, Entzündung, Divertikel), zu stürmischen Versuchen einer Streckung der unteren Flexur oder zu starker Luftinsufflation kann es zu Perforationen bzw. Rupturen kommen. ANDREESEN (26) trug aus der Weltliteratur 46 Perforationsfälle bei Rektoskopie zusammen. ZITTEL und BODEN (1233) fügten 19 Fälle hinzu, 6 weitere infolge Rektoskopie mit Biopsie.

Im Verhältnis zur Häufigkeit des Eingriffs ist die Schadensdichte sehr gering. Nach Literaturangaben (202, 930) liegt sie unter 0,01%. KRAUSE (567) erlebte unter weit über 10000 Patienten keine Perforation, auch nicht bei den 1238 Rektoskopien mit Polypektomie bzw. Probeexzision. Die Letalität der Darmverletzung ist hoch. Oft wird die Ruptur primär nicht bemerkt; später verschlechtert jede Stunde des Abwartens die Prognose des Patienten dramatisch: nach 6 Stunden Verdoppelung, nach 12 Stunden Verdreifachung der Sterblichkeit. Nach den Angaben von ZITTEL und BODEN (1233) liegt sie zwischen 23 und 80% der Verletzten.

Als weitere Komplikation ist — besonders bei Probeexzisionen — die Blutung möglich. Venöse Sickerblutungen sistieren oft spontan, arterielle Blutungen müssen sofort versorgt werden (Elektrokoagulation, Laparotomie). Gutachtlich gilt sinngemäß die für die Koloskopie vertretene Auffassung. Nach ARNOLD (36) ist „eine Perforation mit dem ganzen Instrument durch die Darmwand ... nur bei äußerst brüsken Manipulationen möglich". Einschränkend möchten wir hinzufügen, daß nach eigenen Erfahrungen der entzündete Darm sehr leicht perforierbar ist. Hingegen ließen sich an der Leiche ohne vorbestehende Darmerkrankungen experimentell Darmwandläsionen mit stumpfem Instrument nur unter Aufwendung grober Kraft erzeugen (MATTIG, unveröffentlicht). SCHULZ (1040) wendet ein, daß das Einführen des Instruments nicht durchweg unter guter Sicht möglich ist und im Einzelfall auch der gesunde Darm trotz sorgfältiger Technik perforiert werden kann. Er fordert Standards für das endoskopische Vorgehen (ähnlich dem Merkblatt für die Leberblindpunktion), auf deren Grundlage der jeweilige Zwischenfall gutachtlich einzuschätzen wäre.
Unter unseren Obduktionen finden sich zwei Todesfälle infolge Darmperforation bei Rektoskopie:

1. Bei einer 65jährigen Frau wurde die Rektoskopie wegen mehrfacher Blutbeimengungen zum Stuhl und Gewichtsabnahme nach vorausgegangener gynäkologischer Totaloperation durchgeführt. Dabei wurde das Colon sigmoideum 20 cm oberhalb des Afters perforiert. Die drei Stunden nach der Untersuchung durchgeführte Operation ergab eine zehnpfennigstückgroße Perforationsöffnung, aus der sich teils dünnflüssiger, teils pastenartiger Kot entleerte. Absaugung, Übernähung, antibiotikahaltige Bauchraumspülung, Drainage und Intensivtherapie vermochten die Entwicklung einer diffusen fibrinös-eitrigen Peritonitis nicht aufzuhalten. Die Patientin starb 2 Tage nach der Rektoskopie. Eine Darmwandschädigung (Entzündung, Tumor, Divertikel), die die Perforation hätte erklären können, bestand zum Zeitpunkt der Untersuchung nicht. Möglicherweise haben Narbenstränge im Bauchraum, resultierend aus der 7 Jahre zurückliegenden gynäkologischen Operation mit Nachbestrahlung, die Perforation begünstigt.
2. Bei einer 62jährigen Frau mit über 10jähriger Glumerulonephritisanamnese wurde bereits wenige Tage (!) nach Palpation eines Mittelbauchtumors ohne Wiederholung der Untersuchung eine Rektoskopie durchgeführt. Äußerlicher und rektaldigitaler Untersuchungsbefund wurden als „o. B." angegeben. Die instrumentelle Untersuchung ergab bis 13 cm oberhalb des Anus unauffällige Schleimhaut. Eine Probebiopsie bei 10 cm Höhe ergab histologisch eine geringe chronische Proktitis, kein Amyloidverdacht (konkrete klinische Fragestellung). Die Patientin habe keine Beschwerden während der Untersuchung angegeben. Fünf Tage später führten starke abdominale Beschwerden zur Aufnahme in ein anderes Krankenhaus. Die operative Exploration fand eine Rektumperforation an der Vorderseite bei normalen Darmverhältnissen. Die Perforation wurde vom Operateur mit an Sicherheit grenzender Wahrscheinlichkeit auf eine instrumentelle Verletzung bezogen. Übernähung der Perforation, Bauchspülung, Drainage, Intensivtherapie. Postoperativer Endotoxinschock bei Peritonitis, zunehmendes Nierenversagen bei Glomerulonephritis. Die Sektion ergab eine schwere diffuse Peritonitis, Periproktitis und Perisigmoiditis. Dicht vernähte Perforationsstelle 14 cm und kleiner Schleimhautdefekt nach Biopsie 10 cm oberhalb des Analringes, keinerlei vorbestehende pathologische Dickdarmbefunde, keine Verwachsungen, kein extrakolischer Mittelbauchtumor (!).

Gutachtlich muß eine brüske Untersuchungstechnik bzw. Einführung des Instruments ohne Sicht vermutet werden, jedoch ist die Frage nach einer ärztlichen Sorgfaltspflichtverletzung in diesen Fällen aus dem Sektionsergebnis allein (mit inzwischen massiven Veränderungen des Situs durch Operation und Komplikationen) nicht zu beantworten. Klinische Sachverständige, die in Publikationen die Gefahrlosigkeit der Methode rühmen, können sich im konkreten Schadensfall oftmals nicht zu dieser bekennen. In solchen Situationen ist eine interdisziplinäre Begutachtung mit gerichtsmedizinischer Beteiligung dringend angezeigt.

3.1.4.5. Leberblindpunktion

Die perkutane Aspirationsbiopsie der Leber wird heute als Feinnadelpunktion nach der Menghini-Technik angewandt, die nur ein geringes Trauma verursacht, jedoch einen ausreichend großen Gewebezylinder für die histologische Untersuchung liefert. Die Komplikationsdichte beträgt nur noch einen Bruchteil der früher mit der Vim-Silverman-Nadel entstandenen Zwischenfälle. Dennoch bleibt ein gewisses Risiko bestehen, dessen Kenntnis gerade bei der weiten Verbreitung der Methode zur Prophylaxe, Diagnostik und Therapie auftretender Komplikationen notwendig ist.

Nichttödliche ernsthafte Zwischenfälle treten nach Literaturangaben in durchschnittlich 0,2 bis 0,3% der Leberblindpunktionen auf (682). Lindner (636) errechnete aus zwei Umfragen über insgesamt 123000 Biopsien eine iatrogene Morbidität von 0,29%, 38 Patienten verstarben. Die Letalitätsrate von 0,01 bis 0,03% ist selbst für einen diagnostischen Eingriff gering, wenn auch die von diesen Zahlen nicht repräsentierte Dunkelziffer keineswegs unterschätzt werden soll (636, 722).

Die Hauptgefahren sind intraabdominelle Blutung und gallige Peritonitis. Sie ergeben sich aus der sogenannten intrahepatischen Phase, also durch das Eindringen der Nadel in die Leber bzw. ihr Herausziehen (z. B. Atmen des Patienten entgegen der Vorschrift zum Atemanhalten, unkontrollierte Bewegungen, tiefes Eindringen der Nadel in Leberbezirke mit größeren Gefäßen; Anpunktieren eines größeren Gallengangs bei Cholestase). Deshalb soll diese Phase extrem kurz gehalten werden (1/10 s).

Die Blutung tritt im Mittel mit einer Häufigkeit von 0,06, die gallige Peritonitis von 0,01 bis 0,06% auf (635, 1195). In den meisten Fällen sind Symptome dieser Komplikationen in den ersten beiden Stunden nach der Punktion festzustellen (Frühkomplikationen). In den folgenden Stunden wird die Wahrscheinlichkeit zunehmend geringer. Binnen 12 Stunden machen sich über 90% dieser Komplikationen bemerkbar (636). Das schließt ein, daß in einigen Fällen mit schweren Spätkomplikationen gerechnet werden muß, die wegen der nachlassenden Aufmerksamkeit einen besonderen Gefährdungsgrad aufweisen, d. h. die Letalität steigt bei diesen Patienten gegenüber der der Frühkomplikationen auf das Mehrfache an (636).

Ein solcher Fall wird von Metter (722) unter forensischem Aspekt ausgewertet: Eine 22jährige Frau starb fünf Tage nach der Leberblindpunktion infolge Verblutung in die Bauchhöhle. In 4,5 cm Punktionstiefe war ein größeres venöses Gefäß angestochen worden, was anfangs zu einer subkapsulären Sickerblutung und nach Erreichen der kritischen Kapselspannung — evtl. durch Bagatelltrauma ausgelöst — zur Ruptur der Kapsel und massiver intraabdomineller Blutung geführt hatte. Die Patientin war 2 Tage lang stationär beobachtet und beschwerdefrei entlassen worden. Die ärztliche Sorgfaltspflicht war nicht verletzt worden.

Von den 38 Todesfällen in den Umfragen von Lindner (635, 636) entfielen 22 auf Blutungen und 12 auf gallige Peritonitiden. Weitere 4 Patienten starben infolge eines Pneumothorax. Die Pneumothoraxhäufigkeit (etwa 0,04%) bewegt sich in der gleichen Größenordnung wie Blutung und Peritonitis, verläuft jedoch in den meisten Fällen harmlos (636, 722). Lindner (635) und Wildhirt (1195) geben je einen Fall von Spannungspneumothorax an.

Meissner (714) stellte bei der chirurgischen Versorgung von 6 Patienten mit postpunktionellem Hämaskos (1,5 bis 2,2 l) eine jeweils

1 cm lange, längsgestellte Leberkapselläsion fest, die offensichtlich durch die Atembewegungen während der Punktion verursacht worden waren. Bei einem siebenten Patienten lag ein Cholaskos (1,1 l) infolge perforierender Punktionsverletzung von Leberrand und Gallenblase vor. Die Entwicklung eines intrahepatischen Hämatoms bei zur Zeit der Punktion bestehender Cholangitis begünstigt die Entstehung intrahepatischer Abszesse (1225). Ein sehr gefährlicher, aber außergewöhnlicher Zwischenfall, ist die massive Hämobilie nach perkutaner Leberpunktion (269). Nach SCHULZ und FRITSCH (1036) sind bis 1980 insgesamt 24 Fälle im Schrifttum niedergelegt worden.

Die übrigen Komplikationen sind quoad vitam meist ungefährlich. Im wesentlichen handelt es sich dabei um Punktionen von Nachbarorganen (Niere, Kolon, Pankreas, Nebenniere, Lunge, Dünndarm), die summa summarum 0,15% der Leberblindpunktionen belasten sowie um Pleuritis, die wie die Peritonitis in einer Häufigkeit von 0,01 bis 0,06% auftritt (635, 1195).

Wegen der großen Aussagefähigkeit und der geringen Komplikationsdichte eignet sich die Leberbiopsie nach SCHOLZ und SCHMUTZLER (1019) auch für Kinder jeden Alters. Diese Autoren erlebten unter 1526 Biopsien bei 832 Kindern, davon 174 Säuglingen, keinen Todesfall. Die Komplikationsdichte einschließlich leichter Reaktionen (Tachykardie, Bradykardie, Fieber) betrug 8%. Gallige Peritonitis, intraabdominelle Blutung und Krampfanfälle traten je einmal auf.

In unserem Obduktionsgut befinden sich zwei schwere Schäden durch Leberblindpunktion: Bei einem 5 Monate alten männlichen Säugling mit Marmorknochenkrankheit wurde das Zwerchfell durchstochen. Es entstand ein Pneumo-Hämatothorax (95 ml Blut) rechts.

Bei einer 63jährigen Frau wurde wegen kontinuierlicher Verschlechterung des Allgemeinzustandes, zunehmender Leistungsinsuffizienz, Appetitlosigkeit, beschleunigter Blutsenkungsreaktion, chronischer Anämie und subfebriler Temperaturen unter der Zielstellung, Lebermetastasen zu erfassen (und evtl. die Ursache der palpierten leichten Lebervergrößerung bei anamnestisch bekannter Hepatitis vor 38 Jahren differentialdiagnostisch abzuklären), eine Blindpunktion durchgeführt. Der Stichkanal verlief durch den 9. Interkostalraum in der mittleren Axillarlinie, den Recessus diaphragmaticus und das Zwerchfell und drang 4 cm tief, schräg in den rechten Leberlappen ein. Intrahepatisch wurde ein kleines Gefäß verletzt; es kam zur massiven Nachblutung, die sich nach $3^1/_2$ Stunden erstmals durch Blutdruckabfall und Schweißausbruch (bei normofrequentem Puls) bemerkbar machte und als hypoglykämischer Schock verkannt wurde. Acht Stunden nach der Punktion äußerte die Patientin Schmerzen in der rechten Flanke, Völlegefühl und Druckgefühl im gesamten Bauch sowie diffusen Druckschmerz. Die Hämoglobinkonzentration fiel von ausgangs 5,8 auf 3,8 mmol/l, der Hämatokrit von 0,3 auf 0,2, das Abdomen war aufgetrieben. Die Kreislaufverhältnisse hatten sich verschlechtert (Blutdruck systolisch um 100 mm Hg, Puls um 60/min.). Bei der 11 Stunden nach der Biopsie vorgenommenen Operation fanden sich 1400 ml Blut in der Bauchhöhle, die Punktionsstelle im rechten Leberlappen wurde mit 3 mm Durchmesser beschrieben. Trotz erfolgreicher Blutstillung starb die Patientin $17^1/_2$ Stunden nach der Punktion. Bei der Obduktion fand sich neben dem Zustand nach operativem Verschluß der Blutungsquelle mit wenig Resthämaskos eine hochgradig stenosierende Koronararteriensklerose mit ausgedehnter Herzmuskelverschwielung und frischem Myokardinfarkt. Die Leber war normal groß, nicht krankhaft verändert, aber etwas abgeflacht und tiefliegend (3 cm unter dem Rippenbogen).

In diesem Fall trafen also ein schweres natürliches Leiden und eine schwere Biopsiekomplikation zusammen, so daß der letale Ausgang durch die (erfolgreiche) Laparotomie nicht abgewendet werden konnte. In Zweifel zu ziehen ist hierbei unseres Erachtens die Indikationsstellung, insbesondere in Hinblick auf mögliche therapeutische Konsequenzen im konkreten Fall.

Die geringe Komplikationsdichte ist kein Freibrief zu einer sogenannten „großzügigen" Indikationsstellung. Vielmehr sind zur Vermeidung von Komplikationen die strenge Beachtung der Indikationen und Kontraindikationen, das technisch sichere Beherrschen der optimalen Methoden sowie zur Verhütung fataler Ausgänge sorgfältige Nachbeobachtung und Kenntnis der möglichen Komplikationen erforderlich. LINDNER (636) stellt fest, daß ein großer Teil der Befragten die Methode autodidaktisch erlernt hatte oder bei Kollegen, die selbst keine ausreichende Erfahrung besaßen. MENGHINI (718) führt die schweren Zwischenfälle (Blutung, gallige Peritonitis, Pneumothorax) fast immer auf Fehler in der Durchführung des Eingriffs zurück.

Die Gesellschaft für Gastroenterologie der DDR gab 1982 ein „Merkblatt zur Leberbiopsie nach MENGHINI" (337) heraus, welches bei forensischen Begutachtungen die entscheidende Grundlage bilden sollte. Sie enthält Hinweise zur Methodik, zur Aufklärung, Vorbereitung und Nachsorge des Patienten, zu Indikationen und Kontraindikationen (detailliert in absolute und relative Kontraindikationen unterteilt) sowie persönliche Anforderungen an den Untersucher: Er muß mindestens fünf Leberbiopsien gesehen und zehn in Anwesenheit eines erfahrenen Untersuchers ausgeführt haben, ehe er sie allein praktiziert; er muß die wichtigsten Komplikationen kennen und deren Behandlung beherrschen, ferner ist er verpflichtet, sich vor dem Entschluß zur Biopsie in jedem Einzelfall persönlich Klarheit über Indikation, Kontraindikation, klinische und Laborbefunde zu verschaffen und mit dem Patienten über Ziel und Art der Untersuchung zu sprechen (Einwilligung einholen, Kooperationsbereitschaft prüfen); der Untersucher muß sich von der korrekten Vorbereitung des Eingriffs überzeugen und nach der Biopsie den Gesundheitszustand des Patienten kontrollieren; die Nachkontrolle umfaßt die halbstündliche Überprüfung von Befinden und Puls über einen Zeitraum von zwei Stunden, danach entsprechend der individuellen Situation; der Patient muß postbioptisch für 12 Stunden unter stationärer Beobachtung bleiben. (Die Variante von SCHOLZ und SCHMUTZLER (1019), Kinder nur noch vier Stunden zu kontrollieren, ist aufgrund weltweiter Erfahrungen mit später auftretenden schwersten Komplikationen nicht gerechtfertigt und läßt sich aus den relativ guten Ergebnissen dieser Autoren allein nicht begründen.) „Grundsätzlich muß der Patient so genau und so lange kontrolliert werden, daß nach Möglichkeit auftretende Komplikationen verhindert, rechtzeitig erkannt bzw. erfolgreich behandelt werden können" (337). Da rund 10% der schweren Komplikationen noch jenseits der 12-Stunden-Grenze auftreten, ist der Patient gezielt aufzuklären, sich bei allen ungewöhnlichen Beschwerden sofort zu melden.

3.1.5. *Laparoskopie*

Bei der Laparoskopie (syn. Zölioskopie, Peritoneoskopie, Abdominoskopie) handelt es sich um eine sterile instrumentelle Untersuchung der Bauchhöhle. Ihre Indikationen betreffen Erkrankungen mehrerer Bauchorgane, besonders die Diagnostik von Leberkrankheiten, für die die Blindpunktion nicht ausreicht. Gleichzeitig können laparoskopisch unter Sicht Biopsien oder Probeexzisionen verschiedener Organe zur histologischen Untersuchung oder Kontrastmitteldarstellungen (Cholezystographie, Splenoportographie) vorgenommen werden. Bei der Notfallaparoskopie lassen sich posttraumatische intraabdominelle Blutungen lokalisieren bzw. ausschließen. Schließlich läßt sie sich therapeutisch (z. B. zur Trennung von Verwachsungssträngen mit Wiederherstellung normaler anatomischer Verhältnisse in der Bauchhöhle) anwenden.

Dem breit gefächerten Einsatz und der Art der technischen Durchführung (1. Anlage eines Pneumoperitoneums, 2. Laparoskopie i. e. S., 3. evtl. Biopsie) entsprechend ist mit ganz unterschiedlichen Komplikationen zu rechnen.

Die bislang umfangreichste Dokumentation **internistischer Laparoskopiekomplikationen** geht auf eine Umfrage von BRÜHL (148) zurück. Sie enthält Ergebnisse von Untersuchern mit reichlich (über 1000), mäßig (100—1000) und wenig Erfahrungen (unter

100 Laparoskopien). Insgesamt handelt es sich um 63845 Laparoskopien mit 48766 gezielten Leberpunktionen. Die Komplikationsdichte betrug 2,5, die Letalität 0,03%. Ähnliche Sterblichkeitsquoten errechneten LOOK (643) mit 0,034 und WILDHIRT (1196) mit 0,04%. Andere Autoren geben niedrigere bzw. höhere Letalitätsraten an (609, 682). Unter den schwerwiegenden Zwischenfällen sind Blutung und gallige Peritonitis — falls eine gezielte Leberpunktion vorgenommen wird — am meisten gefürchtet. 15 der 19 Todesfälle in der Umfrage BRÜHLS waren darauf zurückzuführen. Zahlenmäßig stand das Pneumoomentum als harmlose Komplikation an erster Stelle (1,3%), gefolgt von Hautemphysem (0,6%) und schwerem Kollaps (0,3%). Nach experimentellen Ergebnissen von ZIMMERMANN (1230) führt die Laparoskopie zu einer Kreislaufbelastung mit Regulationsstörungen, die sich in signifikanten Schwankungen des zentralen Venendrucks zeigen.

Die Darmperforation wird von BRÜHL (148) mit nur 0,07 und von LEINWEBER et al. (609) mit 0,1% angegeben, während WESCH et al. (1187), die eine hohe Anzahl von Notlaparoskopien darunter hatten, diese Komplikation wesentlich öfter sahen (0,5%). Auch die Folgen einer laparoskopiebedingten Darmperforation sind bei den Schwerverletzten offenbar wesentlich gravierender als bei den zur Leberdiagnostik Laparoskopierten: Von den 47 Patienten mit Darmanstich im Klientel BRÜHLS verstarb niemand, während von den entsprechenden vier Patienten WESCHS einer ad exitum kam.

Die Luftembolie wird von BRÜHL (148) als extremer Ausnahmefall beschrieben (1mal unter 63845 Laparoskopien). Dem stehen drei Todesfälle infolge Luftembolie (0,25%) im Untersuchungsgut von GIGGELBERGER (342) gegenüber. SIEGISMUND, KRELLER und HELD (1066) berichten von einem überlebten Fall von pulmonaler Gasembolie. Wir sind der Auffassung, daß die stets einzukalkulierende Fehlinformation aus großen retrospektiven Umfragen gerade hinsichtlich der Luftembolie eine besonders große Dunkelziffer enthält, da sie sich selbst bei der Autopsie dem Nachweis entzieht, wenn nicht vorsorglich eine Luftembolieprobe durchgeführt bzw. eine positive gegenüber rezenten Leichenveränderungen verifiziert wird (513, 823). Die zusätzlich bestehenden Leiden reichen in der Regel hin, aus pathologisch-anatomischer, erst recht aus klinischer Sicht, einen Tod aus natürlicher Ursache zu begründen, so daß die in Wirklichkeit vorhandene Luftembolie unentdeckt bleibt. Insofern muß den diesbezüglichen Angaben GIGGELBERGERS die größere Realitätsnähe zuerkannt werden.

In unserem Obduktionsgut findet sich ein tödlicher Zwischenfall infolge Luftembolie: Ein 67jähriger Mann mit seit sieben Jahren bekannter chronischer Lymphadenose zeigte im letzten Vierteljahr vor dem Tod Verschlechterung des Allgemeinzustands, Gewichtabnahme und Leistungsminderung bei gleichbleibenden Blutbefunden. Wegen des Verdachts auf eine Zweitneoplasie sollte die Laparoskopie durchgeführt werden. Nach Lokalanästhesie und Stichinzision der Haut wurde die Veress-Nadel eingeführt und 400 ml Luft insuffliert. Zu diesem Zeitpunkt kam es zu Bewußtseinsverlust und Pulslosigkeit. Sofort eingeleitete Reanimationsmaßnahmen wurden nach 30 Minuten erfolglos abgebrochen. Bei der Obduktion fand sich eine generalisierte Lymphadenose mit großen Lymphknotenpaketen paraaortal. Im unteren Jejunalbereich war das Mesenterium durchstochen, links der Aorta lag ein unterbluteter Einstich 1 cm tief im Lymphknotenpaket; in der Bauchhöhle 60 ml Blut. In der Pfortader fand sich schaumiges Blut, in der rechten Herzkammer und im rechten Vorhof eine massive Luftembolie. Im Ober- und Unterbauch bestanden flächenhafte peritoneale Verwachsungen nach Cholezystektomie und Appendektomie.

In einem anderen Fall mit ausgedehnten Verwachsungen wurde die Laparoskopie abgebrochen, nachdem die Anlage des Pneumoperitoneum mißlang: Die Insufflation von Lachgas hatte lediglich zu einer umschriebenen Vorwölbung im linken Unterbauch geführt.

Wegen des klinischen Verdachts auf Lebertumor sollte bei einer 54jährigen Frau eine Laparoskopie vorgenommen werden. Unmittelbar nach dem Hautschnitt verstarb die Patientin im anaphylaktischen Schock nach Prokaininfiltration.

Die außerordentlich seltene Hämobilie kann auch bei unter Sicht durchgeführter Leberbiopsie nicht sicher verhütet werden. SCHULZ und FRITSCH (1036) erlebten den Zwischenfall sogar nach intraoperativer Punktion. Wenn das Ereignis auch äußerst selten ist, so ist es doch nicht vollkommen zu vermeiden. „Routinemäßige“ Biopsien bei abdominalchirurgischen Eingriffen, wie sie SCHNEEGANS (1005) „in Anbetracht der geringen Mühe“ propagiert, die in der überwiegenden Mehrzahl der Fälle normale oder fast normale Befunde ergeben, lehnen wir gemeinsam mit SCHULZ und FRITSCH (1036) vom ärztlichen Standpunkt grundsätzlich ab.

In der hepatologischen Diagnostik wird die Laparoskopie auch im Kindesalter angewandt. SCHOLZ und SCHMUTZLER (1019) sind nach ersten Erfahrungen an 41 Kindern ohne gröbere Komplikationen optimistisch, möchten den Eingriff jedoch auf pädiatrische Zentren beschränkt sehen.

Zur Aufhellung der klinisch schwer zu diagnostizierenden Pankreaserkrankungen wird auch die laparoskopische Darstellung und Biopsie des **Pankreas** empfohlen, sie hat aber bisher keine größere klinische Bedeutung erlangt (1039). LOOK und HENNING (644) fanden außer einem vorübergehenden Anstieg der α-Amylase und selten auftretenden gürtelförmigen Schmerzen nach der Biopsie keine wesentlichen Komplikationen. PUTZKE (881) berichtet über immerhin 3 bis 9,5% Komplikationen.

Ein weiterer retroperitonealer Anwendungsbereich der Laparoskopie ist die **gezielte Nierenbiopsie**, die der perkutanen Blindpunktion in der Trefferquote deutlich überlegen und weniger riskant als die Punktion unter direkter Sicht nach chirurgischer Freilegung der Nierenoberfläche ist (151). Zu den Komplikationen der Laparoskopie gesellen sich jene der Nierenpunktion, das sind vor allem Blutungen. Manifeste Gerinnungsstörungen stellen deshalb eine absolute Kontraindikation dar. ZIMMERMANN (1230) grenzt gegenüber der internistischen eine **chirurgische Laparoskopie** zu bestimmten, vornehmlich chirurgisch orientierten Zwecken ab, die unter Operationsbereitschaft durchgeführt wird und folgenden Aufgaben dient:

- Beurteilung der Operabilität
- Gewinnung von Gewebeproben
- Wirksamkeitskontrolle und Begutachtung vorangegangener Behandlungen
- Abklärung nach stumpfem Bauchtrauma und bei unklaren Bauchbeschwerden
- Therapie bei kleinen Adhäsionen bzw. Blutungen

Zu inspektorischen, chirurgisch-diagnostischen (Inspektion mit Gewebsentnahme) und chirurgisch-therapeutischen Zwecken (Adhäsiolyse, Ovarialzystenpunktion, Tubensterilisation) im kleinen Becken dient die **gynäkologische Laparoskopie**. Hinsichtlich der von ihr ausgehenden Gefahren wird sie recht unterschiedlich beurteilt (282, 414, 556, 648). An Komplikationen treten in jeweils weniger als 1% Blutungen, Haut-, Netz-, Mediastinal- bzw. präperitoneales Emphysem und Organperforationen auf (Zusammenstellung bei 682). Eine ungewöhnliche Komplikation stellt der doppelseitige Pneumothorax dar (575). Bei 0,1 bis 0,3% der Untersuchungen kann eine Laparotomie erforderlich werden. Die Häufigkeit von Herz-Kreislauf-Zwischenfällen richtet sich hauptsächlich nach dem Zustand der untersuchten Patienten. Schwere Zwischenfälle werden in durchschnittlich 0,05% beobachtet, leichtere Komplikationen in zehnfacher Häufigkeit (506). Bei kardialer Dekompensation ist der Eingriff kontraindiziert (764). Todesfälle sind sehr selten., sofern nicht nur „vornehmes Schweigen“ diesen Eindruck erweckt (319). SEMM (1059) gibt die Letalität unter 265900 Eingriffen mit 0,009% an. Bei 35013 gynäkologischen Laparoskopien aus einer DDR-Umfrage von KOLMORGEN, SEIDENSCHNUR und PANZER (557) fand sich eine Letalitätsrate von 0,0057%; teils werden noch niedrigere Werte (0,002% von 88986 Fällen) angegeben (841). Von wesentlichem Einfluß ist die Erfahrung des Untersuchers. MINTZ (731) beziffert die Letalität bei geübten Operateuren auf 0,005, bei ungeübten auf 0,032%. Todesursachen sind Gefäßverletzung, Darmperforation, Herz-Kreislauf-Komplikation, Luft- bzw. Kohlendioxidembolie (821), Lungenblutpfropfembolie, Narkosezwischenfall. Die Häufigkeit der Blutungen steigt mit dem Umfang des Eingriffs. BUYTAERT und MEULYZER (159) beobachteten sie unter 892 Laparoskopien 1mal beim Eindringen des Trokars, 2mal nach Ovarbiopsie und 7mal bei Tubenkoagulation. Gefäßverletzungen in der Bauchdecke sollen durch Diaphanoskopie vermeidbar sein (658). Die Perforationen bzw. Verletzungen betreffen außer den Gefäßen Dünn- und Dickdarm, Rektum, Magen (!), Uterus, Ureter, Harnblase, Harnleiter, Omentum majus. LEITSMANN (610) gibt 0,2% Darmverletzungen an. Dieser Satz erhöht sich bei Second-look-Laparoskopien im Rahmen der Tumordiagnostik um das Zehnfache.

Weitere Literaturangaben zur Schadensdichte enthalten die Tabellen 11 und 12. Über iatrogene Blutungskomplikationen bei gynäkologischen Laparoskopien berichteten wir an anderer Stelle ausführlich (631).

In unserem Gutachtenmaterial findet sich folgender Fall:

Eine 30jährige Frau wird unter der Diagnose Adnexitis bei seit 5 Jahren liegendem Intrauterinpessar eingewiesen.

Klinischer Befund: Patientin krümmt sich vor Schmerzen: Blässe, Schleimhäute aber gut durchblutet, reduzierter Allgemein- und Ernährungszustand. Gynäkologischer Befund: erheblicher Portioschiebeschmerz, inneres Genitale extrem druckdolent, Uterus extrem aufgelockert, vergrößert, nach links ausladend. Linke Adnexe stark verdichtet, hoch schmerzhaft, rechte Adnexe weitgehend unauffällig. Diagnose: akute Salpingitis bei liegendem IUD, Gravidität? Laborbefunde: BSG 23/32, Hb 15,2 g%, Leukozyten 26100, Urin: Eiweiß ∅, Leukozyten 3–5, Urobilinogen ++, Blutgruppe 0D.

Gynäkologische Narkoseuntersuchung: Uterus nor-

Tabelle 11. Literaturangaben zur Schadensdichte von Blutungen bei gynäkologischen Laparoskopien

HAUSSWALD und SEIDENSCHNUR (413)	372	Bauchdeckenhämatom	0,27%
HAVEMANN et al. (415)	2700	retroperitoneales Hämatom	0,037%
SEMM (1059)	265900	Laparotomiefrequenz u. a. wegen Blutungen	0,26%
BÄNNINGER et al. (46)	1084	*Blutungen	11,44%
SEMM (1058)	2715	**Bauchdeckenhämatom	0,11%
		Blutung Mesosalpinx	0,18%
		Gefäßverletzung	0,11%
FRANGENHEIM (284)		Blutung in Bauchdecke an Inzisionsstelle	1,0%
SCHNELLER et al. (1010)	1613	*Blutung Einstichstelle	2,4%
		Blutung aus Tube und Mesosalpinx	1,9%
NILSEN et al. (766)	1168	*some cases with bleeding from vessels in the mesosalpinx	
BUYTAERT et al. (159)	892	Blutung nach Ovarbiopsie	0,22%
		Blutung durch Trokar	0,11%
		intraperitoneale Blutung bei Tubenkoagulation	0,78%
HEPP et al. (429)	1154	Blutungen	0,78%

* laparoskopische Sterilisation
** laparoskopische Endokoagulation

Tabelle 12. Literaturauswahl über Gefäßverletzungen bei gynäkologischer Laparoskopie

MADRIGAL et al. (661)	Aorta	überlebt
MC DONALD et al. (659)	Aorta	überlebt
	A. iliaca comm. dextra	überlebt
ERKRATH et al. (257)	Aorta	tot
	Aorta	überlebt
KATZ et al. (510)	Aorta	überlebt
	A. u. V. iliaca comm. sin.	überlebt
RUST et al. (946)	A. iliaca comm. sin.	überlebt
BISLER et al. (103)	A. u. V. iliaca comm. dextra	überlebt
	Aorta	überlebt
	Aorta	überlebt
CHAPIN et al. (167)	Aorta	überlebt
LIGNITZ et al. (631)	A. epigastrica inf. sin.	tot
	Aorta	tot
HEINRICH et al. (420)	A. iliaca comm. (durchlöchert)	überlebt
LÜBKE (646)	A. iliaca comm. (3 Fälle) A. epigastrica dextra Mesenterialgefäß Aortenbifurkation	1 × tot
FRANGENHEIM (283)	18 Todesfälle nach Perforation großer Gefäße	

Zahlreiche weitere Literaturstellen mit Hinweisen auf Blutungskomplikationen (z. T. mit letalem Ausgang), die eine Laparotomie erforderlich machten (siehe Text)

mal groß, anteflektiert, mobil. Links dem Uterus anliegend eine dreifingerstarke, relativ derbe Resistenz bis zur Beckenwand. Linke Adnexe fingerstark verdickt. Douglas nicht vorgewölbt. Diagnose: Tuboovarialabszeß mit Verdacht auf Ruptur bei liegendem IUD.

Gynäkologische Laparoskopie (erfahrener Facharzt, über 1000 Untersuchungen): Einstechen der Veresskanüle am Unterrand des Nabels mit Tröpfchen- und Aspirationstest, Pneumoperitoneum mit 2 Liter CO_2. Einstechen des Trokars am Unterrand des Nabels. Situs: Linke Anhänge – Tube im Anfangsteil gut fingerstark aufgetrieben, gerötet, von Netz überdeckt und verklebt. Tube zieht in den Douglas, erweitert sich dort, ist aber im Endteil nicht zu übersehen, da sie mit Uterus, Ovar und Netz ein Konglomerat bildet. Rechte Anhänge – Tube stark gerötet, nur unwesentlich verdickt. Das abdominale Tubenende entleert dünnes Sekret. Appendix reizlos. Mit einer Kanüle, die in der Mitte der Verbindungslinie zwischen Bauchnabel und Spina ilica anterior links durch die Bauchdecke (lt. Angabe unter Diaphanoskopie) eingestochen wird, Punktion der linken Tube und Aspiration von 5 ml Eiter. Entfernung des IUD. Dauer des Eingriffs 35 Minuten. RR 110/80, Infusion von NaCl 154 und Invertzucker 500 ml.

Verlauf: 22.00 Uhr ($2^1/_2$ Stunden nach der Laparoskopie): geringe Schmerzen im Rücken und Durstgefühl. Anordnung einer Intensivüberwachung (stündliche Kontrolle von RR, Puls, Temperatur). 24.00 Uhr: Übelkeit und Durstgefühl, Schwester stellt Kopfende des Bettes hoch. 01.00 Uhr: keine Auffälligkeiten. 02.00 Uhr: Patientin wird tot aufgefunden. Blutdruck- und Pulswerte wurden wie folgt protokolliert: 22.30: 100/70–96; 24.00: 100/60–88; 01.00: 100/60–88; 01.30: 100/70–84; 02.00: Puls 80 (zu diesem Zeitpunkt aber bereits tot aufgefunden?!).

Todesursache (klinisch): Toxisches Herzkreislaufversagen bei entzündlichem Konglomerattumor links und Salpingitis rechts.

Todesursache (pathologisch-anatomisch): Blutungsanämie; eitrige Adnexitis beiderseits (Zustand nach Laparoskopie).
Auszug aus dem Sektionsprotokoll: Ausgeprägte chronische, vernarbende und eitrig rezidivierende Salpingitis und Perisalpingitis beiderseits mit leichter Pyosalpinx und offenbar fortgeleiteter Oophoritis, rechts stärker als links. 12 mm langer Einschnitt des Peritoneums in der Medianlinie unterhalb des Nabels und weitere 10 mm lange Eröffnung der Medianlinie. 28 mm lange, schlitzförmige Eröffnung des Peritoneums paramedian links. Ausgedehnte Dehiszenz der Bauchdeckenschichten links durch ein Hämatom zwischen linkem Zwerchfellschenkel und linker Leistenbeuge unter Einbeziehung der linken Flanke. Blutungsanämie.
Epikrise: Protrahierte Bauchdeckenblutung infolge Verletzung der A. epigastrica caudalis sinistra als typische Blutungskomplikation nach gynäkologischer Laparoskopie mit Einstechen einer Kanüle im linken Mittelbauch. Unzureichende postoperative Überwachung der 30jährigen Patientin.
Rechtliche Aspekte: Die praktizierte Überwachung der klinischen Kreislaufparameter ergab keine auffälligen Veränderungen innerhalb der noch reversiblen Schockphase, so daß der anschließende perakute Verlauf bis zum Todeseintritt schließlich nicht mehr sicher zu unterbrechen war. Deshalb unterblieben strafrechtliche Konsequenzen.

Die **laparoskopische Sterilisation** ist mit einer Komplikationsdichte von 1 bis 2% und einer Letalität zwischen 0,0025 und 0,01% belastet (1107). In 0,3 bis 0,8% der Fälle ist eine Laparotomie erforderlich (46, 1059). Operateure mit weniger als 100 laparoskopischen Sterilisationen verursachen viermal häufiger Komplikationen als solche mit größerer Erfahrung (840).
Die hauptsächlichen Komplikationen sind Blutungen mit durchschnittlich 0,7 (0,1 bis 1,6)%, Verletzungen des Darms mit 0,2 (0,05 bis 0,5) bzw. des Uterus (0,2 bis 0,6)%, Verbrennungen von Darm mit 0,2 (0,1 bis 1,9) oder Haut mit 0,3 (0,1 bis 0,7)%, Extrauteringravidität (0,1 bis 0,2%) und Infektionen in einer Häufigkeit von 0,1 (0,02 bis 0,2)%. Im Ausnahmefall kann es zur Harnleiterverletzung kommen (133). Daneben ist mit rund 0,3% Versagern, d. h. dem Eintreten einer Schwangerschaft trotz Tubensterilisation, zu rechnen (682). Irmer (475) stellte fast 12000 laparoskopische Tubensterilisationen durch Elektrokoagulation aus der Literatur zusammen und errechnete 1,7% Komplikationen mit 1% Blutungen, je 0,2% Verletzungen oder Verbrennungen des Darmes, Uterusperforationen und Hautverbrennungen, 0,4% Infektionen und 0,02% Todesfällen. In einem Fall kam es zur Perforation der Aorta abdominalis.
Kombinationen radiologisch-endoskopischer Verfahren stellen die **laparoskopische Cholezystographie** und **Splenoportographie** dar, über deren Komplikationen Wannagat (1167, 1168, 1169) berichtet. Die Cholezystographie verläuft nach seinen Angaben mit 0,4% Zwischenfällen; gefürchtete Schäden traten in Gestalt eines subphrenischen Abszesses und einer galligen Peritonitis je einmal bei 2453 Untersuchungen auf. Die Splenoportographie ist häufig (30%) von Blutungen gefolgt, die jedoch selten zu Transfusion oder Operation Anlaß geben (unter 0,1%). Meist handelt es sich um intralienale (14%) oder subkapsuläre (1,7%) Hämatome. Eine Milzruptur bzw. Todesfälle sind bei 4000 Untersuchungen nicht vorgekommen. Gutachtlich lassen sich für die Laparoskopie folgende Grundsätze postulieren (1230):

- Exakte vorausgehende Anamneseerhebung
- Differenzierte Aufklärung und Vorbereitung des Patienten
- Strenge Indikationsstellung mit verantwortungsbewußter Abwägung von Nutzen und Risiko unter Einbeziehung von Alternativverfahren
- Sichere Beherrschung der Technik
- Kenntnis und Voraussetzungen zur Beherrschung der Komplikationsmöglichkeiten

3.1.6. Gynäkologische Endoskopien

Die gynäkologische **Laparoskopie** wurde bereits angeführt. Bei der **Kuldoskopie** (Douglasspiegelung nach Eingang über das hintere

Scheidengewölbe) zur irreversiblen Kontrazeption liegt die Komplikationsdichte etwas höher als bei der laparoskopischen Sterilisation (1,6 bis 13,3% nach 1211) — obgleich der Vorgang der Pneumoperitoneumanlage entfällt — und betrifft im wesentlichen Blutungen und Rektumperforationen. Eine weitere endoskopische Sterilisationsbehandlung ist die **hysteroskopische** Tubensterilisation. Die Versagerquote ist hierbei besonders hoch (1/5 bis 1/3 der Fälle); in 1,6% werden Dünndarmläsionen beschrieben (761).

Für die pränatale Diagnostik genetischer Defekte erlangt die **Amnioskopie** zunehmende Bedeutung. In 0,5 bis 2% kann dabei eine unbeabsichtigte Blasensprengung erfolgen, eine starke Blutung kommt in 0,1% der Fälle vor (888). Die häufigen Temperaturerhöhungen unter der Geburt oder auch im Wochenbett sind nicht eindeutig auf Amnioskopie zurückzuführen (568, 1224). In ca. 10 bis 25% kann durch den Eingriff die Geburt ausgelöst werden (748).

Eine 36jährige Fünftgebärende mit Hydramnion wurde am Geburtstermin amnioskopiert. Dabei wurde die Amnionhöhle punktiert, um das Fruchtwasser langsam abzulassen (Dauer: 1 Stunde und 15 Minuten, Menge: 3700 ml, Beschaffenheit: klar). Fünf Minuten nach Beendigung der Fruchtwasserpunktion trat infolge vorzeitiger Plazentalösung eine kräftige Blutung (1300 ml) mit Schocksymptomatik auf. Eine Notsektio wurde erforderlich. Dabei kam es zu einer Narkosekomplikation, die über eine akute hypoxämische Hirnschädigung (apallisches Syndrom) schließlich zum Tode der Frau führte. In diesem Kasus stellt nicht die Amnioskopie, aber die dabei ausgeführte Amnionpunktion den Ausgangspunkt einer Kette unglücklicher Verknüpfungen dar, obgleich eine unbeabsichtigte Blasensprengung hier nicht auftrat.

Die **Fetoskopie**, als hochspezialisierte Methode bei anderweitig nicht erkennbaren schweren erblichen Syndromen indiziert, ist nicht nur mit einer hohen Rate technischer Mißerfolge und Fehldiagnosen (je 20%), sondern darüber hinaus mit einem hohen Risiko für den Feten belastet. Die Abortrate liegt bei mindestens 10%, die Frühgeborenenrate bei 2,5% (770, 893).

In unserem Untersuchungsgut sind auf die genannten Methoden zurückzuführende Zwischenfälle nicht enthalten.

3.1.7. Urologische Endoskopien und Biopsien

Die **Zystoskopie** ist ein verbreiteter und bei sorgfältiger Durchführung komplikationsarmer Eingriff. Eine Harnblasenruptur kann vorkommen (1233), wird aber im allgemeinen auf Patienten mit disponierendem Grundleiden beschränkt bleiben. Krebs (569) erlebte unter 30846 Zysto- und Ureteroskopien nur eine Perforation durch die Blase in die Bauchhöhle.

Wir fanden nach zystoskopischen Untersuchungen lediglich Unterblutungen bzw. Schürfdefekte in Urethra und Harnblase.

Bei einem 36jährigen Mann wurde bei der Lokalanästhesie zur Zystoskopie das Anästhetikum (Tetracain) überdosiert, und es kam zur toxischen Reaktion mit Todesfolge.

Die **Prostatabiopsie** kann von perineal oder rektal erfolgen. Heute werden vornehmlich transrektale Feinnadelbiopsien und Stanzbiopsien zur möglichst frühzeitigen Diagnose des Prostatakarzinoms angewandt. Komplikationen treten bei der Feinnadelbiopsie in 1,5 bis 4% auf und bestehen vorwiegend in Hämaturie, Hämospermie, Zystitis und Temperaturerhöhung (382, 1011). Die transrektale Stanzbiopsie ist hingegen wegen der großen Nadelstärke mit mehr Zwischenfällen belastet. Ihre Komplikationsdichte beläuft sich zwischen 5 und 15% (1011). Allein Fieber und Darmblutungen werden von Hendrischk et al. (423) mit 3,1% angegeben.

Die **perkutane Nierenbiopsie** wird als Blindpunktion durchgeführt. Als Hilfsmittel für die anatomische Lageorientierung gelten i. v.-Pyelogramm und Abdomen-Leeraufnahme. Auch Retropneumoperitoneum, Nierenszintigraphie, Fluoroskopie und perirenale Kontrastmittelinstillation sind empfohlen worden. Besser eignen sich jedoch Ultraschall und Computertomographie (756). Nebenwirkungen treten praktisch immer (1111) oder ganz spärlich auf (1,1% nach 1117) — je nachdem, was man darunter versteht. SPAIN (1084) gibt sie mit 5% an.

Konkret handelt es sich vorwiegend um Blutungen (Hämaturie, subkapsuläres oder perirenales Hämatom), Nierenkolik, Rückenschmerzen, Fieber, Oligurie bis Anurie, Ileus, Schock, Bakteriämie, Verletzung von Nachbarorganen, intrarenale arteriovenöse Fistel, Hypotonie.

Mit einer Makrohämaturie ist in 3 bis 12% zu rechnen, wobei die Literaturangaben zwischen 0,25 und 15% schwanken (219, 505, 682). NATUSCH und DITSCHERLEIN (754) fanden sie in Berlin unter 1800 Punktionen 203mal (11,3%). Die Frequenz der postbioptischen Makrohämaturie nimmt bei bestimmten Grundleiden — Hypertonus, Urämie — (150) und in der Schwangerschaft zu (976), eine Bluttransfusion kann notwendig werden (2,2% nach 150). Bei den nicht besonders disponierten Patienten sind selten Transfusionen erforderlich (im Durchschnitt weniger als 0,5%). Mittlere intrarenale Gefäße sind relativ häufig in Punktionszylindern zu finden. Der ausfallende Gewebebezirk geht stets über die Größe des Punktionszylinders hinaus, bleibt aber beim Erwachsenen praktisch bedeutungslos. Beim Säugling und Kleinkind sollte unter diesem Gesichtspunkt hingegen auf größere Punktionsserien verzichtet werden (219).

Das juxtarenale Hämatom wird je nach Feinheit der diagnostischen Methode in ganz unterschiedlicher Häufigkeit beschrieben. Bei der computertomographischen Überwachung fanden ROSENBAUM et al. (935) bei 85, ZUR NEDDEN, DIETRICH und KÖNIG (756) bei 65% der punktierten Patienten perirenale bzw. subkapsuläre Hämatome. Allerdings waren die Blutungsmengen klein bzw. lagen innerhalb eines tolerablen Bereichs (zwischen 2 und 64 ml unmittelbar nach der Punktion, nach 24 Stunden bis 77 ml). Die gefährlichste Komplikation der perkutanen Nierenbiopsie ist die unkontrollierte retroperitoneale Blutung, die in etwa 0,5% der Fälle auftritt (219, 220, 582, 1163). Der Lendenschmerz kommt bei etwa 7% der Patienten vor (150, 555). In der großen Streuung der Literaturangaben zwischen 0 und 20% (219) drückt sich besonders die Subjektivität des Symptoms „Schmerz“ und seiner Wertung aus. Desgleichen sind hinsichtlich der Auffassung als Nierenkolik die Meinungen der verschiedenen Untersucher geteilt (682). Sie dürften etwa in der Größenordnung von 1% liegen (150, 219, 754). Infektiöse Prozesse (Temperaturerhöhungen) folgen bei ca. 1 bis 5% der Punktierten (219, 754). Die übrigen Komplikationen sind selten.

Über Todesfälle infolge Nierenblindpunktion liegen im Fachschrifttum zahlreiche Kasuistiken vor (219, 682). Ihre relative Häufigkeit liegt bei 0,1 bis 0,3% (444, 555, 1045). Die Ursache bzw. wesentliche Mitursache für den letalen Verlauf sehen NATUSCH und DITSCHERLEIN (754) bei der Hälfte der Verstorbenen im Außerachtlassen der Kontraindikationen (Gerinnungsstörung, Einzelniere, terminale Niereninsuffizienz, unkooperativer Patient, perinephritischer Abszeß, Hydro-/Pyonephrose, kardiale Insuffizienz, Nierenarterienaneurysma, ausgeprägte Nephrokalzinose, schwere Anämie, Inoperabilität, weitere relative Kontraindikationen).

Bei der **lumboskopischen Nierenbiopsie** handelt es sich um ein halboffenes Verfahren, welches einen Kompromiß zwischen der offenen (chirurgische Keilexzision) und der geschlossenen (perkutanen) Methode darstellt. Mit diesem Verfahren erlebte SOMMERKAMP (1081) in 2,2% eine Makrohämaturie. Fieber trat recht häufig auf (25%), in 2,8% war die Wundheilung verzögert. Bei einem Dialysepatienten trat kurzzeitig Anurie ein.

Die **laparoskopische Nierenbiopsie** wurde bereits im Abschnitt 3.1.5. erwähnt.

In unserem Material befinden sich keine urologischen Biopsiekomplikationen.

3.1.8. Knochenmarkbiopsie

Die im Jahre 1929 eingeführte **Sternalpunktion** ist bis heute noch die gebräuchlichste Methode der intravitalen Knochenmarkgewinnung, obwohl die beschriebenen tödlichen Zwischenfälle genügend Anlaß gaben, einen anderen Punktionsort (Spina iliaca posterior bzw. anterior superior, Processus spinalis, beim Säugling Tibiadiaphyse) zu wählen. Der gefährlichste Zwischenfall ist die Verletzung des Herzens oder der großen Gefäße bei Perforation oder Verfehlung des Sternums. In Literaturübersichten von RÖTHIG (941) und KÜHBÖCK (583) sind derartige Schäden zusammengestellt. Fast immer besteht die Ursache in technischen Fehlern bei der Punktion. Erfahrene und gewissenhafte Untersucher haben unter tausenden Sternalpunktionen keinen Todesfall erlebt (647, 1100). Offenbar haben die guten Ergebnisse langjährig erfahrener Ärzte ohne folgenschwere Schädigungen der Patienten weniger geübte Untersucher zu Nachlässigkeiten in der korrekten Ausführung der Methode verleitet. Unter fünf von PÜSCHEL et al. (880) zusammengestellten Fällen mit Perforationen des rechten Ventrikels hatten je zweimal junge Assistenzärzte und Studenten (!) die Sternalpunktion ausgeführt. Mitunter kann eine an und für sich gute Methode durch inadäquate Anwendung in Verruf kommen. Sicher wird auch auf das Risiko der Knochenmarkbiopsie am Sternum in der Ausbildung der Ärzte unzureichend hingewiesen (1100). Wir mußten zwei Todesfälle (eine junge Erwachsene, ein Neugeborenes) forensisch begutachten, bei denen Sternalpunktionen zur Herzbeuteltamponade geführt hatten:

1. 18jährige, sehr schlanke Frau mit unklaren septischen Temperaturen, leichte inguinale Lymphknotenvergrößerung, Leukozytose mit Linksverschiebung. Sternalpunktion im Bett; fehlende Absicherung der korrekten Punktionsstelle durch Markierung der Sternumgrenze mit Zeige- und Mittelfinger der linken Hand; Einstellung der Arretierungsplatte auf 1 bis 1,5 cm vor Beginn der Punktion. Ausführung der Punktion links neben dem Sternum im 3. Interkostalraum. Perforation von 4 mm Durchmesser im mittleren Abschnitt der rechten Herzkammervorderwand, 1 cm vom Septum ventriculorum entfernt. Herzbeuteltamponade (350 ml). Gewonnenes Punktionsmaterial: peripheres Blut. 4 bis 5 Minuten nach Beendigung der Punktion Atem- und Herzstillstand der Patientin; Mund-zu-Mund-Beatmung; extrathorakale Herzmassage; nochmals kurzzeitige Herzaktion; Todeseintritt. Ausgangsleiden (postmortal diagnostiziert): Polymyositis.
2. 13 Tage altes Mädchen mit erniedrigten Thrombozytenwerten unklarer Genese (bei der Mutter Thrombozytopenie bekannt). Zweimalige perforierende Sternalpunktion paramedian rechts im Manubrium sterni und in Höhe des Ansatzes der 2. Rippe. Dabei wurde keiner der drei im oberen Brustbeindrittel übereinander angeordneten Knochenkerne (4 × 10 mm, 4 × 7 mm und 4 × 6 mm Maximalausdehnung) getroffen. Perforation des Thymus und des Herzbeutels nahe der oberen Umschlagfalte von 1 mm Durchmesser. Perforierende Aortenwandverletzung vorn nahe dem Abgang vom Herzen; Herzbeuteltamponade (20 ml Blut). Sekunden (?) bis wenige Minuten nach Beendigung der Punktion Herzstillstand; Reanimationsmaßnahmen (Intubation und Beatmung, extrathorakale Herzmassage, intrakardiale Injektion) blieben erfolglos. Im Knochenmark histologisch keine Abweichungen von der altersmäßigen Norm.

In beiden Fällen bestanden keinerlei anatomische Normabweichungen oder krankhafte Veränderungen des Brustbeins. Wie bei fast allen derartigen Zwischenfällen wurde der Schaden durch fehlerhafte Technik verursacht. Die die Punktion ausführenden Ärztinnen besaßen nur geringe Erfahrung. Der Tod der beiden Patientinnen war bei Wahl eines anderen Entnahmeortes absolut vermeidbar. Bei dem Neugeborenen kommt hinzu, daß die Wahrscheinlichkeit, auf Anhieb einen Knochenkern zu treffen, gering ist (nach Angabe der Klinik, in der die Punktion erfolgte, wurde nur bei jeder 10. Sternalpunktion im Säuglingsalter Knochenmark gewonnen). Das verwundert uns nicht, denn beim Neugeborenen ist das Sternum nur spärlich mit Knochenkernen besetzt. Eine Vielzahl von Kernen stellt die Ausnahme dar. BÖNIG und BERTOLINI (114) teilen mit: „In der Brustbeinanlage erfolgt die Verknöcherung später, teilweise erst lange nach der Geburt. Zeitpunkt des Auftretens und Zahl der Verkalkungskerne unterliegen großen Schwankungen." Äußerungen auch in der Fachliteratur, die dem Säugling reichlich rotes Mark im Sternum als Normalbefund unterlegen, sind falsch (eigene Beobachtungen). Aufgrund unserer Kenntnisse der Anatomie, der Versagerquote und der Gefahren schlagen wir vor, das Säuglingsalter als Kontraindikation für eine Sternalpunktion zu betrachten. Ausgehend von dem Rechtsgrundsatz, daß der Arzt bei mehreren ihm zur Verfügung stehenden Möglichkeiten mit gleicher Erfolgschance sich pflichtbewußt für diejenige mit den geringsten Gefahren entscheidet, gibt es nach Bekanntwerden derartiger Zwischenfälle u. E. keinen realen Grund, an der Sternalpunktion festzuhalten oder dies gutachtlich zu billigen, zumal sich andere Markhöhlen besser zur Punktion eignen.

Auch auf die Elastizität der Gefäße (mit Spontanverschluß nach Perforation) bei Kindern und jungen Menschen ist nicht zu vertrauen, wie es z. B. RÖTHIG (941) annimmt. Diese Erwägung spielt nur bei relativ fixierten Gefäßen eine Rolle. Werden das Herz oder herznahe Gefäße getroffen, so ist die Situation wesentlich mehr durch deren Bewegungen bestimmt. Die den äußeren Nadeldurchmesser (1,8 mm) weit überschreitende Herzwandläsion im Kasus 1 (4 mm Durchmesser) ist dem Umstand zuzuschreiben, daß das Herz gegen die fixierte Punktionsnadel bei jeder Herzaktion eine sowohl nach vorn gerichtete als auch eine rotierende Bewegung ausführt.

Besonders bedenklich ist aus unserer Sicht die Tatsache, daß in beiden Fällen keiner der behandelnden Ärzte an die Möglichkeit einer perforierenden Verletzung gedacht hat und somit für die jeweilige Situation unsinnige Reanimationsmaßnahmen erfolgten, während schnelle adäquate Hilfe (Notthorakotomie) durchaus die Lebensgefahr beseitigen kann (880). Die Wiederbelebung nach Hämoperikardpunktion ist zwar selten erfolgreich, aber nicht aussichtslos. Die (vielleicht unbewußte) Abwehr des Gedankens an eine iatrogene Schädigung, insbesondere nach Anwendung invasiver Diagnostik, ist aus der Praxis der „Nachbeobachter" (Operateur, Obduzent) bekannt (vgl. 714). In den beiden vorgetragenen Fällen mag Unsicherheit in der diagnostischen Interpretation der bei Herzbeuteltamponade auftretenden Symptome hinzukommen. Wir verweisen diesbezüglich auf die ausführlichen Darlegungen von KÜHBÖCK (583), jüngst zitiert von STOBBE (1100).

Die in unserem Obduktionsgut enthaltenen Fälle mit Beckenkammpunktion wiesen keine punktionsbedingten Komplikationen auf.

3.1.9. Arthroskopie

Sie dient neben der morphologischen Gelenkdiagnostik (inklusive Biopsie) mit einer Fehlerquote von 5% (846) heute auch therapeutisch-operativen Zwecken (z. B. Entfernung freier Gelenkkörper, Resektion synovialer Plicastränge bis hin zur Meniskektomie). Die anatomischen Gegebenheiten machen das Kniegelenk am besten für die arthroskopische Technik zugänglich.

An Komplikationen treten in erster Linie Knorpelläsionen (2—10%) und Gelenkergüsse (1,5%) auf. Infektionen sind denkbar, aber bei sterilem Vorgehen praktisch vermeidbar. Wird die Untersuchung mit einer Probeexzision verbunden, steigt die Zahl blutiger Ergüsse etwas an (214, 1214, 1215). Weitere Komplikationen sind Hautallergien (0,6%), subkutanes Emphysem (0,001%) und irrtümliches Auffüllen des Hoffaschen Fettkörpers (0,002%). Bei falscher Untersuchungstechnik kann das Instrument verbogen werden (214).

Todesfälle sind nicht beschrieben worden und in unserem Material ebenfalls nicht aufgetreten.

3.1.10. Weitere bioptische und endoskopische Verfahren

Nur wenige Organe werden in der modernen Medizin (noch) nicht bioptisch untersucht. Nicht alle sind in diesem Kapitel erwähnt worden. Einige von diesen stellen recht gefahrlose Eingriffe dar (Muskelbiopsie), andere, früher ziemlich riskante Verfahren, wie die Pankreas-Blindpunktion, haben durch die Einführung der Feinnadelpunktion in Verbindung mit der Computertomographie ihrem Schrecken verloren (244). Nach unserer Erfahrung sind sie kaum von forensischem Interesse und sollen deshalb in der vorliegenden Arbeit unberücksichtigt bleiben. Die perkutane transhepatische Cholangiographie (PTC) ist im Kapitel 3.2.2.4. beschrieben. Bei der Lymphknotenbiopsie hängen die Komplikationen wesentlich von der anatomischen Region ab, in der die Lymphknoten untersucht werden sollen. So beschrieben z. B. BERGER, BOYD und STRIEDER (78) bei der Biopsie der Skalenus-Lymphknotengruppe Verletzungen der A. und V. subclavia, der V. jugularis sowie Luftembolien. Ausgesprochen rare Komplikationen, wie z. B. der Pneumothorax durch Mammapunktion (974), erfordern gründliche Begutachtung des Einzelfalls.

Die hals-nasen-ohrenärztlichen Inspektionen **(Otoskopie, Laryngoskopie)** sind nur im weiteren Sinne des Wortes zu den endoskopischen Untersuchungen zu zählen und von ihrer Komplikationsdichte her weitgehend zu vernachlässigen. Immerhin kann es auch bei diesen beiden nicht-invasiven Verfahren einmal zum Reflextod kommen (190, 997). Die **Mikrolaryngoskopie** ergibt nach HEIDEN, WESTHUES und KORNMESSER (417) allerdings eine Komplikationsfrequenz von 4,5%, bei denen Intubationsläsionen und Zahnschäden mit je 1% an der Spitze stehen.

3.2. Röntgendiagnostische Verfahren

Todesfälle im Zusammenhang mit Röntgenuntersuchungen sind, verglichen mit der Anzahl dieser verbreiteten Untersuchungen, extrem selten. Nichtsdestoweniger erfordern die aufgetretenen Zwischenfälle unsere Aufmerksamkeit, um ernste Folgen zu vermeiden.

Die mit der Natur der Strahlen zusammenhängenden Probleme der Röntgendiagnostik sind überwiegend klinischer Art und kaum von forensischer Relevanz. Auf Strahlenbelastung — Gefahren stochastischer und nicht-stochastischer Schäden — und Fehlerquoten von Röntgenuntersuchungen (nach STENDER (1095) sind 10 bis 25% der Thoraxaufnahmen, 40 bis 60% der Magen-Darm-Untersuchungen und 20 bis 40% der Dickdarmuntersuchungen wegen technischer Mängel nicht beurteilbar) soll deshalb an dieser Stelle nicht näher eingegangen werden. Ärztliche Fehlbeurteilungen von Röntgenaufnahmen beziffert STENDER (1095) auf ungefähr 30%. In jüngster Zeit erfolgte eine Reihe von Denkanstößen zur Reform überkommener Indikationsvorstellungen zu Röntgenuntersuchungen (304, 443, 574, 620, 684, 1027), die für die Begutachtung zumindest teilweise relevant werden dürften. Auf einzelne in unserem Material aufgetretene Fälle von Fehldiagnostik infolge mangelnder Sorgfalt wird an anderer Stelle hingewiesen; auch ein Sturz des Patienten vom Röntgentisch kann einmal Gegenstand gerichtlicher Ermittlungen sein (s. Kapitel 7).

3.2.1. Kontrastmittelnebenwirkungen

Aus gerichtsärztlicher Sicht wesentlich bedeutungsvoller sind die iatrogenen Schäden bei Kontrastmitteluntersuchungen. Kontrastmittel gelten nicht als Pharmaka im eigentlichen Sinne, sondern als Chemodiagnostika. Durch die seit der Jahrhundertwende gebräuchlichen Kontrastdarstellungen konnte

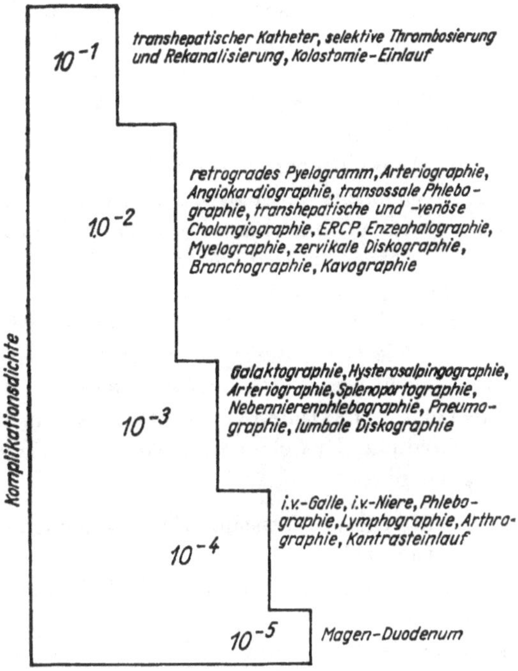

Abb. 1. Die Dimension des Risikos bei röntgendiagnostischen Verfahren (1017)

das röntgendiagnostische Spektrum inzwischen erheblich erweitert werden. Organe ohne radiologischen Eigenkontrast können in Aufbau und Angioarchitektonik sichtbar gemacht werden. Diese Untersuchungen sind jedoch (auch nach Entwicklung zahlreicher neuer, besser verträglicher Kontrastmittel) grundsätzlich mit bestimmten Schädigungsrisiken für den Patienten verbunden, welche sich je nach Methodik, Zielorgan und Art des Kontrastmittels teilweise stark voneinander unterscheiden (Abb. 1).

Weiterhin ist zu berücksichtigen, daß besonders bei neu eingeführten, technisch komplizierten Methoden (z. B. Koronarographie) der Übungsfaktor des Untersuchers eine eminente Rolle spielt. In Zentren mit großer Untersuchungsfrequenz und gut eingespieltem Team kann die Komplikationsdichte auf derart niedrige Werte sinken, daß das Verfahren irrtümlich für harmlos gehalten wird. Hingegen haftet Basisuntersuchungen mit breitem Anwendungsspektrum naturgemäß ein größeres subjektives Risiko an, welches nicht als methodenimmanent anzusehen ist.

Nach Kunz, Hämmerlein und Hämmerlein (584) sollen auf der Erde täglich weit mehr als 1 Mensch, nach Canigiagi (160) sogar mehr als 3 Menschen an den Folgen einer Kontrastmittelinjektion sterben. Die Zahl der Patienten, bei denen bedrohliche Nebenerscheinungen auftreten, beläuft sich auf das 300fache.

Das ideale Kontrastmittel wäre eine inerte Substanz ohne irgendwelche pharmakologischen Effekte. Diese Verbindung ist trotz vieler Verbesserungen der heute gebräuchlichen trijodierten Benzoesäurederivate und nichtionischen isotonen, hydrophilen Kontrastmittel noch nicht gefunden. Auch in Zukunft muß mit Unverträglichkeitsreaktionen und toxischen Organwirkungen gerechnet werden. Barke (50) bezeichnet Kontrastmittelreaktionen als „Unverträglichkeitserscheinungen, die sich nicht durch pharmakologisch definierte Toxizität der Substanz erklären lassen". Charakteristisch ist das weitgehende Fehlen von Dosis-Effekt-Beziehungen.

Literaturangaben zufolge treten bei 2 bis 10% (248), nach intravasaler Kontrastmittelapplikation ungefähr bei einem Viertel der untersuchten Patienten Nebenwirkungen in irgendeiner Form auf. Dabei schwanken die Zahlen zwischen 3,5 und 49% (614), wofür neben der unterschiedlichen Definition der Nebenreaktion auch die bis zum Beginn der 50er Jahre verwendeten dijodierten Kontrastmittel ursächlich sein können. Die überwiegende Mehrzahl dieser Fälle rekrutiert sich aus leichten Reaktionen wie Übelkeit, Brechreiz, Hitzegefühl, Flush, Urtikaria, angioneurotisches Ödem und Nausea; passagerer Pulsanstieg bei gleichzeitigem Blutdruckabfall können hinzutreten.

Schwere Nebenwirkungen mit den Symptomen eines anaphylaktoiden Schocks werden bei etwa 0,02 bis 0,1% der Untersuchten beobachtet (248, 249, 830, 1213). Mit einem tödlichen Ausgang ist nach Schön (1022) in 0,001%, nach Lasser et al. (602) in 0,005%

der Fälle zu rechnen. Wir ermittelten aus den Angaben über 8,6 Millionen intravasaler Kontrastmitteluntersuchungen (682, 913) eine Letalitätsrate von durchschnittlich 0,001 1%.
Oft treten die ersten Symptome noch während der Kontrastmittelinjektion auf und nehmen einen äußerst dramatischen Verlauf (106, 856). 75% aller schweren Reaktionen treten binnen 5 Minuten, 90% binnen 15 Minuten nach der Kontrastmittelinjektion auf (248). In manchen Fällen ist mit einem mehr protrahierten Verlauf zu rechnen (523).
Die Pathogenese der Kontrastmittelzwischenfälle ist noch nicht geklärt (249). Vielfach spricht die klinische Symptomatik für immunologische Prozesse. BRASCH und CALDWELL (125) konnten kontrastmittelspezifische Antikörper bei Patienten mit Kontrastmittelüberempfindlichkeit nachweisen. Der Mehrheit der mit dieser Frage befaßten Autoren gelang allerdings dieser Nachweis nicht (248, 913). Bei Zweitbelastung nach bekannter Kontrastmittelüberempfindlichkeit wiesen nur 16% der Patienten abermals Nebeneffekte auf (970). Liegt eine Allergieanamnese vor, so ist mit doppelt so vielen, bei früheren Kontrastmittelreaktionen mit der 3- bis 4fachen Häufigkeit von Zwischenfällen (1064), vielleicht auch mit noch mehr (52), zu rechnen.
KUPERWASSER, RONCATO und ACHOU (586) beobachteten bei einem anaphylaktischen Schock während intravenöser Urographie Interaktionen zwischen Komplement- und fibrinolytischem System. Auch RING (913) sieht in der Trias Komplementaktivierung, Histaminfreisetzung und Interaktion mit dem Gerinnungssystem die Hauptursachen für Kontrastmittelnebenwirkungen.
Daneben ist auch an toxische Effekte zu denken, die auf die hohe Viskosität und Hyperosmolarität der Röntgenkontrastmittel, teils auch auf Enzymhemmungen bezogen werden. Im einzelnen sind toxische Effekte auf Herz und Kreislauf (Rhythmusstörungen, lokale Reizung des Gefäßendothels), Blut (Erythrozytenaggregation, Gerinnungsstörung), Lunge (pulmonale Hypertension), Zentralnervensystem (Krämpfe, Lähmungen, Koma), Magen-Darm-Kanal (paralytischer Ileus, Mesenterialvenenthrombose), Haut (Ulzerationen, Nekrosen, Dermatosen) und Niere (Urikosurie, Proteinurie, Oligurie) beschrieben worden (913).
Auch psychische Einflüsse (z. B. Angst) können Nebenreaktionen hervorrufen. Durch Hypnose gelingt es, die Inzidenz von Übelkeit, Erbrechen und Urtikaria zu senken (703).
In neuerer Zeit mehren sich Berichte über ein akutes Nierenversagen nach intravenöser Applikation von Röntgenkontrastmitteln. FANG et al. (263) teilen 12 derartige Fälle mit. Als mögliche Ursachen diskutieren sie vier Hypothesen:

1. direkte tubulo-toxische Wirkung der Kontrastmittel,
2. akute Tubulusobstruktion durch Proteinfällung,
3. renale Ischämie und
4. ein immunologisches Geschehen.

Die Autoren sehen in der 2. und 3. Hypothese die wesentlichen pathogenischen Mechanismen. Sie fanden bei den 12 Patienten eine extrem erniedrigte fraktionelle Natriumexkretion in der oligurischen Phase, während ANTO et al. (30) einen Anstieg dieser Exkretionsrate während des akuten Nierenversagens beobachteten.
Als Risikofaktoren für das Auftreten eines akuten Nierenversagens nach Kontrastmitteluntersuchungen werden Diabetes, Nierenerkrankungen und vermindertes Herzminutenvolumen eingestuft. VINOD et al. (1158) sahen 10 Fälle akuten Nierenversagens, von denen allerdings nur 2 mit derartigen präexistenten Risikofaktoren belastet waren, so daß diese für das Entstehen der Komplikation bestenfalls begünstigenden Charakter besitzen können. MAURER (703) hält die Vorschädigung des Organs in Fällen akuten Nierenversagens nach Injektion jodhaltiger Kontrastmittel für obligat.
Vielfach spielt die Grundkrankheit für die Auslösung einer Kontrastmittelkomplikation eine Rolle (106, 248). Bei bestimmten vor-

bestehenden Krankheiten steigt das Zwischenfallrisiko erheblich an. Beim Plasmozytom können die Kontrastmittel zur Ausfällung des Bence-Jones-Proteins in den Nierentubuli führen (154, 442, 604). Eine derartige Präzipitation läßt sich in vitro nachvollziehen (188). Glücklicherweise sind schwere Schäden durch Anwendung trijodierter Kontrastmittel und Vermeidung einer Dehydratation durch vermehrte Flüssigkeitszufuhr weitgehend vermeidbar (45, 752). GASSMANN et al. (317) erlebten unter diesen Voraussetzungen unter 34 Urographien bei 26 Plasmozytompatienten kein Nierenversagen. Auch beim Morbus Waldenström sind tödliche Kontrastmittelzwischenfälle infolge Ausfällung des Paraproteins beschrieben worden (56, 154). Aus der großen Variabilität der Paraproteine erklären sich die individuell sehr unterschiedlichen Reaktionsmöglichkeiten mit Kontrastmitteln, so daß klinische Beobachtungen von normaler Verträglichkeit bis zu schweren Nebenwirkungen reichen (248).

Mit der Wirkung jodhaltiger Kontrastmittel auf die Schilddrüse befassen sich BÜRGI et al. (155): Die Radiojodaufnahme wird supprimiert und die Konzentration des proteingebundenen Jods im Plasma erhöht. BARKE (50) diskutiert als mögliche Ursachen dafür eine minimale Jodidverunreinigung und einen minimalen Abbau des jodhaltigen Kontrastmittels während der Körperpassage. Auf die Sekretion der Schilddrüsenhormone wirkt sich eine intravenöse Kontrastmittelapplikation nicht nennenswert aus, wohingegen die orale Cholezystographie von deutlichem Anstieg der Serumthyroxinkonzentration bei gleichzeitigem Abfall des Trijodthyronins im Serum eine Woche nach der Untersuchung gefolgt ist (155). In Kropfendemiegebieten besteht ein erhöhtes Risiko (durchschnittlich 15%, bei oraler Cholezystographie 28%), durch Kontrastmittelgabe eine Hyperthyreose auszulösen, wobei vier Wochen nach der Untersuchung beide Schilddrüsenhormone ansteigen (1094). In Einzelfällen sind Thyreotoxikosen beobachtet worden (703, 768). Neben den beschriebenen allgemeinen Gefahren ist selbstverständlich die spezielle Wirkung der einzelnen Kontrastmittel zu berücksichtigen. Als eine in dieser Hinsicht herausragende Substanz hat sich — heute mehr von historischem Interesse — das Thorotrast (^{232}Thoriumdioxidsol) erwiesen. Bis in unsere Tage erscheinen Berichte über Schäden, die auf Untersuchungen mit Thorotrast bezogen werden. Fremdkörperreiz und chronische Strahlenbelastung führen zu Gewebsfibrosierung und Karzinombildung am Ort der Ablagerung. Bevorzugt sind Leber, Milz, Knochenmark (RES-Schädigung) und Niere (341, 892, 1154). Die Anzahl der uns aus der Literatur bekannten Patienten mit Thorotrast-Spätschäden übersteigt 100.

3.2.2. Nebenwirkungen spezieller Kontrastdarstellungen

Im folgenden sollen bestimmte Kontrastmitteluntersuchungen, die auch nach der zunehmenden Verbreitung nicht-invasiver Diagnostik (insbesondere Sonographie, Computertomographie, aber auch nuklearmedizinische Verfahren) durchaus ihre Indikation besitzen und wegen der Häufigkeit ihrer Anwendung oder des Ausmaßes ihrer Risiken besondere Beachtung verdienen, unter dem Aspekt iatrogener Schädigungsmöglichkeiten diskutiert werden.

3.2.2.1. Intravenöse Urographie

Die Röntgendarstellungen der Nieren gehören mit 214 pro 10000 Einwohner und Jahr (27) in der DDR zu den häufigen Untersuchungen. Da die Niere ein Ausscheidungsorgan für bestimmte jodhaltige Kontrastmittel ist (sogenannte nierenpflichtige Kontrastmittel), können die Harnwege nach intravenöser Injektion relativ einfach röntgenologisch dargestellt werden. Entsprechend wird das Verfahren als Basisuntersuchung der ableitenden Harnwege zur Bestimmung der Nierenanatomie, bei Hypertonie, Ent zündungen, Konkrementen, Kompressionen und Obstruktionen, Traumen, Tumoren u. a. Indikationen millionenfach erfolgreich angewandt.

Leichte Kontrastmittelreaktionen treten in einer Häufigkeit zwischen 5 und 15% auf (200, 522, 1020, 1073, 1208). Mit schweren Reaktionen muß in 0,02 bis 0,2% gerechnet werden (29, 178, 1020, 1021, 1156). Elke (248) gibt die Spanne der Komplikationsdichte etwas niedriger an. Über Todesfälle im Zusammenhang mit i. v.-Urographie wurde seit der ersten großen Sammelstatistik von Pendergrass (830) ein umfangreiches Material vorgelegt, demzufolge sich das Letalitätsrisiko der Urographie in der Größenordnung von 10^{-5} bewegt (682). Dabei handelt es sich um retrospektive Untersuchungen. Eine prospektive Studie unter der Leitung von Shehadi (1063, 1064) ergab 6 Todesfälle in kausalem Zusammenhang mit intravenöser Urographie unter 81278 derartigen Untersuchungen. Das entspricht einer Häufigkeit von 0,0074%. Leichte und mittelschwere Reaktionen fanden sich dabei in 5,6%, schwere nichtletale in 0,022%. Bemerkenswert ist das offenbar seit den 50er Jahren kaum veränderte Risikobild der i. v.-Urographie, das sich auch nach der prospektiven Erhebung Shehadis nicht wesentlich gewandelt hat.

Wenn sich die Aufmerksamkeit der Untersucher in den letzten Jahren verstärkt der Einschränkung der Nierenfunktion durch Kontrastmittelapplikation zugewandt hat, so gilt das ganz besonders für die Urographie. Pengloan et al. (831) berichten über 4 Fälle mit akuter Oligo-Anurie nach i. v.-Urographie und referieren über 80 weitere Fälle aus der Literatur. Sie stellen fest, daß das posturographische Nierenversagen nur bei Patienten mit einer vorher bestehenden chronischen Niereninsuffizienz auftritt. Diabetiker und Arteriosklerotiker sind gefährdet (523, 831). In einer prospektiven Studie beobachteten Teruel et al. (1115) bei 27 von 124 Patienten (21,8%) eine deutliche, wenn auch in den meisten Fällen reversible Verschlechterung der Nierenfunktion. Bei 6 Patienten führte bereits die Vorbereitung der Untersuchung (Dehydratation) zur Nierenfunktionseinschränkung. In weiteren prospektiven Studien ohne (1061) und mit Verabreichung von hypertonem Mannitol (30) stellten die Autoren fest, daß die Inzidenz des akuten Nierenversagens bei der Infusionspyelographie chronisch niereninsuffizienter Patienten durch die Mannitolgabe von 70 auf 22% gesenkt werden konnte. Das Risiko eines akuten Nierenversagens erhöht sich bei Plasmozytomkranken um das 10000fache. Hiddemann et al. (442) wurden bei über 500 derartigen Patienten 6mal damit konfrontiert.

Wir hatten im Berichtszeitraum 6 tödliche Kontrastmittelzwischenfälle mit anaphylaktoiden Reaktionen nach intravenöser Urographie. Betroffen waren 4 Frauen und 1 Mann im Alter zwischen 40 und 78 Jahren sowie ein fast 3jähriges Kind. In der Altersgruppe zwischen 21 und 35 Jahren, in der bei Shehadi (1064) am häufigsten Zwischenfälle auftraten, hatten wir keinen Todesfall. Naturgemäß ist ein Bezug auf die Anzahl der Untersuchungen nicht möglich, ebensowenig, wie die Häufigkeit nicht-letaler Reaktionen angegeben werden kann. Bemerkenswert ist die Feststellung, daß in diesen sechs Fällen die notwendigen Maßnahmen ärztlicher Hilfeleistung durchgeführt wurden (s. Ziffer 3.2.3.), dennoch der Todeseintritt nicht verhindert werden konnte. Eine Allergieanamnese bestand in keinem Fall. In allen Fällen wurde Visotrast 370 injiziert, die ersten Symptome (Kribbelgefühl) traten noch während (nach Injektion von 15 ml Kontrastmittel) oder unmittelbar im Anschluß an die Injektion (40 ml) auf, Kreislaufschock (und in einem Fall Krämpfe) kamen später hinzu. Der Tod trat binnen 2 Stunden nach der Kontrastmittelinjektion ein. Bei den Obduktionen fanden sich die (unspezifischen) Zeichen eines plötzlichen zentralen Todes.

Als Risikofaktoren lagen in allen Fällen eine Hypertonie (Linksherzhypertrophie, Koronararteriensklerose), bei einem Patienten zusätzlich Diabetes, bei einem anderen Alkoholismus vor. Zweimal bestand eine chronische Pyelonephritis, einmal eine Nierenarterienanomalie.

3.2.2.2. Pyelographie

An dieser Stelle sollen ergänzend Komplikationen nicht-intravasaler invasiver Kontrastmitteluntersuchungen der ableitenden Harnwege erwähnt werden, obwohl sie nach dem heutigen Erkenntnisstand nur noch selten zur Anwendung kommen.

Die **retrograde Pyelographie** stellt einen nicht ganz ungefährlichen Eingriff für den Patienten dar: In 2% treten Verletzungen des Ureters durch den Katheter auf (112, 944). Häufig kommt es zum pyelorenalen Reflux, der in seltenen Fällen eine Anurie zur Folge haben kann (925). Bei strenger Indikationsstellung und sorgfältiger Nachsorge kann unter Verwendung eines Feinnadelbestecks die **perkutane antegrade Pyelographie** nach FINN, ROGOS und SCHAEFER (271) als wesentlich risikoärmer angesehen werden. Die Autoren erlebten unter 30 derartigen Untersuchungen nur einmal febrile Temperaturen; 3 Patienten gaben Schmerzen an. Septikämie, Makrohämaturie bzw. perirenales Hämatom traten nicht auf.

3.2.2.3. Intravenöse Cholegraphie

Die i. v.-Cholegraphie kann mit 48 Untersuchungen pro 10000 Einwohner und Jahr in der DDR (27) ebenfalls zu den häufigen Kontrastmittelanwendungen gezählt werden.

Nach BOSNJAKOVIC und HEUCK (117) treten nach Applikation hepatotroper Kontrastmittel bei 6 bis 40, nach EGEBLAD (247) bei 36 bis 55% der Patienten unerwünschte Wirkungen auf. Das Dichtemittel dürfte bei 10 bis 30% liegen (248). Die Literaturangaben über Nebenreaktionen und Letalität weichen stark voneinander ab (Tab. 13). Im Durchschnitt würden sich daraus 17% leichte und mittelschwere, 0,26% schwere und 0,00056% tödliche Komplikationen ergeben.

Dazu ist allerdings zu bemerken, daß die entscheidenden (prospektiven) Studien zu diesem Problem in dem sogenannten SHEHADI-Report zusammengefaßt sind (112003 intravasale Kontrastmitteluntersuchungen, davon

Tabelle 13. Prozentuale Häufigkeit von Kontrastmittelunverträglichkeitsreaktionen bei intravenöser Cholegraphie

Autor	leicht und mittelschwer	schwer	tödlich
SHEHADI (1064)	9,7	0,23	0,032
BARNER/KURZEN (50)	11,8	0,98	0
SCHÖN (1020)	10–33	0,5	0,00027 bis 0,00035
SCHMERWITZ (993)	23,7	1,3	
PETERS et al. (835)	23,9		
KERP et al. (522)	46,0		
BERK (83)		0,062	0,02
ANSELL (29)		0,25	
VIEHWEGER (1156)		0,5–1,0	
FROMMHOLD/BRABAND (299)			0,00027 bis 0,00035
HERMS (437)			0,00035
TONIOLO/BUIA (1131)			0,0021

3097 Cholegraphien), die die älteren (retrospektiven), z. T. hochgerechneten Statistiken teilweise korrigieren. Nennenswerte Diskrepanzen zu den von uns errechneten Durchschnittswerten bestehen indessen nur bei den Todesfällen, die bei der extremen Seltenheit des Ereignisses (auch SHEHADI berichtet nur einen Fall) schwer statistisch festzulegen sind. Beim Vergleich der intravasalen Anwendung hepatotroper und nephrotroper Kontrastmittel wird in rezenten Publikationen den gallengängigen das größere Risiko zugemessen (50, 248, 1064). Dennoch widerspricht unsere Feststellung, daß sich im Berichtszeitraum kein Todesfall durch i. v.-Cholegraphie in unserem Untersuchungsgut befand, während zur gleichen Zeit sechs tödliche Zwischenfälle durch i. v.-Urographie untersucht werden mußten, den internationalen Erfahrungen der Radiologen nicht.

SHEHADI (1064) gibt ein auf den Reportzeitraum bezogenes Verhältnis zwischen Urographie- und Cholegraphieletalität von 6:1 an. Dieses Verhältnis repräsentiert jedoch keineswegs das unterschiedliche Risiko, sondern ergibt sich aus der 26fach häufigeren Anwendung der Urographie (in der DDR 4- bis 5fache Häufigkeit).

Neben den allgemeinen Nebenreaktionen der i. v. Cholegraphie (Hitzegefühl, Tachykardie, Übelkeit, Erbrechen, Niesreiz, Urtikaria, konjunktivale Rötung, bitterer Geschmack auf der Zunge, Atemstörung, Gesichtsödem, Schock) sind an speziellen Organschäden Hyperthyreose (1006) und zentrolobuläre Lebernekrosen (1204) zu beachten. Komplikationsträchtig sind Fehlinjektionen gallepflichtiger Kontrastmittel in eine Arterie. Dabei kommt es zu schwer beherrschbaren Gefäßspasmen (703).

3.2.2.4. Weitere Arten der Gallenwegsdarstellung

Im folgenden werden in Ergänzung zur intravenösen Cholegraphie ausgewählte Komplikationen anderer Methoden der Gallenwegsdarstellung referiert.

Die **perorale Cholegraphie** erfüllt die Forderung nach einer risikoarmen, wenig aufwendigen und trotzdem zuverlässigen Methode zur Diagnostik von Gallenblasenerkrankungen im ambulanten Bereich. SCHÄFER (967) gibt bei 210 Untersuchungen flüchtige Nebenwirkungen in 8% an. In der Regel handelt es sich um leichte Alterationen des Magen-Darm-Trakts (Übelkeit, Brechreiz, Durchfall) und der Haut (Urtikaria und Juckreiz). Vielfach wird deshalb unter Hinweis auf das größere Risiko der i. v.-Cholegraphie deren Reduzierung zugunsten der oralen Cholegraphie angestrebt (435, 645). MAURER (703) erkennt die Argumentation an, gibt jedoch zu bedenken, daß die perorale Einnahme der jodhaltigen Kontrastmittel mehrere Stunden vor der Untersuchung erfolgt und der Patient während dieser Zeit nicht unter ärztlicher Kontrolle steht. Kommt es zu einer schweren Reaktion, so kann die Therapie nicht rechtzeitig eingeleitet werden. Unnötige Applikationen sind also grundsätzlich zu vermeiden. Zur Zeit wird in der DDR die orale Gallenwegsdarstellung vier- bis fünfmal häufiger als die intravenöse Methode angewandt (27).

Der direkten Gallenwegsdarstellung dienen unter anderem die **intraoperative** und die **transvenöse Cholangiographie.** GEISSENDÖRFER (324) beschreibt zwei Todesfälle infolge Auslaufens von Kontrastmittel in die Bauchhöhle nach der sonst risikoarmen intraoperativen Gallengangsdarstellung. Bei Patienten mit infizierter Galle kann die Gefahr entzündlicher Komplikationen durch druckkontrollierte Untersuchung (maximal 15 cm WS) erheblich gesenkt werden: Cholangiographie ohne Druckkontrolle Bakteriämie in 23,3%, mit Druckkontrolle in 7,3% (656). Die transvenöse Cholangiographie (über einen Lebervenenkatheter) ist erwartungsgemäß komplikationsreich: über 10% Bakteriämie mit Schüttelfrost, je 2,6% biliovenöse Fistel und in die Bauchhöhle durchbrechendes subkapsuläres Leberhämatom (385), 0,4% Todesfälle (386). GÜNTHER, GEORGI und SCHAEFFER (386) sehen die transvenöse Cholangiographie wegen ihres hohen Aufwands, der geringen

Trefferquote und ihrer Risiken als obsolet an.

Die direkte **perkutane transhepatische Cholangiographie** (PTC) war Anfang der 60er Jahre, als sie mit 1,2 bis 2 mm dicken Nadeln durchgeführt wurde, sehr komplikationsträchtig. In 20% der Fälle mußte mit galliger Peritonitis oder intraabdomineller Blutung gerechnet werden (548). Nach Anwendung der Feinnadeltechnik (Chiba) galt sie allgemein als risikoarm. Das ist allerdings nur relativ richtig, denn für ein diagnostisches Verfahren ist eine Letalitätsrate zwischen 0,5 und 1% (280, 409, 570) nach unserer Auffassung nicht als risikoarm zu bezeichnen. Auch der Ansicht, die Methode sei leicht erlernbar und auch von weniger erfahrenen Untersuchern anzuwenden, hält einer kritischen Überprüfung nicht stand. Die hohe Komplikationsdichte von 31,7%, davon 10,2% ernster Natur, wobei in 3,4% ein chirurgischer Noteingriff angeschlossen werden mußte, wie sie KREEK und BALINT (570) in einer prospektiven Studie in 20 amerikanischen Kliniken fanden, wird im wesentlichen mit der geringen Erfahrung der an dieser Studie beteiligten Ärzte erklärt. Wenn auch andere Autoren, wie GÜNTHER, GEORGI und SCHAEFFER (386) nur eine Letalität von 0,086% bei einer Gesamtkomplikationsrate von 13,2%, FERRUCCI et al. (270) eine Komplikationsdichte von 10 und OKUDA (808) eine solche von 8% (die er ein Jahr später auf 1% senken konnte) (807) angeben, so ist doch die Forderung begründet, die PTC keinesfalls kritiklos einzusetzen, sondern erst dann, wenn mit weniger invasiven Verfahren die Klärung einer Cholestase nicht möglich ist, die Indikation sorgfältig abgewogen ist, keine Kontraindikationen (Blutungsneigung, Kontrastmittelallergie, Fieber, extremer Ikterus, Aszites) bestehen und wenn der die Untersuchung ausführende Arzt über hinreichende Erfahrung mit der Methode verfügt (548, 570). Wegen der in 2 bis 4% auftretenden schweren Komplikationen, die eine sofortige Operation erfordern, verlangen FRANKEN und HOLTZ (286) die Zusammenarbeit mit einem vor jeder Untersuchung zu unterrichtenden einsatzbereiten Operationsteam.

Die Komplikationen der **endoskopischen retrograden Cholangio-Pankreatikographie** (ERCP) werden im Kapitel 3.1.4.2. besprochen.

3.2.2.5. Arteriographie

Die Angiographie ist eine positive Kontrastuntersuchung der Blutgefäße und der durch sie versorgten Organe. Je nach Art des untersuchten Gefäßes lassen sich Arteriographie und Venographie (= Phlebographie) unterscheiden. Insgesamt kommen auf 10000 Einwohner der DDR im Jahr 18 Angiographien (27). Seit Einführung der Computertomographie ist sie für die Diagnostik verschiedener Erkrankungen entbehrlich geworden, bleibt aber für die Diagnose von Gefäßerkrankungen unumstritten in Anwendung. In der Tumordiagnostik sank die Häufigkeit der zerebralen Angiographie und Pneumenzephalographie zugunsten nicht-invasiver Untersuchungen, desgleichen im abdominellen Bereich (23, 189, 327). Allerdings wird die Angiographie durch die Computertomographie nicht verdrängt, sondern ergänzt. Ihre hohe diagnostische Treffsicherheit rechtfertigt in vielen Fällen das höhere Risiko und den größeren Aufwand (76, 395).

Komplikationen ergeben sich durch die Kontrastmittelwirkung, durch die mechanische Manipulation (Gefäßpunktion, Kathetereinführung usw.), wobei technische Mängel am Untersuchungsmaterial (z. B. lädierte Katheterspitze) ihre Häufigkeit erheblich steigern können, und durch die Anästhesie. Die Narkose stellt jedoch bei sachgerechter Durchführung keine schwerwiegende zusätzliche Belastung für den Patienten dar.

Allgemein muß mit Komplikationen zwischen 0,5 und 3% gerechnet werden (572, 809, 1064, 1184, 1227). Die extrem hohe Zahl leichter Komplikationen, welche BRUTSCHIN, VOCK und FUCHS (152) angeben (72,5%), erklärt sich durch Einbeziehung von Bagatellreaktio.

nen und durch Mehrfachschädigung eines Patienten. Sie ist nicht geeignet, Angiographien schlechthin als besonders risikoreich zu qualifizieren. Schwere Zwischenfälle treten bei deutlich weniger als 1% (76, 345, 546, 1227), der Tod bei 0,024% (1131), 0,05 bzw. 0,06% (40, 76) bis 0,15% (160) auf.

Da die Narkose neben dem Applikationsrisiko des Kontrastmittels einen selbständigen Gefährdungsfaktor darstellt (s. Kapitel 4.), sehen manche Autoren die Regionalanalgesie — insbesondere für periphere Arteriographien — als das kleinere Übel an (703). Ansonsten ist die Meinung über die Anästhesieform geteilt (76) und erlaubt z. Z. noch keine forensischen Schlußfolgerungen. Hauptrisikofaktoren sind Arteriosklerose und Hypertonus. In dieser Gruppe von Patienten steigt die Rate schwerwiegender Komplikationen auf 1% an (546).

Von den Komplikationen stehen zahlenmäßig Gefäßschäden mit Blutungen, Thrombosen, Aneurysmen und Fisteln an erster Stelle (0,18% nach 76, 0,14% nach 546, 0,063% nach 455). Thrombotische Komplikationen wurden von ABSHAGEN (2) in einer Verbundstudie unter 20683 Katheterangiographien über die A. femoralis in 0,28% beobachtet. RITTER (915) fand in 0,048% von über 25000 Angiographien Gefäßverschlüsse, BERGE (76) in 0,064% bei 17217 Untersuchungen. Bei 300 Angiographien mit hohen Kontrastmitteldosen erlebten BIRKNER und OLDENBURG (97) einen Kontrastmittelzwischenfall. SHEHADI (1064) gibt die Inzidenz von Reaktionen mit 2,3% an (unter 27628 Patienten mit vasalen Untersuchungen wiesen 644 Nebenreaktionen auf; 4 Patienten starben, 3 davon an ihrem Grundleiden). Die in der Regel niedrigere Frequenz leichter Kontrastmittelnebenwirkungen in retrospektiven Studien (z. B. 76) dürfte demgegenüber in der Aussagefähigkeit deutlich unterlegen sein (Dokumentation!).

Die Entscheidung für Direktpunktion oder Katheteruntersuchung sollte für jedes zu untersuchende Gefäß bzw. Organ in Abhängigkeit von der eigenen Erfahrung gesondert erwogen werden. In dem über 10000 Angiographien umfassenden Material von KOCH, SCHREYER und RIGLER (546) liegt der Anteil schwerer Komplikationen bei Katheteruntersuchungen (0,42%) 10fach höher als bei Direktpunktionen (0,044%). In unserem Untersuchungsmaterial sind 199 Angiographien dokumentiert. Mit wenigen Ausnahmen handelt es sich bezüglich der Todesursache um Nebenbefunde. Die überwiegende Anzahl der Untersuchungen (138) war mittels Katheter durchgeführt worden, die übrigen (72) mittels Direktpunktion (zur Karotisangiographie). Unter den 199 Patienten wiesen 46 (23,1%) insgesamt 59 pathologisch-anatomisch darstellbare Komplikationen auf (Tab. 14).

Relativ traten bei den Direktpunktierten doppelt so häufig Komplikationen auf wie bei den Patienten, welche mit Katheter untersucht worden waren, wobei es sich allerdings überwiegend um leichte Komplikationen handelte. Hinsichtlich der schweren Schäden bestehen nur geringfügige Unterschiede zwischen beiden Methoden. Im Untersuchungs-

Tabelle 14. Angiographiekomplikationen bei 199 Patienten

Art der Komplikation	Häufigkeit	
	Direkt-punktion n = 67	Katheter-angio-graphie n = 132
Weichteilblutung, umschrieben	24	12
Gefäßverletzung, gröbere Blutung	8	8
— Thorakotomie erforderlich	(1)	
— Hämaskos		(1)
Thrombose		2
Kreislaufschock		2
Vorhofperforation		1
Infekt, Wanddissektion der Arterie		1
Mors in tabula	1	
Summe der Komplikationen	33	26

gut (n = 1590) von Abshagen (2), das verschiedene Gefäßdarstellungen erfaßt, sind bei einer durchschnittlichen Komplikationsdichte von 0,74% die Katheterangiographien (1,2%) wesentlich stärker mit Zwischenfällen belastet als die der Punktionsangiographien (0,15%).

Die Verteilung zwischen männlichem und weiblichem Geschlecht verhält sich bei der Angiographie wie 3:1 (im gesamten Sektionsgut 3:2). Auch Berge (76) gibt mit Ausnahme der Extremitätenphlebographie bei Männern nahezu doppelt so viele angiographische Untersuchungen wie bei Frauen an. Im Gegensatz zu Berge beobachteten wir die beschriebenen Komplikationen relativ häufiger bei Frauen als bei Männern, wenngleich die absolute Zahl beim männlichen Geschlecht überwiegt (26:20).

Hinsichtlich der Altersverteilung fällt auf, daß der Anteil an Angiographien im Sektionsgut im Alter bis zu 50 Jahren relativ erhöht und im Alter über 50 Jahre relativ erniedrigt ist. Dieses Ungleichgewicht erklärt sich durch den hohen Anteil zerebraler Angiographien nach Unfällen in unserem Material (häufig Todeseintritt in jüngeren Jahren). Nach Berge (76) steigt die Untersuchungshäufigkeit in den einzelnen Dezennien bis zum 60. Lebensjahr an.

Beim Kind sind sowohl Art als auch Anzahl der auftretenden Komplikationen nicht wesentlich von denen des Erwachsenen unterschieden; allerdings treten nach transfemoralen Katheterarteriographien häufiger Minderdurchblutungen auf (1092). Die Gesamtkomplikationsrate beträgt nach diesen Autoren 1,5%. Prinzipiell müssen Überinjektionen in kleinere Endarterien bei selektiven Katheterisierungen vermieden werden. Im Lumbalarterienbereich können sie beispielsweise zu einem Querschnittssyndrom führen (703).

Da für die Gefäßdarstellungen die gleichen Kontrastmittel verwendet werden wie bei der Urographie, erhebt sich die Frage nach der Möglichkeit des Nierenversagens infolge Angiographie. Das wird unterschiedlich beantwortet: Eisenberg, Bank und Hedgock (246) fanden bei 100 ausgedehnten Angiographien unter adäquater Hydratation keine derartige Schädigung und widersprechen deshalb Schwartz et al. (1046), die eine 12%ige Rate akuten Nierenversagens angeben.

Schultz, Lavelle und Swain (1033) stellen am Modell des akuten ischämischen Nierenversagens bei Kaninchen fest, daß die Nephrotoxizität von Röntgenkontrastmitteln insbesondere bei vorgeschädigter Niere zum Tragen kommt und die Erholungsphase nach akutem Nierenversagen verzögern kann.

3.2.2.5.1. Aortographie

Im Untersuchungsgut des Shehadi-Reports bildet die Aortographie die stärkste Gruppe unter den Gefäßdarstellungen. Von 11399 Patienten wiesen 285 insgesamt 475 Nebenreaktionen auf (2,5%). Dabei handelt es sich fast nur um leichte und mittelschwere Ereignisse. Schwere Zwischenfälle traten bei 5 Patienten auf (0,044%), von denen niemand verstarb. Mit der gleichen Häufigkeit, mit der Shehadi (1064) schwere Kontrastmittelzwischenfälle angibt, beziffert Saur (961) den letalen Ausgang der Aortographie: 3 Todesfälle von 6155 Patienten = 0,049%. In einem relativ kleinen Patientenkollektiv (n = 561) fanden Koch, Schreyer und Rigler (546) weder schwere noch tödliche Komplikationen, wohingegen Berge (76) unter 1298 thorakalen Aortographien und globalen brachiozephalen Angiographien bei 0,8% Majorkomplikationen und bei 0,2% untersuchungsbedingte letale Herzinfarkte fand.

Im einzelnen werden im Schrifttum extravasale oder intramurale Injektionen, Schäden des Nervensystems und der Niere beschrieben (Zusammenstellungen bei 5, 682). Bei perkutanem transaxillärem Zugang wird vor dem Risiko peripherer neurologischer Komplikationen gewarnt (bis zu einem Drittel der Untersuchten), von denen ein Teil (0,5%) allein durch Hämatome verursacht wird (1105). Zeitler (1227) erwähnt zwei Patienten mit Hämatothorax im Anschluß an hohe translumbale Aortographie. Unsere Sektions- und Begutachtungsfälle enthalten keine schweren Aortographie-Schäden.

3.2.2.5.2. Zerebrale Angiographie

Auch im Zeitalter der Computertomographie bleibt die zerebrale Angiographie eine wichtige Methode zur morphologischen Erfassung von Gefäßveränderungen bei zerebrovaskulären Erkrankungen. Extrazerebrale Hämatome werden mit einer Treffsicherheit von über 95% diagnostiziert (496).

Aus ca. 70 ausgewerteten Literaturangaben der letzten 3 Jahrzehnte zu ihrer Komplikationsdichte ergibt sich eine Letalitätsrate von durchschnittlich 0,2% bei über 100000 Eingriffen. Interessant ist dabei, daß sich der relative Anteil der in der Literatur der fünfziger Jahre mitgeteilten tragisch ausgegangenen Fälle praktisch nicht von denen der siebziger Jahre unterscheidet. Bei dieser Zahl handelt es sich um den arithmetischen Mittelwert. Das Dichtemittel aus den Angaben der Autoren liegt bei 0,1%. Shehadi (1064) fand in dem prospektiv auf Kontrastmittelkomplikationen untersuchten Material bei zerebraler Angiographie eine Sterbeziffer von 1:7354 (0,014%).

Bedeutend höher ist die Dichte der nichttödlichen Komplikationen zu veranschlagen (bis 6,8% nach 833; durchschnittlich 2 bis 3%). Die meisten von ihnen sind leichter oder mittelschwerer, ein geringerer Anteil (um 1%) schwerwiegender Art. Wenn Olivecrona (810) unter 5531 zerebralen Angiographien an 3730 Patienten bei 980 (26,3%) eine oder mehrere Komplikationen beobachtete, so beleuchtet das einmal mehr den relativen Wert und die beschränkte Vergleichbarkeit derartiger Statistiken. Unterschiedliche Untersuchungstechnik (Punktions- oder Kathetermethode,) Narkoseverfahren (Allgemein- oder Lokalanästhesie), Art und Zahl der untersuchten Arterien, Häufigkeit und Dauer der Untersuchung, Grundleiden, Allgemeinzustand und Alter der Patienten, Art, Menge und Konzentration des Kontrastmittels, Erfahrung der Untersucher und nicht zuletzt Akribie bei der Erfassung und Dokumentation der Komplikationen beeinflussen die Angaben der einzelnen Autoren. Ganz wesentlich wirkt sich auch die Interpretation einer Schädigung (Zuordnung zu Grundleiden oder Eingriff; Anerkennung als Komplikation oder Bagatellereignis) auf die Statistik aus. Am zuverlässigsten sind diesbezüglich prospektive Studien mit eindeutig definierten Kriterien, wie z. B. der bereits erwähnte Shehadi-Report. Die relative Zusammensetzung nach dem Schweregrad der Komplikationen präzisiert Shehadi (1064) wie folgt:

— leicht (keine Behandlung erforderlich)	72,2%
— mittelschwer (Behandlung erforderlich)	19,8%
— schwer (stationäre Behandlung erforderlich)	2,4%
— tödlich	0,6%

Remmers (905) fand eine deutliche Abhängigkeit der Komplikationsdichte vom benutzten Kontrastmittel. Seinen Erfahrungen mit über 500 Angiographien zufolge liegt die Ziffer bei Verwendung von Conray 60 am niedrigsten (1 von 168 Fällen). Angiografie-, Conray-70- und Telebrix-Angiographien lagen bezüglich des Auftretens von Komplikationen eine ganze Zehnerpotenz höher. Freitag et al. (291) kommen in einer vorläufigen Studie zu der Annahme, daß durch Verwendung des natriumfreien Meglumin-Visotrast-290 die neurologischen Dauerschäden minimiert werden können. Sowohl aus der Sicht der überwiegenden Mehrheit der wissenschaftlichen Publikationen zu diesem Thema als auch unserer eigenen gerichtsärztlichen Erfahrung rückt jedoch diese Seite zahlenmäßig weit hinter die durch Manipulationen erzeugten Schädigungen zurück. Köhler et al. (551) bemerken, daß die Komplikationen durch das Kontrastmittel selbst extrem selten sind und weitgehend instrumentell gesetzt werden.

MANI et al. (669) unterscheiden zwischen zentralen, lokalen und systemischen Komplikationen, FREITAG et al. (288, 289) zwischen zentralen und lokalen, KACHEL et al. (495) zwischen lokalen, allgemeinen und neurologisch-psychiatrischen, LANG (598) und BERGE (76) zwischen Minor- und Majorkomplikationen. Obwohl FREITAG u. Mitarb. hervorheben, daß in den von ihnen genannten Zahlen „jede Beeinträchtigung, wie z. B. Übelkeit, Erbrechen und auch größere Hämatome, die keine chirurgische Intervention erforderlich machten, enthalten sind", hatten sie unter 651 Karotispunktionen und 1649 transfemoralen Katheterisierungen nur 14 (0,6%) lokale Komplikationen, während sich $7^1/_2$mal soviel zentrale Zwischenfälle ereigneten (4,5%). Umgekehrt verhält es sich bei KACHEL u. Mitarb., die überwiegend die Seldinger-Technik anwandten: Allein die Hämatome machen 7,8% aus, weitere lokale Komplikationen, wie Spasmen, Thrombosen, Paravasate, Fremdkörperembolien u. a., kommen hinzu. Demgegenüber betragen die allgemeinen plus neurologisch-psychiatrischen Komplikationen nur ein Viertel der lokalen. Auch bei KÖHLER u. Mitarb., die ein etwa paritätisch aus Punktions- und Kathetermethode zusammengesetztes Untersuchungsgut vorstellen (2007 zerebrale Angiographien), war das Hämatom an der Punktionsstelle das häufigste unerwünschte Ereignis (36 lokale Komplikationen, darunter 20 Hämatome; 18 zentrale Komplikationen).

Unter 188 kurze Zeit nach zerebraler Angiographie Obduzierten fanden wir bei 36 Leichen (19,1%) ausgedehnte Weichteilhämatome in der Umgebung des Gefäßzugangs. Die Angiographie war zu einem Drittel mit der Nadel- (Direktpunktion), zu zwei Dritteln mit der Kathetermethode durchgeführt worden. Bemerkenswert ist die bei uns viermal, bei HUCKMAN et al. (462) ca. zweimal, bei KACHEL et al. (495) dreimal und bei KÖHLER et al. (551) fünfmal so hohe Schadensdichte des Hämatoms bei den direkten Karotispunktionen, verglichen mit der Katheterangiographie. Auch LAHL (591, 592) sowie LAHL und DREVS (593), die 89 nach direkter perkutaner Karotisangiographie Verstorbene auf iatrogene Schäden untersuchten, beobachteten bei 11 Obduktionen massive Lokalbefunde unterschiedlicher Art, jedoch alle mit ausgedehntem Weichteilhämatom. Es dürfte somit außer Zweifel stehen, daß zumindest von den pathologisch-anatomisch feststellbaren Komplikationen die lokale Blutung das häufigste Ereignis ist. Dieses ist bei der Nadelmethode mehr zu fürchten als bei der Katheterangiographie. Wichtiger als die Häufigkeit ist jedoch die Gefährlichkeit solcher Hämatome in Abhängigkeit von ihrer Lokalisation. Am Hals können sie zu Schluckstörungen und Sprachbeeinträchtigung führen. Man muß sogar einen entscheidenden Teil der zerebralen Reiz- und Ausfallserscheinungen auf die mechanische Irritation bzw. Einengung der Gefäße beziehen (593). Unter diesem Aspekt ist der Forderung von LAHL und DREVS (592, 593) zuzustimmen, daß auf eine strenge Indikationsstellung dieser Methode — insbesondere bei gegebener Möglichkeit, nicht-invasive diagnostische Verfahren oder wenigstens die Katheterangiographie anzuwenden — zu achten ist. Dabei soll allerdings nicht verschwiegen werden, daß dieses Thema im Fachschrifttum durchaus noch kontrovers diskutiert (681) und die Direktpunktion auch in den entsprechenden DDR-Richtlinien (721) als „vollwertiger Zugangsweg" bezeichnet wird. Das mag daraus resultieren, daß beispielsweise die Gesamtkomplikationen bei der Direktpunktion, jedoch schwerwiegende neurologische Leiden beim transfemoralen Vorgehen überwiegen (463).

Unter den übrigen pathomorphen Befunden sind Gefäßverletzungen und gröbere Blutungen sowie Thrombosen zu nennen. Wir fanden bei der Obduktion nach 121 Katheterangiographien 1 (0,8%), nach 67 Punktionsangiographien keine Thrombose. Die Thrombosehäufigkeit nach Katheteruntersuchungen wird von KACHEL et al. (495) mit 0,3% angegeben. LAHL und DREVS (593) sahen nach

Direktpunktion in je zwei Fällen (2,2%) eine Thrombose der A. carotis communis und der V. jugularis. Gefäßverletzungen und Blutungen wurden von uns in 6 von 121 Katheter- (5%) und in 8 von 67 Nadelangiographien (12%) registriert — die gleiche Menge wie von LAHL (592) für die A. carotis communis beschrieben. Bei der Katheterangiographie eines 67jährigen Mannes mit nachfolgender Gefäßbougierung fanden wir einen Hämaskos durch Verletzung der A. femoralis an der Grenze zur A. iliaca externa und bei einem männlichen Säugling eine Perforation des linken Vorhofs.

Klinisch sind insbesondere neurologische Komplikationen zu fürchten. Diese wurden von WENIG und PIEPGRAS (1183) in 2,4 bzw. 3,2%, von HUCKMANN et al. (462) in 2,8% und von KACHEL et al. (495) in 1,9% ihrer Fälle beobachtet. Davon entfallen bei HUCKMAN et al. (462) mehr auf die Katheteruntersuchungen (3,9%) als auf die Direktpunktion (2,2%), was die Autoren mit der höheren katheterinduzierten Embolierate erklären. Glücklicherweise ist der größte Teil der Zwischenfälle mit zentralen Störungen vorübergehender Art (bei HUCKMAN et al. (462) 2,6%, bei REMMERS (905) sowie KACHEL et al. (495) etwa 3%, bei FREITAG et al. (288, 289) 4,4%). Vorübergehende Paresen bzw. Aphasien werden von REMMERS (905) mit 0,63% angegeben. Aus einer Sammelstatistik der älteren Literatur errechnen sich durchschnittlich 0,89% bei über 22000 zerebralen Angiographien, allerdings mit Schwankungen zwischen 0 und 8% (677). KACHEL et al. (495) hatten nach zerebraler Angiographie in ihrem Krankengut 11 Fälle mit Extremitätenlähmungen (0,47%), wovon 3 nicht voll rückbildungsfähig waren. Vorübergehende Anfälle sah REMMERS (905) einmal unter 474 Hirngefäßdarstellungen (0,21%), womit er sich in der gleichen Größenordnung wie die Autoren der fünfziger Jahre befindet. Bleibende Ausfälle liegen seit langer Zeit zwischen 0,1 und 0,3% (MANI und EISENBERG (670) 0,1%, FREITAG et al. (288) 0,13%, REMMERS (905) 0,21%, HUCKMAN et al. (462) 0,18%, Autoren der fünfziger Jahre 0,28%, BERGE (76) 0,34%).

Nach FREITAG et al. (288, 290) hat die vorliegende Grundkrankheit entscheidenden Einfluß auf die Komplikationsdichte der zerebralen Angiographie. So waren bei 13,2% der Patienten mit einem Aneurysma, aber nur bei 3,2% der traumatisch Geschädigten Angiographiekomplikationen aufgetreten (insgesamt 124 Nebenreaktionen bei 2300 Patienten mit 2834 zerebralen Angiographien). Daneben wird von den Autoren der Einfluß des Alters auf die Komplikationsdichte betont. Besonders das Überschreiten des 60. Lebensjahres bedinge einen Anstieg der Zwischenfallsquote. Diese Aussage wird von KACHEL et al. (495) sowie BERGE (76) nicht bestätigt, welche ein Überwiegen von Komplikationen bei Patienten im jüngeren und mittleren bzw. höheren Lebensalter fanden.

In den von uns untersuchten Sektionsfällen zeigten durchschnittlich 12,4% der Katheter- und 35,8% der Punktionsangiographien eine oder mehrere Komplikationen. Dabei fand sich die höchste Komplikationsdichte im Kindesalter (37%), die nächsthöchste im Greisenalter (27%) und die niedrigste im Jugend- und jungen Erwachsenenalter (17%). In diesen drei Altersgruppierungen verhielten sich Katheter- und Nadelmethode gleichsinnig. Unabhängig von der Methode zeigte sich das weibliche Geschlecht anfälliger (Komplikationen bei 31%) als das männliche (17%). Zu ähnlichen Ergebnissen gelangte BERGE (76).

FREITAG et al. (288, 289) fanden einen stetigen Anstieg der Zwischenfallsquote mit der Zahl der untersuchten Arterien (bei einseitiger Karotisangiographie 4,6%, bei doppelseitiger 8,4% Komplikationen), MANI und EISENBERG (670) mit zunehmender Kontrastmittelmenge. Letztere fanden auch beim Vergleich unterschiedlich erfahrener Radiologen eine Komplikationsdichte von 0,9% für versierte und von 3,8% für weniger geübte Untersucher, womit sie die Bedeutung hinreichender Übung für den invasiven diagnostischen Eingriff belegen.

Vergleicht man Karotis- und Vertebralisangiographie hinsichtlich der publizierten Komplikationen, so ist ein signifikanter Unterschied nicht festzustellen. In der Literatur werden 1,9% (1206) bzw. 9,1% (905) bei der Karotisangiographie und 3,5% (1206) bei der Vertebralisangiographie angegeben. BERGE (76) fand für beide Gefäße denselben Prozentsatz an Majorkomplikationen (1,2%). FREITAG et al. (288) hatten bei insgesamt 1941 Katheter- und Punktionsuntersuchungen der A. carotis 90 Komplikationen (4,6%), während die der Vertebralisangiographie 7,6% ausmachten. MANI und EISENBERG (670) erlebten bei alleiniger Vertebralisangiographie keine Zwischenfälle. TRIBOLET, ASSAL und OBERSON (1135) berichten über 2,5% temporäre neurologische Komplikationen (Korsakoff-Syndrom und Rindenblindheit) durch Vertebralisangiographie. Weitere Beschreibungen kortikaler Amaurose nach Vertebralisangiographie sind von RITTER, BUSSE und RITTMEYER (917) aus der Literatur zitiert worden. Sie belaufen sich auf 1 bis 2% der Untersuchungen. Diese Komplikation hat eine gute Prognose. Die Komplikationsdichte insgesamt wird nach dem Fachschrifttum mit 1,5 bis 11% angegeben (917).

Unter gerichtsärztlichem Aspekt lassen sich für die zerebrale Angiographie einige Schlußfolgerungen ableiten; (nähere Ausführungen zu Voraussetzungen und Technik der zerebralen Angiographie sind in den von den Arbeitsgemeinschaften Neuroradiologie der Gesellschaften für Medizinische Radiologie sowie für Psychiatrie und Neurologie erarbeiteten „Richtlinien für die zerebrale (brachiozephale) Angiographie" (721) enthalten):

1. Die Untersuchung ist eine invasive diagnostische Maßnahme, die aber bei sorgfältiger Vorbereitung, Durchführung und Nachsorge nicht als besonders risikoreich bezeichnet werden kann.

2. Das entbindet den Arzt nicht von einer gründlichen Abwägung der Indikation. Strenge Indikationsstellung ist besonders bie Risikopatienten (mit degenerativen oder entzündlichen Gefäßprozessen, Aneurysmen, Gefäßverschlüssen, Angiomen sowie Dysfunktion des Zervikalmarks) zu fordern. Bei nicht-vitaler Indikation sollen erst die nichtinvasiven diagnostischen Methoden ausgeschöpft werden. Das gilt in verstärktem Maße für eine vorgesehene (beidseitige) Karotisdirektpunktion, für die gleichzeitige Untersuchung mehrerer Arterien und für extreme Altersgruppen.

3. Die Untersuchung darf nur von speziell qualifizierten, in einem neuroradiologischen oder kardiovaskulären Zentrum mit neuroradiologischem Profil ausgebildeten Ärzten mit entsprechenden apparativen Voraussetzungen zum Beherrschen von Zwischenfällen durchgeführt werden (721).

4. Das Untersuchungsinstrumentarium ist vor und nach der Angiographie sorgfältig zu überprüfen. (In einem bei uns begutachteten Fall war zum Benetzen des Gleitrings in der Spritze statt sterilem destilliertem Wasser irrtümlich H_2O_2 verwendet worden. Die Patientin erlitt einen schweren zerebralen Dauerschaden mit Sprachstörungen durch einseitige Sauerstoffembolie.)

5. Um das Komplikationsrisiko zu minimieren, bedarf es einer optimalen technischen Ausrüstung und Durchführung. Untersuchungsdauer und Kontrastmittelmenge sollen möglichst niedrig gehalten werden. Bei Kathetertechnik kann ausreichende Heparinisierung Thrombosen an der Punktionsstelle weitgehend vermeiden helfen. Wegen der Aufrauhung der Katheteroberfläche empfiehlt sich bei vielfachem Gebrauch die Verwendung möglichst kurzer, dünnlumiger, besser des öfteren neuer Katheter; bei Nadeltechnik Verwendung dünner Kanülen mit speziellem Anschliff. Nach der Untersuchung dosierte Kompression der Punktionsstelle mit dem Finger; Kompressionsverband nicht länger als 3 Stunden (551).

6. Ein sehr seltener, aber eindrucksvoller Zwischenfall bei Katheteruntersuchungen ist die Fremdkörperembolie durch Abbruch von Teilen des Katheters oder seines Führungs-

drahtes. Zur Prophylaxe solcher Ereignisse empfehlen MOHR, RITTER und BANZHAF (735):

- Kritische Indikationsstellung
- Durchführung in Einrichtungen mit technischen und personellen Möglichkeiten zu optimaler Untersuchung und sicherer Beherrschung von Komplikationen
- Prüfung auf Vollständigkeit und Unversehrtheit des zur Katheterisierung verwendeten Instrumentariums
- Suche nach eventuell verlorengegangenen Teilen (Verwendung radiopaken Materials)
- Im Falle des Nachweises intravasal verbliebener Reste sofortige Heparinisierung und Fremdkörperextraktion.

7. Wegen möglicher Spätkomplikationen ist eine mehrstündige Überwachung des Patienten auch nach komplikationslos verlaufener Angiographie notwendig (495).

8. Exakte Protokollierung mit Registratur und Auswertung aller Komplikationen ist Rechtspflicht jedes eine Angiographie durchführenden Arztes.

3.2.2.5.3. Koronarangiographie

Aus einer Gesamtzahl von über 130000 Untersuchungen aus den Jahren 1968 bis 1981 ergibt sich nach Literaturmitteilungen eine durchschnittliche Letalitätsrate von 0,2%, wobei die Angaben der einzelnen Autoren zwischen 0 und 2% streuen. Hierzu ist festzustellen, daß bei dieser relativ jungen Untersuchungsmethode die Komplikationsdichte wesentlich von der Erfahrung des Untersuchers abhängt. Bei PRIDIE et al. (857) fiel die Letalität von 1,2% unter den ersten 500 Koronarangiographien auf 0,19% bei den folgenden 1000. So sank auch allgemein die Anzahl der Komplikationen Anfang der siebziger Jahre deutlich. Tödliche Zwischenfälle sind — abgesehen von Patienten, die im dekompensierten Stadium einer Herzinsuffizienz oder im kardiogenen Schock angiographiert werden — praktisch nur noch bei Stenose des Hauptstammes der linken Koronararterie und bei Dreigefäßerkrankungen zu erwarten (3, 399). Hierbei sind sie allerdings beachtenswert häufiger. MILLER et al. (729) fanden letale Koronarangiographien bei Stenose des linken Koronarhauptastes in der Literatur mit durchschnittlich über 1,1% angegeben, hatten selbst sogar die dreifache Todesrate (3 von 83 Patienten), wohingegen von den knapp 1000 Patienten ohne Stenose des linken Hauptastes nur einer an der Angiographie verstarb.

Im einzelnen ist mit Infarkt in 0,05 bis 0,2% (3, 76, 399, 1153), mit ischämischem Spasmus in 0,1% und nicht-ischämischem Spasmus in 1% (619), mit Kammerflimmern in 0,7 bis 1,3% (3, 544), mit Thrombose in 0,68% (3), Hirnembolie in 0,09 bis 0,55% (3, 857) und Apoplexie in 0,06% (399) zu rechnen.

In Einrichtungen, die jährlich weniger als 100 Untersuchungen durchführten, war die Schadensdichte an Herzinfarkt und Hirnembolie fünfmal so hoch wie an Zentren mit mehr als 400 Koronarangiographien im Jahr (3). Neben den genannten Komplikationen kommen mechanisch verursachte Schäden in Form von Blutungen, Arterienperforationen, subintimalen Injektionen, Pseudoaneurysmabildungen und Stimulation aortaler Vasorezeptoren vor. Die Mißerfolge der Katheterisierungen sanken bei PRIDIE et al. (857) mit der Erfahrung der Untersucher schrittweise von 20 auf 0% ab. ERIKSON, HELMIUS und SAWADA (256) hatten seit der Einführung eines neuen Katheters (Kifa) keine mechanischen Komplikationen mehr.

Kontrastmittelreaktionen geben ADAMS und ABRAMS (3) in ca. 1% der referierten knapp 90000 Fälle an. Klinisch gefürchtete Komplikationen sind Blutdruckabfall und verlangsamter Sinusrhythmus, weil dadurch die schon schlechte Sauerstoffversorgung des Koronarkranken weiter eingeschränkt wird. Nach den Untersuchungen von POPIO und ROSSI (854) sind die kardiotoxischen Nebenwirkungen nicht auf vagale Reflexe zurückzuführen und weder pharmakologisch noch durch Vorhofpacing zu unterdrücken. Vielmehr sei es notwendig, nach neuen Kontrastmitteln zu suchen, die in Osmolarität und

Ionenzusammensetzung der des Blutes besser entsprechen. Bei in-vitro-Versuchen resultiert ein Viskositätsanstieg durch Vermischung von Blut und Kontrastmittel sowie durch Erythrozytenschrumpfung und -aggregation (918). Dagegen fanden die Autoren in vivo einen Viskositätsabfall, den sie auf Hämodilution infolge Spülung und osmotischer Kontrastmittelwirkung (Visotrast 370) zurückführen.

Wir registrierten nur vier Obduktionen, denen komplikationsbehaftete Koronarangiographien vorausgegangen waren. Die Patienten (3 Männer und 1 Frau) waren zwischen 20 und 60 Jahre alt. Zweimal bestand eine Gefäßwanddissektion, eine Gefäßverletzung führte zu Wandhämatom der Koronararterie und frischem Infarkt, in einem Fall trat unter präkardialem Schmerz ein kardiogener Schock auf.

3.2.2.5.4. Renovasographie

Die Renovasographie zur Früherkennung eines Nierentumors erlaubt in vielen, anders nicht zu klärenden Fällen, das therapeutische Vorgehen abzuwägen und eine Verlaufsprognose zu stellen. Diagnostische Irrtümer geben Larmarque et al. (595) mit 6,6% (10 von 150 kontrollierten Fällen) an. Von den 10 Fehldiagnosen waren 2 falsch-positiv und 8 falsch-negativ.

Da die Kontrastmittelmenge etwa der bei i. v.-Urographie entspricht, das Kontrastmittel jedoch direkt in die Arterie injiziert wird, muß mit hohen Konzentrationen in der Niere gerechnet werden. Dennoch fanden Tauber et al. (1113) bei 17 Patienten keine Nierenfunktionseinschränkung durch Renovasographie mit Diatrizoat. Lediglich bei vorbestehender Niereninsuffizienz wurde eine vorübergehende Einschränkung der Nierenfunktion festgestellt. Mit lokalen Hämatomen ist in etwa 0,2% zu rechnen; das Letalitätsrisiko ist sehr gering, wenn die Kontraindikationen beachtet werden (76, 524). Perret (832) gibt Querschnittslähmungen bei 0,2% der Untersuchten an, Berge (76) je einen Fall von Abriß des Katheters, Abbruch des Führungsdrahtes, Thrombose an der Punktionsstelle und av-Fistel aus einem Kollektiv von 2500 Untersuchungen. In einzelnen Fällen kann die Renovasographie auch therapeutisch eingesetzt werden. Ein solcher Fall fand sich auch bei unseren Untersuchungen:

Bei einem 56jährigen Mann mit schmerzloser Makrohämaturie (Sektionsbefund: metastasierendes Nierenkarzinom) sollte präoperativ die rechte Nierenarterie mit Histoacryl embolisiert werden. Dabei floß das Fremdkörpermaterial (vermutlich nach Überfüllung der rechten) auch in die linke Nierenschlagader und in weitere Gefäße (A. iliaca communis rechts, A. iliaca interna links, A. profunda femoris links). Es kam zu beidseitigen anämischen Niereninfarkten, Urämie und Tod (inoperabler Nierentumor rechts, mißlungene Rekonstruktion der linken Nierenarterie, Verzicht auf Dialyse wegen des Grundleidens).

3.2.2.5.5. Arteriographie anderer Organe

Die übrigen Arteriographien im Berichtszeitraum betreffen **Extremitätenarteriographien** und **Zöliakographien**, alle ohne ernsthafte Komplikationen. In der Literatur werden Einzelfälle von Gefäßschäden (Verletzungen, Hämatome, Paravasate, intramurale Kontrastmittelinjektionen, Aneurysmata, Thrombosen, Embolien) mitgeteilt (203, 682). Shehadi (1064) berichtet über 2,5% leichter bzw. mittelschwerer Reaktionen bei peripheren Arteriographien. Schwere oder tödliche Komplikationen traten nicht auf. Wird der Eingriff in Allgemeinanästhesie durchgeführt, so ist deren Risiko zu bedenken. Es wird als gering angesehen, da nur für wenige Sekunden eine Muskelrelaxation notwendig ist (203, 1185). Schmidt und Pfeifer (998) empfehlen Lidocainzusatz zum Kontrastmittel, senken damit wirksam die Schmerzrate, erzeugen jedoch Nebenwirkungen (Schläfrigkeit, Übelkeit, Erbrechen) bei jedem fünften, nach Zusatz von Diazepam und Lidocain bei jedem dritten Patienten.

3.2.2.6. Phlebographie

Im Gefolge einer Phlebographie muß mit vorwiegend lokalen Gefäßschädigungen und deren Weiterungen gerechnet werden. MELLMANN und BORNEMANN (715) fanden bei Venendarstellungen der unteren Extremitäten in 38,3% Endothelschädigungen. ALBRECHTSON und OLSSON (17) maßen in der gleichen Größenordnung (32,8%) einen deutlichen Fibrinogenanstieg. Thrombosen erlebten sie bei 6,6% der Untersuchten, von denen die Hälfte zu einer Lungenembolie führte. Auch Hautnekrosen am Orte der Kontrastmittelinjektion werden vereinzelt beschrieben (s. bei 682). Das Grundleiden spielt eine entscheidende Rolle. SALZMAN et al. (952) registrierten unter 1536 Phlebographien bei primärer Varikose in 4,2% leichte Komplikationen, während die Komplikationsdichte bei Patienten mit postthrombotischem Syndrom dreimal so hoch war. Dauerschäden traten nicht auf. SHEHADI (1064) berichtet über 3 schwere Zwischenfälle unter insgesamt 2,9% Kontrastmittelreaktionen bei 3074 Venographien.

In dem von uns untersuchten eigenen Material liegt eine schwere Komplikation bei **Splenoportographie** eines 37jährigen Mannes vor.

Die Untersuchung wurde wegen Verdachts auf dekompensierte Leberzirrhose nach der Methode von BERGSTRAND (perkutane Milzblindpunktion) durchgeführt. Mehrere Stunden nach dem Eingriff kam es infolge Nachblutung aus der Punktionsstelle zum Kreislaufschock, so daß die Indikation zur Laparotomie gegeben war. Nach Mißlingen einer Umstechung Entschluß zur Splenektomie; wieder Nachblutung (2500 ml) mit tödlichem Ausgang. Bei der Obduktion fand sich eine kleinknotige Leberzirrhose mit Ösophagusvarizen. Aberrierende Gefäße oder Undichtigkeiten in der ligierten Milzarterie bestanden nicht. Die postoperative Blutung war bei bestehender Gerinnungsstörung diffus aus dem Milzbett erfolgt.

WANNAGAT (1167) sah unter 4000 Splenoportographien bei jedem dritten Patienten Hämatome, davon 68 subkapsuläre Milzhämatome (1,7%), jedoch nur Einzelfälle von Bilhämie bzw. schwerer Nachblutung, die Transfusion oder Operation erforderten. Todesfälle traten nicht auf. RÖSCH (929) beobachtete 4 Milzrupturen unter 1600 Splenoportographien. Gallige Peritonitis kann mit einer Frequenz von etwa 1% folgen (76, 451). Insgesamt geben HOEVELS (451) 2,5 und BERGE (76) 1,5% schwerwiegender Komplikationen an. Hypertensive Krise und Ileus als Folge exzessiver Katecholaminausschwemmung bei Phlebographie eines Phäochromozytoms beschreiben FISCH und REUTTER (273).

Bei 2381 **Kavographien** sah BERGE (76) 0,5% Paravasatbildungen und 0,13% Majorkomplikationen durch defektes Instrumentarium. Todesfälle traten nicht auf.

Nach **Ossovenographie** erlebten THOMAS und TIGHE (1123) 3 Todesfälle unter 400 Untersuchungen, einen davon durch Fettembolie. AGNOLI und LAUN (10) beobachteten unter 450 Ossovenographien, davon 200 im Halsbereich, bei einem Patienten Schluckbeschwerden und Heiserkeit infolge Verletzung eines arteriellen Gefäßes mit Ausbildung eines großen Hämatoms.

Die **Spinalphlebographie** wird von MÜLLER und SCHOLZ (743) als praktisch komplikationsfreie Untersuchungsmethode zur Diagnostik des lumbalen Bandscheibenprolaps angesehen. Unter 152 Phlebogrammen erlebten sie drei unbedeutende Paravasatbildungen, welche kurzzeitig leichte Schmerzen verursachten.

3.2.2.7. Angiokardiographie

In der Literatur werden für die Angiokardiographie in den ersten beiden Lebenswochen hohe Letalitätsraten angegeben (zwischen 10 und 20%). Im späteren Säuglings- und Kindesalter ist die Prognose mit 1,8%iger Letalität wesentlich günstiger (71, 396, 1189). Neben hypoxämischen Schädigungen des Herzens, Rhythmusstörungen und Entzündungen ist mit hämodynamischen (Thrombose) und mechanischen Komplikationen, wie intramuralen Kontrastmittelinjektionen und Perforationen, zu rechnen. Letztere stellen einen sehr seltenen Zwischenfall dar. In unserem Sektionsgut ist ein einziger derartiger Fall enthalten:

Bei einem 2 Wochen alten männlichen Säugling mit Transposition der großen Gefäße, Atrium- und Ventrikelseptumdefekt führte ein über die V. femoralis vorgeschobener diagnostischer Herzkatheter zur Perforation des rechten Vorhofs mit nachfolgendem Hämatoperikard.

Die Entscheidung, ob derartige Komplikationen einem unvermeidlichen eigengesetzlichen („schicksalhaften") Verlauf zuzuordnen sind, läßt sich nur nach gründlicher Prüfung unter Würdigung aller wichtigen Fakten des jeweiligen Falles treffen. Unbedingte Voraussetzung der Aufklärung letaler Ausgänge ist die Obduktion (630). Die Thrombose wird von ROMANIUK (927) als eine der Methode immanente Komplikation angesehen, deren Häufigkeit zwar durch konsequente Heparinprophylaxe gering gehalten, die aber nicht völlig ausgeschlossen werden kann. Der Autor sieht „lokale, segmentale Gefäßverschlüsse bei lege artis vorgenommener Untersuchung unter Heparinschutz nicht als Ausdruck für falsches bzw. unsachgemäßes Handeln und nicht als krasses Mißverhältnis zwischen vorhersehbarem und eingetretenem Risiko" an.

3.2.2.8. Lymphographie

Die Lymphographie ist eine weniger häufige Kontrastuntersuchung (4/10000 Einwohner und Jahr nach 27). Tödliche Komplikationen kommen in einer Häufigkeit von 0,06 (549) bis 0,11% (160, 947) vor. Die Lymphographie mit öligen Kontrastmitteln ist nach RUMMELHARDT (945) mit 5% Komplikationen belastet. Dabei stehen pulmonale Nebenerscheinungen im Vordergrund (0,8% nach 947), während zerebrale sehr selten sind (0,05%). Die sehr häufige Ölembolie kann im Einzelfall zum Tode führen (758).
In unserem Material befanden sich im Berichtszeitraum keine schwerwiegenden Lymphographiekomplikationen.

3.2.2.9. Myelographie

Der tragische Verlauf des von uns begutachteten Falles stellt eine traurige Geschichte ärztlichen Wirkens dar:

Es handelte sich um eine 56jährige Frau mit vorausgegangener Mastektomie wegen Karzinoms und bekannter Ischialgie. Zwei Monate vor dem Todeseintritt Wiederaufnahme wegen stechender Schmerzen im linken Bein. Es bestanden leichte Reflexanomalien und Parästhesien. Umfangsmessungen ergaben keine Seitendifferenzen. Die Röntgenaufnahmen boten einen altersgemäßen Befund. Weitere klinische Untersuchungen wurden nicht durchgeführt. Unter der Diagnose „Radiculitis lumbosacralis" wurde die Indikation zur Myelographie gestellt. Die Myelographie wurde mit Dimer X durchgeführt. Sie ergab keinen Hinweis auf raumbeengende Prozesse. Der Liquorbefund war zu diesem Zeitpunkt unauffällig. 2 Tage später wurde die Patientin nach Hause entlassen, nach 7 Tagen bekam sie erneut Schmerzen im Rücken, Schwierigkeiten beim Laufen und zeitweiliges Erbrechen. Die Symptome verstärkten sich zusehends, die Nahrung wurde vollständig verweigert, es entwickelten sich zusätzlich starke Kopfschmerzen, Fieber und ein morbiliformes Exanthem. Die Bereitschaftsärzte diagnostizierten ad hoc Wirbelmetastasen nach Mammakarzinom und behandelten mit einem Phenylbutazonpräparat (Wofapyrin®). Zwei Wochen nach der Myelographie starb die Patientin an einer schweren eitrigen Leptomeningitis. Eine bakteriologische Untersuchung wurde bei der auswärtigen Autopsie nicht für notwendig erachtet.

Als Komplikationen wurden früher in Einzelfällen eine aseptische Arachnoiditis, Kaudaschädigung mit Dauerlähmung der Beine und Impotenz sowie epileptiforme Anfälle, häufiger Kopfschmerzen, Lähmungserscheinungen, mehrstündiger Bewußtseinsverlust und Schock beschrieben (57, 634). Tödliche Ausgänge stellten auch früher schon eine Rarität dar. Über einen Todesfall infolge Hirnhautentzündung berichtet SCHÖNBAUER (1023). Fehlerhafte Injektionen bei Myelographien sollen nach WIGGLI und OBERSON (1193) in einer Frequenz von 5% vorkommen. Stärke und Häufigkeit des postpunktionellen Kontrastmittelaustritts hängen nach diesen Autoren wesentlich von Schliff und Außendurchmesser der verwendeten Nadel ab (12% bis 30%). Beim Vergleich der Kontrastmittel Dimer X und Myelografin fand HAMMER (394) keinen Unterschied in der Quote meningealer Nebenerscheinungen. Das Hauptsymptom, der Kopfschmerz, trat bei 14 bis 20% der Behandelten auf. Durch die Untersuchungstechnik im Liegen oder Sitzen ergibt sich kein gravierender Unterschied (n = 748).

Die Komplikationsrate hängt bei Beachtung aller Kriterien der Sorgfalt weitgehend vom verwendeten Kontrastmittel ab. Während die bis 1970 gebräuchlichen wasserlöslichen jodhaltigen Kontrastmittel eine Spinalanästhesie erforderten und dadurch schon eine nicht unerhebliche Komplikationsrate auftrat, entfällt diese Gefahr mit den neuen Kontrastmitteln Dimer X, Conray 60 und Amipaque. Die Komplikationsdichte der Dimer-X-Myelographie gibt REINHARDT (901) mit 2,1% an. Allerdings werden meningeale Reizungen für wenige Tage bis zu 20% beschrieben (nach LETHINEN und SEPPÄNEN (615): 12% bei Conray, 22% bei Dimer X). Diese sind aber abakteriell, nicht-eitrig, klingen bald ab und sind z. T. von relativen Liquorunterdruckphänomenen schwierig zu unterscheiden. Die immerhin vorhandene Neurotoxizität dieser Mittel äußert sich gelegentlich in absteigender Reihenfolge in leptomeningealen Reizerscheinungen, vorübergehenden Rückenmarksautomatismen, generalisierten Krampfanfällen oder Querschnittslähmungen (999).

HEISS und NEUBAUER (421) weisen auf die extrem seltene Möglichkeit der Entstehung eines akuten subduralen Hämatoms nach lumbaler Myelographie durch Liquorunterdruck bei kontinuierlichem Aussickern von Liquor aus dem punktionsbedingten Leck hin. In dem beschriebenen Kasus kam es zum Abriß von Brückenvenen.

KRÜGER, WILD und HACKER (577) sahen aber unter 2500 Fällen nie epileptische Anfälle. Über eine eitrige Meningitis durch Myelographie mit Dimer X ist in der Fachliteratur der letzten Jahre nichts bekannt geworden: KUNZE und SCHIEFER (585) — 355 Untersuchungen, GÖPEL und MIETHWENZ (363) — 248, SCHÖCHE (1016) — 60, USBECK und ASSMANN (1148) — 500, TUENGERTHAL (1141) — 3000 Untersuchungen, KRÜGER, WILD und HACKER (577) — 2500, ASSMANN und BESEL (38) — 650, LEHMANN (608) — 244, BRETSCHNEIDER und BÖRNER (131) — 554 Untersuchungen. Der von MÜLLER et al. (744) vorgestellte Fall einer Staphylokokken-Meningoenzephalitis mit Querschnittssymptomatik wurde folgerichtig gutachtlich als Haftpflichtschaden eingestuft.

Die bei der Myelographie als Teilschritt der Methode anzuwendende Lumbalpunktion stellt für sich genommen bereits eine Möglichkeit für das Eintreten einer Komplikation dar: REITTER (903) trug 1951 aus der Literatur 23 Fälle einer Meningitis nach Lumbalpunktion zusammen. Je einen Todesfall infolge Meningitis führen MORREAU (737) und SCHEPELMANN (975) an. Nach MEYER (724) kam auf 10000 Lumbalpunktionen ein Todesfall. KAZMEIER und WILD (512) schreiben noch 1974: „Eine Inokulationsmeningitis nach Lumbal- oder Subokzipitalpunktion kommt trotz sorgfältiger Punktionsvorbereitung immer wieder einmal vor und verläuft unter dem Bild einer eitrigen Meningitis." Da diese Auffassung den aktuellen klinisch-wissenschaftlichen Mitteilungen widerspricht, wandten wir uns an die Autoren mit der Bitte um konkretisierende Stellungnahme. WILD (1194) antwortete darauf, daß er zwar aus früheren Zeiten zwei Fälle von Inokulationsmeningitis kenne, bei denen kein Fehler in der Asepsis nachzuweisen gewesen war. Er fügte jedoch unmißverständlich hinzu: „Nach meiner heutigen Auffassung halte ich eine bakterielle Inokulationsmeningitis für vermeidbar, wenn nach allen Regeln der Asepsis ... vorgegangen wird."

Bei den in unserem Material dokumentierten 37 frischen Lumbalpunktionen im Kindes- und Erwachsenenalter lagen keine Komplikationen vor. Vorsicht scheint indessen bei Säuglingen mit Bakteriämie geboten. Hier

treten nach Lumbalpunktionen ohne Antibiotikaschutz gehäuft Meningitiden auf (1114).
Es ist unseres Erachtens unbestreitbar, daß die Myelographie mit Dimer X ein relativ harmloser diagnostischer Eingriff ist, daß die Gefahr einer tödlichen Komplikation äußerst gering ist und daß durch sorgfältiges steriles Vorgehen eine Inokulationsmeningitis sicher vermieden werden kann.
Die groteske Verkennung der nach Myelographie aufgetretenen Symptome, die in unserem Fall dazu führte, daß das Leiden unter ärztlicher Aufsicht ungehindert seinen tödlichen Lauf nehmen konnte, kann nicht der Methode angelastet werden, sondern ist in Ausbildungsniveau bzw. Sorgfalt praktizierender Ärzte zu suchen. Gutachtlich ergeben sich für die Myelographie folgende Konsequenzen (744, 1148):

a) strenge Indikationsstellung für die Untersuchung,
b) angemessene Aufklärung des Patienten,
c) sorgfältige stationäre Durchführung der Myelographie von erfahrenen Ärzten,
d) peinliche Beachtung von Antiseptik und Aseptik,
e) Kenntnis möglicher Komplikationen,
f) sorgfältige Nachsorge.

Bei der Diskographie muß mit aseptischer und infektiöser Diszitis gerechnet werden (10, 928).

3.2.2.10. Enzephalographie

Die Enzephalographie wird beim Erwachsenen in der Regel mit Luft als negativem Kontrastmittel durchgeführt (Pneumenzephalographie). Die Letalitätsangaben der Pneumenzephalographie im Fachschrifttum sind sehr heterogen (682). Neueren Untersuchungen zufolge kann sie bis 2,5% betragen (613), wird aber überwiegend unter 1% angegeben. Der Allgemeinzustand des Patienten, insbesondere bei vorbestehender ventrikulärer Dilatation, das Grundleiden (schlechte Prognose bei intrazerebralen Tumoren), die Qualifikation des Untersuchers und andere Einflüsse (z. B. das Betäubungsverfahren) bestimmen die Komplikationsdichte wesentlich (943). Durchschnittlich treten gravierende Komplikationen bei 3 bis 5% der Untersuchungen auf, leichte dagegen doppelt so häufig.
In unserem Material befindet sich je ein Fall von mors in tabula infolge Luftembolie und Durablutungen. Die Häufigkeit der Luftembolie wird von Jacoby et al. (479) mit 0,4% unter 1196 Pneumenzephalographien angegeben. Moseley und Pilling (738) fanden bei jedem 5. enzephalographierten Patienten Netzhautblutungen, seltener Netzhautexsudate. Im Vordergrund der klinischen Beschwerden nach Pneumenzephalographie stehen Kopfschmerzen und vegetative Beschwerden, bei den schweren Komplikationen sind es u. a. neurologische und Bewußtseinsstörungen (613).
Bei der **Ventrikulographie** (nach Direktpunktion des Hirnkammersystems) ist mit neurologischen (Epilepsie, Sehstörungen) und Kreislaufkomplikationen zu rechnen. Todesfälle sind selten. Schiefer (979) teilt 9 letale Zwischenfälle bei Kindern mit.

3.2.2.11. Bronchographie

Obgleich die Bronchographie zu den komplikationsreicheren Untersuchungsverfahren zählt (1017), enthält unser Begutachtungsmaterial keine derartigen Zwischenfälle. Mit einer Häufigkeit von 5/10000 Einwohner und Jahr (27) rechnet sie zu den weniger häufigen Röntgenuntersuchungen. In der Literatur werden Todesfälle von 0,02 bis 0,5% angegeben (160, 250). Über akute Obstruktion der Luftwege berichten Mildeová (728) und Owen (815). Bei dem von Owen dargestellten Fall waren dem wäßrigen Kontrastmittel wegen unbefriedigender Röntgenbilder 2 ml öliges Lipiodol beigefügt worden. Beide Lösungen zusammen ergaben ein pastenartiges Material, welches Trachea, Haupt- und große Bronchien austamponierte und infolge Asphyxie zum Tode des Patienten führte.

Wiederholte Bronchographie (z. B. bei Bronchiektasen) kann eine Schaumzellpneumonie verursachen (5).

3.2.2.12. Hysterographie

Auch Zwischenfälle nach Hystero(salpingo)-graphie sind uns nicht aus eigener Erfahrung bekannt. Ihre häufigste Komplikation, der Gefäßinflux von Kontrastmittel, führt selten zu schweren Schäden. Nur ausnahmsweise kann eine tödliche Kontrastmittelembolie auftreten (326, 611). Ebenso selten ist eine Uterusperforation oder ein entzündlicher Adnexprozeß (nach GEORGESCU (326) je ein Fall unter 1554 Hysterosalpingographien).
Insgesamt gilt die Hysterographie als komplikationsarme Methode, wenn sie technisch richtig und ohne vorheriges Sondieren vorgenommen wird (906).

3.2.2.13. Weitere Kontrastmitteluntersuchungen

Selten einmal kann die **Arthrographie** Anlaß zu einem tödlichen Zwischenfall infolge Luftembolie werden. Einzelne derartige Fälle sind in der Literatur beschrieben (4, 532).
Bei der **Sialographie** wurden außer Laborwertveränderungen (Serumdiastase-Erhöhung) keine Komplikationen beobachtet (1159, 1160).
Die **Darstellung von Magen und Duodenum** — die nach ANGERSTEIN (27) mit 298 pro 10000 Einwohner am häufigsten angewandte Kontrastmitteluntersuchung — kann als die harmloseste Methode unter den Kontrastmitteluntersuchungen angesehen werden (1017). Das zur Darstellung des Gastrointestinaltrakts fast ausschließlich verwendete Bariumsulfat erzeugt praktisch keine Schädigungen. Die Anforderungen an ein ideales Kontrastmittel — wie gute Mischbarkeit mit den Sekreten des Magen-Darm-Kanals, Haftfähigkeit an der Schleimhaut, Viskosität, Stabilität, keine Klumpenbildung, kein Penetrieren des Verdauungskanals, keine Beeinflussung der Verdauung — werden von ihm weitgehend erfüllt (50). Dennoch kann es durch Aspiration von Bariumsulfatbrei in Einzelfällen zu Todesfällen kommen (601, 671). Ferner kann eine Magenperforation (1097, 1233) oder nach Perforation innerer Wandschichten ein Bariumgranulom auftreten (50, 671). Aus Verwechslungen mit anderen Bariumsalzen (z. B. Bariumsulfid) können Vergiftungen resultieren (50). Diese Komplikationen sind extrem selten und uns nur als Einzelmitteilungen bekannt. Wir selbst sahen sie nicht.
Die Schäden nach **Kolonkontrasteinlauf** sind fast ausschließlich mechanisch bedingt und werden deshalb bei den Komplikationen des Klistiers mit besprochen (6.1.).
Bei den negativen Kontrastdarstellungen **(Pneumographien) Pneumoperitoneum, Pneumomediastinum** u. a. kann — ähnlich der Pneumenzephalographie und Arthrographie — wegen der guten Löslichkeit der Gase in Körperflüssigkeiten und rascher Gasresorption eine Luftembolie entstehen. Nach BARKE (50) ist von über 200 Fällen einer iatrogenen Gasembolie die Hälfte der betroffenen Patienten verstorben. Beim Pneumoperitoneum als Hilfsmittel zur röntgenologischen Weichteildarstellung in der Gynäkologie **(Pneumogynäkographie)** werden in 1% der Fälle unbeabsichtigte Darmpunktionen beschrieben (533).
Aus forensischer Sicht sind diese Verfahren kaum von praktischer Relevanz. Sie können ausnahmsweise aber einmal Gegenstand der Begutachtung werden, wenn ein Todesfall im Zusammenhang mit solcher Untersuchung auftritt und vom Staatsanwalt die Frage nach einer eventuellen Sorgfaltspflichtverletzung gestellt wird.

3.2.3. Rechtliche Folgerungen

Da die gebräuchlichen Röntgenkontrastmittel keineswegs ideale Substanzen sind, jedoch in der modernen Diagnostik nicht auf sie verzichtet werden kann, muß das Risiko bei der Indikationsstellung gründlich abgewogen werden. Die Durchführung bei begründeter Indikation setzt eine allgemeine Voruntersuchung des Patienten und sorgfältige Erhebung der Anamnese, besonders im Hinblick auf vorbestehende Risikofaktoren, Allergien und Medikamenteneinnahme, z. B. Dauermedikation mit Herzglykosiden, voraus (s. Standard- und Hinweistafeln der Gesellschaft für Medizinische Radiologie der DDR). ELKE (248) weist besonders auf die Kommunikation zwischen überweisendem und Röntgenarzt hin. Unglaublich mutet der tödliche Zwischenfall bei intravenöser Urographie eines fast 3jährigen Kindes an: Der überweisende Arzt hatte den bei dem Mädchen bestehenden Herzfehler auf dem Überweisungsschein mit „Vit. C“ bezeichnet, was der Radiologe natürlich als „Vitamin C“ interpretierte, statt als „Vitium cordis“. Die sogenannten Privatabkürzungen können auf dem Wege von Mißverständnissen schwere iatrogene Schäden nach sich ziehen. Bestehen bei einem Patienten mehrere oder gravierende Risikofaktoren, so soll versucht werden, die erforderlichen diagnostischen Informationen aus anderen Verfahren (Ultraschall, Computertomographie, nuklearmedizinische Untersuchungen) zu gewinnen. Das nach Konsultation mit dem überweisenden Arzt kalkulierbare Risiko muß dann von beiden Ärzten (Radiologe und Kliniker bzw. Allgemeinmediziner) gemeinsam getragen werden (248, 927).

Je nach Verfassung des Patienten wird auch eine psychische Vorbereitung auf den bevorstehenden Eingriff notwendig sein. Angst kann die Reaktionen verstärken, Hypnose herabsetzen. SCHOEN (1017) zitiert einen Fall, bei dem ein Patient einen Koronarspasmus mit tödlichem Myokardinfarkt bereits durch die Aufregung **vor** der Kontrastmittelinjektion bekam (1017). Eine beruhigende Aufklärung über die ihm bevorstehende Maßnahme sollte deshalb nie unterlassen werden. Bereits diese Phase verlangt persönliches Engagement des Arztes; er kann dabei von der MTR unterstützt werden. Die Erhebung der Anamnese ist eine ärztliche Aufgabe, die die Kenntnis pathophysiologischer und pharmakologischer Zusammenhänge voraussetzt, um dem Patienten gezielte Fragen stellen und dessen Antworten richtig interpretieren zu können (249). Der Arzt trägt selbstverständlich auch die Verantwortung für die technische Vorbereitung der Untersuchung, die Vollständigkeit und Einsatzbereitschaft aller, einschließlich der zur Reanimation und Schockbehandlung notwendigen Instrumente, Medikamente und Geräte. Dazu gehört auch die strenge Einhaltung steriler Kautelen. Es gilt der Grundsatz, daß der Umfang der Ausrüstung zur Zwischenfallbekämpfung der Gefährlichkeit eines Eingriffs — auch wenn dieser selten auftritt — entsprechen muß. Das muß bei seltenen, aber gefahrvollen Komplikationen besonders betont werden, weil nach unproblematischem Verlauf vieler Untersuchungen die Aufmerksamkeit zu erlahmen droht. Einen diagnostischen Test zur Ermittlung der „Kontrastmittelrisikopatienten“ gibt es nicht. Das Risiko einer bestimmten Untersuchung läßt sich zwar für größere Patientenkollektive (statistisch) abschätzen, jedoch nie für den konkreten Fall vorhersagen. Eine Vortestung des Kontrastmittels ist von den gleichen Risiken wie die Untersuchung selbst bedroht. Spezifische Voraussagen sind selbst aufgrund früher beobachteter oder fehlender Reaktionen nicht möglich (703). Deshalb müssen Arzt und Röntgenassistentin stets in der Lage sein, alle bei einem überraschend eintretenden Zwischenfall erforderlichen Maßnahmen zu beherrschen. In kleineren und vor allem in ambulanten Einrichtungen muß sichergestellt sein, daß in kürzester Zeit ein Fachkollege der Anästhesiologie oder Chirurgie zur Unterstützung bzw. Übernahme der weiteren Behandlung herbeigerufen werden kann, falls der röntgenologisch tätige Arzt eine Schockbekämpfung nicht beherrscht (vgl. 339).

Da es für den Arzt praktisch unmöglich ist, alle für die Vorbereitung der Kontrastmitteluntersuchung zu treffenden Maßnahmen selbst auszuführen, empfiehlt sich eine Delegierung bestimmter Aufgaben, die den Qualifizierungsmerkmalen der MTR entsprechen, mit Fixierung in einem Funktionsplan, der in Übereinstimmung mit dem Arbeitsvertrag aufgestellt wird (335). Es dürfte einleuchten, daß eine Fixierung der Delegierung bestimmter Aufgaben kein Abwälzen der Verantwortung vom Arzt auf die MTR darstellt, sondern daß vielmehr durch Kenntnis der eigenen, von ihrem Umfang her selbständig durchführbaren Aufgaben durch den Einzelnen das Einbürgern eines auf Gutgläubigkeit und Leichtfertigkeit beruhenden „sich aufeinander Verlassens" verhindert wird (67). Der Arzt wird in notwendigem Umfang entlastet, was ihm den für die unmittelbare Tätigkeit am Patienten benötigten Spielraum läßt. Auch die MTR hat bereits vor der eigentlichen Kontrastmitteluntersuchung Pflichten in bezug auf den Patienten. So sollte sie z. B. an die Fragen denken, ob der Patient wirklich „nüchtern" ist. Es muß aus gegebenem Anlaß darauf hingewiesen werden, daß darunter nicht nur der Zustand „frei von Alkohol" zu verstehen ist (vgl. Hinweistafel von FAHLBERG-LIST nach BARKE, KUNZ und SCHOEPPNER, Ziff. 1.1.c „Hat der Patient wirklich nichts gegessen?"). Auch auf das Entfernen einer Zahnprothese soll die MTR hinweisen. Aus diesen scheinbar selbstverständlichen Voraussetzungen können sich im Negativfalle u. U. schwerwiegende Konsequenzen ergeben. Während der gesamten Kontrastmittelinjektion hat der Arzt grundsätzlich die Pflicht zur Beobachtung des Patienten, um eventuell auftretende Reaktionen sofort zu bemerken. Werden leichte Nebenwirkungen nach Injektion durch den Arzt zuerst von der MTR bemerkt, so hat sie jenen unverzüglich zu informieren, damit entsprechende Medikamente und Sauerstoff gegeben werden. Insofern müssen die „Signale von Nebenwirkungen" (248) auch den nichtärztlichen Mitarbeitern bekannt sein: Metallgeschmack oder zitronenartiger Geschmack im Mund, Kopfschmerz, Schwindel, Gähnen, Niesen, Hüsteln, Unruhe, Angst, verstärkte Salivation, Brechreiz, Erbrechen, Atemnot, kalter Schweiß, Gänsehaut, Urtikaria. Sie können rasch in Schock und Bewußtseinsverlust übergehen. Für die „psychische Beruhigung" des Patienten darf sich die MTR selbstverständlich mitverantwortlich fühlen. Ausgedehnte Urtikaria, tetaniforme Anfälle und Quinckesches Ödem zeigen einen schweren Kontrastmittelzwischenfall an. Hierbei müssen vom Arzt Glukokortikoide und andere Mittel intravenös appliziert werden. Maßnahmen zur Behandlung einer Hypotonie („Kollaps") können — und müssen bei Abwesenheit des Arztes— hingegen selbständig von der MTR eingeleitet werden. Dazu gehören die Flachlagerung und sogenannte Autotransfusion des Patienten. Reichen diese Maßnahmen nicht aus, muß intravenös eine Volumensubstitution erfolgen, die der Arzt vornimmt. Bei Bewußtlosigkeit, Atem- und Herzstillstand ist ein gemeinsames, gut abgestimmtes und entschlossenes Vorgehen von Arzt und MTR geboten. Die auszuführenden „Handgriffe" müssen schnell und exakt beherrscht werden. Diese können nur dann erfolgreich im Notfall durchgeführt werden, wenn sie ständig trainiert werden. Wir schließen uns der Meinung von BARKE (51) an, daß das medizinische Personal mindestens einmal im Jahr darin unterwiesen werden soll. „Je schneller die Therapie bei Kontrastmittelzwischenfällen einsetzt, um so größer sind die Chancen einer Rettung" (1145). BATDORF (55) teilt die Erste Hilfe generell in vier zeitliche Krisenstadien ein:

I. Sekunden bis 10 Minuten („unmittelbare Lebenserhaltung")
II. 10 bis 30 Minuten („Krisenhilfe")
III. 30 bis 60 Minuten („Soforthilfe")
IV. Weitergehende Versorgung

Drei Fünftel der Todesfälle ereignen sich in den ersten beiden Stadien. Es ist also keine Zeit zum Überlegen: „Nachdenken muß durch Übung und Drill ersetzt werden." 12 bis 15 Minuten sind zu lang für das Anlegen einer Infusion und Intubation.

Ein Plan der Weiterbildung in einer röntgenologischen Einrichtung sollte obligatorisch

„theoretische und praktische Hinweise bei der Kontrastmittelzwischenfallbekämpfung“ enthalten. Arzt und MTR müssen gleichermaßen kontinuierlich trainieren. Hierfür stehen z. B. Phantome zum Üben der Herzmassage und Mund-zu-Mund-Beatmung zur Verfügung. Das Training am Phantom hat unter Anleitung eines Erfahrenen, möglichst eines Arztes, zu erfolgen. KUNZ, HOFMANN und SCHOEPPNER haben das Vorgehen beim Kontrastmittelzwischenfall in einem Lehrfilm 1982 überzeugend dargestellt.

Pflichtbewußtsein der MTR und exakte Kenntnis der bei einem Zwischenfall zu treffenden Maßnahmen verdeutlicht das folgende Beispiel (704): Nach Injektion von 80 ml Urovison(R) zur Dextrokardiographie trat beim Patienten ein Herzstillstand ein, der von einer MTR sofort bemerkt wurde. Sie rief die im Untersuchungsraum tätigen Ärzte und begann selbständig mit der Sauerstoffbeatmung. Ein Arzt begann mit der extrathorakalen Herzmassage, ein zweiter führte eine Venenpunktion durch. In der Anästhesieabteilung wurde die Reanimation weitergeführt (intrathorakale Herzmassage; Herzschock, Beatmung und Infusion). Nach 16 Minuten bestand wieder eine selbständige Herztätigkeit, nach weiteren 9 Minuten konnte der Patient auf die Intensivtherapiestation verlegt werden. Er hatte den Zwischenfall überlebt.

Mängel in der Sicherstellung einer unverzüglichen Zwischenfallsbekämpfung zeigten sich in einem anderen Fall (339): Wegen des Verdachts einer chronischen Pyelonephritis bei fraglicher Nephrolithiasis sollte bei einer 28 Jahre alten, unter Glykosidtherapie stehenden Patientin in einer poliklinischen Einrichtung ein i. v.-Urogramm durchgeführt werden. Anamnestisch war ein Ausschluß einer Allergie nur durch die MTR erfolgt. Nach Injektion von 1,5 ml des Kontrastmittels kam es zum Atem- und Herzstillstand. Mund-zu-Mund-Beatmung und extrathorakale Herzmassage wurden eingeleitet. Nach etwa 15 bis 20 Minuten traf der aus dem benachbarten Krankenhaus gerufene Anästhesist ein. Er intubierte die Patientin, injizierte Furesamid (Furesis®), Prednisolon und infundierte Dextran. Ein 35 Minuten nach Beginn des Zwischenfalls abgeleitetes EKG zeigte regelmäßige Herzaktionen; nach weiteren 15 Minuten wurde die Patientin auf die Intensivtherapiestation verlegt. Sie blieb weiterhin bewußtlos. Nach 7 Tagen trat der Tod der Patientin durch Bronchopneumonie ein.

Wir schließen uns den Schlußfolgerungen GIEBES (339) an, daß im zitierten Fall „Arzt ... und Einrichtung ... nicht alles in ihrer Macht stehende getan haben, um einer eventuell auftretenden Unverträglichkeitsreaktion wirkungsvoll begegnen zu können“ (Vorhandensein eines Infusionsbestecks und entsprechender Medikamente, wie Glukokortikoide, Infukoll usw.), wenngleich BARKE (51) zuzustimmen ist, daß z. B. „die Durchführung einer regelrechten Intubation dem dafür ausgebildeten Anästhesisten überlassen bleiben (muß)“, sofern der Radiologe die Technik nicht selbst beherrscht. Hält er es in der Situation seiner konkreten Arbeitsbedingungen für zweckmäßig, diese zu erlernen, um sie im Notfall anwenden zu können, so ist darin keineswegs eine Kompetenzüberschreitung zu sehen. Der Arzt erwirbt mit der Approbation die Befugnis, die Heilkunde auf dem gesamten Gebiet der Humanmedizin auszuüben. Eine Überschreitung des Fachgebiets ist keine Sorgfaltspflichtverletzung. Allerdings müssen seine Fähigkeiten und Kenntnisse dem jeweiligen Entwicklungsstand entsprechen.

Die Schadenabwendungspflicht setzt die Schadenabwendungsmöglichkeit voraus. So wird es nicht generell vertretbar sein, in einer kleinen Einrichtung auf bestimmte, technisch und personell durchführbare Eingriffe nur deshalb zu verzichten, weil ein Anästhesist nicht ständig unmittelbar in dieser Einrichtung tätig ist. Voraussetzung ist in einem solchen Fall die Sicherstellung seines schnellen Eintreffens nach Information über einen Kontrastmittelzwischenfall. Generell sollen Eingriffe, bei denen schwere Komplikationen auftreten können, niemals ohne Hilfskraft durchgeführt werden (Leistung der Ersten Hilfe, Benachrichtigung spezialisierter ärztlicher Hilfe usw. müssen gleichzeitig gewährleistet sein). Wichtig ist auch, daß nach einem Kontrastmittelzwischenfall das benutzte Instrumentarium und die Kontrastmittelampullen asserviert werden, um für eine spätere Untersuchung der näheren Umstände des Zwischenfalls verfügbar zu sein. Auf genaueste Dokumentation aller medizinischen Maßnahmen — ganz besonders in einem solchen Fall — muß nicht gesondert hingewiesen werden.

Wenn auch durch korrekte Arbeit eine letale Komplikation nicht in jedem Fall ausgeschlossen werden kann (694), so zeigt doch die Erfahrung, daß allgemeine Vorsichtsmaßnahmen das Risiko von Zwischenfällen erheblich verringern können. Deshalb soll als wesentliche Prophylaxe zusammenfassend noch einmal herausgestellt werden (584):

1. Wissen über den gegenwärtigen Stand der Risiken bei der Anwendung von Kontrastmitteln in der Röntgendiagnostik;
2. Bereitstellung von Medikamenten und Geräten zur erfolgreichen Bekämpfung von Zwischenfällen;
3. periodisches Training der Ärzte und des medizinisch-technischen Personals in ihren Fähigkeiten und Fertigkeiten zur Zwischenfallverhütung bzw. bekämpfung.

Jede Kontrastmitteluntersuchung bedarf einer begründeten Indikation. Risiko und Strahlenbelastung der Ausscheidungsurographie erfordern strenge Kriterien. Sie soll nicht an den Anfang der Diagnosefindung gestellt, sondern zur Präzisierung der Diagnose gezielt eingesetzt werden (574).

Besondere Anforderungen stellen invasive Methoden, beispielsweise die interventionale kardiovaskuläre Radiologie, an den Untersucher (927). Sie sollen in leistungsfähigen Zentren nachweispflichtig erlernt und trainiert werden. „Unkenntnis, unzureichende instrumentell-technische Fertigkeiten, falscher Ehrgeiz, unzureichendes Kritikvermögen, geringe Erfahrungen und niedrige Untersuchungsfrequenzen sind schlechte Voraussetzungen für eine disziplinierte instrumentelle Arbeit und nicht selten Wegbereiter für Komplikationen“ (927).

Die unmittelbare Verantwortung des Röntgenologen für den Patienten hört auf, wenn letzterer nach Abschluß der Untersuchung wieder in die Obhut des Stationsarztes übernommen worden ist bzw. beim Verlassen der Röntgeneinrichtung keine subjektiven und objektiven Zeichen einer Unverträglichkeit erkennen läßt.

4. Iatrogene Schäden im Zusammenhang mit der Durchführung von Narkosen

4.1. Die spezifische Problematik

Die stetige Zunahme der Narkosen durch Erweiterung der Operationsindikation erklärt sich zum einen aus dem Wunsch des Kranken, die Operation möglichst nicht wahrzunehmen, zum anderen aus dem Bestreben des Operateurs, möglichst konzentriert und zügig, mit optimaler Blutstillung und ohne Ablenkung durch Zuredenmüssen, Ruhigstellen und Überwachen des Patienten arbeiten zu können (1133). Dabei darf jedoch das dem Kranken aus der Narkose selbst entstehende Gefährdungsmoment nicht außer acht gelassen werden. Die Letalität während der Allgemeinanästhesie und im Anschluß daran wird zwischen 0,02 und 0,2% angegeben (682). Zahlen zum Exitus in tabula belaufen sich auf 0,04 (653) bis 0,06% (1234), in anderen Fällen (je nach Zusammensetzung des Patientenkollektivs) können sie wesentlich höher sein (104, 457). Doch der Tod **in** Narkose ist nicht immer ein Tod **an** Narkose. HORATZ (456) erlebte unter 22835 Operationen in Allgemeinanästhesie 68 Fälle von Mors in tabula (0,3%), von denen nur 2 (0,01%) Folge von Narkosekomplikationen waren. Die durchschnittliche Anästhesieletalität wird im Fachschrifttum mit etwa 0,04% bei weit über 1 Million Narkosen angegeben (531, 682) und soll nach PHILIPS et al. (842) bei Männern etwa doppelt so hoch sein (0,07%) wie bei Frauen (0,03%). Sie hat sich in zwei Jahrzehnten kaum verändert. Mit verbesserter Technik erweiterten sich die Indikationsstellungen innerhalb der noch vertretbaren, weitgehend gleichbleibenden Grenzen (531, 654, 811). Hierzu ist zu bemerken, daß die Abschätzbarkeit des anästhesiologischen Risikos außerordentlich problematisch ist und vielfach auf erhebliche Schwierigkeiten stößt (362, 600, 811):

a) Wie bei anderen Eingriffen auch, werden die wenigsten mit Anästhesieverfahren in Zusammenhang stehenden Zwischenfälle publiziert bzw. statistisch erfaßt.

b) Exakte Angaben über Komplikationshäufigkeiten stammen in der Regel aus gut geführten Einrichtungen mit einer relativ geringen Komplikationsdichte.

c) Ein spezifisches Problem des Anästhesierisikos ist seine Abgrenzung gegenüber operativ bedingten und natürlichen Todesfällen mit zeitlichem Zusammenhang zur Narkose. GOLDSTEIN und KEATS (362) unterteilen die Letalität in zwei Gruppen: Anästhesie als Haupttodesursache (0,017 bis 0,12%) und Anästhesie als Cofaktor für den Todeseintritt (0,025 bis 0,24%).

d) Die letale Auswirkung eines Narkoseschadens kann protrahiert erfolgen, so daß je nach Eingrenzung des Beobachtungszeitraums auf 1 Tag (600), 1 Woche (674) oder 1 Monat (653, 654) unterschiedliche Ergebnisse resultieren. So erlebten WIEMERS und UHLENBRUCK (1192) bei 132750 Allgemeinanästhesien narkosebedingte Todesfälle 17mal in tabula, aber 54mal postoperativ (0,04%).

e) Von großer Bedeutung für die Komplikationsziffern sind die Breite der Indikationsstellung und die Ausdehnung des operativen Eingriffs sowie das Lebensalter und der Allgemeinzustand des Patienten (196). Eine probate Methode, von der sich hieraus ergebenden außerordentlichen Heterogenität zu vergleichbaren Kollektiven zu

Tabelle 15. Präoperative Risiko-Checkliste (652)

Risikopunkte					
0	1	2	4	8	16
Geplante Op. nicht dringlich	Geplante Op. bedingt dringlich	Nicht geplante Op. dringlich	Soforteingriff		
Oberflächen-chirurgie	Extremitäten-eingriff	Eröffnung d. Bauchhöhle	Eröffnung v. Thorax o. Schädel	Zweihöhlen-eingriff	Polytrauma/ Schock
1—39 J.	0—1 bzw. 40—69 J.	70—79 J.	> 80 J.		
Op.zeit 60 Min.	61—120 Min.	121—180 Min.	> 180 Min.		
Normgewicht + 10%	10—15% Untergewicht	15—25% Untergewicht, 10—30% Übergewicht	> 30% Übergewicht		
Normotonie	Behandelte Hypertonie (kontrolliert)	Unbehandelte oder kurz beh. Hypertonie	Behandelte Hypertonie (unkontrolliert)		
Herzleistung normal	Rekompens. Herzinsuffizienz	Angina pectoris			Dekompens. Herzinsuffizienz
EKG normal	Mäßige EKG-Veränderung	Schrittmacher-EKG	Fehlender Sinusrhythmus, 5 ventr. Extra-syst./Minute		
Kein Herz-infarkt	Herzinfarkt 2 J.	Herzinfarkt 1 J.	Herzinfarkt 6 Mon.	Herzinfarkt 3 Mon.	Herzinfarkt < 3 Mon.
Atmung normal	Obstruktion behandelt	Obstruktion unbehandelt	Bronchopulmo-nale Infekt-pneumonie	Restriktion	Manifeste Ateminsuffi-zienz, Zyanose
Laborwerte Leber normal	leicht verändert	schwer verändert			
Laborwerte Niere normal	leicht verändert	schwer verändert			
SBH u. Elektrolyte normal	leicht verändert	schwer verändert			
Hb 12,5 g%	Hb 12,5—10 g%	Hb 10 g%			
Risikogruppe Punkte	I 0—2	II 3—5	III 6—10	IV 11—20	V 20

gelangen, ist die Einteilung der Patienten in Risikogruppen, wie sie beispielsweise als Checkliste von Lutz (652) empfohlen wird (Tab. 15).

4.2. Tödliche Anästhesiezwischenfälle

Langrehr et al. (600) fanden bei einer primären Letalität im Bereich der Narkose (bis 24 Stunden nach Narkoseende) von 0,15% (140 Todesfälle unter 95506 Allgemeinanästhesien) zum größten Teil (116 Patienten) einen klaren Zusammenhang mit dem Grundleiden. In weiteren 14 Fällen klärte die Sektion einen Tod durch unbeherrschbare Komplikationen (Herzinfarkt, Lungenembolie) auf, so daß schließlich in 10 Fällen (0,01%) ein wahrscheinlicher, in lediglich 2 Fällen (0,002%) ein sicherer Kausalzusammenhang zwischen Anästhesietechnik und Todeseintritt bestand. In diesem „objektiven" (biologischen) anästhesiologischen Letalitätsrisiko sind allerdings Anästhesie**fehler** nicht enthalten.

Gerade diese stehen aber bei kritischen Analysen von Narkosezwischenfällen im Vordergrund der Todesursachen. Dornette und Orth (223) fanden unter einer Gesamtletalität von 0,17% (108 Todesfälle bei 63105 Anästhesien) 47mal einen ursächlichen Zusammenhang mit der Narkose. Davon waren 37 auf falsche Auswahl von Narkosemittel oder -methode sowie fehlerhafte Technik, aber nur 6 auf die dem Narkosemittel innewohnende Toxizität zurückzuführen. Graff et al. (368) berichten über 335 operative Todesfälle, von denen 58 durch die Anästhesie bedingt waren, Memery (716) über 40000 Allgemeinanästhesien, bei denen 15 Todesfälle allein und weitere 33 unter anderem durch die Narkose hervorgerufen wurden. Als Ursachen geben diese Autoren Fehler bei der präoperativen Vorbereitung einschließlich der Auswahl von geeigneten Mitteln und Methoden, unsachgemäße Technik sowie Mängel in der postoperativen Überwachung an. Marx et al. (674) erlebten unter 34145 in Narkose oder Regionalanalgesie durchgeführten Operationen 645 Todesfälle bis zum Ende der ersten postoperativen Woche. Darunter befanden sich 27 anästhesiebedingte intraoperative und 20 vermeidbare postoperative Sterbefälle. Auch von den 27 intraoperativ Verstorbenen waren 20 Kasus vermeidbar! Als Ursachen werden unter anderem Aspiration, Überdosierung, Fehlintubation, mangelhafter Flüssigkeitsersatz angegeben. Wylie (1218, 1219) bezeichnet die Hälfte der von ihm ausgewerteten 66 intraoperativen Herzstillstände als vermeidbar, in 12 Fällen wurde Fahrlässigkeit nachgewiesen. Opderbecke (811) schätzt das „methodische" Risiko, dem als Teilgebiet auch die Schäden aus Verletzungen der ärztlichen Sorgfaltspflicht zuzuordnen sind, aus einer Übersicht sehr inhomogener Literaturangaben ebenfalls auf ungefähr 50%. Aus ihrer Feststellung, daß sich in der Patientengruppe mit komplizierten Verläufen bei 3 von 4 Patienten unzureichende ärztliche Vorbereitungsmaßnahmen nachweisen ließen, folgern Lutz und Peter (654), daß weniger die Medikamente und Methoden als vielmehr die Art ihres Einsatzes das Risiko der Anästhesie bestimme: „Als wesentlicher anaesthesiologischer Risikofaktor gilt demnach die Person, die mit der Durchführung der Narkose betraut ist". Diese Mitteilungen sollten dem gerichtsärztlichen Gutachter Anlaß sein, sich in jedem unklaren Narkosetodesfall intensiv um die Klärung der Umstände (Vorsorge, Verlauf, Nachsorge) zu bemühen.

Tremel (1133) referiert einige typische Vorkommnisse während Allgemeinanästhesien, die zu prozessualen Auseinandersetzungen führten (Tab. 16).

In unserem Untersuchungsgut traten tödliche Komplikationen während der Allgemeinanästhesie 23mal auf (10 Männer, 9 Frauen, 4 Kinder). Durch den operativen Eingriff verursachte Todesfälle sind in dieser Zahl nicht enthalten. Bei 12 Patienten trat der Tod unter dem Zeichen eines Herzstill-

Tabelle 16. Typische Vorkommnisse bei der Allgemeinanästhesie (576, 1133)

1. Unterlassung der Prämedikation	→	Diastolischer Herzstillstand nach vagomimetisch wirkenden Narkotika
2. Verabreichung von Muskelrelaxantien ohne Möglichkeit endotrachealer Intubation	→	Erstickung
3. Fehlerhafte Armlagerung/ unerkannte Halsrippe	→	Plexuslähmung
4. Fehlerhafte Intubationstechnik	→	Verletzung, Atemdepression
5. Intraarterielle Injektion von Hypnotika	→	Arterielle Durchblutungsstörungen
6. Versagen der Apparatur/falsche oder zu lose Schlauchanschlüsse	→	Herz-Kreislauf-Versagen

stands während der Narkose ein (exklusive Mors in tabula durch das Grundleiden).
Zur relativen Häufigkeit des Narkosetodes erlaubt unsere Gutachtensammlung keine Aussage, da sich die Anzahl der Allgemeinanästhesien, auf die die 23 Verstorbenen zu beziehen wären, nicht ermitteln läßt.
Über die Todesursachen gibt die Tabelle 17 Auskunft.

Tabelle 17. Tödliche Komplikationen während der Allgemeinanästhesie
(n = 23)

Präoperative Fehldiagnose	6
(6× Herzstillstand in Narkose)	
Narkosefehler	4
(2× Herzstillstand, 2× apallisches Syndrom)	
Laryngo-Bronchospasmus	3
(2× Herzstillstand, 1× apallisches Syndrom)	
Aspiration	1
Maligne Hyperthermie	4
Lebernekrose	1
Trachealwandblutung	2
Trachealwandruptur	1
Herzstillstand unbekannter Ursache	1

Bei den 6 präoperativen Fehldiagnosen handelt es sich um unerkannte Begleitleiden, die unter der Narkose zum Herzstillstand führten: Herzhypertrophie (765 g), hochgradige Aortenklappenstenose, Myokarditis, Struma mit Trachealstenose (Stridor während Äthertropfnarkose), Plasmozytom, Myokardverschwielung (Herzschrittmacherträger). Die Narkosefehler bestanden in falscher Wahl des Narkosemittels, Intubationsfehlern und zu starker Reklination während der Narkose.
Insgesamt war — analog zu OPDERBECKE (811) — etwa die Hälfte der Todesfälle bedingt vermeidbar. Die Chancen zur Senkung der Letalität liegen also auf dem Gebiet des methodischen Risikos. Mängel in der präoperativen Vorsorge, intraoperativen Überwachung und postoperativen Nachsorge müssen erkannt und abgestellt werden. Methodische Fehler können bei rechtzeitiger

Tabelle 18. Todesursachen bei der Allgemeinanästhesie (nach 11, 47, 70, 134, 136, 175, 187, 368, 950, 1052)

Mageninhaltsaspiration	0,002–0,004%
— in der Geburtshilfe und Kinderheilkunde	0,007–0,01%
Atemwegsverlegung durch Fremdkörper	0,001–0,003%
Ateminsuffizienz	0,002%
Versagen der Sauerstoffzufuhr	0,001%
Kreislaufversagen	0,003–0,03%
— bei Kindern	0,01%
Überdosierung	0,003%
Überempfindlichkeitsreaktion	0,008%
Reflextod	0,001%
Maligne Hyperthermie	0,00002–0,001%

Wahrnehmung oft unter Vermeidung ernster Komplikationen behoben werden (811). Auf diese Frage der Sorgfaltspflichtverletzungen gehen wir im Kapitel 7 detailliert ein.
In der Literatur werden die einzelnen Todesursachen wie folgt referiert (Tab. 18).
Selbstverständlich werden diese Zahlen durch Methode, Mittel und Dauer der Narkose beeinflußt. Daneben können für das Narkotikum typische Komplikationen, wie die Leberschädigung durch Halothan, todesursächlich sein. Diese Rate liegt zwischen 0,0005 und 0,01% (120, 268, 474, 933, 1106).
In der geburtshilflichen Anästhesie bleibt der „Doppelpatient" mit ganz unterschiedlichen Bedingungen zu berücksichtigen. In England und Wales gingen 1973 bis 1975 13% der mütterlichen Todesfälle unter der Geburt zu Lasten der Anästhesie (587).

4.3. Nichttödliche Anästhesiezwischenfälle

Die Häufigkeit nichttödlicher Narkosezwischenfälle kann in diesem Rahmen nur am Rande erwähnt werden. Quantitative Vergleiche sind praktisch nur unter Berücksichtigung der Besonderheiten von Narkosemittel, -technik und -dauer, Lebensalter, Grund- und Nebenleiden des Patienten, Art des operativen Eingriffs sowie der genauen Definition der Komplikation möglich. Die allgemeinen Angaben der Abbildung 2 widerspiegeln die Verhältnisse in groben Zügen. Mit ernsten Narkosezwischenfällen muß bei durchschnittlich 0,1 bis 0,6% der Patienten gerechnet werden (123, 128, 599, 600, 828, 1210). Den großen Einfluß des der Narkose zugrunde liegenden Eingriffs auch auf die Narkose-

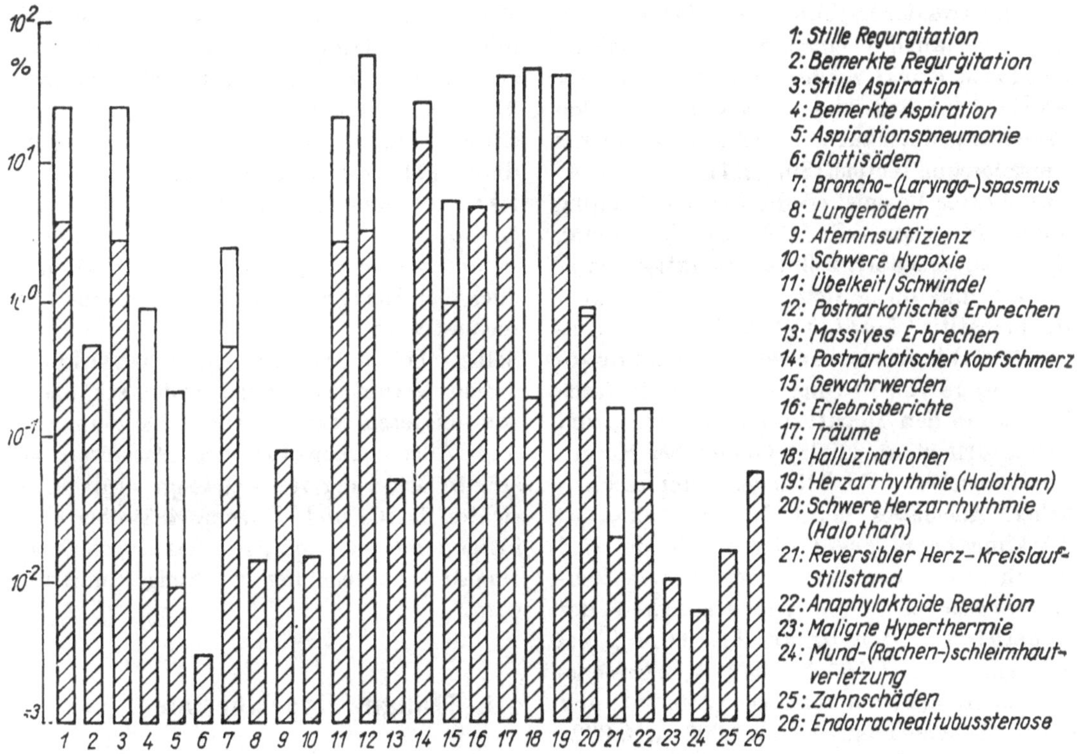

Abb. 2. Nichttödliche Komplikationen der Allgemeinanästhesie (653)
(Logarithmische Darstellung der Extremwerte in % der Narkosehäufigkeit. Schraffiert = niedrigste Angabe; nicht schraffiert = höchste Angabe)

zwischenfälle demonstrieren unter anderen die Mitteilungen von Bräutigam und Koller (128) zur Allgemeinanästhesie in der Gynäkologie: Die Häufigkeit der Zwischenfälle differiert bei den Patientinnen, bei denen eine abdominale Hysterektomie bzw. eine Vakuumexhaustion durchgeführt wurde, um eine Zehnerpotenz. Bei vorbestehendem Herzinfarkt, Herzschrittmacherimplantation, Nierentransplantation, neuro- und thoraxchirurgischen Eingriffen, bei Langzeitnarkosen und anderen erschwerenden Momenten ist die Komplikationsdichte wesentlich höher (16, 104, 418, 640, 651, 1112). Bei Ileus fand Wawersik (1171) in 38% der Fälle anästhesiologische Komplikationen. Auch spezifische Schäden durch das Narkosemittel sind bekannt. Exemplarisch sei hier an einige Nebenwirkungen des Halothans erinnert:

Dessen embryotoxische Wirkung schlägt sich vor allem in einer gegenüber Nichtexponierten auf etwa das Dreifache vermehrten Abortrate, aber auch in einem möglicherweise teratogenen Effekt nieder, was zu besonderer Vorsicht bei Schwangeren sowohl unter den Patientinnen als auch unter dem OP-Personal Veranlassung bietet (180, 1211).

Ein anderes Beispiel ist die Leberschädigung durch Halothan, die sich als Verfettung, Zytolyse, teils auch zelluläre Reaktion manifestiert und unter dem Schlagwort „Halothanhepatitis" bekannt geworden ist. Sindelar (1074) konnte zwar elektronenmikroskopisch bei 18 von 19 Untersuchungen toxische Effekte an den Hepatozyten darstellen, und Stichnoth et al. (1098) fanden bei Kaninchenversuchen Verfettungen unterschiedlichen Ausmaßes nebst Leberzellnekrosen; die klinische Relevanz dieser Befunde wird jedoch in der Fachpresse recht unterschiedlich angegeben (682). Die Häufigkeit der Hepatitis soll von 0,0003 bis 0,014% bei einmaliger, auf 0,005 bis 0,017% bei mehrmaliger Applikation ansteigen (286, 751) und die der Leberzellnekrose von 0,008 auf 0,03% (241). In den Experimenten von Stichnoth et al. (1098) wurde keine Beziehung zwischen Körpergewicht der Tiere, Dauer der Narkose, Blutgasanalysenwert und Stärke der Leberverfettung gefunden. Wesentlicher scheint sich der Grad einer eventuell bestehenden Vorschädigung der Leber im Sinne einer Verschlechterung des Zustands durch die Halothaninhalatation auszuwirken.

Schließlich sollen die Nebenwirkungen des Halothans auf den Kreislauf erwähnt werden: Hypotonie und Arrhythmie. Die Arrhythmierate (zu drei Vierteln Extrasystolen, zu einem Viertel Sinusarrhythmien) liegt bei etwa 25% (17 bis 43% nach 1077, 1126, 1151), wobei diese Frequenz nach Thurlow (1126) durch Barbiturateinleitung oder prophylaktische Applikation eines Betablockers deutlich gesenkt werden kann. Insbesondere bei Pacemakerimplantationen können intraoperativer Blutdruckabfall (5,4%) bzw. Tachykardie (2,4%) über einen Herzstillstand (3,1%) zum Exitus in tabula (0,4%) führen (104). Ungünstiger liegen die Verhältnisse bei Kombination chlorierter Kohlenwasserstoffe mit Katecholaminen. Die Gefährlichkeit der simultanen Halothan-Katecholaminanwendung wird seit über 10 Jahren diskutiert. Schwere Herzrhythmusstörungen können dadurch induziert werden. Oberhalb einer zur lokalen Hämostase benutzten maximalen Grenzdosis von 10 ml Epinephrin 1:100000 — entsprechend 0,1 mg — (265, 1079) muß auch bei Herzgesunden mit Todesfällen gerechnet werden (701, 934).

Selbst bei ausgesprochen nebenwirkungsarmen Narkotika können grobe Schädigungen auftreten, wenn kritiklos die dem Alter und Allgemeinzustand des Patienten adäquate Dosierung vernachlässigt wird. So berichten Janda und Wagner (483) über einen intraoperativen Herzstillstand durch intravenöse Verabreichung von 2 mg Flunitrazepam.

4.4. Maligne Hyperthermie

Obwohl die m. H. nur eine unter zahlreichen Anästhesiekomplikationen darstellt, soll sie wegen ihrer Aktualität sowohl in wissenschaftlicher als auch praktischer Hinsicht ausführlich besprochen werden. Sie gehört zu den gefährlichsten Narkosezwischenfällen. Seit sie Anfang der 60er Jahre als eigenständige Narkosekomplikation beschrieben wurde (205), häufen sich die Mitteilungen darüber; allein bis 1976 fanden sich in einer großen Anzahl einschlägiger Periodika 500 Zitate zur m. H. (704). Auch im gerichtsmedizinischen Schrifttum wird über mehrere letale bzw. überlebte Fälle maligner Hyperthermie berichtet (19, 66, 134, 404, 563, 625, 672, 702, 875, 876, 877, 885, 1007, 1149). Diese Narkosekomplikation ist auch unter den Begriffen fulminante Hyperthermie, maligne Hyperpyrexie, idiopathische explosive Hyperthermie (949, 1096, 1200) bzw. Hyperpyrexie und Hyperrigidität (19) beschrieben worden. Die m. H. ist jedoch per se zunächst kein iatrogener Schaden. Sie ist eine pharmakogenetische Erkrankung. Erst unter bestimmten Voraussetzungen ist sie als solcher einzuordnen.

4.4.1. Zur Epidemiologie

Püschel, Brinkmann und Janssen (877) haben in einer Feldstudie für den Hamburger Raum im Zeitraum 1970 bis 1976 insgesamt 960000 Allgemeinnarkosen erfaßt und in 10 Fällen die Diagnose einer m. H. gestellt. Daher ist mit der gefürchteten Komplikation in einer Häufigkeit von 1:100000 zu rechnen. Hartmann (404) bezieht sich auf 520000 Vollnarkosen, erfaßt 10 typische und 4 atypische m. H.-Fälle und rechnet mit einer Häufigkeit von 1:40000–1:50000. Kikuchi et al. (525) geben für Japan bei einer mitgeteilten Fallzahl von 57 eine Häufigkeit von 1:110000, Britt und Kalow (139) für Toronto bei 5 beobachteten Fällen eine m. H.-Häufigkeit von 1:14000. In der DDR wurden 16 letal verlaufende Fälle bekannt, die überwiegend in gerichtsmedizinischen Instituten obduziert wurden (Materialsammlung durch Umfrage, 625, 1149). Ferner wurden von Hoffmann et al. (453), Rockahr (920) sowie Joecks und Rücker (486) insgesamt 6 nicht-letal verlaufene anästhesiebedingte Hyperthermien kasuistisch mitgeteilt und weitere 9 aus Umfragen bekannt. Insgesamt haben wir 31 schwere und mittelschwere m. H.-Komplikationen gesammelt (897). Daraus berechnet sich bei einer anhand der Operationsstatistik geschätzten Zahl von 800000 jährlichen Vollnarkosen eine Häufigkeit von 1:25000 für das Gebiet der DDR. Die Tabelle 19 faßt die gegenwärtigen Daten zusammen.

Tabelle 19. Epidemiologische Daten zur m. H.: Häufigkeit in bezug auf Allgemeinanaesthesien (erweitert nach 876)

Population (Autor)	**Fallzahl**	**Häufigkeit**
Schweiz (404)	10	1:50000
Hamburg (877)	10	1:100000
Japan (525)	57	1:110000
Hiroshima (525)	7	1:7000
Toronto (139)	5	1:14000
Großbritannien (1200)		1:190000
DDR (eigene Fallsammlung)	31	1:25000

Ausgehend von der von Britt (137) angegebenen Häufigkeit rechnen Lees et al. (607) für die Population der USA bei 20000000 Narkosen pro Jahr mit 1000 m. H.-Fällen. Die unterschiedlichen Zahlen erklären sich wohl teilweise aus der unterschiedlichen geographischen Verteilung der m. H.-Familien (1028).

Zu Mortalität und Geschlechtsverteilung gibt die Tabelle 20 einen Überblick.

Püschel, Brinkmann und Janssen (877) können an ihrem Material eine doppelte Erkrankungshäufigkeit des männlichen Geschlechts gegenüber dem weiblichen erkennen. Dabei sind die jüngeren Lebensalter bevorzugt, der älteste Patient war 41 Jahre, und 4 Kinder waren je 4 Jahre alt. Der auf das Lebensalter bezogene Häufigkeitsgipfel der m. H. liegt mit ca. 20 Jahren beim weiblichen Geschlecht doppelt so hoch wie der beim männlichen. Im DDR-Material (soweit es für diese Arbeit zur Verfügung stand) befinden

Tabelle 20. Epidemiologische Daten zur m. H.: Mortalität und Geschlechtsverteilung
(erweitert nach 876)

Autor	Fallzahl	Mortalität	Geschlechtsverteilung	
		in Prozent	männl.	weibl.
Britt et al. (139)	89	64	1,7	1
Gjengstö (346)	63	65	2,3	1
Püschel u. Brinkmann (876)	11	64	2,7	1
Kikuchi et al. (525)	57	60	5,3	1
King et al. (529)	19	63	nur Männer	
Hartmann (404)	10	60	4,0	1
eigene Fallsammlung	31	52	3,4	1
kumuliert	265	61	3,4	1

sich 24 männliche Personen mit einem Durchschnittsalter von 16,9 (5/12—41) und 7 weibliche mit einem Durchschnittsalter von 16,1 (3—41) Jahren. Narkosekomplikationen durch m. H. treten jedoch in allen Altersgruppen auf. Relton et al. (904) berichten über Erkrankungsfälle bei einem 2 Monate alten Kind und einem 78jährigen Mann. Nach Britt und Kalow (139) sowie Brückner (145) ereignen sich die m. H.-Zwischenfälle zu 75% innerhalb der ersten drei Lebensjahrzehnte. Die Letalität an m. H. wird mit durchschnittlich 60 bis 80% angegeben; sie ist in der Altersgruppe der 11- bis 20jährigen am höchsten (877). Das ist deshalb gravierend, weil in dieser Altersgruppe zugleich das geringste Narkoserisiko besteht (1164), und Operationen zumeist nicht aus vitaler Indikation vorgenommen werden. Es besteht eine deutliche Abhängigkeit der Letalität von Ausmaß und Schnelligkeit der Temperaturerhöhung. So soll die Letalität über 80% betragen, wenn die Temperaturerhöhung 42 °C übersteigt, während die überlebten m. H.-Zwischenfälle in der Regel 39 °C nicht übersteigen (877). Unter den tödlichen m. H.-Fällen unseres Materials waren 10 Fälle mit Temperaturen über 42 °C (einmal wurde der pathologische Wert nicht mitgeteilt, einmal die Temperaturerhöhung nicht bestimmt), unter den überlebten Fällen befand sich nur einer mit einer maximalen Rektaltemperatur von 42,2 °C, zwei hatten Werte bis 41 °C. Das gehäufte Auftreten der m. H. bei der 1. Narkose (19) kann in dieser Form nicht mehr als typisch aufrechterhalten werden. In unserem Material sind die betroffenen Patienten zwar kaum vorbelastet, jedoch teilten Püschel et al. (878) einen Fall bei der 13. Vollnarkose mit. Nach anderen Zahlen haben 30 bis 40% der Patienten zuvor Allgemeinanaesthesien komplikationslos überstanden (145).

4.4.2. *Zur Klinik*

Die wichtigsten Symptome der m. H. sind der progressive Anstieg der Körpertemperatur (oft mehr als 0,5 °C pro Viertelstunde), der meist mit erhöhtem Muskeltonus (in 65% Kontraktur der Kaumuskulatur, 1029) kombiniert ist. Nemes, Niemer und Noack (760) haben das Vollbild der m. H. mit folgenden Symptomen beschrieben (Tab. 21):
Die Muskelrigidität ist nicht obligatorisch. Es wird zwischen dem „rigide" und dem „non rigide" Typ der m. H. unterschieden (138, 499, 719). Auf unterschiedliche Verlaufsformen weisen auch die Temperaturentwicklungen im Verlaufe der akuten Erkrankung hin. Der letale Typ zeigt einen raschen Tempe-

Tabelle 21. Vollbild der malignen Hyperthermie

1. Anstieg der Körpertemperatur um mehr als 1° C/h	100%
2. Erhöhter Muskeltonus	75%
3. Kardiovaskuläre Komplikationen:	75%
Tachykardie, Bradykardie, Extrasystolen	
Herzstillstand	60%
4. Respiratorische Komplikationen:	
Zyanose	40%
Tachypnoe, respiratorische Insuffizienz	30%
5. Renale Komplikationen:	
Myoglobinurie, Nierenversagen	
6. Haematologische Komplikationen:	
Koagulationsdefekte	
7. Neurologische Komplikationen:	
Pupillenveränderungen, Krampfanfälle	
Laborbefunde:	
a) Blutgasanalyse:	
metabolische Azidose	97%
Hypoxämie, Hyperkapnie	83%
b) Elektrolytstörungen:	
Hyperkaliämie	73%
Hyperkalzämie/Hypokalzämie, Hyperphosphatämie	
c) Enzymveränderungen:	
Anstieg von ALAT, ASAT, CPK, LDH	

raturanstieg, der nichtletal endende Fall zeigt meist nur eine verzögerte Temperatursteigerung bis 39 °C. Insoweit hat der Temperaturverlauf prognostische Relevanz, ist jedoch auch von der Dauer der Exposition der triggernden Agentien abhängig (719, 877).

Die Symptomatik ist jedoch recht uneinheitlich. In vielen Fällen werden Muskelrigidität (und Temperaturanstieg) sehr zeitig beobachtet, in anderen Fällen treten sie erst nach längerem unproblematischen Narkoseverlauf ein (847). Uns wurde ein Fall bekannt, bei dem am 1. postoperativen Tag aus unklarer Ursache die Temperatur auf 41 °C anstieg, eine Krampfneigung oder Schmerzen der Muskulatur wurden nicht bemerkt. Bei Fehlen pathologischer (makroskopischer und histologischer) Organveränderungen (ohne Untersuchung der Muskulatur) muß die m. H. differentialdiagnostisch ernsthaft in Erwägung gezogen werden (vgl. Fall 17 in Tab. 22). Es gibt schließlich auch Berichte über m. H.-Fälle mit geringer oder fehlender Temperaturerhöhung (176, 1003, 1232). Die Reaktion des disponierten Organismus auf die auslösende Noxe folgt nicht dem Alles-oder-Nichts-Gesetz. Dafür spricht die z. T. große Zahl (878) von Narkosen, die ohne entsprechende Reaktion bei identischer Belastung durch Prämedikation und Narkose blieben.

4.4.3. Zur Genetik

Die familiäre Häufung des Krankheitsbildes wurde zuerst von Denborough et al. (206) beschrieben. Weitere Mitteilungen bestätigen diese Beobachtung (140, 476, 516). Familienuntersuchungen von m. H.-Patienten aus der jüngeren Vergangenheit stammen von Hoffmann et al. (452), Quoss et al. (885) und Plötz (848). Aus den bisher vorliegenden Daten wird auf einen autosomal dominanten Erbgang bei variabler Expressivität und verminderter Penetranz geschlossen (134, 140, 176, 207, 527). Die Personen sind fast durchweg von Myopathien betroffen. Nach King und Denborough (90, 528) könnte die Myopathie auch ein rezessives Merkmal sein. Zahlreiche Formen von pathologischen Veränderungen des Skelett-, Muskel- und Bindegewebssystems sind damit vergesellschaftet: habituelle Luxationen, Hernien, Kyphoskoliose, Ptose, Kryptorchismus, Spaltbildungen, Dysostose, Hühnerbrust, Strabismus, Krampfneigung der Muskulatur (452, 896, 973). Laborchemisch werden CPK-Erhöhungen im Serum gesehen, die vielfach auch in den Familien nachweisbar sind. Die Merkmalträger zeigen an Muskelbiopsien in vitro ein abnormes Kontraktionsverhalten bei Halothan- und Coffeinexposition. Bei den bekannten klassischen hereditären Myopathien soll die m. H. nicht gehäuft vorkommen. Allerdings beschrieb Althoff (19) einen Fall von progressiver Muskeldystrophie, der von

Tabelle 22: Tödlich verlaufene Fälle von maligner Hyperthermie in der DDR

Nr.	G	Al	frühere Narkosen	OP-Indikation	Prämedikation	Narkosemedikamente	Rigor	max. Rekt.-Temperatur	CPK IE/l	Muskelhistologie	Anmerkungen
1	m	22	n. b.	Femurfraktur	Dolcon. Atropin	Hexo N_2O/O_2 Halothan	—	> 42°	56	o. B.	
2	m	11	nur LA	Fingernagelteilentfernung	Atropin	N_2O/O_2 Halothan	+	n. g.	n. u.	+[1]	CPK der Eltern o. B., Obduktionsbefund und Toxikologie negativ; Bewertung ex post
3	w	41	n. b.	Probelaparotomie, Sigma-Ca.	Diazepam Pethidin Atropin	Hexo Succi N_2O/O_2 Halothan	+	43°	10^4	+[1]	
4	m	7	2	Orchidopexie (Rezidiv-OP)	n. m.	N_2O/O_2 Halothan Pavulon	+	> 42°	10^4	+[1]	Rundz. Myokarditis, Herzmuskelnarben; fehlgedeutete Flush-Reaktion und postoperativer Temperaturanstieg bis 38,2° bei 7 Tage zuvor erfolgter OP
5	m	15	n. b.	Kreuzbandausriß (Sportunfall)	n. m.	N_2O/O_2 Halothan	+	> 42°	n. m.	n. u.	operative Versorgung 19 Tage nach Unfall
6	m	22	n. b.	Splitterfraktur re. Fibula (Sportunfall)	Dolcon. Atropin	Hexo Myorelaxin, N_2O/O_2 Halothan	+	> 42°	o. B.	+[1]	Fiedlersche Myokarditis, operative Sofortversorgung 5 Std. nach Unfall
7	m	6 Mo	0	Strabismus convergens	Dolcon. Atropin	Succi N_2O/O_2 Halothan	+	> 42°	2×10^4	+[2]	
8	m	26	0	Komplizierte Tibiafraktur, Fibulaluxat. (VU)	Dolcon. Atropin	Hexo Succi N_2O/O_2 Halothan	+	42°	n. u.	+[2]	OP-Beginn 5 Std. nach Unfall
9	m	34	0	Sehnenruptur M. biceps	Dolcon. Atropin	Hexo Succi N_2O/O_2 Halothan	+	> 41°	10^4	+[2]	Operation 6 Tage nach Unfall

Tabelle 22 (Fortsetzung)

Nr.	G	Al	frühere Narkosen	OP-Indikation	Prämedikation	Narkosemedikamente	Rigor	max. Rekt.-Temperatur	CPK IE/l	Muskelhistologie	Anmerkungen
10	m	6 Mo	0	Hydronephrose, Rötelnembryopathie	n. m.	n. m.	?	+	+ pathologisch	+[2]	
11	m	29	+	Appendizitis	Dolcon. Atropin	N_2O/O_2 Halothan	+	> 41°	n. m.	+	
12	m	41	n. b.	Appendizitis	n. b.	n. b.	–	> 40°	n. m.	n. b.	
13	m	22	0	Entfernung eines freien Gelenkkörpers	Dolcon. Atropin	N_2O/O_2 Halothan	+	> 42°	490	–	
14	w	19	+	Hüftgelenk-OP (angeborene Luxation)	n. b.	n. b.	?	43°	n. u.	n. u.	spätes Aufwachen und stundenlanges Erbrechen nach früherer Äthernarkose
15	m	36	+	Ulcus duodeni (vitale Indikation)	n. b.	n. b.	?	> 42°	n. b.	n. b.	
16	w	19	n.b.	Sectio caesarea	Dolcon. Atropin	N_2O/O_2 Halothan	?	> 39°	n. u.	+	eher an Fruchtwasserembolie gedacht
17	w	56	6	Probelaparotomie, Verd. Gyn. Tumor	Dolcon. Atropin	Hexo Äther	–	41°	n. u.	n. u.	Temperaturanstieg am 1. postop. Tag. Negativer Obduktionsbefund, Bewertung ex post – Verdacht

n. m. = nicht mitgeteilt
n. b. = nicht bekannt
n. u. = nicht untersucht
n. g. = nicht gemessen
+[1] = im Sinne einer vorbestehenden Myopathie
+[2] = im Sinne der akuten m. H. bedingten Myopathie

Fälle 1–4: Gerichtsmedizin Berlin (625)
Fall 5: Gerichtsmedizin Jena (Dr. Vogt), freundlicherweise von Frau Prof. Kerde überlassen
Fall 6: Gerichtsmedizin Leipzig (Dr. Hofmann), freundlicherweise von Herrn Prof. Dürwald überlassen
Fälle 7–10: Gerichtsmedizin Rostock (885, 1149), freundlicherweise von Herrn Prof. Wegener überlassen
Fälle 11–12: Gerichtsmedizin Dresden, freundlicherweise von Herrn Prof. Krause überlassen
Fall 13: II. Pathologisches Institut Berlin-Buch, von Herrn Prosektor OMR Dr. Bauke überlassen
Fälle 14–16: Materialsammlung Dr. Hofmann (897)
Fall 17: Dr. Mayer, Neu-Kalliß; Obduktion durch das Pathologische Institut Schwerin (Prof. Dr. Möbius)

Schmidt und Klein (994) dagegen als Typ m. H.-Myopathie beurteilt wird. Dispositionen durch Myotonia congenita und Central-Core-Disease wurden ebenfalls bekannt, eine Disposition durch die alkoholtoxische Myopathie wurde vermutet (19, 384).
Die Merkmalträger zeigen ferner u. U. abnorme Elektromyogramme. Es sind auch m. H.-Komplikationen bei lokalen oder diffusen degenerativ-entzündlichen Veränderungen im ZNS, die mit Muskelschäden einhergehen, beobachtet worden (907, 908), bei denen sich für Erblichkeit kein Anhalt bot. Sie werden als symptomatische m. H.-Formen angesehen (66, 875). Für das mehrfach berichtete Auftreten der m. H. bei Burkitt-Lymphomen werfen Lees et al. (607) die Frage der chromosomalen Aberration auf. Forensisch und genetisch interessant ist der Nachweis der gesteigerten Kontraktibilität von Muskelbiopsieproben in vitro von Eltern (5 von 15) plötzlich verstorbener Kinder (n = 13), wobei die histologischen Untersuchungen ohne krankhafte Befunde und die Serum-Kreatinkinase im Normbereich waren (209). Danach könnte die m. H. unter Umständen auch Ursache des plötzlichen Todes im Kindesalter sein. Die Befunde korrelieren durchaus mit eigenen Erfahrungen mit Auffindungssituationen (stark überhitzte Säuglingsleichen mit häufig noch postmortal deutlich erhöhter Körperkerntemperatur) und vielfach spärlichem oder gelegentlich negativem pathologischen Substrat (343).

4.4.4. Zur Behandlung des akuten Zwischenfalls

Hierzu gibt es konkrete Vorschriften, die in jedem Operationssaal aushängen sollten. Sie sind auf folgende Punkte konzentriert (760):

1. a) Alle Inhalationsnarkotika sofort absetzen
   b) Beendigung der Operation so schnell wie möglich
   c) Beatmung mit 100% O_2 bei hohem Gasfluß
   d) Verwenden eines unbenutzten Narkoseapparates oder Austausch aller Gummiteile (da gebundenes Halothan protrahiert freigesetzt wird)
2. Sofortige Einleitung medikamentöser Maßnahmen:
   a) Natriumbikarbonat zur Korrektur der Azidose (unter Kontrolle des Säure-Basen-Status)
   b) Infusion isotoner, eisgekühlter Elektrolytlösung
   c) Kortikoide: z. B. Hydrocortison 30 mg/kg KG i. v.
   d) Procain zur Aufhebung des erhöhten Muskeltonus: initial: 30 bis 40 mg/kg KG oder 1 bis 2 mg/kg KG als Infusion unter EKG-Kontrolle
   e) Furosemid: initial 40 mg i. v.
   f) 500 ml 20% Glucose-Infusion mit 50 IE Alt-Insulin zur Korrektur der Hyperkaliaemie
   g) Heparin zur Prophylaxe der Verbrauchskoagulopathie Anfangsdosis ca. 70 IE/kg KG i. v.
   h) evtl. Bluttransfusion
3. Physikalische Maßnahmen:
   a) Oberflächenkühlung: Entfernen aller Abdecktücher, Ventilator, feuchte Kompressen, Eisbeutel, Eisbäder, Eisgranulat
   b) Magenspülung mit Eiswasser (EKG-Kontrolle)
   c) Peritonealdialyse mit kaltem (20 °C) Dialysat

Schulte-Sasse und Eberlein (1031) haben diese Richtlinien aktualisiert. Die Sofortmaßnahmen wurden durch die schnelle Infusion von Dantrolen (2 bis 3 mg/kg) ergänzt, das sich als hochwirksames Antidot der Temperaturerhöhung erwiesen hat und wohl auch prophylaktische Wirkung besitzt. Die Dosis kann abhängig vom Therapieerfolg bis 10 mg/kg gesteigert werden (1029). Die Wirkung soll in einer Freisetzungshemmung von Kalziumionen aus dem sarkoplasmatischen Retikulum in das Myoplasma bestehen. Dantrolen ist ein lipophiles Hydantoin-Derivat. Die Procaininfusion (s. Ziffer 2d), die auch Schuh (1029) noch vertritt, soll nach Schulte-Sasse und Eberlein (1031) entbehrlich sein, ihre angebliche Wirkung sei Folge einer Fehlinterpretation in Fällen, die auch mit rein symptomatischer Therapie genesen wären. Ferner sollen sich unter Dantrolen-Anwendung die eisgekühlten Infusionen bei ausreichender Oberflächenkühlung erübrigen (242).

4.4.5. Zur pathologischen Histologie präexistenter Myopathien und der akuten m. H.-Krise

Im Zusammenhang mit der m. H. wurde über präexistente primäre myogene Myopathien berichtet. ALTHOFF (19) beschrieb eine progressive Muskeldystrophie. Die Mikrophotographien zeigen zusätzlich akute Muskelveränderungen, wie sie nach m. H.-Krisen gefunden werden. SCHELLNACK et al. (973) beschrieben eine myotonische Dystrophie bei einem 17jährigen Patienten (Fall 2 in Tab. 23) mit akuter Hyperthermiekrise bis 42,2 °C und 18stündiger Bewußtlosigkeit. Die histologischen Veränderungen waren diskret und bestanden im wesentlichen in kleinherdigen Myofibrillendegenerationen und regellosen Sarkolemmkernanhäufungen. Histochemische Untersuchungen einer Muskelbiopsie ergaben unveränderte Azetylcholinesteraseaktivität und erhöhte Enzymaktivitäten der Sukzinodehydrogenase, Laktatdehydrogenase und der mitochondrialen Adenosintriphosphatase. Elektronenmikroskopisch wurde das Bild von Membranveränderungen (Einstülpungen der Zellmembran in Höhe der Z-Streifen, Vakuolisierungen des sarkoplasmatischen Retikulums), Kontraktionsstreifen, Oedem zwischen den Myofilamenten und vakuoliger Degeneration der Mitochondrien beherrscht. Die Enzymerhöhungen stehen im Gegensatz zu den Untersuchungen von GULOTTA und HELPAP (383), sie erklären sich möglicherweise aus den unterschiedlichen Entnahmezeitpunkten der Muskelbiopsie. CODY (1970 zit. nach 139) hat bereits die Vermutung geäußert, daß die myotonische Dystrophie eine m. H.-Myopathie sei. In aller Regel verlaufen die Myopathien subklinisch und lassen sich nach ihrem histologischen Bild nicht eindeutig den bekannten Krankheitsbildern zuordnen. Über die Prädisposition durch „klassische" Myopathien berichteten auch GULOTTA et al. (384), HARRIMAN et al. (402) und ISAACS et al. (477). Das histologische Bild zeigt einen Wechsel von atrophischen, normalen und hypertrophischen Muskelgruppen, Kaliberschwankungen der Muskelfasern, Zentralkerne und Kernreihen, teils als deutlicher entzündlich-degenerativer Muskelschaden, teils mit Verbreiterung des perimysalen Bindegewebes. Im eigenen Material (625) hatte ein Patient keine, einer entzündlich-degenerative und einer ausschließlich degenerative Skelettmuskelveränderungen. Im letzten Fall waren auch frische Veränderungen als Folge der akuten m. H. zu sehen. Mit diesen frischen histomorphologischen Befunden haben sich BRINKMANN und PÜSCHEL (134) ausführlich befaßt. Die Kenntnis dieser Befunde ist gerade bei unklaren tödlichen Narkosezwischenfällen von besonderem Interesse. Unterschiedlich starke Oedeme sind immer vorhanden. Zusätzlich sind es dann disseminierte trübe Faserschwellungen mit Querstreifungsverlust, mit zunehmender Überlebenszeit treten vakuolige und granuläre Faserdegenerationen hinzu. Auch sudanophiles und PAS-positives Material ist in den degenerativen Muskelfasern vorhanden. Das kontraktile Fasermaterial ist trüb geschwollen, entweder gestreckt oder stark kontrahiert (Kontraktionsbänder). Faserfragmentierungen ergeben sich im Übergangsbereich von hochgradigen Dehnungen und Kontrakturen. Querstreifungsverluste begrenzen die Faserfragmente. Diese Veränderungen sind in wechselnder Intensität in vielen bis allen Muskeln enthalten. Dabei ist die Zungenmuskulatur im Material BRINKMANNS (134) besonders stark betroffen gewesen, jedoch nur 2× untersucht.

Auch die Herzmuskulatur ist von den akuten m. H.-bedingten Schäden betroffen. Insbesondere in den subendokardialen Wandschichten sind Kernpyknosen und sarkoplasmatische Degenerationen zu erkennen, es kommt auch zu Kernzerfall und Kontrak-

Tabelle 23: Nicht-letale Verläufe maligner Hyperthermie in der DDR

Nr.	G	Al	frühere Narkosen	OP-Indikation	Prämedikation	Narkosemedikamente	Rigor	maximale Rektaltemp.	CPK IE/l	Anmerkungen
1	m	5	0	Otoklisis		Azeotropes Gemisch, Succi N_2O/O_2	+	41°	109	Muskelschmerzen, dunkler Urin HOFMANN et al. (453)
2	m	17	2	Patella-luxation	Atropin Pethidin Diazepam	Hexo Succi Halothan N_2O/O_2	+	42,2°	4640	2 frühere Äther-narkosen, habituelle Patellaluxation der Mutter, Muskel-biopsie patholog. Befund (Elektronen-mikroskop.) EMG pathologisch HOFMANN et al. (453) SCHELLNACK et al. (973)
3	m	5	0	Appendizitis	Atropin Dolcontral Marophen	Succi Halothan N_2O/O_2	+	37,5°	134	ROCKAHR (920)
4	w	$2^8/_{12}$	0	Antireflux-plastik	Atropin Dolcontral Prothazin	Succi Halothan N_2O/O_2	+	38,3°	372	ROCKAHR (920)
5	w	5	0	Leistenhernie bds.	Atropin Dolcontral	Halothan N_2O/O_2	+	> 38°		ROCKAHR (920)
6	m	25	0	Appendizitis	Atropin Dolcontral	Hexo Succi Halothan N_2O/O_2	(+)	39,6°	6000	JOECKS et al. (486)
7	m	$5^1/_2$	1	Appendizitis	Atropin	Succi Halothan N_2O/O_2	+	39,2°	1390	
8	m	15	+	?	Atropin	Hexo Succi O_2-Maske	(+)		2563	
9	m	7	+		Atropin Diazepam	Succi Halothan N_2O/O_2	+	37,7°	4480	
10	m	27	+	Plattfuß-OP	Atropin Diazepam	Succi Halothan N_2O/O_2	+			

Tabelle 23 (Fortsetzung)

Nr.	G	Al	frühere Narkosen	OP-Indikation	Prämedikation	Narkosemedikamente	Rigor	maximale Rektaltemp.	CPK IE/l	Anmerkungen
11	w	4	0	?	n. m.	n. m.	+		7000	
12	m	10	0	Tonsillektomie	Atropin Dolcontral	Succi O_2 Abbruch	+	37°	6040	
13	w	22	0	Sectio caesarea	Atropin Dolcontral	Hexo Myorelax N_2O/O_2	+	41°	n. b.	Myoglobinurie
14	m	14	0	Oberkieferzyste	n. b.	n. b.	+			
15	m	4	2	Klumpfuß-OP	n. b.	Succi Halothan N_2O/O_2	+	38°	4460	

n. b. = nicht bekannt
n. m = nicht mitgeteilt
+) = Rigor angedeutet

Fälle 7–15: Unvollständig erhaltene Materialsammlung Dr. HOFMANN, früher Institut für Anaesthesiologie und Intensivtherapie der Charité

tionsbändern, besonders ausgeprägt sei der Querstreifungsverlust.

BRINKMANN und PÜSCHEL (134) beobachteten eine eindeutige Abhängigkeit und Progredienz der Befunde von der Überlebenszeit. Die Autoren sind der Auffassung, daß die alleinige Schädigung durch die m. H. nicht ausreicht, die nachgewiesenen histologischen Veränderungen an der quergestreiften Skelett- und der Herzmuskulatur allein zu erklären. Vielmehr bieten sich zwanglos weitere ätiologische Faktoren an: die hochgradige energetische Insuffizienz mit und durch die Erschöpfung der Energiespeicher, die azidotische Stoffwechselentgleisung, die akute und zunehmende Ischämie, z. T. durch Kreislaufschock mit peripherer Zirkulationsstörung, die Membranschädigung, die extreme mechanische Belastung durch die anhaltende Muskelkontraktion.

Die histologischen Veränderungen scheinen hinlänglich charakteristisch zu sein, so daß sie in Verbindung mit einer klinischen Symptomatik, die nicht dem Vollbild der m. H. entspricht (fehlende oder zögernde Temperaturanstiege, Minorform der Muskelrigidität), durchaus geeignet sind, auch mittels einer ausführlich histologischen Untersuchung die Diagnose der m. H. aus der Sicht der Morphologie zu stellen, insbesondere könnte die neuerdings von WEIGEL et al. (1178) untersuchte Glukanphosphorylase-Reaktion weiterhelfen.

4.4.6. Anmerkungen zur Ätiologie und Pathophysiologie

Ätiologisch wird heute einhellig ein Defekt, wahrscheinlich ein Membrandefekt der quergestreiften Muskulatur, vermutet. In den Muskelzellen der Reaktoren (positive Reaktion auf Halothan- und Coffeinexposition an Muskelbiopsien m. H.-erkrankter Personen bzw. ihren Blutsverwandten) sind auffällig niedrige Kalziumkonzentrationen gemessen worden (85, 142). Verschiedene Mechanismen können bei Annahme eines präexistenten Membrandefektes zu einer starken Freisetzung von Ca^{++} aus Speichern (sarkoplasmatisches Retikulum, Sarkolemm, Mitochondrien) führen. Kalziumfreisetzung in das Sarkoplasma bedeutet Aktivierung der Myosin-ATPase und Inaktivierung des Erschlaffungsfaktors Troponin, wodurch der Actomyosinkomplex zur Kontraktion führt. Die Anhäufung der Ca^{++}-ionen in den Zellorganellen bewirkt umgekehrt Erschlaffung des Muskels. Durch die Einwirkung lipid- und wasserlöslicher Pharmaka auf das sarkoplasmatische Retikulum können diese Abläufe beeinflußt werden. PÜSCHEL und BRINKMANN (875) sehen auch in einem kurzfristigen Einstrom von Ca^{++} aus der extrazellulären Flüssigkeit über sarkolemmale Verbindungen eine Anlasserfunktion für die Ca^{++}-Freisetzung aus dem sarkoplasmatischen Retikulum. Die CPK-Erhöhung im Serum betroffener Individuen wird als Hinweis auf die Mitwirkung des Sarkolemm bei der Ca^{++}-Freisetzung, -Rekonzentration oder der gesteigerten Permeabilität gesehen. Auch Mitochondrien sind ein intrazellulärer Kalziumspeicher.

Die plötzliche Kalziumkonzentrationszunahme im Sarkoplasma hat mehrfache Folgen: die Kontraktion der Muskelfasern führt zur Reduzierung des ATP, das auch durch die Wiedereingliederung des Kalziums in die Speicher weiter genährt wird. Die Aktivierung von Glykogenolyse und Glykolyse beschleunigt die energieliefernden Prozesse. Die ungenügende Sauerstoffbereitstellung führt zur anaeroben Glykolyse. Der Kalziummangel in den Mitochondrien entkoppelt die oxydative Phosphorylierung und vergrößert das Energiedefizit. Unter diesen Bedingungen entsteht Wärme. Sie führt zur Temperaturerhöhung und wirkt ihrerseits negativ durch weitere Steigerung der Muskelkontraktion und hyperkatabole Stoffwechsellage. Die Membraninsuffizienz führt zum weiteren Einstrom extrazellulären Kalziums. Es resultiert die energetisch-dynamisch-toxische Muskelinsuffizienz (920).

4.4.7. Zur Arzneimittelinteraktion/Triggersubstanzen

Nach chemischer Struktur und Wirkungsmechanismus sind die bisher als Trigger einer m. H. bekannt gewordenen Substanzen heterogen. So sind m. H.-Komplikationen nach Einsatz von Aether, halogenhaltigen und ungesättigten Kohlenwasserstoffen, depolarisierenden und hyperpolarisierenden Muskelrelaxantien, trägen Gasen u. a. aufgetreten. Von forensischem Interesse ist auch der Umstand, daß Heroin diese Komplikation ausgelöst hat. Die kontraktionsauslösende Fähigkeit der Triggersubstanzen nimmt in folgender Reihenfolge ab: Chloroform, Halothan, Methoxyfluran, Cyclopropan, Enfluran, Isofluran, Diäthylaether, Stickoxid (994). Die Unterschiedlichkeit der auslösenden triggernden Substanzen spricht für einen relativ einförmigen Typ der Reaktion des Organismus bei zugrunde liegender Disposition der Zellmembranen. Auch die Tatsache, daß mehrfach Narkosen gleicher Art unproblematisch abgelaufen sind, spricht dafür, daß die Reaktion nicht obligatorisch ausgelöst, sondern ggf. durch weitere disponierende Umstände (z. B. Streßsituationen) beeinflußt wird. Unter den verschiedenen Arten der Prämedikation ist immer wieder Atropin dokumentiert, meist in Kombination mit Opiaten, Hypnotika und Tranquilizern. Fast regelmäßig werden die m. H.-Krisen aber nach Succinylcholin und Halothan-Narkosen beobachtet. Auch in unseren Fällen wurde diese Narkoseart gewählt, zweimal ohne Succinylcholin, einmal ohne diesbezügliche Angaben. Das depolarisierende Succinylcholin wurde im Tierexperiment als Trigger eindeutig bewiesen (589, 741). Auch an Muskelbioptaten wurde das bestätigt. Die Starre der Kaumuskulatur fällt meist als 1. Symptom bei der Intubation auf. Für die Mitwirkung halogenierter Kohlenwasserstoffe als Trigger einer m. H. spricht allein deren Häufung im engen zeitlichen Zusammenhang mit der Einführung dieser Inhalationsnarkotika (206, 208). Halothanexposition humaner Muskelbiopsiepräparate ist heute die einzige klinische in-vitro-Methode zur Erkennung der Krankheitsdisposition (141, 251, 740). In allen Fällen bei PÜSCHEL und BRINKMANN (920) und in 95% der bekannten m. H.-Zwischenfälle wurde die Kombination Halothan-Succinylcholin verwendet. Dabei ist zu ergänzen, daß Halothan mit Sauerstoff/N_2O_2 gemeinsam verwendet wird. Unter den Injektionsnarkotika sind m. H.-Krisen nach Barbituratnarkosen berichtet worden (129, 346).

4.4.8. Zu speziellen forensischen Fragen im Zusammenhang mit Narkosekomplikationen durch die maligne Hyperthermie

Todesfälle in Verbindung mit Narkose erfordern (auch nach den gesetzlichen Vorschriften) eine Klärung der Todesursache und der Frage, ob der Betroffene in oder an der Narkose verstorben ist. Die Fragestellung nach Fehlern und Versäumnissen bei der Narkosedurchführung steht damit immer im Raum. Daß die Beurteilung solcher Probleme im besonderen Maße vom Erkenntnisstand der Medizin geprägt ist, zeigt das Beispiel der m. H. überdeutlich. KRAEMER et al. (563) berichteten über zwei Todesfälle durch m. H. bei männlichen Geschwistern (im Abstand von 3 Jahren 1971 und 1974 aufgetreten, die Kinder waren zum Ereigniszeitpunkt 3 6/12 und 8 1/12 Jahre alt). Die Autoren bemerken, daß dem Narkosearzt wegen der Unvorhersehbarkeit der m. H. als präoperativem Risikofaktor kein Schuldvorwurf erwachsen dürfte. Zum Zeitpunkt der Publikation ihrer Fälle allerdings räumen die Autoren ein, daß die Nichtbeachtung anamnetischer Hinweise auf diese Komplikationsmöglichkeit, die eingeschränkte Narkosefähigkeit bedeutet, durchaus Strafverfolgung bedeuten könne. Unkenntnis des Krankheitsbildes kann auch für den Zeitraum 1974 schon nicht mehr unterstellt werden. Nach den bisherigen Erfahrungen ist wegen der Unvorhersehbarkeit des Zwischenfalles oder bei schicksalhaftem Verlauf noch nie ein Schuldvorwurf erhoben worden (876), was allgemein üblich sein dürfte. Die Grundlagen der Beurteilung haben sich inzwischen wesentlich stabilisiert.

Die Beurteilung eines Schadensfalles durch m. H. wird heute davon auszugehen haben, daß das Krankheitsbild nach der Vielzahl von Publikationen und der Darstellung in Lehrbüchern Allgemeinwissen geworden ist. Auch der forensische Standpunkt ist mehrfach umrissen worden. Kenntnis des Krankheitsbildes m. H. bedeutet Wissen über Diagnostik, Therapie und Prophylaxe. Da die m. H. nach wie vor als kaum vorhersehbar eingeschätzt wird (847), muß der Schwerpunkt auf der Erfassung von Risikofaktoren bei der Anamnese liegen. Trotz der Seltenheit des Krankheitsbildes muß wegen der eingeschränkten Therapiemöglichkeiten der Patient vom Narkosearzt intensiv nach persönlichen und familiären Daten gefragt werden, die eine m. H.-Disposition aufzeigen könnten. Die Bestimmung der CPK hat sich zwar nicht als sicherer Indikator der Hyperthermiegefährdung bestätigt, trotzdem sollte sie schon präoperativ bestimmt werden. CPK-Erhöhungen werden bei Familienuntersuchungen nach akuten m. H.-Krisen als Hinweis auf eine latente Gefährdung von Familienmitgliedern herangezogen. Die Narkosevisite sollte auch eine gezielte Untersuchung nach Muskelerkrankungen und Fehlbildungen einschließen, die gehäuft bei m. H.-Personen gefunden wurden. Forderungen dieser Art erhebt aus gerichtsmedizinischer Sicht auch MAURER (702). Bei Kindern sollte der Hinweis von BÖTTGER et al. (119) beherzigt werden, daß die Daten schon durch den Stationsarzt von den Eltern erfragt werden, weil diese bei der Narkosevisite meist nicht anwesend sind.

Infolge der unzureichenden Voraussagbarkeit bleiben Früherkennung und Frühtherapie der m. H. erstrangig (848). Diagnostisch und prognostisch relevante Faktoren haben Regling et al. (897) und Hofmann et al. (454) zusammengefaßt. Da die Prognose der Krankheit wesentlich von der Dauer abhängt, ist es verwunderlich, daß nicht stets intraoperativ fortlaufend die Körpertemperatur gemessen wird. Tatsächlich ist auch in der Mehrzahl unserer Fälle, ebenso in denen der Literatur, die Temperaturerhöhung zufällig durch Erwärmungen des Atemkalkes in den Narkosegeräten oder bei Berührungen des Patienten erfaßt worden. Dieses zufällige Erfassen des Leitsymptoms einer durch hohe Letalität gekennzeichneten Krankheit entspricht nicht den Möglichkeiten optimaler Fürsorge für narkotisierte Patienten. Jede Minute der Therapieverzögerung ist prognostisch relevant. Angesichts der Entwicklung der Technik kann eine rektale oder intraösophageale Temperaturmessung technisch kein Problem sein und keineswegs zur Überforderung des Anästhesisten führen. Er hat um ein Vielfaches kompliziertere Parameter zu erfassen. Die Temperaturmessung ist aber besonders für die später im Laufe einer länger dauernden Narkose auftretende Hyperthermie wichtig, die initial nicht durch Rigidität auffällt und deren Prognose wesentlich ungünstiger ist. Durch längere Narkosemittelexposition entstehen ungünstige Voraussetzungen für eine erfolgreiche Therapie. Aus gerichtsmedizinischer Sicht empfehlen wir nachdrücklich eine einheitliche Regelung durch die Fachgesellschaft. Die naheliegende Forderung der Temperaturmessung wurde bereits vorgetragen (261, 702). Kontinuierliche Temperaturmessung schließt die Beobachtung anderer, früher auftretender Symptome natürlich nicht aus. Atemfrequenzanstieg, Zyanose, Azidose, Rigidität haben für die Früherfassung der drohenden m. H.-Krise einen hohen Stellenwert. Die Temperaturmessung ist aber auch bei manifester Hyperthermie und laufenden physikalischen Maßnahmen zur Abkühlung wertvoll, um eine mögliche Unterkühlung auszuschließen (119).

Die akute maligne Hyperthermie erfordert unverzügliche Frühtherapie nach einem bekannten Therapiestandard, der in jeder operativ tätigen Abteilung vorhanden sein muß. Das Management der manifesten m. H. ist von Schulte-Sasse und Eberlein (1031) auf den neuesten Stand (unter Einbeziehung von Dantrolen) gebracht, jedoch auch von Nemes, Niemer und Noack (760) datenmäßig znsammengestellt worden. Die Aufklärung von Patienten, die vor Wahloperationen stehen, muß weiter gefaßt sein, als bei vital indizierten Eingriffen. Sie müssen über das zu erwartende operative und anästhesiologische Risiko informiert sein. Die Aufklärung ist wesentlich zu vertiefen, wenn eine m. H. aufgetreten ist. Sie muß in mündlicher und schriftlicher Form erfolgen; in der Literatur wird eine Warnkarte vorgeschlagen (134, 452, 453, 625, 885, 896, 1149).

Die Aufklärung muß auch gegenüber den Familienmitgliedern erfolgen, deren Disposition durch geeignete Untersuchungen u. U. bewiesen werden kann (CPK, Muskelbiopsien, Halothan-Coffein-Expositionen von Muskelbioptaten, EMG, klinische Untersuchung). Vor einer Unterlassung der erweiterten Aufklärung auf der Basis der Einschätzung eines Falles als symptomatische oder sporadische Form der m. H.-Erkrankung ist nachdrücklich zu warnen. Die Unterscheidung ist nur schwer möglich, und Püschel und Brinkmann (875) erwarten bei gründlicher Bewertung der Auswahlkriterien eine Zunahme der hereditären Formen.

Aus den Mitteilungen über m. H.-Zwischenfälle bei Akutversorgungen von Verletzungen ergibt sich die Notwendigkeit, hinsichtlich der Frühsymptomatik der m. H. besonders wachsam zu sein. Relton (904), Hartmann (404) sowie Rettig und Weitz (909) haben auf die m. H.-Gefährdung nach vorausgegangenen körperlichen Belastungen hingewiesen. Unter den eigenen Fällen befindet sich ebenfalls einer, bei dem die m. H. nach Intensivtraining bei Sofortversorgung einer Sportverletzung auftrat (Fall 6 der Tab. 22). Püschel und Brinkmann (878) berichten über m. H. nach psychischer Belastung in einem besonderen Fall (zuvor 12 Narkosen komplikationslos vertragen). Bei Schweinen ist ein „porcine stress syndrome“ bekannt, bei dem physiologischer Streß m. H.-auslösend wirkt (87, 422, 487). Aus den Mitteilungen WINGARDS (1203) über eine 634 Personen umfassende m. H.-Familie mit 10 typischen m. H.-Krisen und 11 weiteren febrilen Zuständen mit Muskelfaszikulationen bzw. Rigor ohne Anästhesiemitbeteiligung wird auf ein humanes Streßsyndrom geschlossen. HUCKEL (461) erwähnt diese Möglichkeit und sieht auch EKG-Anomalien, Sinustachykardien als m. H.-Verdachtsmomente an. Erhöhter Sympatikotonus begünstigt demnach die Entwicklung von m. H.-Zwischenfällen (733). Auch KALOW (zit. nach 878) sieht einen Zusammenhang zwischen unvermuteten Herztodesfällen gesunder junger Menschen mit der Veranlagung zur m. H. Auf einen weiteren möglichen Zusammenhang zwischen m. H. und der paroxysmalen Myoglobinurie wiesen FABER et al. (261) hin. Bei diesem Krankheitsbild fanden sich subklinische Myopathien, die der m. H. vergleichbare histologische Bilder aufwiesen.

PÜSCHEL und BRINKMANN (876) haben den forensisch-medizinischen Standpunkt der Beurteilung von Narkosezwischenfällen durch m. H. neu bestimmt. Nach ihren Ausführungen berührt die eventuelle Außerachtlassung von Sorgfaltspflichten in Verbindung mit m. H.-Komplikationen 3 Komplexe:

- die Suche nach Risikofaktoren durch Anamnese und Untersuchung bei der Anästhesievisite,
- die rechtzeitige Erkennung der Frühsymptome der m. H.-Komplikation und
- die adäquate Behandlung der manifesten Komplikation.

Entsprechend dieser differenzierten Meinung und wegen der Fülle der Publikationen zur m. H. sprechen SCHULTE-SASSE und EBERLEIN (1031) definitiv von Fahrlässigkeit, wenn

- das Syndrom unbekannt ist,
- die Symptome fehlgedeutet werden,
- bei Patient und dessen Familie keine Anästhesie-Anamnese erhoben wird und
- keine Therapiemöglichkeiten und kein klares Therapiekonzept vorhanden sind.

Ergänzend muß auf die Aufklärung und Ausrüstung mit Warnkarten nach einer akuten m. H.-Krise hingewiesen werden.

Zuletzt ergeben sich aus den neusten Erkenntnissen über die m. H. auch Konsequenzen für Pathologen und Gerichtsmediziner. Auch sie können einen solchen Todesfall nur erkennen und klären, wenn ihnen das morphologische Bild bekannt ist. Auf die möglichen makroskopischen Befunde hat MARESCH (672) hingewiesen, nach unseren Erfahrungen ist die Makroskopie aber nicht in diesem Maße zuverlässig. Eher geben histologische und histochemische Untersuchungen Aufschluß über das pathologische Bild der akuten m. H.-Krise und über eine mögliche, ggf. subklinische Myopathie (19, 291, 452, 625, 875, 885, 909, 1149, 1178). Sichern und Erkennen der Veränderungen bedeutet in der Praxis rechtzeitige Autopsie! Da solche dramatischen Todesfälle in aller Regel nicht ohne klinische Erscheinungen ablaufen, werden diese Autopsien auch meist unter der richtigen klinischen Diagnose durchgeführt. Zumindest muß der Morphologe aus der Vorgeschichte und den Befunden den Verdacht der m. H. formulieren können und die nötigen weiteren Schritte veranlassen. Wie bei jeder Obduktion von Narkosezwischenfällen müssen alle notwendigen histologischen, serologischen, toxikologischen und bakteriologischen Untersuchungen mitgeführt werden. Eine Zusammenarbeit mit den klinischen Partnern von vornherein ist empfehlenswert. Auf die umfangreiche histologische Untersuchung der Muskulatur ist besonders hingewiesen worden (19, 672). Sie gehört üblicherweise nicht zum Routineprogramm einer Obduktion. Das abschließende gerichtsmedizinische Gutachten soll Angaben zur Diagnose der m. H. und zur Todesursächlichkeit der Komplikation enthalten und alle Fragen nach der Erkennbarkeit disponieren.

der Faktoren, Früherfassung der Symptome und zur optimalen Therapie beantworten, d. h., es muß speziell geprüft werden, ob ein m. H.-Todesfall eine Narkosekomplikation infolge einer latenten Krankheitsdisposition ist, oder ob es sich um einen durch Verletzung von Sorgfaltspflichten fahrlässig herbeigeführten iatrogenen Schaden handelt. Im ersten Falle müßte das Ereignis gemäß der Verordnung über die AO zur emU gemeldet werden, im zweiten Fall wären die materielle Verantwortlichkeit des Gesundheitswesens bzw. weiterführende zivil- bzw. strafrechtliche Verantwortlichkeiten zu prüfen. Die Erfassung der gefährdeten Familienangehörigen und evtl. genetische Beratungen sind Aufgabe der Klinik.

Tabelle 24. Klassifikation technischer Anästhesieunfälle (nach 1071)

1. **Unfälle durch Fehler im Herstellungsprozeß der Geräte**
   - falsches Konzept
   - falsches Projekt (Konstruktionsfehler)
   - falsche Ausführung (Fabrikationsfehler)
2. **Unfälle durch Anwendung defekter Geräte**
   - ungenügende Überprüfung
     - vor dem ersten klinischen Einsatz
     - nach Reparaturen
     - in periodischen Abständen
   - bewußter Einsatz mit „kleinen" Defekten
3. **Unfälle durch fehlerhafte Bedienung der Geräte**
   - mangelhafte Kenntnisse des Funktionsprinzips
   - ungenügende Überwachung
   - mangelhafte Handhabung
   - Übermüdung des Anästhesisten

4.5. Schlußfolgerungen

Insgesamt ist mit Langrehr (600) und Opderbecke (811) festzustellen, daß potente Pharmaka, komplizierte Techniken und erhebliche Erweiterung der Indikation für den operativen Eingriff zu einer Reihe lebensbedrohlicher anästhesiebedingter Komplikationen führen, die nur durch gewissenhafte Anästhesisten mit hohem Ausbildungsniveau — nach Peter et al. (834) beträgt die Komplikationsrate im ersten Ausbildungsjahr das 20fache, im zweiten das 8fache gegenüber der von erfahrenen Fachärzten — beherrscht werden können. Ansonsten wird die „Gefährdung des Patienten ohne Folgen" zum Letalitätsrisiko.

Doch auch bei sorgfältigster Tätigkeit eines erfahrenen Anästhesisten bleibt ein der Allgemeinanästhesie immanentes (biologisches) Risiko bestehen, dessen Wahrscheinlichkeit nach Kenntnis vom Zustand des Patienten einerseits und geplantem Eingriff andererseits in bestimmten Grenzen vorhersehbar ist. Mit dem Fortschreiten der Narkosetechnik wird das biologische Risiko vermindert. Jedoch kann sich die relative Gefahr technischer Fehler vergrößern, selbst wenn das Gesamtrisiko sinkt. Obschon sich der Narkosearzt infolge zunehmender Technisierung der Medizin nicht alle Einzelheiten der von ihm bedienten Geräte ständig vergegenwärtigen kann, so befreit ihn das nicht von der Pflicht, sich mit den Gerätefunktionen, die für den Patienten vitale Bedeutung haben können, vertraut zu machen. Simionescu (1071) warnt anläßlich einer Analyse der Ursachen technischer Anästhesieunfälle (Tab. 24) vor dem „Fetischismus der Apparatur, einem grenzenlosen Vertrauen in die Technik".

Je weiter die technische Entwicklung voranschreitet, desto höher müssen also die Anforderungen an die Sorgfalt des Anästhesisten sein. „Beim Einsatz komplizierter Medizintechnik, insbesondere auch bei der Anwendung automatischer Überwachungssysteme, endet die Verantwortlichkeit des Betreibers dort, wo er die Funktionstüchtigkeit vor dem Einsatz überprüft, den Patienten und die Kontrollinstrumente während des Einsatzes überwacht und die Bedienung sorgfältig vornimmt" (94). Nur in einer wohlorganisierten, funktionstüchtigen Anästhesieabteilung kann das Narkoserisiko zu einem für die Entscheidung des Patienten zu vernachlässigenden Faktor reduziert werden.

In Anlehnung an die von Weissauer und Frey (1180) formulierten „Sorgfaltsregeln" für den Anästhesisten sollten folgende Hinweise stets berücksichtigt werden (Tab. 25):

Tabelle 25: Sorgfaltsregeln für den Anästhesisten (73, 695, 811, 886, 1180)

- Selbständige Durchführung einer Narkose nur durch den Arzt.
  (Es gibt keine „kleine Anästhesie". Gerade bei Kurznarkosen ereignen sich häufig schwerwiegende Zwischenfälle.)
- Angemessene Aufklärung des Patienten über das beabsichtigte Narkoseverfahren und sein Risiko.
- Der Narkosearzt muß die erforderlichen Kenntnisse und Erfahrungen sowie die materiellen Voraussetzungen (Atembeutel, Absaugvorrichtung, Intubationsbesteck, Medikamente zur Akutreanimation) auch für die Zwischenfalltherapie besitzen. Eine Hilfskraft muß ihm zur Verfügung stehen.
- Jede Narkose erfordert eine gründliche Voruntersuchung des Patienten einschließlich fachspezifischer Anamnese mit Prüfung des Narkoserisikos.
- Intra- und postoperativ bis zur Ansprechbarkeit des Patienten und Wiederauslösbarkeit der Reflexe trägt der Narkosearzt die Verantwortung für die Überwachung, Aufrechterhaltung und Wiederherstellung der Vitalfunktionen. Atemfrequenz, Herzfrequenz, Blutdruck und Temperatur müssen fortlaufend überwacht werden.
- Zeitpunkt, Art und Dosierung der Narkosemittel und -adjuvantien, Überwachungsergebnisse und etwaige Zwischenfälle sind zu dokumentieren.

Der Kontakt mit dem Patienten beginnt für den Anästhesisten mit der präoperativen Vorbereitung. Dazu gehören die fachspezifische Anamnese mit Erfragung früherer Operationen und Anästhesien einschließlich eventuell aufgetretener Komplikationen, Medikamenteneinnahme und Allergien, Untersuchung auf Herz-Kreislauf- und Lungenkrankheiten, Beweglichkeit des Kopfes und Unterkiefers sowie Zustand des Gebisses. Vorliegende Befunde sind auszuwerten, ggf. zusätzliche diagnostische oder therapeutische Maßnahmen bzw. Konsultationen anderer Fachärzte zu veranlassen. In jüngster Zeit werden spezielle Anästhesiesprechstunden oder -ambulanzen empfohlen, in der Anästhesiefähigkeit und -risiko eingeschätzt werden (39, 73, 81, 213, 638). Von der Operationstauglichkeit ist die Anästhesiefähigkeit abzugrenzen, welche die Tauglichkeit des Patienten für eine Operation unter gezielter Schmerzausschaltung oder Allgemeinanästhesie beurteilt (638). Daraus ergibt sich die Wahl des Anästhesieverfahrens, das der geplanten Operation angemessen sein muß. Eine Aufklärung des Patienten im notwendigen Umfang schließt sich an, wobei Tolksdorf et al. (1129) zu bedenken geben, daß überzogene Aufklärung die präoperative Angst und damit das Narkoserisiko signifikant steigern. Die Ausführung der bei der Anästhesievisite festgelegten Prämedikation wird vom Arzt überwacht. Ein Schwerpunkt der anästhesiologischen Voruntersuchung ist es, bestehende Kontraindikationen gegenüber bestimmten Narkoseverfahren zu berücksichtigen bzw. die Anästhesietauglichkeit herzustellen. Die zweite Phase im anästhesiologischen Verantwortungsbereich ist die Versorgung des Patienten bei der Operation: Sie betrifft die Schmerz- und Bewußtseinsausschaltung, die Überwachung der Vitalfunktionen, die Senkung der Reflextätigkeit und die Gewährleistung angemessener Operationsbedingungen unter Beachtung der Lagerung. Ferner fallen intra- und postoperative In- und Transfusionen, auch die Überprüfung der Lage intraoperativ angelegter Venenkatheter, in den Verantwortungsbereich des Anästhesisten. Durchführung und Ablauf einer Anästhesie sind protokollpflichtig mit exakten Angaben über alle Ereignisse und Maßnahmen. Wie eine unvollständige Dokumentation zur unmittelbaren Ursache eines erheblichen Gesundheitsschadens werden kann, beschreibt BINDER (95) am Beispiel einer Patientin mit Barbituratallergie. Postoperativ sind weiterhin die vitalen Funktionen zu überwachen und aufrechtzuerhalten sowie erforderlichenfalls Schmerzbekämpfung und Sedierung durchzuführen. Erst mit der Verlegung des Patienten auf die Kranken-, Wach- oder Intensivtherapiestation endet die Verantwortung des Narkosearztes.

Zur Abgrenzung der Pflichten bei kollektiver Behandlung ist zwischen dem Zusammenwirken unterschiedlicher Fachrichtungen, z. B. von Operationsteam und Anästhesiologen einerseits, sowie der Gemeinschaftsarbeit innerhalb eines Anästhesieteams andererseits, zu unterscheiden.

Im ersteren Fall gilt der Vertrauensgrundsatz ohne Weisungsrecht des einen gegenüber dem anderen, d. h. Chirurg und Anästhesist arbeiten gleichberechtigt und koordiniert zusammen. Sie erfüllen eigenverantwortlich die Aufgaben ihrer Fachgebiete, wobei jeder auf die sachlichen Erfordernisse des anderen Rücksicht nehmen muß. Grundsätzlich dürfen sie sich darauf verlassen, daß der jeweilige Partner dies mit der gebotenen Sorgfalt tut. Nur bei offenkundiger Fehlentscheidung des Operateurs, zumeist in der präoperativen Phase, muß der Anästhesist intervenieren. („Zusammenarbeit ist keine Anhäufung begrenzter Zuständigkeiten" — 447). Bei unterschiedlicher Ansicht über die Durchführung eines Eingriffs wird sich der Anästhesist der Entscheidung des Operateurs, diesen dennoch durchzuführen, beugen müssen, womit allerdings der Operateur für diesen konkreten Fall ein besonderes Maß an Verantwortung übernimmt. In solchen Situationen empfiehlt es sich, eine genaue Protokollierung darüber vorzunehmen.

Bei der Zusammenarbeit eines Anästhesiologen mit mittlerem medizinischen Personal können grundsätzlich nur einzelne Arbeitsverrichtungen innerhalb eines Verfahrens delegiert werden, niemals komplexe Diagnostik und Therapie. Typisch ärztliche Entscheidungen, beispielsweise die Auswahl des Betäubungsverfahrens, Art und Dosierung des Anästhetikums, das Verhalten bei Zwischenfällen usw., sind nicht übertragbar. Die Zusammenarbeit regelt sich nach dem Prinzip des begrenzten Vertrauens, d. h. der verantwortliche Arzt muß sich von der Zuverlässigkeit jedes einzelnen Mitarbeiters überzeugt haben. Verantwortlich ist jedes Kollektivmitglied entsprechend seinem Qualifikationsgrad und Aufgabengebiet. Der leitende Arzt einer anästhesiologischen Einrichtung ist für die ausreichende fachliche und persönliche Qualifikation der nachgeordneten Ärzte, die selbständig Narkosen durchführen, verantwortlich. Das entpflichtet jedoch den einzelnen Arzt nicht, seinen Vorgesetzten auf die grundsätzliche oder momentane Unfähigkeit, eine bestimmte ärztliche Aufgabe zu übernehmen, hinzuweisen und diese — nach sorgfältiger Abwägung der Pflichtenlage — u. U. auch abzulehnen, wenn das Risiko für den Patienten durch die Übernahme unvertretbar vergrößert würde.

Fehlen infolge Personalmangels die Voraussetzungen für die Besetzung jedes Operationstisches mit einem anästhesiologisch ausgebildeten Arzt, so sind (mit Ausnahme von Risikonarkosen) prinzipiell zwei Möglichkeiten zu erwägen: 1. Parallelnarkose an zwei Tischen, die sich in Rufweite befinden und an denen ein Anästhesiologe und eine erfahrene Hilfskraft arbeiten oder 2. Übernahme der Verantwortung auch für die Anästhesie durch den Operateur, wobei ihre technische Durchführung ebenfalls einer Hilfskraft übertragen wird. In solchen Situationen, die allerdings zunehmend der Vergangenheit angehören sollten, sind die Hilfskräfte anzuweisen, daß sie den Operateur bzw. Anästhesisten möglichst frühzeitig auf Anzeichen einer sich anbahnenden Komplikation hinweisen müssen. Ein Chirurg, der die Mitverantwortung für die Anästhesie übernimmt, muß die zur Beurteilung und Behandlung von Anästhesiezwischenfällen erforderlichen Kenntnisse besitzen. TREMEL (1133) fordert für die Übernahme der Narkose durch einen HNO-Arzt eine 3- bis 6monatige anästhesiologische Weiterbildung mit Auffrischung der Kenntnisse nach jeweils 3 bis 5 Jahren sowie entsprechende räumliche und apparative Ausstattung. Jeder Arzt, der Narkosen durchführt, soll die Technik der Intubation beherrschen. „Es läßt sich weder mit medizinisch-ethischen noch mit juristischen Forderungen in Einklang bringen, wenn bei einer bestehenden personellen Unterbesetzung planbare anaesthesiologische Leistungen übernommen werden, die aber nur auf der Grundlage gefährlicher Improvisationen und Kompromisse, und einem damit höher kalkulierbaren Risiko für den unwissenden Patienten praktiziert werden können" (61).

Tritt im Zusammenhang mit einem Narkoseverfahren der Tod des Patienten ein, so bestehen 4 grundsätzliche Möglichkeiten zur Wertung des Zwischenfalls:

1. Das Grundleiden oder dessen (natürliche) Komplikationen führten unmittelbar zum Tode. Der Zeitpunkt fiel zufällig mit dem Eingriff zusammen. Es handelt sich um einen natürlichen Tod.
2. Operation bzw. diagnostischer Eingriff oder Narkose führten zu einer unvermeidbaren Komplikation. Sorgfaltspflichten wurden nicht verletzt. Die Todesart ist nichtnatürlich.
3. Der Tod ist Folge einer Operations- bzw. Narkosekomplikation und damit nichtnatürlicher Art. Es bestehen ärztliche Sorgfaltsmängel, jedoch ohne Kausalzusammenhang zum Todeseintritt.
4. Der (nichtnatürliche) Tod ist direkte (mittelbare oder unmittelbare) Folge einer Sorgfaltspflichtverletzung des Operateurs, Anästhesisten oder deren Mitarbeiter.

Die Begriffe Todesart (natürlich — nichtnatürlich), Sorgfaltspflichtverletzung und strafrechtliche Verantwortlichkeit dürfen also keinesfalls als gekoppelte Einheit betrachtet werden. Die klinischerseits diskutierte Vorstellung, einen anästhesiebedingten Zwischenfall „nur dann als nichtnatürliche Todesursache zu werten, wenn dem Anaesthesisten eine Verletzung von Sorgfaltsregeln nachgewiesen bzw. ein vorhandener Sorgfaltsmangel in Kausalzusammenhang mit dem Zwischenfall gebracht werden kann" (811), ist abwegig, widerspricht der Definition der Begriffe und führt zu Unklarheiten in der medico-legalen Verständigung. Auch die Ansicht, eine gerichtliche Sektion präjudiziere einen Sachverhalt (811), müssen wir als unbegründet zurückweisen. Aus unserer langjährigen Erfahrung ist uns kein Fall bekannt, in dem ein Arzt allein durch die Tatsache einer gerichtlichen Obduktion des von ihm behandelten und dabei verstorbenen Patienten in Mißkredit geraten wäre!

Im Falle einer Mors in tabula läßt sich die Pflichtenlage des Anaesthesisten wie folgt

Tabelle 26. Fragenkatalog für den mit der Überprüfung eines Narkosetodesfalles beauftragten Sachverständigen (811)

1. Ist eine anamnestische und diagnostische Voruntersuchung des Patienten erfolgt?
2. Sind erforderliche therapeutische Maßnahmen im Rahmen der Vorbehandlung zur Verbesserung des Allgemeinzustandes durchgeführt worden?
3. Ist die Wahl des Zeitpunktes für die Operation oder die Wahl des Anästhesieverfahrens zu beanstanden?
4. Standen die erforderlichen Instrumente und Geräte zur Verfügung? Befanden sich die technischen Einrichtungen in einem betriebsbereiten und betriebssicheren Zustand?
5. Ist die Anwendung der verwendeten Medikamente und Narkosemittel fachgerecht und in angemessener Dosierung erfolgt?
6. Sind die für die spezifische Situation geltenden Sorgfaltsregeln beachtet worden?
7. War intra- und postoperativ eine lückenlose Patientenüberwachung gewährleistet?
8. Ist den sich abzeichnenden Komplikationen durch adäquate Maßnahmen zeit- und fachgerecht begegnet worden?
9. Sind nach dem Zwischenfall die notwendigen therapeutischen Konsequenzen gezogen worden?

umreißen: Da der Narkosearzt für die Aufrechterhaltung der vitalen Prozesse während der Operation verantwortlich ist, fällt unseres Erachtens auch die Dokumentation des Todeseintritts (Todesart und Todesursache) in seine Zuständigkeit. Das schließt die gesetzlich geregelten Meldepflichten ebenso ein, wie die Sorge um die Aufbewahrung verwendeter Medikamente und technischer Geräte im unveränderten Zustand. Das erfolgt zugleich im eigenen Interesse des betreffenden Operations- und Narkoseteams und nicht zuletzt im Sinne der Prophylaxe weiterer Schäden.

Bei der gutachtlichen Prüfung eines Anästhesiezwischenfalls empfehlen wir das von OPDERBECKE (811) vorgeschlagene Prüfungsschema (Tab. 26). Da sich die Todesursache, Umstände möglicher Sorgfaltspflichtverletzungen und deren kausale Beziehungen gerade bei Narkosetodesfällen in der Regel nicht allein aus dem Sektionsergebnis und dem Krankenblatt ableiten lassen, wird bei den meisten Begutachtungen eine gemeinsame Einschätzung durch den Gerichtsarzt (Obduzenten) und einen unbeteiligten Anästhesiologen für ein umfassendes Gutachten notwendig sein (695).

5. Iatrogene Schäden bei der Durchführung von Reanimation und Intensivmedizin

Der Begriff der Reanimation soll ausdrücken, daß in plötzlich und unvorhersehbar auftretenden kritischen Situationen für die individuelle Existenz angestrebt wird, das drohende Entschwinden des „Animus“ aufzuhalten und rückgängig zu machen (675). Die auf dieses Ziel gerichteten Maßnahmen umfassen heute ein breites Spektrum einfacher wie komplizierter, apparativer und medikamentöser Maßnahmen, die je nach Erfordernis und Ausgangssituation des Einzelfalles sehr verschieden und vielschichtig sind. Das Zusammenwirken von hochentwickelter Technik, neuen Erkenntnissen der Medizin und ihrer praktischen Anwendbarkeit durch ein zahlenmäßig großes und qualifiziertes Personal in speziellen Organisationsformen und meist unter erheblichem Zeitdruck hat in den letzten Jahren zu einer Entwicklung lebensrettender Maßnahmen geführt, die den Terminus „Reanimatologie“ durchaus rechtfertigen. Dies ist zugleich Ausdruck der Selbständigkeit dieses medizinischen Teilgebietes, das sich angesichts der auch medizin-historisch kurzen Zeit von ca. 30 Jahren bemerkenswert schnell etabliert hat. Unter allgemeinen Aspekten ließe sich der Begriff Intensivmedizin als umfassende Behandlung Schwerstkranker auch nach operativen Eingriffen definieren, wenn lebenswichtige Funktionen in Gefahr zu geraten drohen oder bereits beeinträchtigt sind, und er ist damit insofern übergeordnet, als er alle Maßnahmen, die bei besonders gelagerten Fällen zur Reanimation im eigentlichen Sinne erforderlich sind, einschließt (675).

Die Fortschritte der Reanimatologie haben es mit sich gebracht, daß sich die gegenüber lebensbedrohenden Ereignissen in der vorreanimativen Ära fatalistisch anmutende Haltung grundlegend geändert hat. Positive und beglückende Ausgänge nach reanimations- und intensivtherapeutischen Maßnahmen gibt es ebenso wie negative und enttäuschende. Der in jedem gerichtsmedizinischen Obduktionsgut zu beobachtende Panoramawandel in der Fallverteilung beruht weitgehend auf dem Einfluß dieser lebensrettenden Maßnahmen (723). So ist es heute die Regel, bei Obduktionen Fälle zu beurteilen, die noch vor wenigen Jahren keine Chance gehabt hätten, das bedrohende Ereignis wesentlich zu überleben, wobei natürlich auch Folgen der Behandlung erkannt und beurteilt werden müssen. Kliniker wie Morphologen haben gemeinsam Neuland betreten und nur aus der gemeinsamen Arbeit lernen können. Wenn die auftretenden Komplikationen nicht hingenommen, sondern als Herausforderung angesehen werden, darf man die Vermutung aussprechen, daß die Entwicklung von Reanimation und Intensivmedizin künftig dann weiter positiv verläuft, wenn die Pathologie ihrer Schäden bekannt, d. h. die Komplikationsdichte jeder Einzelmaßnahme genau erfaßt ist, wenn die Entwicklung der Morphologie auf diesem Gebiet Schritt hält, um die klinischen Methoden effektiv zu halten. Das hohe Maß an Verantwortung bei der Entscheidung, etwas tun zu müssen oder zu unterlassen, die Verbindung des Ärztlichen mit dem Menschlichen, muß seinen Niederschlag in einer vertrauensvollen Zusammenarbeit zwischen Kliniker und Morphologen finden (675). Es ist ein Erfordernis der Zeit, durch Auseinandersetzung mit den Problemen der Folgen lebensrettender Maßnahmen einen Beitrag zur Entwicklung einer Reanimationspathologie zu leisten. Über erste Erfolge nach gemeinsamer Auswertung der Reanimationsschäden mit Notärzten und Rettungssanitätern berichtet SATERNUS (957), z. B. wurden HWS-Schäden um 24% gesenkt.

Nach der Definition von AHNEFELD (12) wird die Wiederbelebung als gezielte Maßnahme bezeichnet, die angewendet wird, wenn die wichtigsten Vitalfunktionen des menschlichen Organismus, Atmung und Kreislauf, gestört sind und sich aufgrund dieser Störung der Todeseintritt anbahnt bzw. der klinische Tod unmittelbar eingetreten ist. SAFAR (948) teilt die lebensrettenden Maßnahmen wie folgt ein: Phase I: Lebensrettende Sofortmaßnahmen — Versorgung mit Sauerstoff; Phase II: Lebensrettende Maßnahmen im weiteren Sinne — Wiederherstellung der spontanen Blutzirkulation; Phase III: Langzeitwiederbelebung — hirnorientierte Therapie nach der Wiederbelebung.

Bei der Analyse der Schäden eines forensischen Obduktionsgutes sollen in erster Linie häufig angewandte Methoden mit häufig wiederkehrenden Schäden erfaßt werden, die u. U. geeignet sind, den Ablauf einer Kausalkette nach einem schädigenden Ereignis dahingehend zu unterbrechen, daß der Schaden selbst zur Todesursache wird, bzw. der Schaden für den Todeseintritt mitursächliche Bedeutung haben kann. Die Erfassung von Komplikationen aus Reanimations- und intensivtherapeutischen Maßnahmen entspricht einer retrospektiven Betrachtung. Besondere Berücksichtigung finden Maßnahmen, die auch von qualifizierten Laienhelfern durchgeführt werden, d. h. Maßnahmen, die unter Umständen von jedem Bürger entsprechend seiner Ausbildung und gemäß §119 StGB zu erwarten sind.

Unser Gutachtenmaterial umfaßt insgesamt 1521 Fälle, bei denen reanimations- und intensivmedizinische Maßnahmen durchgeführt wurden. 953 (62,7%) der Betroffenen waren männlich, 568 (37,3%) weiblich. In 1253 Fällen (82,4%) lag ein nichtnatürlicher, 268mal (17,6%) ein natürlicher Tod vor.

5.1. Die kardiale Reanimation

Ungeachtet der Ursache eines plötzlichen Herzstillstandes muß mit der kardialen Wiederbelebung zur Verhinderung irreversibler Hirnschäden und letaler Ausgänge ohne Zeitverlust begonnen werden. Die Daten von HORATZ und SPINDLER (458) sowie BATDORF (55) zeigen eindeutig, daß für eine erfolgreiche Reanimation die Länge des Intervalls bis zur ersten Nothilfemaßnahme bedeutungsvoll ist. Notwendigerweise wird sie als kardio-pulmonale Wiederbelebung durchgeführt werden, die in verschiedenen Varianten möglich ist. Tabelle 27 zeigt die Entwicklungsetappen reanimativer Maßnahmen. SAFAR (948) gibt für den Herzstillstand als Symptome Bewußtlosigkeit, Atemstillstand (oder Schnappatmung) und Fehlen des Pulses in den großen Arterien an, wobei die Pulslosigkeit der A. carotis das wichtigste Zeichen ist. Es muß sicher und über eine genügend lange Zeit (extreme Bradykardie!) Pulslosigkeit nachweisbar sein. Hingegen kann auf weite Pupillen als Symptom verzichtet werden, zumal sie oft erst Minuten nach Kreislaufstillstand zu sehen sind und „diagnostisches Abwarten“ bereits iatrogene Schädigung bedeuten kann.

Die äußere (indirekte) Herzmassage (transthorakale rhythmische Herzkompression nach 485) ist geeignet, eine minimale Blutzirkulation mit Sauerstoffversorgung lebenswichtiger Zentren effektiv, d. h. bis zur Wiedererlangung des Bewußtseins, mit einem Herzminutenvolumen von 10 bis 30% der Norm, aufrechtzuerhalten. Dabei können systolische Drücke von 100 mm Hg erreicht werden. Ganz offensichtlich wird der Blutstrom durch eine Kombination von Mechanismen unterhalten, die durch direkte Kompression des Herzens und intrathorakale Druckschwankungen durch die Beatmung (948) entstehen.

Die äußere Herzdruckmassage wurde erstmalig 1858 von BALASSA in Budapest angewendet (605). Die Methode wurde von

Tabelle 27. Methoden der Herzwiederbelebung (294)

Jahr	Autor	Ursache des Herzstillstandes	Therapie
1562	Vesalius	Asphyxie	künstliche Beatmung
1776	Hunter	Asphyxie	künstliche Beatmung
1628	Harvey	Asphyxie	Berührung des Herzens
1850	Hoffa und Ludwig	Kammerflimmern	Aortenkompression
1874	Schiff, M.	Chloroform- oder Ätherüberdosierung mit Herzstillstand	Thoraxkompression, elektrische Stromstöße und künstliche Beatmung mit Herzmassage (Kompression und Ausdrücken des Herzens mit der Hand, um eine Koronardurchblutung zu erreichen)
1878	Boehm	Vergiftung und Asphyxie	Herzmassage
1892	König	Chloroformüberdosierung	äußere Herzkompression durch rhythmischen Druck auf die Herzgegend
1900	Prevost	Kammerflimmern	elektrische Defibrillierung
1904	d'Halliun	Kammerflimmern	Kaliumcitrat 5%
1906	Crile	Chloroform- und Ätherüberdosierung, Asphyxie	Adrenalininjektion
1937 u. 1941	Beck	Kammerflimmern	Novocain[R], intrathoracale elektrische Defibrillierung
1933 u. 1947	Hocker, Kouwenhoven, Langworthy	Kammerflimmern	elektrische (intrathoracale) Defibrillierung
1947	Gurvich und Lunien	Kammerflimmern	äußere Defibrillierung
1955	Melrose	künstlicher Herzstillstand durch Kalciumcitrat	Kalziumchlorid 5%
1899	Niehaus	Narkose	Herzmassage
1899	Tuffier	Narkose	Thoracotomie, Herzmassage
1901	Igelrud, Starling, Lane	Schock während Hysterektomie	1. erfolgreiche Herzwiederbelebung durch Thoracotomie und Herzmassage
1955	Kay, Blalock	Asphyxie	Kalziumchlorid intracardial
1955	Celio	Koronarinsuffizienz	erfolgreiche Herzwiederbelebung außerhalb des OP durch Thoracotomie und Herzmassage
1954 u. 1957	Elam, Greene, Gordon, Safar	Asphyxie	Testung und Wiedereinführung der Mund-zu-Mund-Beatmung
1957	Safar	Asphyxie	Testung der Atemwegsverlegung, Nachweis der Bedeutung des Zurückbiegens des Kopfes und des Versagens der Thoraxdruckbeatmung

Tabelle 27 (Fortsetzung)

Jahr	Autor	Ursache des Herzstillstandes	Therapie
1959	JUDE, KOUWENHOVEN, KNICKERBOCKER	experimentell und klinisch	Wiedereinführung und 1. wissenschaftliche Testung und erfolgreiche Anwendung der äußeren Herzwiederbelebung
1961	SAFAR, BROWN, HOLTEY, WILDER		Bestätigung der Kombination von äußerer Beatmung mit dem Munde

KOUWENHOVEN et al. (562) weiterentwickelt, und es ist das Verdienst dieser Autoren, gezeigt zu haben, daß es nicht in jedem Falle notwendig ist, das Herz direkt nach Thoraxeröffnung zu massieren. Bei der Durchführung der äußeren Herzmassage muß der Patient zuerst auf einer festen Unterlage gelagert werden. Dann soll der Thoraxlängsdurchmesser durch Druckentwicklung mittels der über der unteren Sternumhälfte aufgelegten Handballen in der Medianlinie um 3 bis 4 cm (andere Angabe 5 bis 7 cm; 652) in einer Frequenz von 60 bis 80 Kompressionen pro Minute verringert werden. Die äußere Herzmassage entspricht damit „de facto" einem stumpfen Thoraxtrauma mit der Besonderheit von definierter Lokalisation und Dosierung. Bei Säuglingen und Kleinkindern liegt das Herz höher im Brustkorb, weshalb als Druckpunkt die Sternummitte aufgesucht wird und das Brustbein 1 bis 2 cm in Richtung der Wirbelsäule zu drücken ist (948). Als Kompressionsfrequenz werden 100 bis 120 Drücke pro Minute empfohlen. Frustrane Reanimationsmaßnahmen führen häufig zu deren Forcierung und erhöhen die Gefahr der Überschreitung physiologischer Grenzen (955). Wohl deshalb sind mechanische Alterationen ein so häufiger Befund in einem forensischen Sektionsgut. LUTZ (652) schätzt jedoch ein, daß Schwere und Häufigkeit der reanimationsbedingten Verletzungen mit der Verbesserung der Technik und mit dem Grad der Übung abnehmen, während AHNEFELD (12) schlechthin fehlerhafte Technik in den meisten Fällen unterstellt. Bei der gutachtlichen Einschätzung von Reanimationsverletzungen (Tab. 28) im eigenen Material (626) sind wir zu der Auffassung gekommen, daß auch bei lege-artis-Durchführung der äußeren Herzmassage iatrogene Schäden nicht immer vermeidbar sind und bei ihrem Vorliegen nicht zwangsläufig auf eine falsche Reanimationstechnik zu schließen

Tabelle 28. Verteilung der Reanimationsschäden (n = 33) **nach extrathorakaler Herzmassage bei 71 Fällen** (626)

	n	%	m	w
Reanimation ohne Komplikationen	38	53,5		
Reanimationen mit Komplikationen	33	46,5		
davon: Rippenfrakturen	16	22,5	14	2
Rippen- und Sternumfrakturen	8	11	4	4
Sternumfrakturen	2	3	1	1
Leberrupturen	6	8,5	2	4
— isoliert	3			3
— kombiniert	3		2	1
Lungenriß	1			1

ist, zumal es aus der Sicht ex post dafür auch keine objektiven Beweismöglichkeiten gibt. Dieser Auffassung hat SATERNUS (955) zugestimmt. An Reanimationsfolgen wie Exkoriationen, Suffusionen, Rippen- und Sternumfrakturen haben sich Notärzte und Morphologen beinahe gewöhnt. Nicht selten werden sie als Maßstab einer wirksamen Reanimation angesehen, wofür an sich nur der Karotispuls gilt. Die Mehrzahl der Komplikationen ist bei erfolgreicher Reanimation quoad vitam unbedenklich. Andererseits gibt es nicht selten gravierende Verletzungen, die bedenklich sind. In einer früheren Untersuchung (626) bezifferten wir die Komplikationsdichte bei äußerer Herzmassage nichttraumatisierter Personen mit 46,5% (71 Fälle). SAUKKO (958) gibt 77% an (201 Fälle), SATERNUS (955) 97% (30 Fälle). KLÖSS et al. (540) geben als Schadensdichte knöcherner Thoraxverletzungen bei 140 obduzierten Fällen 45,9% an. MURTOMAA et al. (750) finden etwa entsprechende Komplikationsraten bei kardialer Wiederbelebung, die von Laien begonnen und in einer mobilen Intensivpflegeeinheit fortgesetzt bzw. in der Notfallabteilung des Zentralhospitals der Universität Helsinki vorgenommen wurde, und geben sie mit 15,4 bzw. 19% an. ENGELHARDT et al. (254) nennen eine Komplikationsdichte von 18,5% (von 27 autoptisch kontrollierten Fällen). Schließlich berichten FREY et al. (295) in 31% über Komplikationen (29 Fälle). HORATZ und SPINDLER (458) weisen im Zusammenhang mit 35,2% Komplikationen darauf hin, daß die Hälfte aller Wiederbelebungsschäden von Laienhelfern und in der Methode ungeübten Ärzten verursacht wurden. Entscheidende Bedingungen für Häufigkeit und Schwere von Reanimations-

Tabelle 29. Kardiale Wiederbelebung — Altersverteilung

Altersgruppe	Gesamtmaterial			nichttraumatisierte			traumatisierte		
	n (Prozent)	m	w	n (Prozent)	m	w	n (Prozent)	m	w
0–1	26 (5,4)	15	11	23 (7,0)	13	10	3 (1,9)	2	1
1–9	76 (15,7)	45	31	55 (16,8)	35	20	21 (13,5)	10	11
10–19	50 (10,4)	35	15	26 (8,0)	21	5	24 (15,4)	14	10
20–29	58 (12,0)	36	22	30 (9,2)	14	16	28 (18,2)	22	6
30–39	49 (10,1)	29	20	32 (9,8)	14	18	17 (10,9)	15	2
40–49	56 (11,5)	35	21	39 (11,9)	24	15	17 (10,9)	11	6
50–59	52 (10,8)	28	24	39 (11,9)	19	20	13 (8,3)	9	4
60–69	44 (9,1)	25	19	30 (9,2)	19	11	14 (9,0)	6	8
70–79	61 (12,6)	41	20	47 (14,3)	36	11	14 (9,1)	5	9
80 u. >	11 (2,2)	5	6	8 (2,4)	5	3	3 (1,9)	0	3
n	483	294	189	329	200	129	154	94	60
%		60,9	39,1		60,8	39,2		61	39

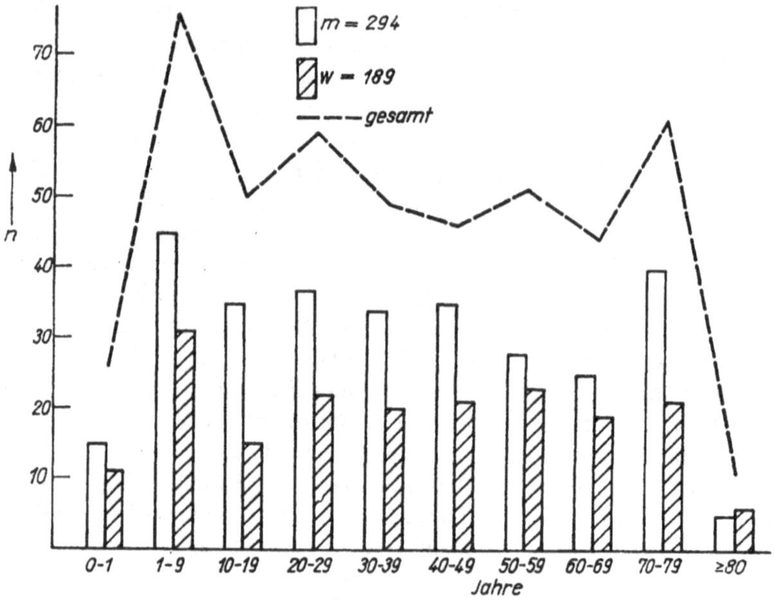

Abb. 3. Altersverteilung bei kardialer Wiederbelebung (n = 483)

verletzungen seien Reanimationsdauer, Alter des Patienten und Ausbildungsgrad des Helfers. SAUKKO (958) bestätigt einen signifikanten Zusammenhang zum Alter, nicht jedoch zur Wiederbelebungsdauer.

Unser Sektionsgut von 1521 Fällen mit Reanimationsmaßnahmen und intensivtherapeutischen Interventionen in der Anamnese enthält 483 Fälle (294 = 60,9% männlich; 189 = 39,1% weiblich), bei denen kardiale Wiederbelebungsmaßnahmen durchgeführt worden sind.

Tabelle 29 und Abbildung 3 zeigen die numerische und graphische Darstellung der Altersverteilung der kardial reanimierten Patienten. In 329 Fällen erfolgten diese bei nichttraumatisierten Patienten (200 männlich, 129 weiblich). In 154 Fällen hatten die Patienten ein Trauma erlitten (94 männlich, 60 weiblich). Das Verhältnis der Anwendung der einzelnen Wiederbelebungsmaßnahmen bei nicht-traumatisierten und traumatisierten Patienten gibt Tabelle 30 wieder. Bei der Einteilung des Untersuchungsgutes in die Gruppen „nicht traumatisiert" (natürliche und nichtnatürliche Todesursachen enthaltend) und „mechanisch traumatisiert", die wesentlich für die Beurteilung von Reanimationsschäden ist, ragen in der letzteren lediglich die jüngeren Altersgruppen (1 bis 29 Jahre) durch eine Fallhäufung nicht unerwartet heraus. Die relative Ausgeglichenheit der Altersverteilung in der Gruppe „nicht traumatisiert" ist offensichtlich das Ergebnis der Zusammenfassung beider Todesarten, da sonst eine ansteigende Sterblichkeit höherer Altersgruppen zu erwarten wäre.

Im vorliegenden Untersuchungsgut finden sich folgende Methoden der kardialen Reanimation: indirekte und direkte Herzmassage, intrakardiale Medikamentenapplikationen, Defibrillationen und Pacemakerstimulatio-

Tabelle 30. Verhältnis der eingesetzten kardialen Reanimationsmethoden bei nicht-traumatisiertem und traumatisiertem Patientengut

äußere Herzmassage	3:1
innere Herzmassage	1,6:1
intrakardiale Injektion	1,6:1
Defibrillation	7:1
Pacemakerstimulierung	4:1

Tabelle 31. Anteil der Reanimationsmethoden in der Untersuchungsperiode und innerhalb jedes Einzeljahres
(Anteil der jeweiligen kardialen Reanimationsmethode im Verlauf des untersuchten Zeitabschnittes/Anteil dieser Methode innerhalb des untersuchten Jahres in %; + = Angabe in absoluten Zahlen)

	äußere Herzmassage	innere Herzmassage	intrakard. Injektion	Defibrill.	Pacemaker
1971	5,5/60	8,6/15	3,7/25	–/–	–/–
1972	4,5/47,6	11,4/19	5,1/33,3	–/–	–/–
1973	5,9/50	11,4/15,4	5,9/30,8	1+/3,8	–/–
1974	10,5/50	11,4/8,7	12,5/37	1+/2,2	1+/2,2
1975	11,4/49	8,6/5,9	15,4/41,2	–/–	2+/3,9
1976	5,9/43,3	11,4/13,3	6,6/30	2+/6,7	2+/6,7
1977	10,6/50	17,1/13	9,6/28,3	2+/4,3	2+/4,3
1978	8,6/55,9	5,7/5,9	7,4/29,4	2+/5,9	1+/5,9
1979	7,7/50	2,9/2,9	8,8/35,3	3+/8,8	1+/2,9
1980	17,3/55,1	5,7/2,9	16,2/31,9	4+/5,8	3+/4,3
1981	12,7/56	5,7/4	8,8/24	3+/6	7+/14

nen, die einzeln oder in verschiedenen Kombinationen verwendet wurden. Tabelle 31 zeigt den Anteil der genannten Reanimationsmethoden im Verlauf der untersuchten Jahrgänge und in jedem einzelnen Jahr. In 359 Fällen (74,3%) wurde eine kardiale Reanimationsmaßnahme allein angewendet, dabei erfolgte die äußere Herzmassage deutlich vor der intrakardialen Injektion bei den nichttraumatisierten Patienten und belegt damit zugleich die Einfachheit der Handhabung dieser Methoden. In 113 Fällen (23,4%) wurden zwei und in 11 Fällen (2,3%) drei Methoden verwendet (vgl. Tab. 32). Dabei überwiegt die Kombination von äußerer Herzmassage und intrakardialer Injektion alle anderen Kombinationen und bestätigt die obige Aussage. Die Tabelle 33 analysiert die Maßnahmen kardialer Reanimation bei den nichttraumatisierten Patienten im einzelnen unter konkreter Nennung der Methodenauswahl. Die Tabelle 34 führt die wichtigsten und tragenden Säulen der kardialen Reanimation hinsichtlich ihrer Verwendung als Einzelmaßnahme oder in Kombinationen aus.

Zur Vermeidung von Bewertungsfehlern haben wir generell auf eine Analyse der

Tabelle 32. Anzahl der Maßnahmen zur kardialen Wiederbelebung

Anzahl der Maßnahmen	Gesamtmaterial			nichttraumatisierte			traumatisierte		
	n 483	m 294	w 189	n 329	m 200	w 129	n 154	m 94	w 60
1	359	215	144	234	140	94	125	75	50
	74,3%			71,1%			81,2%		
2	113	72	41	86	55	31	27	17	10
	23,4%			26,1%			17,5%		
3	11	7	4	9	5	4	2	2	–
	2,3%			2,7%			1,3%		

Komplikationen durch Reanimationsmaßnahmen in den Fällen verzichtet, die zuvor ein Trauma erlitten haben, auch wenn die Region des Rumpfes in zahlreichen Fällen mit größter Wahrscheinlichkeit dabei nicht einbezogen war. Diese Untersuchung hat damit ein anderes Ausgangsmaterial als die Analyse von LIGNITZ et al. (626).

Die äußere Herzmassage wurde insgesamt 220mal bei den 329 Fällen der Gruppe

Tabelle 33. Arten der kardialen Wiederbelebung bei nichttraumatisierten Patienten (n = 329)

Maßnahme	n	m	w
Äußere Herzmassage	142	79	63
Äußere + innere Herzmassage	7	1	6
Äußere Herzmassage + intrakardiale Injektion	54	39	15
Äußere Herzmassage + Defibrillation	6	4	2
Äußere Herzmassage + Pacemaker	5	3	2
Äußere + innere Herzmassage + intrakardiale Injektion	3	2	1
Äußere + innere Herzmassage + Defibrillation	1	1	—
Äußere + innere Herzmassage + Pacemaker	1	1	—
Äußere Herzmassage + intrakardiale Injektion + Pacemaker	1	—	1
Innere Herzmassage	16	9	7
Innere Herzmassage + intrakardiale Injektion	1	1	—
Innere Herzmassage + Defibrillation	3	3	—
Innere Herzmassage + Pacemaker	1	1	—
Innere Herzmassage + intrakardiale Injektion + Defibrillation	1	1	—
Innere Herzmassage + Defibrillation + Pacemaker	1	—	1
Intrakardiale Injektion	70	47	23
Intrakardiale Injektion + Defibrillation	2	1	1
Intrakardiale Injektion + Pacemaker	4	1	3
Defibrillation	4	2	2
Pacemaker	6	4	2
	329	200	129

Tabelle 34. Häufigkeit der Anwendung von Methoden der kardialen Reanimation bei Nichttraumatisierten (n = 329)

	n	m	w		n	m	w
äußere Herzmassage	220	130	90	kombiniert	66	45	21
allein	142	79	63	— 2er Kombination	61	42	19
kombiniert	78	51	27	— 3er Kombination	5	3	2
— 2er Kombination	72	47	25	Defibrillation	18	12	6
— 3er Kombination	6	4	2	allein	4	2	2
innere Herzmassage	35	20	15	kombiniert	14	10	4
allein	16	9	7	— 2er Kombination	11	8	3
kombiniert	19	11	8	— 3er Kombination	3	2	1
— 2er Kombination	12	6	6	Pacemaker	19	10	9
— 3er Kombination	7	5	2	allein	6	4	2
intrakardiale Injektion	136	92	44	kombiniert	13	6	7
allein	70	47	23	— 2er Kombination	10	5	5
				— 3er Kombination	3	1	2

„nichttraumatisiert" angewendet, 142mal davon als alleinige Maßnahme (64,5%). Sie ist — abgesehen von den einfachen Beatmungshilfen — die einzige Methode, die auch von nichtärztlichem Rettungspersonal und Laienhelfern übernommen werden kann, jedoch läßt diese retrospektive Betrachtung keine durchgehende Aussage über den Anteil der von Laienhelfern begonnenen oder durchgeführten Reanimationsmaßnahmen zu. In der Häufigkeit der Anwendung bestehen zwischen den Geschlechtern keine Unterschiede.

Von den 220 durch extrathorakale Herzmassage reanimierten Fällen wiesen 123 (55,9%) wenigstens einen Reanimationsschaden auf. Diese Komplikationsdichte liegt trotz der größeren Auswahlstrenge des Mate-

Tabelle 35. Komplikationsdichte der äußeren Herzmassage nichttraumatisierter Patienten in Abhängigkeit von Alter und Geschlecht

Alter	gesamt n	Komplikationsdichte n	männl. n	Kompl. n	weibl. n	Kompl. n
0–9	31	2	19	1	12	1
10–19	18	6	14	5	4	1
20–29	20	9	7	2	13	7
30–39	26	16	11	7	15	9
40–49	25	17	14	9	11	8
50–59	31	20	15	11	16	9
60–69	23	19	16	14	7	5
70–79	39	29	29	24	10	5
80 u. >	7	5	5	4	2	1
Summe	220	123	130	77	90	46
Prozent		55,9		59,2		51,1

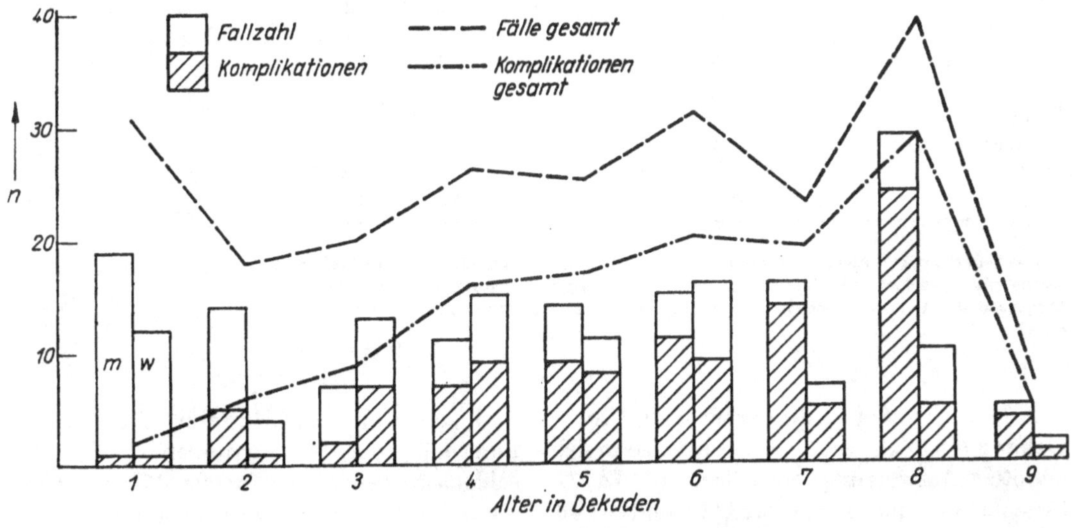

Abb. 4. Komplikationsdichte der äußeren Herzmassage nichttraumatisierter Patienten in Abhängigkeit von Alter und Geschlecht

Tabelle 36. Todesursachen der Fälle mit äußerer Herzmassage ohne vorangegangenes Trauma (n = 220)

Todesursache	**n**	**männlich**		**weiblich**	
	gesamt	**Komplikation**		**Komplikation**	
		ohne	**mit**	**ohne**	**mit**
Coronarsklerose*	63	9	41	4	9
Myocarditis	12	4	2	2	4
Medionecrosis aortae	1	1			
Arteriosklerose	2		1	1	
Vitium cordis	4			2	2
Vitium cordis cong.	6	4		2	
Cor pulmonale**	10		6	1	3
Ulcus ventr./duodeni	3		2		1
Appendizitis	2	1		1	
Ileus	2	1		1	
Tumor	6	2		1	3
Pneumonie***	12	3	1	7	1
Nierenentzündung	4		1		3
Coma	3	1		1	1
Maligne Hyperthermie	1	1			
Verbluten	10	1	2	3	4
Hirnbasisaneurysma	2		1		1
Anaphylakt. Schock	6	1	3	2	
Vergiftung****	31	6	8	10	7
Verbrennen/Verbrühen	4	3		1	
Unterkühlung	3	1	1	1	
Bolustod	2	1	1		
Strangulation	3	1	1		1
Stromtod	5	4	1		
Ertrinken	14	7	4	2	1
Ersticken	3	1		1	1
Hypox. Hirnschaden	1			1	
Herzstillstand unbek. Ursache	4				4
Fettembolie nach OP	1		1		
	220	53	77	44	46

* einschließlich akute Coronarinsuffizienz, akuter und rezidivierter Herzinfarkt, Hypertonie- und Schwielenherz, idiopathische Herzhypertrophie; ** akutes und chronisches Cor pulmonale, Lungenembolie, Asthma bronchiale; *** darunter 3 SIDS-Fälle; **** und iatrogene Überdosierungen.

rials deutlich höher als die der früheren Untersuchung (46,5%), wobei jenes teilweise in der rezenten Auswertung enthalten ist. In 77 Fällen waren männliche (62,6%) und in 46 weibliche Personen betroffen (37,4%). Das Verhältnis von komplikationslos verlaufener und komplikationsbelasteter Reanimation innerhalb der Altersgruppen beider Geschlechter geben die Tabelle 35 und Abbildung 4 wieder. Dabei zeigt sich die deutliche Tendenz einer Zunahme der Komplikationsdichte mit dem Alter, wie sie von Saukko

(958) beschrieben wurde. Wegen des Fehlens entsprechender Informationen war eine Überprüfung der Abhängigkeit der Anzahl von Komplikationen von der Reanimationsdauer nicht möglich.

Die Tabelle 36 gibt eine Übersicht der Todesursachen unter Berücksichtigung des Geschlechts und Vorkommen von Komplikationen in allen Fällen mit äußerer Herzmassage in der Gruppe „nichttraumatisiert“. Erwartungsgemäß dominieren unter den natürlichen Leiden die des Herz-Kreislaufsystems vor den nicht-natürlichen Todesfällen durch Vergiftung (einschließlich einiger durch iatrogene Überdosierung) und Ertrinken.

In 70 von 220 Fällen extrathorakaler Herzmassage trat das plötzliche, zur Wiederbelebung Anlaß gebende Ereignis innerhalb medizinischer Einrichtungen auf, überwiegend als Herzstillstand in Verbindung mit der Allgemeinanästhesie bzw. unter der Operation, auf jeden Fall unter optimalen fachlichen wie apparativen Reanimationsbedingungen, das sind 31,8% der Fälle in der Gruppe „nichttraumatisiert“. Betroffen waren 28 männliche und 42 weibliche Personen, von denen in 55,7% (n = 39) Reanimationsschäden vorkamen. Wird damit die Komplikationsdichte aller primär außerhalb von medizinischen Einrichtungen durchgeführten kardialen Reanimationen mit äußerer Herzmassage verglichen, so ergibt sich eine identische Häufigkeit (56%). Daraus können zwei Schlußfolgerungen abgeleitet werden:

a) Die auftretenden Komplikationen sind methodenimmanent und damit unvermeidbar, wenn unterschiedliche Bedingungen (Zeitpunkt des Eingriffs, Qualität des Personals, apparative Unterstützung) ohne Einfluß sind.
b) Ausbleibender Reanimationserfolg führt regelmäßig zur komplikationsträchtigen Forcierung der Druckmassage.

Der Faktor Alter kann hierbei nicht vernachlässigt werden (540, 955, 956, 958, 1088). Dies wird dem Grunde nach auch durch die eigenen Daten untermauert, auch wenn keine Festlegungen zur Elastizität des Thorax getroffen wurden.

Das Lebensalter der Patienten beeinflußt außer der Komplikationsdichte auch die Prognose der kardiopulmonalen Wiederbelebung; sie sei bei über 70jährigen nur selten erfolgreich (1122). Aus den Meinungen über 60jähriger erfolgreich reanimierter Personen, im Falle der Wiederholung eines Herzstillstandes auf die Reanimation verzichten zu wollen (307), wird deshalb von Thimme et al. (1122) abgeleitet, von einer Wiederbelebung abzusehen, wenn der Gesundheitszustand, die Lebensumstände und die Einstellung des Reanimationsbedürftigen zum Tode bekannt seien. Diese Forderung ist jedoch inhuman und muß im Ansatz bekämpft werden, zumal sie an den Grundpositionen des ärztlichen Berufsethos rüttelt. Die Anforderungen an die ärztliche Sorgfaltspflicht richten sich immer nach den konkreten Umständen des Einzelfalles und lassen sich nicht durch künstlich geschaffene Kategorien begrenzen. Jeder Hilfsbedürftige bekommt voraussetzungslos die gleiche, und zwar die volle ärztliche Hilfe (957). Bei Notfallreanimationen geht es daher nur um Ja/Nein-Entscheidungen, nicht um das Verkürzen der Maßnahmen bei „zu alten“ Menschen. Der Unterschied zwischen dem numerischen und biologischen Alter ist gerade aus der gerichtsmedizinischen Praxis bekannt. Das Gesagte berührt nicht die Notwendigkeit der Auswahl medizinischer Hilfemaßnahmen bei Massenkatastrophen. Jedoch auch hierbei ist das Auswahlprinzip anders (ist Hilfeleistung überhaupt noch möglich?), sie beeinflußt nicht die Reihenfolge der Hilfsmaßnahmen etwa nach dem Alter der Betroffenen. Ehe eine Diskussion dieser Art Raum greifen kann, müssen ganz stabile Positionen bezogen sein. Insoweit könnte man den Standpunkt Bockelmanns (111) teilen, der vor der Gefahr warnt, daß „der erste Schritt auf dem Wege zur Diskriminierung bestimmter Arten menschlichen Lebens weitere nach sich zieht“. Bockel-

MANN (111) nennt deshalb das Versäumen einer möglichen Lebensverlängerung eine vorsätzliche Tötung, begangen durch Unterlassung, die deshalb strafbar ist.

5.1.1. Zur Schadensdichte von Skelettverletzungen bei extrathorakaler Herzmassage

Von den 220 durch extrathorakale Herzmassage reanimierten Personen wiesen 108 Verletzungen der Rippen und des Sternum auf. Nur in einem Falle (bei einem 69jährigen Mann) fand sich eine grobe Auslockerung des Bandapparates zwischen 5. und 6. Halswirbelkörper (vorderes Längsband). Betroffen von knöchernen Verletzungen waren 73 Männer und 35 Frauen. Insgesamt bei 6 Personen wurden die Rippenfrakturen nur summarisch protokolliert, sie gehen in weitere Betrachtungen nicht ein. Legt man die Kriterien von SATERNUS (957) an und bezeichnet isolierte Sternumfrakturen bzw. Frakturen von maximal 2 Rippen als leichte Verletzungen, alle anderen als schwere, dann besteht ein Verhältnis von etwa 1:3,5 zugunsten der schweren, insgesamt waren es 79 schwere Reanimationsverletzungen des Knochensystems, nur 23 leichte, davon 8 isolierte Sternumfrakturen. Durchschnittlich errechnen sich pro Fall mit Rippenfrakturen nach extrathorakaler Massage Brüche von 6,2 Rippen. Die Ergebnisse werden in Tabelle 37 zusammengefaßt und im Hinblick auf die Geschlechtsabhängigkeit betrachtet. Die Schadensdichte von Rippenfrakturen beträgt 45,5% (in diese Berechnung gingen auch die Fälle mit nur summarischer Frakturangabe ein), die von Sternumfrakturen 15,9%.

Tabelle 38 zeigt das Bruchverhalten jeder einzelnen Rippe der 220 einer Herzdruckmassage unterzogenen Personen unter Berücksichtigung der Geschlechtsabhängigkeit. Daraus ergibt sich, daß die Rippen 2 bis 7

Tabelle 37. Knochenverletzungen nach extrathorakaler Herzmassage (n = 220)

Lokalisation	**gesamt**	**männl.**	**weibl.**
Anzahl der Schadensfälle:	108	73	35
definierte Frakturen:	102	69	33
Sternum:	35	22	13
isoliert:	8	4	4
kombiniert:	27	18	9
kombiniert mit bds. Rippenfrakturen:	19	14	5
kombiniert mit linksseitigen Rippenfrakturen:	6	3	3
kombiniert mit rechtsseitigen Rippenfrakturen:	2	1	1
Rippen:	94	65	29
beidseitig/Anzahl:	49/419	30/230	19/189
davon linksseitig:	232	130	102
davon rechtsseitig:	187	100	87
linksseitig/Anzahl:	37/137	30/107	7/30
rechtsseitig/Anzahl:	8/23	5/13	3/10
Summe linksseitiger Rippenfrakturen:	369	237	132
Summe rechtsseitiger Rippenfrakturen:	210	113	97
Summe aller Rippenfrakturen:	579	350	229

Tabelle 38. Anteilige Frakturbeteiligung der Einzelrippen bei 220 Reanimierten

	Rechts				Links			
%	Summe	m	w	**Rippe**	w	m	Summe	%
0,5	1	—	1	1	3	1	4	1,8
11,8	26	10	16	2	16	22	38	17,3
18,6	41	22	19	3	21	40	61	27,7
20,4	45	23	22	4	24	49	73	33,2
18,6	41	25	16	5	24	45	69	31,2
13,6	30	17	13	6	20	38	58	26,4
5,5	12	5	7	7	13	24	37	16,8
2,7	6	5	1	8	4	12	16	7,3
1,8	4	3	1	9	3	5	8	3,6
1,8	4	3	1	10	2	1	3	1,4
—	—	—	—	11	1	—	1	0,5
—	—	—	—	12	1	—	1	0,5

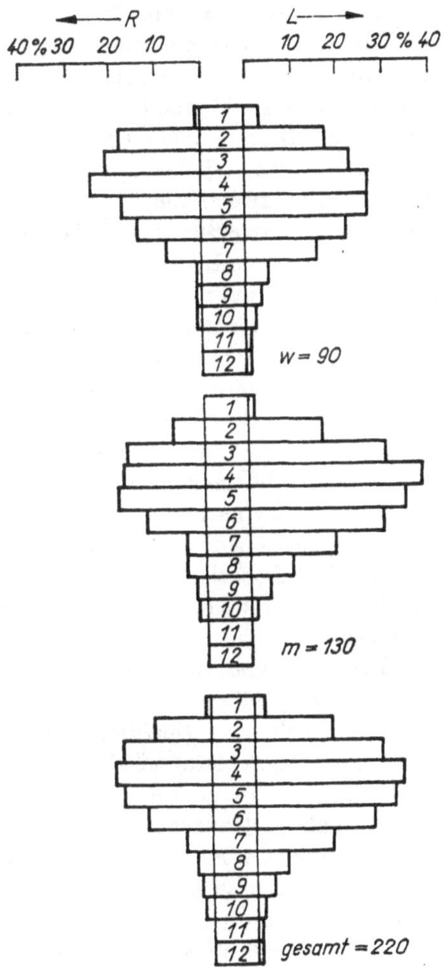

Abb. 5. Schadensdichte von Rippenfrakturen nach externer Herzmassage

links und 2 bis 6 rechts am häufigsten betroffen sind. Die Beteiligung der 1. und 10. bis 12. Rippen stellen die Ausnahme dar. Die Abbildung 5 gibt einen Überblick über das Frakturverhalten der Rippen. Das Verhältnis von leichten zu schweren Verletzungen ist bei beiden Geschlechtern nicht wesentlich verschieden (m = 1:3,3; w = 1:3,7). Allerdings sind bei Frauen durchschnittlich 7,9 Rippen, bei Männern 5,4 Rippen gebrochen. Das durchschnittliche Frakturverhalten, bezogen auf das Lebensalter bei Männern und Frauen, ist in der Tabelle 39 angegeben.

Die Tabelle 40 gibt Aufschluß, in welcher Häufigkeit und in welchem Umfang bei extrathorakaler Herzmassage Rippen brachen.

Dabei dominieren bei den Männern Häufigkeiten von 1 bis 4 gebrochenen Rippen über Frakturen mit Beteiligung von 5 Rippen und mehr, bei Frauen ist das Verhältnis umgekehrt. Mit anderen Worten wird die erhöhte Rippenbrüchigkeit auch durch konstitutionelle Faktoren mitbestimmt.

Tabelle 39. Durchschnittliche Anzahl von Rippenfrakturen bei Männern und Frauen in Altersgruppen (Dezennien)
(∅: kein Fall in dieser Gruppe; x: keine Durchschnittsangabe möglich)

	1.	2.	3.	4.	5.	6.	7.	8.	9.
männlich	x	4	x	4,5	5,7	3,7	6,4	5,1	9,3
weiblich	∅	∅	6,7	11,3	6,2	7,4	8,3	9,6	x

Tabelle 40. Häufigkeit und Ausmaß von Rippenfrakturen bei Reanimation

Rippenanzahl	1	2	3	4	5	6	7	8	9	10	11	12	13	14	15	16	17
Frequenz	3	13	13	10	8	11	4	7	8	2	6	4	1	1	1	1	1

5.1.2. Zur Schadensdichte innerer Organverletzungen bei extrathorakaler Herzmassage

Unter 220 äußeren Herzmassagen wurden in 20 Fällen Verletzungen innerer Organe beobachtet, sie sind in Tabelle 41 dargestellt. In 17 Fällen war die Leber betroffen, davon 13mal bei weiblichen Patienten. Legt man die WHO-Definition des Alters zugrunde, so sind in 13 Fällen junge Lebensalter betroffen. Nur in 3 Fällen waren die Patienten älter als 45 Jahre. Das könnte dazu veranlassen, in der in höheren Lebensaltern vorzugsweise anzutreffenden Starrheit des Thorax eine gewisse protektive Funktion gegenüber Organverletzungen zu sehen. Der starre Thorax fängt die bei extrathorakaler Massage zugeführte (überschüssige?) Energie durch Frakturen ab, der elastische Thorax gibt sie ungemindert an die inneren Organe weiter. Allerdings wurden die Leberrupturen in 7 Fällen dieser jüngeren Lebensalter ebenfalls von Rippenfrakturen begleitet, so daß diese Hypothese nicht durchgreift. Es sind hierbei sicher auch konstitutionelle Faktoren (allein 13 weibliche Patienten) und andere, die im emotionalen Bereich der Reanimateure bei anhaltender Erfolglosigkeit liegen, zu berücksichtigen. Die Schadensdichte beträgt in unserem Untersuchungsgut 7,7% für Leberrupturen, 14,4% bei Frauen, 3,1% bei Männern. Die Komplikationsdichte für die Verletzung innerer Organe beträgt 9,1%. Über die Leberrupturen hinaus beobachteten wir in 2 Fällen Milzrupturen, eine davon kombiniert mit einer Leberruptur, und Rippenfrakturen, in zwei Fällen (19 und 20 der Tab. 41) Lungenzerreißungen. Sie können als eher ungewöhnliche Reanimationsverletzungen angesehen werden. Die Leberrupturen lassen eine gewisse Regelmäßigkeit der Lokalisation erkennen. Sie sind 2,5 bis ca. 8 cm lang (selten auch länger) und meist sehr tief, verlaufen senkrecht zwischen rechtem und linkem Leberlappen, parallel zum Ligamentum falciforme und meist auf der linken Seite des Bandes. Typischerweise sind sie also nahe der Medianebene lokalisiert (850). Zusätzlich wurden Leberkapselunterblutungen, zentrale Leberrupturen oder Rupturen im Lobus quadratus gesehen, ferner Blutungen im Mesocolon transversum oder im Zwerchfell. In zwei Fällen (Reanimationen bei frischtoten Leichen — Suizide) wurden keine Blutungen als Begleiterscheinung der Leberruptur gesehen, in einem Fall gab es dazu keine Angaben (Gutachten). In allen anderen Fällen lag ein Hämaskos vor, die Blutmengen schwanken zwischen 150 ml und 2000 ml. In der Anamnese der Fälle mit großen Blutungen wurde ein vorübergehender

Tabelle 41. Übersicht der reanimationsbedingten Leber-, Milz- und Lungenrupturen des Untersuchungsmaterials

Nr.	Alter Geschl.	Ursache des Herzstillstandes oder Todes	Rippenfrakturen wo/Anzahl	Organverletzung	Blutung
1	34 J. m	Koronarsklerose	li./3	Leber	Hämaskos 250 ml
2	37 J. m	CO-Intoxikation	li./6	Leber	∅
3	42 J. m	Myokarditis, Koronarsklerose, Herzstillstand in Narkose, Nackenkarbunkel	bds./11	Leber	Hämaskos 1 500 ml
4	71 J. m	Koronarsklerose, Herzstillstand in Narkose	bds./14	Leber	Hämaskos 150 ml
5	36 J. w	Myokarditis, Herzstillstand in Narkose, Struma-OP	bds./4	Leber	Hämaskos 1 150 ml
6	38 J. w	Intraoperativer Herzstillstand bei Konisation durch falsche Kombination von Medikamenten	bds./17	Leber	Hämaskos 2 000 ml
7	41 J. w	Strangulation	bds./4	Leber	∅
8	41 J. w	Aortenstenose, Narkoseeinleitung	bds./8 Sternum	Leber	Hämaskos 500 ml
9	50 J. w	Adrenalinüberdosierung (Medikamentenverwechslung), Vitium cordis	bds./15	Leber	Hämaskos 1 400 ml
10	72 J. w	Herzinfarkt mit Ruptur	li./6	Leber, Milz	∅
11	18 J. w	Chron. Urämie, Schrumpfnieren, Herzstillstand bei OP	∅	Leber	Hämatothorax Hämaskos 600 ml
12	21 J. w	pathologisch-anatomisch ungeklärt	∅	Leber	∅
13	21 J. w	Sectio, Verbluten	∅	Leber	∅
14	28 J. w	Cholezystektomie	∅	Leber	∅
15	31 J. w	Distraneurinintoxikation Delirium, chron. Alkoholismus	∅	Leber	Hämaskos 200 ml
16	31 J. w	eitrige Sinusitis, Tod bei Punktion in Lokalanästhesie	∅	Leber	∅
17	48 J. w	Myokarditis, Enzephalitis	∅	Leber	Hämaskos 1 150 ml
18	17 J. m	CO-Intoxikation	∅	Milz	Hämaskos 500 ml
19	6 Mo. w	Myokarditis, tuberöse Hirnsklerose, Bronchopneumonie	∅	Lunge bds.	Hämatopneumothorax bds.
20	26 J. w	Chron. Niereninsuff., Herzstillstand bei Hämodialyse durch Luftembolie nach Schlauchruptur	bds./12	Lunge li.	

Tabelle 41 (Fortsetzung)

Nr.	Alter Geschl.	Ursache des Herzstillstandes oder Todes	Rippenfrakturen wo/Anzahl	Organverletzung	Blutung
21	55 J. w	Hirnbasisaneurysmaruptur	bds./11	Pleura	Hämatothorax
22	51 J. w	Strumaoperation mit Blutung, Herzstillstand	bds./3	Pleura	Hämatothorax
23	11 J. m	Ertrinken	bds./5	Pleura	Hämatothorax bds.
I	23 J. w	Schädelfraktur, Tibiafraktur, Herzstillstand bei Frakturrevision 5 Tage nach Unfall	∅	Leber	Hämaskos 1600 ml
II	58 J. w	Lungenembolie bei OP einer Unterschenkelfraktur 3 Wo. nach Unfall	bds./12 Sternum	Leber	Hämaskos 800 ml Hämatothorax bds.

Reanimationserfolg angegeben. In diesen Fällen muß die reanimationsbedingte Leberruptur mit Blutung als überlebenslimitierende Verletzung und damit als mitursächlich für den Todeseintritt betrachtet werden. 4 der 5 massiven Bauchhöhlenblutungen und 11 von 17 Fällen mit Leberruptur traten nach Reanimation unter Klinikbedingungen auf. In einem Fall wurde die Leberverletzung als Zertrümmerung beschrieben. Durch den Ausschluß aller traumatischen Fälle aus der Auswertung zur Ermittlung von Komplikations- und Schadensdichte sind zwei Fälle mit Leberrupturen nicht im Material enthalten (und nur zur Information unter I. und II. der Tab. 41 angefügt), die an sich durch Ausschluß von Traumatisierungen des Rumpfes und durch den Verlauf sicher reanimationsbedingt sind. Auch in diesen beiden Fällen handelte es sich um Klinikreanimationen. Über die Häufigkeit weiterer Einzelschäden gibt Tabelle 42 Auskunft.

5.1.3. Direkte (intrathorakale) Herzmassage

Diese Art der kardialen Reanimation wird sich bei bereits eröffnetem Thorax anbieten. Anderenfalls wird sich die Indikation dazu dann stellen, wenn die äußere Herzmassage unwirksam bleibt, jedoch insbesondere bei jungen Patienten die Prognose noch günstig erscheint. Sie ist die Methode der Wahl bei schweren Thoraxtraumen. Die direkte Herzmassage wird in aller Regel transthorakal durch Schnitt im 4. bis 6. ICR links erfolgen, dabei soll die Massage zuerst bei geschlossenem Perikard, bei Erfolglosigkeit bei eröffnetem Herzbeutel so weitergeführt werden, daß das Herz mit beiden Händen umfaßt und komprimiert wird, oder mit einer Hand gegen das Sternum gedrückt wird. Zweckmäßig ist eine unterstützende Bauchaortenkompression. Der abdominale Zugang wird als weniger effektiv beschrieben (605, 651).

Das Untersuchungsmaterial enthält 35 direkte Herzmassagen bei nichttraumatisierten Patienten mit einem Durchschnittsalter von 24,1 Jahren (männlich 20, weiblich 15). In 13 Fällen trat der Herzstillstand bei Herzoperationen, in 11 Fällen bei Operationen anderer Art ein und in 11 Fällen wurde bei sehr jungen Personen als ultima ratio primär direkt kardial reanimiert. Alle Herzmassagen am offenen Thorax wurden in Kliniken vorgenommen, in 8 Fällen wurde sie als Zweitmaßnahme nach erfolgloser äußerer Druckmassage angewendet. In 2 Fällen trat vorübergehender Erfolg ein. Nur fünfmal traten

Tabelle 42. Schadensdichte nach äußerer Herzmassage
(Literaturangaben nach 626 und 682; * ausschließlich Sektionsmaterial berücksichtigt)

Schaden	Autor (nur Erstautor)	Anzahl der Maßnahmen	Anzahl der Schäden	Prozent (%)
Rippenfrakturen	BARINGER (49)			33
	FREY (295)			31
	HIMMELHOCH (445)			47
	HORATZ (458)			79
	STOECKEL (1101)			25
	AGDAL (9)			28–75
	LIGNITZ (626)	71*	24 Rippenfr. gesamt	33,8
			16 Rippenfr. isoliert	22,5
			8 Rippen- u. Sternumfr.	11,3
	SAUKKO (958)	201*		77
	SATERNUS (955)	30*		70
	KLÖSS (540)	140*		45,9
	LIGNITZ und MATTIG	220*	100 Rippenfrakturen	45,5
	(diese Arbeit)		35 Sternumfrakturen	15,9
Fettembolie	YANOFF (1221)			82
	JACKSON (478)			81 pulmonal
				25 cerebral
	PARAFINIUK (820)	22	17	77,3
	AGDAL (9)			12–91
	SCHNEIDER (1008)	20	15	75
	BARINGER (49)			13
	HIMMELHOCH (445)			27
Hämatothorax	AGDAL (9)			3–20
	BARINGER (49)			9
Hämatopericard	BARINGER (445)			4
	HIMMELHOCH (445)			2
Pneumothorax	HENRICHS (427)	151	4	2,6
	AGDAL (9)			3–30
Herzruptur	AGDAL (9)			3
	HENRICHS (427)	151	6	4
	BALDWIN (44)		2	
Aortenruptur	HENRICHS (427)	151	1	0,7
Lungenruptur	AGDAL (9)			5–8
	LIGNITZ (626)	71*	1	1,4
Leberruptur	AGDAL (9)			2–19
	BARINGER (49)			11
	HIMMELHOCH (445)			2
	HORATZ (458)			1,8
	STOECKEL (1101)			2,3
	SATERNUS (955)	30*	2	
	LIGNITZ (626)	71*	6	8,5
Milzruptur	AGDAL (9)			0,5–10
	HORATZ (458)			3,7
	STOECKEL (1101)			1,1

Komplikationen auf: zweimal Haematothorax, einmal Hämaskos, zweimal Ruptur des rechten Ventrikels. Damit errechnet sich die Komplikationsdichte der direkten Herzmassage unseres Materials auf 14,3%, die Schadensdichte der Herzruptur auf 5,7%. Peri-, Myo- und Endokardblutungen haben wir in der aufgetretenen Ausdehnung ebenso wie hilusnahe Pleurablutungen nicht als Komplikationen gewertet, sondern als unvermeidliche Begleiterscheinung betrachtet.

5.1.4. Intrakardiale Medikamentenapplikation

Intrakardiale Injektionen sollen im 4. oder 5. ICR links mit einer mindestens 8 bis 10 cm langen Injektionskanüle erfolgen, die so dick ist, daß Blut aspiriert werden kann. Der subxiphoidale Zugang empfiehlt sich hierbei weniger. Unser Sektionsgut enthält 136 Fälle mit intrakardialen Medikamentenapplikationen im Rahmen medizinischer Notfallmaßnahmen (92 bei männlichen, 44 bei weiblichen Patienten). Mehr als die Hälfte der Fälle betrafen unter 40jährige. 31mal wurden Blutungen in den Herzbeutel beobachtet, teilweise in Form blutig tingierter Flüssigkeitsansammlungen, teilweise fanden sich Blutvolumina zwischen 20 und 250 ml, durchschnittlich 70 ml. Ein Hämatoperikard von 250 ml birgt für sich bereits die Gefahr einer Tamponade, zumal diese Blutungen eher in kurzer Zeit ablaufen. In diesem Falle war die rechte Kammer anpunktiert worden, in einem weiteren Fall mit 100 ml Blut im Herzbeutel der Lungenschlagaderstamm. SCHÖNFELDER (1024) gibt letale Herzbeuteltamponaden in einem durchgehend autoptisch kontrollierten Material mit 1,2% an. Fehlpunktionen fanden sich neunmal, zwei davon waren Lungendurchstiche ohne Herzpunktion, einmal wurde trotz nachgewiesener 14 Injektionsstellen in der Haut das Herz immer verfehlt (männl. 34 J.). Die Punktionsverletzung einer Koronararterie wurde nicht gesehen, jedoch die einer Perikardvene (30 ml Blut im Herzbeutel bei einem knapp zweijährigen Kind). 19mal trat ein linksseitiger Pneumothorax auf, zweimal ein beidseitiger, einmal in Form eines Spannungspneumothorax. Insgesamt errechnet sich eine Komplikationsdichte der intrakardialen Injektion von 44,8%. Die Schadensdichte für einen Pneumothorax beträgt 15,4%, die der Fehlpunktion 6,6%.

5.1.5. Elektrische Defibrillation

Sie machte sich in 18 der beschriebenen reanimationsbedüftigen Fälle (12 männlich, 6 weiblich) erforderlich, und zwar mit Ausnahme der Operationen am Herzen als äußere Defibrillationen. Komplikationen wurden, wie bei FRIESE, nicht beobachtet (297).

5.1.6. Impulsation des Herzens/Pacemaker

Im Rahmen von Notfallmaßnahmen wurden in 19 Fällen, etwa je zur Hälfte bei Männern und Frauen, Pacemaker eingesetzt. Die Elektroden wurden bei den Herzoperationen direkt im Myokard plaziert, in den anderen Fällen transvenös über die linke V. cubitalis eingeschwemmt (13mal; einmal transfemoral). Einmal wurde zusätzlich ein Pacemaker transösophageal lokalisiert. In zwei Fällen kam es zu Fehlplazierungen der Elektroden (Truncus pulmonalis, Vena jugularis int.), in zwei Fällen bei mehrtägiger Liegedauer zu Thrombosen (V. femoralis bei transfemoralem Zugang, Kabelumscheidungsthrombus der gesamten genutzten Venenstrecke). Daraus läßt sich auf eine ca. 20%ige Komplikationsdichte schließen.

5.1.7. Rechtliche Schlußfolgerungen

Wie die vorausgegangenen Abschnitte zeigen, ist bei kardialer Reanimation zwischen 20 und 55% mit Komplikationen zu rechnen.

Hinter diesen Zahlen verbirgt sich eine Reihe von gravierenden Organverletzungen (u. a. Leberrupturen, Hämoperikard, instabiler Thorax), die u. U. eine neue Kausalität für den Todeseintritt begründen. Nach der gegenwärtig geltenden Anweisung zur ärztlichen Leichenschau (31) wird der Zwischenfall bei Wiederbelebungsversuchen ausdrücklich von der Einstufung als nichtnatürlicher Tod, wie er für alle anderen Zwischenfälle während der medizinischen Betreuung gilt, ausgenommen. In den — zugegebenermaßen wenigen — Fällen, in denen der Tod allein oder mitursächlich auf die Reanimationsschäden bezogen werden muß, ist eine solche Interpretation sachlich falsch. Vielmehr kann diese Sachfrage für den konkreten Fall erst nach wissenschaftlicher Untersuchung entschieden werden. Unkritische Anwendung des Passus in der genannten Anweisung im Sinne einer Pausachalattestierung steht im Widerspruch zu unseren Ergebnissen. Werden letztere nicht beachtet, so resultieren für die Praxis der ärztlichen Begutachtung automatisch negative Folgen. Beispielsweise bliebe die Nichtbeachtung von Kontraindikationen für bestimmte Reanimationsverfahren (äußere Herzmassage bei instabilem Thorax) hinsichtlich der Auswirkung beim Patienten gegebenenfalls ohne Untersuchung. Ebenso führten Schäden aus fehlerhaft durchgeführter Reanimation bei natürlichen Leiden durch die Festschreibung auf eine natürliche Todesart zu versicherungsrechtlichen Fehleinschätzungen mit Benachteiligung des Betroffenen bzw. seiner Hinterbliebenen.

5.2. Komplikationen bei Anwendung von Zentralvenenkathetern

Die Katheterisierung der Hohlvenen geht auf den nun schon historischen Selbstversuch von Forssmann im Jahre 1929 (Nobelpreis 1956) zurück. Inzwischen ist die Anlage eines Zentralvenenkatheters eine bewährte Methode zur Schaffung sicherer Zugangswege zum Niederdruckgefäßsystem geworden. Durch sein breites Indikationsspektrum in Diagnostik und Therapie verschiedener medizinischer Fachrichtungen kommen viele Ärzte mit ihm in Berührung. Die Häufigkeit seiner Verwendung scheint dazu beizutragen, die Fehlermöglichkeiten und Gefahren gering einzuschätzen (1009).

Die zahlreichen Berichte im Fachschrifttum über Komplikationen durch Kavakatheter sprechen allerdings eine ganz andere Sprache. "The complications of subclavian vein catheterization are legion" (1125). Allein in der „Komplikationsdichte ärztlicher Eingriffe" (682) sind 136 Quellen über Schäden aufgelistet. Sie stehen in Übereinstimmung mit unseren Erfahrungen am Berliner Sektionsgut und reichen von technischen Fehlern ohne somatische Schäden über Bagatellverletzungen bis zu schweren, in Einzelfällen tödlich verlaufenen Komplikationen.

Insgesamt fanden wir bei 620 Leichen 776 Zentralvenenkatheter. Darüber hinaus sind in den Unterlagen zahlreiche Venae sectiones dokumentiert, bei denen weder klinische Angaben noch morphologische Zeichen vorlagen, die auf eine Verwendung von Venenkathetern schließen ließen. Letztere bleiben im folgen-

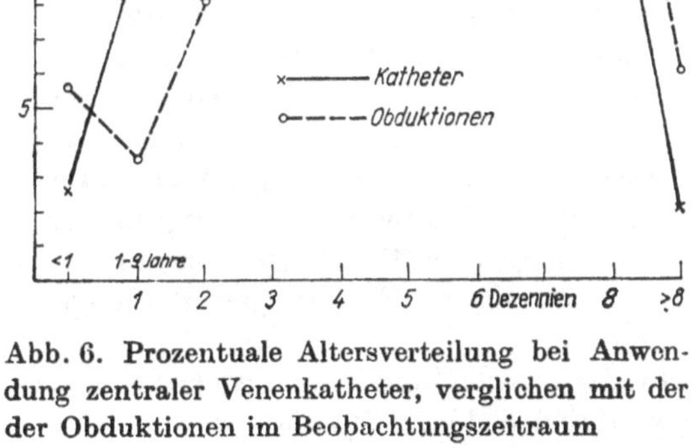

Abb. 6. Prozentuale Altersverteilung bei Anwendung zentraler Venenkatheter, verglichen mit der der Obduktionen im Beobachtungszeitraum

den außer Betracht. Ferner verfügen wir über nur spärliche Angaben zur Verweildauer der Katheter, so daß wir eine systematische Untersuchung über den Einfluß des Zeitfaktors auf die Entwicklung von Komplikationen nicht durchführen können.

Die 776 Zentralvenenkatheter verteilen sich auf die Altersgruppen gemäß Abbildung 6. Wie zu erkennen ist, folgt die Altersverteilung im wesentlichen der der Sektionsfälle. Eine Ausnahme bildet die Gruppe der Säuglinge, bei denen der Anteil der ohne ärztliche Behandlung Verstorbenen (plötzlicher Kindstod) besonders hoch ist. Insofern ergibt sich zwangsläufig eine Diskrepanz zwischen der Katheter- und der Sektionskurve in ihren Anfangsteilen. Hebt man das Säuglingsalter nicht gesondert hervor, sondern stuft das Lebensalter gleichmäßig nach Dezennien ein, so wird dieser Unterschied bereits nivelliert (gepunkteter Kurvenverlauf). Daraus ergibt sich, daß die Anwendung zentraler Venenkatheter nicht durch das Lebensalter bestimmt wird.

Das gleiche gilt für das Verhältnis der Geschlechter zueinander. Durchschnittlich beträgt das Verhältnis der Katheteranwendung bei männlichen und weiblichen Patienten 1,5:1 und entspricht damit exakt der Geschlechtsverteilung im Sektionsmaterial.

Die beim Jugularvenenkatheter auffallende Abweichung (Tab. 43) ist wegen der kleinen Fallzahl nicht aussagekräftig.

Das Niederdruckgefäßsystem kann über folgende Zugangswege erreicht werden: 1. V. jugularis externa oder interna, 2. oberflächliche Armvenen, insbesondere V. basilica und V. cephalica, 3. V. subclavia, supra- und infraklavikulär, 4. V. femoralis und V. saphena magna. Wir verwenden die Kurzbezeichnung: Jugularis, Armvenen, Subklavia, Femoralis. Den Zugang über die V. femoralis hält Burri (156) aufgrund zahlreicher negativer Mitteilungen aus der Literatur und eigener Erfahrungen für ungeeignet.

In der Anwendung verschiedener Zugangswege zu den Hohlvenen zeigen sich in unserem

Tabelle 43. Relation der Geschlechter bei verschiedenen Zugangswegen zentraler Venenkatheter

	männlich	:	weiblich
Subklaviakatheter	1,5	:	1
Armvenenkatheter	1,6	:	1
Femoraliskatheter	1,1	:	1
Jugulariskatheter	2,1	:	1
Kavakatheter insgesamt	1,5	:	1

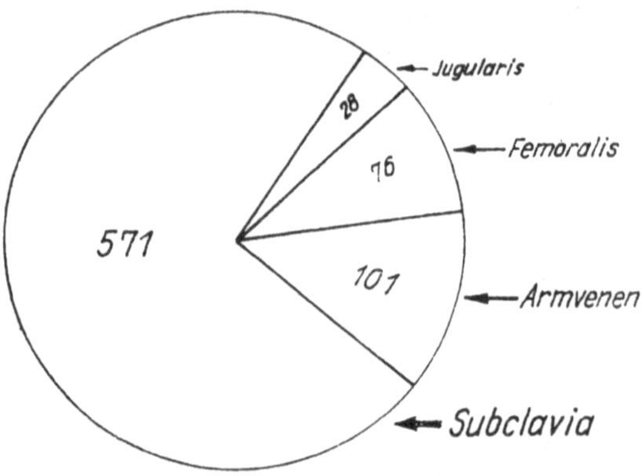

Abb. 7. Verteilung der zentralen Venenkatheter (n = 776) auf die verschiedenen Zugangswege

Untersuchungsgut große quantitative Unterschiede, wobei die Subklaviapunktion über alle anderen dominiert (Abb. 7).

Immerhin ist gegenüber unserer Untersuchung aus dem Jahre 1980 (697), welche die Jahrgänge 1971 bis 1979 umfaßt, im vorliegenden Material bereits ein geringer Rück-

Tabelle 44. Vergleich der Anwendungshäufigkeit verschiedener Zugangswege zentraler Venenkatheter in verschiedenen Zeiträumen (Angaben in %)

	1971–1979 n = 607	1971–1981 n = 776
Subklaviakatheter	77,4	73,6
Armvenenkatheter	15,2	13,7
Femoraliskatheter	3,8	9,8
Jugulariskatheter	3,6	3,6

gang im Anteil des Subklaviakatheters und der Armvenenkatheter zu erkennen, welcher durch die beträchtliche Zunahme der Katheteranlage über Beinvenen kompensiert wird (Tab. 44).
Diese Entwicklung ist uns unverständlich, weil sie zum einen den Empfehlungen des internationalen Fachschrifttums und zum anderen der seit 1980 in Berlin existierenden „Richtlinie zur Anwendung des Zentralvenenkatheters" widerspricht. Möglicherweise spielt die zunehmende Anwendung des Femoraliskatheters in der Hämodialyse eine Rolle, was sich in unserem Sektionsmaterial, welches in Richtung nichtnatürlicher Todesfälle selektiert ist, besonders auswirken muß. Das Obduktionsgut mit Femoralvenenkathetern enthält ca. 15% Intoxikationen und 23% Verbrühungen und Verbrennungen, die die Anwendung des Femoralvenenkatheters rechtfertigen. Knapp 7% dienten diagnostischen Zwecken und unterliegen nicht der Kritik. Anders ist es in den Fällen, bei denen aus dem Grundleiden eine Indikation für den Zentralvenenkatheter über die Vena femoralis nicht abzuleiten war und die mehr als die Hälfte der Femoralvenenkatheter in unserem Material ausmachten. In 1/3 der Fälle waren Kinder betroffen. Möglicherweise hat die Kleinheit der anatomischen Verhältnisse den Entschluß zum transfemoralen Vorgehen begründet.
Die Komplikationsdichte unseres Materials beläuft sich bei allen Formen zentraler Venenkatheter, zwischen Männern und Frauen kaum different, auf ein Viertel der Sezierten, bei denen ein Zentralvenenkatheter angelegt worden war. Das ist gegenüber anderen Mitteilungen zu obduktionskontrollierten Untersuchungen wenig. So fanden Schweder et al. (1047) in etwa der Hälfte ihrer Fälle mindestens eine Komplikation bei Zugang über die V. subclavia. Diese hohe Komplikationsdichte resultiert nur aus der hohen autoptisch festgestellten Thromboserate, die klinisch in den meisten Fällen nicht in Erscheinung getreten war. Literaturmitteilungen über klinisch kontrollierte Untersuchungen von Zentralvenenkathetern ergeben geringere Komplikationsdichten. Sarfert, Kurock und Herrmann (954) fanden bei 563 Kavakathetern in 110 Fällen Komplikationen, entsprechend einer Dichte von 19,5%. Aus großen Literaturzusammenstellungen klinischer Autoren (156, 682) resultiert eine scheinbare Komplikationsdichte von nur ca. 1:14. Diese Zahl ist insofern nicht repräsentativ, als die meisten der in der Studie erfaßten Autoren nicht alle aufgetretenen Komplikationen berichtet haben, sondern größtenteils nur über bestimmte Schäden nähere Angaben machten. Bezogen auf die verschiedenen Zugangswege ist aus unserem Material keine sehr erhebliche Schwankung der Komplikationsdichte festzustellen (siehe Tab. 45). Hingegen ist aus den o. g. Zusammenstellungen klinischer Publikationen ein krasser Unterschied zwischen Subklavia- und Jugularvenenkathetern einerseits und Extremitätenvenenkathetern andererseits herauszulesen:

Subklavia	1–3%
Jugularis	2–9%
Armvenen	20–25%
Beinvenen	25–28%

Es muß angemerkt werden, daß die einzelnen Literaturangaben teils erhebliche Unterschiede erkennen lassen.
Aus unserem Material errechnet sich eine Letalität von 2,7%. Diese Zahl resultiert aus der fachspezifischen Selektion und ist zwangsläufig damit zu hoch. Wesentlicher für die Einschätzung tödlicher Komplikationen sind daher klinische Angaben, denen die tatsächliche Zahl der angelegten Katheter (unabhängig vom tödlichen Ausgang eines Krankheitsverlaufes) als Stichprobenumfang zur Verfügung steht. Aus dem o. g. Schrifttum zuzüglich der von Albert et al. (15), Daschner und Marget (198) sowie Waldmann et al. (1165) mitgeteilten Untersuchungen errechnet sich eine katheterbedingte Letalität von 0,2% mit Schwankungen bis über 1% (198). Bezieht man die Letalität auf die Zugangswege zur Vena cava, so ergeben sich deutliche Unterschiede: während in dem von

Tabelle 45. Komplikationsdichte (n/%) zentraler Venenkatheter im Sektionsgut (620 Fälle) in Abhängigkeit von den Zugangswegen

	Subklavia n = 571	Armvenen n = 101	Femoralis n = 76	Jugularis n = 28	Kava n = 776
Komplikationsdichte	126/22,1	35/34,7	19/25,0	9/32,1	189/24,4
— männlich	75/21,9	23/37,1	10/25,6	6/31,6	114/24,6
— weiblich	51/22,4	12/30,8	9/24,3	3/33,3	75/24,0
Weichteilblutung	36/6,3	—	1	4	41/5,3
Pneumothorax					
— einseitig	9/2,2	0	0	0	—
— beidseitig	2/2,5	0	0	0	—
Hämatothorax	5/0,88	0	0	0	—
Infusionsthorax	1/0,18	0	0	0	—
Infusionsperikard	1/0,18	0	0	0	—
Perforation Herz u. herznahe Gefäße	3/0,53	0	1	0	4/0,52
Herzklappenverletzung	—	1	—	—	—
Thrombose	34/6,0	15/14,9	7	3	59/7,6
Thrombophlebitis	3/0,53	7/6,9	3	3	16/2,1
Lungenembolie	3/0,53	4/4,0	1	1	9/1,2
Luftembolie	0	0	1	0	—
Wundinfektion	2/0,35	2/2,0	1	0	5/0,64
Endokarditis	6/1,1	2/2,0	0	0	8/1,0
Sepsis/Septikopyämie	3/0,53	0	1	0	4/0,52
Katheterdissektion	1/0,18	0	1	0	2/0,26
Katheterumscheidungsthrombus	28/4,9	8/7,9	3	1	40/5,2
Mißlingen	21/3,7	—	1	—	22/2,8
Fehllage	32/5,6	11/10,9	3	2	48/6,2
Tod					
— bezogen auf Kath.	10/1,8	3/3,0	4/5,3	0	17/2,2
— bezogen auf Pat.	10/2,0 (489 Pat.)	3/4,7 (64 Pat.)	4/8,2 (49 Pat.)	0 (18 Pat.)	17/2,7 (620 Pat.)

0: Komplikation nicht aufgetreten
—: Zahl nicht erfaßt

BURRI und KRISCHAK (156, 158) referierten Material beim Zugang über die Jugularvenen kein Todesfall auftrat, betrug die Letalität beim Zugang über die Beinvenen 4,2%. Der Vena-subclavia-Katheter wies eine Letalität von 0,1%, der Armvenen-Katheter von 0,3% auf. Während sich die Komplikationen bei den Arm- und Beinvenenzugängen in der Anzahl weitgehend entsprechen, unterscheiden sie sich also ganz erheblich in ihrer Gefährlichkeit. Einen ähnlichen Anstieg können wir aus unserem Sektionsmaterial bestätigen: Jugularis ohne Todesfall, Subklavia 2%, Armvenen 3%, Beinvenen über 5%.

Nicht mit in die Berechnung der Komplikationsdichte einbezogen sind die Häufigkeiten mißlungener Punktionen und falscher Katheterlagen, da sie zwar einen Zustand potentieller Gefährdung, aber noch keine konkrete Komplikation beschreiben. Sie sollen im folgenden gesondert besprochen werden.

Das Mißlingen der Katheteranlage wird im wesentlichen durch die Techniken modifiziert, eine Zusammenfassung erscheint daher wenig sinnvoll. Aus den Zusammenstellungen von BURRI (156) und MATTIG (682) unter Ergänzung jüngerer Arbeiten (482, 558, 713, 1044, 1173) ergeben sich Punktionsschwierigkeiten bei Armvenen- und Subklaviakatheterisierungen in einer Häufigkeit von 6 bis 7%, während die Jugularispunktionen doppelt so häufig mißlangen. Aus den bekannten eigenen Daten zur Subklaviapunktion ergibt sich in 3,7% der Fälle ein technisches Versagen. Für die anderen Zugangswege ist eine Aussage hierzu unsererseits nicht lückenlos möglich.

Unter Fehllage eines Zentralvenenkatheters verstehen wir eine Plazierung der Katheterspitze außerhalb der Hohlvenen. Zur Plazierung der Cava-inferior-Katheter liegen uns keine Informationen vor. Aus den genannten Sammelstatistiken zuzüglich neuerer Arbeiten (558, 954, 1044, 1173) ergibt sich eine Fehllage in der Häufigkeit von 7,3%. Der in unserem Gesamtmaterial beobachtete Wert weicht davon nur geringfügig ab (6,2%), wobei wir nur kleine Fallzahlen von Jugularvenenkathetern haben. Die Fehllagen zentraler Venenkatheter über Venen der oberen Extremität sind fast doppelt so hoch wie die über die Vena subclavia angelegten. Im Obduktionsmaterial (51 Fälle) von SCHWEDER, SCHULZ und NAGEL (1044) wurden sogar 37% Katheterdislokationen gesehen. Eine ähnliche Tendenz zeigt auch das klinische Material: Fehllage bei Subklaviakathetern um 5%, bei Jugularvenenkathetern um 8%, bei Armvenenkathetern um 12%.

Bei einem Vergleich von Komplikationsdichte und Fehllagen, bezogen auf die Zugangswege, wird deutlich, daß letztere einen nicht unerheblichen Einfluß auf die Komplikationsdichte ausüben.

Insbesondere können sich Fehllagen durch die Möglichkeit einer Perforation des rechten Herzens fatal auswirken.

FREI und BUSSMANN (287) teilten aus der Literatur bis 1981 insgesamt 35 Fälle von perforierenden Herz- und Gefäßverletzungen mit und fügten 4 eigene Beobachtungen (davon 2 mit tödlichem Verlauf) hinzu. Weiter müssen dieser Fallsammlung drei perforierende Herzverletzungen von FRANCIOSI et al. (281), zwei von JANDA (482) und je einer von THEURING et al. (1119), SCHÖLMERICH et al. (1018) sowie SCHNEIDER und MAXEINER (1009) zugezählt werden. Wir beobachteten bei 5 Patienten tödlich verlaufene Perforationen des Herzens und der herznahen Gefäße mit Hämato- und Infusionsperikard. Dieser Schaden hat in unserem Material eine Häufigkeit von 0,6%. 4 der 5 Zentralvenenkatheter waren über die V. subclavia angelegt worden. In einem Fall waren es sogar zwei relativ starre und dicklumige Katheter, die zur Hämodialyse in eine Vena subclavia plaziert wurden. Ein Armvenenkatheter verletzte die Valva tricuspidalis. Außerhalb des in dieser Arbeit behandelten Untersuchungszeitraumes — daher in der vorliegenden Statistik nicht berücksichtigt — fanden wir eine weitere tödliche Herzvorhofperforation mit Herzbeuteltamponade (700). Das Besondere an diesem Fall war eine Doppelperforation (Vena cava superior plus Herzvorhof) durch einen Führungsdraht, der primär nicht in die V. subclavia gelangte, sondern nach Eindringen in die Umschlagfalte des Herzbeutels die V. cava superior von außen durchbohrte, dann intrakanalikulär in den rechten Vorhof geführt wurde und das Herzohr von innen perforierte. Die Patientin überlebte den Eingriff einen Tag. Sehr ähnlich lagen die Verhältnisse des Falles von SCHÖLMERICH et al. (1018), bei dem auch der Seldinger-Draht das Herz (rechter Ventrikel) perforierte und der Tod am folgenden Tag eintrat. Die Autoren meinen: „Angesichts der Tatsache, daß ein Seldinger-Mandrin an seinem distalen Ende „weich", d. h. biegsam ist, und somit eine Verletzung durch den Draht eigentlich nicht vorkommen dürfte, muß man auch die Möglichkeit einer fehlerhaften Handhabung des Mandrins erwähnen." Das wird durch unseren jüngsten Fall noch einmal unterstrichen.

Die Herz- oder Gefäßperforation kann entweder zum Infusions- oder Hämoperikard führen, je nachdem, ob die Katheterspitze in der Perforationsstelle verbleibt oder zurückgezogen wird (1119). Aus der Literatur ist bekannt, daß nicht in jedem Falle die Perforationsstelle autoptisch auch wirklich gefunden wird (nach Frei und Bussmann (287) bleiben 25% der Fälle okkult!). Dieser Umstand erklärt sich teilweise aus der Anatomie der rechten Vorhof- und Ventrikelwand, deren trabekuläre Struktur den Einblick erschweren kann. Stereomikroskopische Untersuchungen und histologische Kontrolle sind hierbei unverzichtbar. Sie helfen auch bei der Entscheidung, ob eine Perforation frisch oder älter ist. Diese Forderungen sind im Gutachtenfall insofern von größter Wichtigkeit, als eine persönliche Verantwortlichkeit sicher festgestellt werden muß, wenn rechtsrelevante Konsequenzen gezogen werden sollen. Unter Umständen ist auch eine Untersuchung der infundierten Flüssigkeit aufschlußreich, wenn sie aus Perikard oder Pleurahöhle gesichert werden kann.

In einem anderen unserer Fälle trat durch einen falsch liegenden Subklavia-Katheter etwa $1^1/_2$ bis 2 Tage nach Anlegung desselben eine Sekundärperforation der V. cava inferior trotz Verwendung weichen Kathetermaterials auf. Eine röntgenologische Lagekontrolle war unterlassen worden. Der Patientin waren über den Katheter Glukose und Elektrolytlösungen infundiert worden. Es entstand ein Infusionsperikard von 330 ml wasserklarer Flüssigkeit mit einer Dichte von 1,017, welche mit Glukoseteststreifen bis zu einer Verdünnung von 1:1000 positiv reagierte. In dem innerhalb des Herzbeutels gelegenen Teil der unteren Hohlvene fand sich ein punktförmiger Defekt, welcher zum Venenlumen hin durch einen haselnußgroßen, wandhaftenden Thrombus und zum Herzbeutel hin durch ein feines Fibrinnetz überdeckt war. Obgleich bei der Obduktion eine Öffnung innerhalb des der Durchstichstelle in der unteren Hohlvene aufsitzenden Thrombus trotz gründlicher Inspektion nicht zu erkennen war, zeigten die histologischen Serienschnittpräparate periodisch lochartige Defekte von etwa 1,4 mm Durchmesser, welche im räumlichen Gebilde einen an der Oberfläche beidseitig verschlossenen Kanal ergaben. Der Thrombus hat sich also um den die Hohlvenenwand perforierenden Katheter wandständig abgeschieden. Nachdem die Infusion in den Herzbeutel zum Kreislaufstillstand geführt hatte, wurden zum Zwecke der Reanimation unter anderem Beatmung und Herzmassage sowie eine Prednisolutinfusion über den liegenden Subklaviakatheter durchgeführt. Die Reanimationsmaßnahmen wurden 20 Minuten fortgesetzt, dann erfolglos abgebrochen. Während der Wiederbelebungsversuche muß der Katheter aus der Perforationsstelle herausgerutscht sein, denn in der Perikardflüssigkeit befanden sich außer Glukose (1,25 g/100 ml), Kalium- (12 mmol/l) und Natriumionen (90 mmol/l) Spuren von Prednisolon. Danach verschloß ein zartes Fibringerinnsel oberflächlich den Perforationskanal. Da dieser Vorgang binnen 6 Minuten ablaufen kann, ist ein solches Geschehen auch noch während der Reanimationszeit möglich. Der Obduzent muß derartige Täuschungsmöglichkeiten kennen. Auch Schneider und Maxeiner (1009) konnten in einem Fall die Flüssigkeit eines Infusionsperikards als unveränderte Infusionslösung aus Sojaöl zur parenteralen Ernährung identifizieren und damit den Zeitpunkt der Ventrikelperforation einengen.

Fehllagen der Katheterspitze im rechten Vorhof oder Ventrikel können auch später als zum Zeitpunkt der Anlage zu Perforationen führen, wenn durch den ständigen Herzschlag Wandberührungen zur Druckschädigung führen und der Katheter schließlich die Herzwand „durchwandert". Auch hier kann die histologische Untersuchung in aller Regel durch charakteristische Gewebsveränderungen, wie chronischer Wandentzündung neben florider Nekrose und Nachweis von reparativen Gerinnungsvorgängen, helfen, den Perforationsvorgang als älter einzuordnen. Aber nicht nur Fehllagen von Kathetern, sondern auch orthotope Katheterpositionen sind unter bestimmten Bedingungen geeignet, Perforationen im Vorhofbereich zu bewirken. So konnten Armvenenkatheter bei uneingeschränkter Bewegung des Armes an Leichen bis zu 8 cm tiefer in die Herzhöhlen gelangen und brüsk zu Wandperforationen führen (287), und tatsächlich sind bei Patienten nach Armbewegungen Perforationen aufgetreten.

Wenn im Zusammenhang mit der Anlage oder dem längeren zeitlichen Verweilen eines zentralen Venenkatheters plötzlich eine Schocksymptomatik auftritt, ist primär an eine katheterbedingte Komplikation zu denken, erst in zweiter Linie an eine Lungenarterienthrombembolie (1119). Die frühzeitige Diagnose dieser Katheterkomplikation mit einer Letalität von 75% (287) ermöglicht eine eventuell erfolgreiche Therapie durch Perikardpunktion. Das Hauptsymptom der iatrogenen Myokardverletzung ist der Blutdruckabfall (95%). Tachykardie und erhöhter Zentralvenendruck treten bei jedem zweiten, Bewußtseinstrübung bei jedem dritten Patienten auf. Die Trias Blutdruckabfall + Tachykardie + ZVD-Anstieg tritt nach Literaturangaben in 30% der Fälle mit Perikardtamponade auf (1018). Weitere Symptome sind poststernaler Schmerz, Atemnot, Unruhe, EKG-Veränderungen und Zunahme des Herzschattens im Röntgenbild. Unter Umständen gelingt der Flüssigkeitsnachweis (Blut oder Infusionslösung) durch Ultraschalluntersuchung (287). Daraus wird abgeleitet, daß diese einfachen diagnostischen Maßnahmen erstens auch wirklich durchgeführt und zweitens differentialdiagnostisch richtig eingereiht werden müssen. Indessen begegnet man immer wieder laienhaften Kausalitätsvorstellungen auch bei Ärzten: In dem von Schneider und Maxeiner (1009) geschilderten Fall hatte man die anhaltende Tachykardie (120/min.) der 17jährigen Patientin (!) auf eine Überanstrengung nach Aufsuchen der Toilette zurückgeführt, obwohl zeitgleich zu dieser Symptomatik festgestellt worden war, daß die Infusion schlecht lief. Wir können die Erfahrung bestätigen, daß schlechtes Einlaufen der Infusionslösung ein verwendbares Frühsymptom der Herzbeuteltamponade durch Perikardinfusion ist.

Die einzige wirksame Prophylaxe der perforierenden Herzverletzung ist die Prüfung der korrekten Katheterlage außerhalb des Herzkavum durch unverzügliche Röntgenkontrolle mit Kontrastmittel. Während in der Literatur Einhelligkeit darüber besteht, daß eine Röntgenkontrolle erfolgen muß, vertreten nur wenige Autoren den konsequenten Standpunkt der Kontrastmitteldiagnostik (15, 642, 1130). Tonczar et al. (1130) halten die Kontrastmittelapplikation für unerläßlich, da weder die klinischen Zeichen (korrekte Blutaspiration, atemsynchrones Spiel des Katheterblutes) noch die anscheinend korrekte Lage des röntgendichten Katheters eine extravasale Lage hinreichend sicher erkennen lassen. Die Autoren belegen diese Auffassung mit einer Kasuistik über einen Katheterzwischenfall mit Infusionsthorax bei anscheinend richtiger Katheterlage, die erst durch angiographische Untersuchung als Fehllage entdeckt werden konnte. Bei längerer Katheterverweildauer ist die Lagekontrolle mit gewissenhafter Korrektur eventueller Fehllagen regelmäßig erforderlich (158).

Auf diesen Erfahrungen aufbauend, wird in der bereits genannten bezirksärztlichen Richtlinie zur Anwendung des zentralen Venenkatheters in Berlin eine angiographische Lagekontrolle zwingend vorgeschrieben. Sie hat sich inzwischen positiv ausgewirkt.

Auch ist darauf hinzuweisen, daß die angiographische Lagekontrolle nicht kritiklos schematisch durchgeführt werden darf. Anamnestische Hinweise auf erhöhtes Risiko bezüglich einer Kontrastmittelreaktion müssen gegenüber dem Nutzen der Katheterpositionsdarstellung sorgfältig abgewogen werden. Wir obduzierten eine 50jährige Frau mit chronisch aggressiver Hepatitis, welche nach Injektion von 2 ml Visotrast zur Lagekontrolle eines Zentralvenenkatheters plötzlich verstarb.

Ein weiterer gravierender Schaden ist der Pneumothorax. Dieser ist praktisch nur beim Zugang über die Venae jugularis sive subclavia zu befürchten. Aus älteren und neueren Literaturangaben (vgl. Diskussion zum Mißlingen der Katheteranlage) ergibt sich eine durchschnittliche Schadensdichte für den Pneumothorax von 0,9% bei Subclaviakathetern und 0,2% bei Jugulariskathetern, wobei letzterer hauptsächlich zu Lasten des Vena-jugularis-interna-Katheters geht (156). Im eigenen Untersuchungsgut traten Pneumothoraces nur bei Subclaviakathetern in einer Häufigkeit von 4,7% auf, wobei ein doppelseitiger Pneu in 2,5% vorkam. Zur Vermeidung tödlicher Folgen ist für die Praxis abzuleiten, daß zum einen primär die verletzte Seite punktiert, zum anderen nach Fehlpunktionen dieselbe Seite wieder verwendet wird. Kontralateral sollte erst nach einer Latenzzeit von einem Tag punktiert werden.

Eine seltene Folge von Fehlpunktionen stellt der Infusionsthorax dar. Die Schadensdichte liegt unter 1 Promille (156, 682).

Wir fanden einen Fall mit Infusionsthorax von über 2 Litern bei der Obduktion einer jungen Frau mit Lösungsmittelintoxikation. Ein Hämatothorax kommt häufiger vor. In unserem Material fand er sich 5mal bei Subklaviakathetern. In der Literatur wird über insgesamt 12 Fälle von Hämatothorax, der in Häufigkeiten von 0,15 bis 1,5% in den jeweiligen Patientenkollektiven vorkam (170, 267, 822, 1078, 1165), berichtet. Auch hier gilt für den akuten Schadenseintritt, daß er plötzliche und schwere Krankheitssymptome auslöst (Tachykardie, Zyanose, Dyspnoe) und nachhaltig die Wichtigkeit der Röntgenkontrollen unterstrichen wird.

Burri und Krischak (158) sammelten 20 Berichte einer Luftembolie, die teils auf fehlerhafte Einlegetechnik, teils auf Lösen der Verbindung zwischen Katheter und Infusionsschlauch zurückgeführt werden, 3 davon verliefen tödlich. In unserem Material kam die Luftembolie nur einmal vor und beruhte ebenfalls auf einer technischen Panne. Meier et al. (713) halten die Gefahr der Luftembolie bei Jugularvenenpunktion bei ausreichender Kopftieflage für relativ gering.

Katheterinsertion und Verweildauer in einer Vene schaffen durch unvermeidbare Wand- und Strömungsveränderungen begünstigende Bedingungen für die Entwicklung einer Thrombose. Diese spielt unter den Schäden zentraler Venenkatheter hinsichtlich Häufigkeit und Gefährdungsgrad eine eminente Rolle. Die Thromben unterscheiden sich bereits in ihrem Aussehen. Typisch sind die Katheterumscheidungsthromben, die bei wandständiger Organisation rinnenförmig das Katheterbett abbilden und durch appositionelles Wachstum von Stillstandsthromben zum vollständigen Gefäßverschluß oder bei Abriß von Thrombusteilen zur Embolie führen können. Die Gefäßverläufe bewirken häufige Kontaktnahme des Katheters mit der Gefäßwand, begünstigen Intimaläsionen und Parietalthrombosen in der Folge.

Katheterumscheidungsthromben sahen wir in 5,2% des Gesamtmaterials, am häufigsten bei Armvenenkathetern (7,9%). In der Literatur wird die Abgrenzung dieser Thromboseform von anderen kaum getroffen. Volles et al. (1162) beschrieben sie in 100% ihres Untersuchungsgutes (kleine Fallzahl!). Unabhängig von Umscheidungsthromben fanden wir bei 7,6% aller Cava-Katheter nichtinfizierte Thrombosen. Auch hierbei stehen an erster Stelle die Armvenenkatheter mit 14,9%. Müller und Hartmann (747) fanden dagegen in 80% Venenwandläsionen und Parietalthrombosen. Schweder et al. (1047) berichten über 50% Thrombosen in einer autoptisch kontrollierten Studie.

Die Unterschiede in den Häufigkeiten von Thrombosen erklären sich aus der Verschiedenheit der Untersuchungsmethoden (klinisch, phlebographisch, pathologisch-anatomisch). SIGNER et al. (1067) fand bei phlebographischen Untersuchungen in 10 von 11 Fällen Thrombosen im Verlauf der Katheterstrecke, die jedoch nur in 4 Fällen klinisch relevant waren.

Von klinischer Seite werden Thrombosen in durchschnittlich 3% von über 30000 Zentralvenenkathetern angegeben (15, 156, 682, 954). Den klinischen Angaben zufolge (156) ist die relative Thrombosehäufigkeit beim Cava-inferior-Katheter am höchsten (17 bis 18%). Auch die Armvenenkatheter liegen mit 9,5% Thromboserate überdurchschnittlich hoch. Der Jugularvenenkatheter wird mit ungefähr 1% Thrombosen angegeben. Die aus einem großen Material von ca. 20000 Subklaviakathetern errechnete Thromboserate von 0,3% erscheint uns unglaubhaft niedrig.

Auch Thrombembolien werden anläßlich einer Autopsie nicht so selten gefunden. MÜLLER und BLAESER (746) bezogen von 50 Verstorbenen mit Kavakathetern im Sektionsgut eines Jahres die Todesursache bei 10 Patienten auf thromboembolische Komplikationen. Unter diesen führte in einem Fall eine zentrale Regulationsstörung infolge kompletten Verschlusses der V. jugularis, in einem weiteren eine Hirnembolie und in acht Fällen eine Lungenembolie zum Tode. Die übrigen 40 Obduktionsfälle zeigten katheterunabhängige Todesursachen. Eine derart hohe Emboliegefahr weist unser Material indessen nicht auf. Die Schadensdichte liegt bei durchschnittlich 1,2%, die Letalität bei 0,8%. Beim Subklaviakatheter ist sie am niedrigsten (0,5% Schadensdichte, 0,4% Letalität). Nach Anlage des zentralen Venenkatheters über eine Armvene trat viermal eine Lungenembolie auf (4%), zwei Patienten davon starben an dieser Komplikation. Unter den Zugangswegen von den unteren Gliedmaßen fanden wir eine tödliche, beim Jugulariskatheter eine nichttödliche Lungenembolie.

Im klinischen Fachschrifttum wird eine Lungenembolie durch Katheterisierung der V. jugularis externa oder interna nur vereinzelt erwähnt (1188). Todesfälle sind uns nicht bekannt. Auch der Zugangsweg über die V. subclavia gilt als gering belastet. Aus einem umfangreichen Material (weit über 20000 Subklaviakatheter) errechnet sich eine Embolierate von 0,03% (158, 558, 682, 1047, 1173). In dieser Zahl sind offensichtlich nur die klinisch schwerwiegenden embolischen Komplikationen erfaßt. Das gleiche gilt für die Emboliequote nach Armvenenkathetern mit 0,15% (15, 158). Die höchste Emboliegefahr besteht bei Femoraliskathetern mit 1,8% (158).

Beim Auftreten lokaler Entzündungen an der Katheterinsertionsstelle, Stichkanalinfektionen oder einer allgemeinen Bakteriämie können vorhandene Thromben besiedelt und zum bakteriellen Streuherd mit nachfolgender Septikopyämie werden. Phlebitiden bzw. Thrombophlebitiden scheinen in der Anfangsära der Intensivtherapie über zentrale Venenkatheter eine größere Rolle gespielt zu haben, als es jetzt der Fall ist. So berichteten wir im Jahre 1972 über Literaturmitteilungen überwiegend aus den 60er Jahren, welche diese Schadensdichte auf 30 bis 40% bezifferten. Bei den eigenen Beobachtungen fanden sich unter acht Verstorbenen mit Kavakathetern vier Patienten mit Thrombophlebitis (621). Allerdings handelte es sich dabei ausschließlich um Kranke mit schwersten Grundleiden. In unserem jetzigen Untersuchungsgut gelangen wir zu einer durchschnittlichen Thrombophlebitisfrequenz von 2,1%. Sie differiert erheblich in Abhängigkeit vom Zugangsweg (Jugularis: 10,7%, Armvenen: 6,9%, Femoralis: 3,9%, Subklavia: 0,5%). SARFERT, KUROCK und HERRMANN (954) geben 5,7% Thrombophlebitisfälle allgemein bei Zentralvenenkathetern an. TULLY et al. (1143) fanden unterschiedliche Phlebitisraten bei Verwendung von Stahlnadeln (8,8%) und Teflonkathetern (18,8%). In den klinischen Berichten sind die Patienten mit Armvenenkathetern am häufigsten betroffen: 13% unter fast 9000 Fällen (13, 151). Die Jugulariskatheter differieren deutlich in Abhängigkeit von der Verwendung der V. jugularis externa (2,7%) oder interna (0,01%) als Insertionsstelle (158). Im Patientengut von BURRI und KRISCHAK (158) lag die Phlebitisrate des Jugularis-externa-Katheters bei 5%, die des Femoraliskatheters bei 4%.

Eindeutig am geringsten ist der Subklaviakatheter mit venösen Entzündungen belastet. BURRI und KRISCHAK (158) geben 0,6% an. Wir fanden 0,5%. Von anderen Autoren werden sie kaum noch erwähnt.

Während KONOLD et al. (559) unter 256 intravenös gelegenen Kathetern bei 6,6% der Patienten katheterbedingte Allgemeininfektionen und bei 2,9% septische Temperaturen fanden, DASCHNER und MARGET (198) unter 86 Patienten mit Kavakathetern 5 Sepsisfälle feststellen mußten, und MÜLLER et al. (745) bei häuslicher parenteraler Ernährung über einen Jugulariskatheter sogar unter nur 19 Patienten zweimal damit konfrontiert wurden, wird diese Schadensdichte von anderen Autoren wesentlich niedriger veranschlagt. BURRI (156) beziffert sie in einer prospektiven Studie auf 1,1%. In unserem Sektionsgut trat sie in einer Häufigkeit von 0,5% auf, wobei allerdings zu bedenken ist, daß vorübergehende septische Verläufe mit späterer Genesung in dieser Statistik nicht enthalten sein können.

Von klinischer Seite werden septische Verläufe am häufigsten nach Femoraliskathetern gesehen (2,8% — 158). Das steht mit unseren Beobachtungen in Übereinstimmung (1,3%). Beim Subklaviakatheter treten sie durchschnittlich in 0,1 bis 0,3% auf (156, 158, 682). Wir fanden sie in 0,5% der Fälle. Zur Schadensdichte Sepsis nach Armvenenkatheter errechneten BURRI und KRISCHAK (158) 0,4% aus Literaturangaben, stellten jedoch selbst nur 0,06% fest. Wir fanden keine derartigen Fälle in unserem Material, desgleichen bei den Jugulariskathetern, die auch nach BURRI und KRISCHAK (158) extrem selten mit septischen Verläufen belastet sind. Die krassen Unterschiede in den Angaben zur Häufigkeit einer Sepsis legen nahe, daß diese Komplikation mehr als andere wesentlich durch Grundleiden und Abwehrlage beeinflußt werden (559). Einen starken Einfluß schreibt man auch dem technischen Vorgehen beim Einlegen des Katheters zu. Durch Einführung der Katheter unter aseptischen Kautelen konnte die Infekthäufigkeit um das Mehrfache gesenkt werden. Ein nicht-steriles Vorgehen muß heute als Sorgfaltspflichtverletzung bezeichnet werden.

In diesem Zusammenhang sei auf eine Komplikation hingewiesen, die von klinischer Seite kaum erwähnt wird, jedoch im Sektionsmaterial mitunter auftaucht: die Endokarditis. Wir fanden sie bei der Obduktion der 489 Subklaviakatheterträger sechsmal. Die falsche Lage des Katheters in einer Herzhöhle scheint prädisponierend für diese Komplikation zu sein.

Die lokale Wundinfektion, als potentieller Auslöser schwerwiegender fortgeleiteter oder allgemeiner Infekte nicht belanglos, wurde in unserem Untersuchungsgut insgesamt fünfmal (0,6%) beobachtet. Diese Zahlen sind in der klinischen Fachliteratur wesentlich höher: 2,7% (954), 13,5% (156).

Aus der Gruppe der technischen Komplikationen sind vor allem die seltenen, aber nicht ungefährlichen Katheterdissektionen und -embolien zu nennen. BURRI und KRISCHAK (158) trugen aus Literaturangaben 208 Katheterembolien mit 19 Todesfällen zusammen. Weitere Berichte folgten (408, 745, 822, 960, 1172). Ihre relative Häufigkeit wird auf 0,1% geschätzt (156, 960). RITTER und BANZHAF (918) erlebten bei 13622 kardiovaskulären Untersuchungen 21 Fremdkörperembolisationen (0,2%). In unserer Statistik nehmen sie 0,3% der Katheteruntersuchungen ein.

Über die Ausdehnung von Weichteilblutungen vermag sich der Obduzent ein besseres Bild zu machen als der behandelnde Arzt. Entsprechend zuverlässiger sind die Häufigkeitsangaben des Morphologen. So fanden SCHWEDER, SCHULZ und NAGEL (1047) beim Subklaviakatheter in 7,5 und wir in 6,3% ausgedehnte Hämatome. Die klinischen Angaben hierzu liegen unter 1% (170, 954, 1078, 1172) und sind sicher nicht real. Für den

Katheter über die V. jugularis interna gibt LOERS (639) eine Rate von etwa 7% an. Wir fanden die doppelte Frequenz. Die A. carotis interna soll dabei in 0,5% der Fälle versehentlich getroffen werden (157). Das gilt allgemein als harmlos, kann aber auch einmal bei Ausdehnung des Hämatoms durch Kompression der Atemwege lebensbedrohlich werden (1118). Lokale Hämatome an den Extremitäteninsertionen haben wir nicht ausgewertet. Über weitere mitgeteilte seltene Komplikationen, wie Nervenläsionen, Trachealwandverletzungen, Hydromediastinum, Vena-cava-superior-Syndrom, Chylothorax und andere (88, 156, 184, 215, 482, 1125) liegen uns keine eigenen Beobachtungen vor.

Die aus den Komplikationen abzuleitenden wichtigsten Empfehlungen für die Sicherheit beim Umgang mit zentralen Venenkathetern seien abschließend stichpunktartig zusammengefaßt:

- Kritische bis strenge Indikationsstellung: Abwägung von Nutzen und Risiko in jedem einzelnen Fall; Vermeidung des Zentralvenenkatheters, solange periphere Verweilkanülen ausreichen oder ein Gefäßzugang über Venae sectio möglich ist; die Notwendigkeit der Zufuhr größerer Mengen isotoner Lösungen rechtfertigt allein noch keinen Kavakatheter (156, 158, 287, 746, 1009, 1047).
- Sorgfältige Auswahl der Hauteintrittsstelle; der Femoraliskatheter soll wegen des hohen Satzes schwerwiegender Komplikationen mit wenigen Ausnahmen (Unzugänglichkeit oder unzureichende Kapazität anderer Zugangswege, z. B. bei Verbrennungen, Infektionen, massiven Blutungen) beim Erwachsenen völlig unterlassen werden (156, 158).
- Durchführung der Punktion von wenigen, erfahrenen Mitarbeitern, die über genaue Kenntnis der Anatomie verfügen und die Technik der Katheteranlagen sorgsam beherrschen; sie müssen auch die Komplikationen kennen und persönliche wie technische Voraussetzungen zur effektiven Bekämpfung etwaiger Zwischenfälle besitzen (156, 158, 260, 1009, 1047).
- Kenntnis und Verwendung geeigneter Katheter, Vermeidung harten, scharfkantigen Materials (156, 158, 287). Zum besseren Auffinden bei etwaiger Katheterembolie Verwendung radiopaken Materials (960).
- Katheteranlage unter aseptischen Kautelen: sterile Bekleidung, chirurgische Hautdesinfektion, sterile Abdeckung der Punktionsstelle und der Verbindungsteile (15, 156, 158, 559, 713, 822).
- Atraumatische Punktionstechnik; keine gewaltsame Überwindung von Widerständen beim Vorschieben des Katheters oder Führungsdrahts, evtl. Infusion vorzeitig laufen lassen; Abbruch des Versuchs, sofern keine spielende Einführung möglich ist, und an anderer Stelle versuchen; brüskes Vorgehen ist peinlichst zu vermeiden (156, 158).
- Zur Luftembolieprophylaxe Punktion der Subklavia und Jugularis in Trendelenburg-Lagerung (156, 158, 713).
- Unverzügliche radiologische Kontrolle der Katheterlage, mindestens als Thoraxaufnahme nach Verwendung radiopaken Kathetermaterials (89, 156, 158, 287, 713, 960), besser angiographisch (15, 113, 642, 1130), gegebenenfalls sofortige Korrektur. Katheterspitze darf auf keinen Fall im Herzen liegen. Korrekte Lage heißt: Spitze in der V. cava superior, etwa 2 bis 3 cm vor dem Eingang in den rechten Herzhof. Bei a-p-Aufnahme: Projektion auf den 5. bis 6. Brustwirbelkörper, 2 cm unterhalb der Clavicula (158, 287, 1047). Bilddokumentation zur Katheterlage (1009).
- Regelmäßige Wiederholung der röntgenologischen Positionskontrolle — bei Verbrennungspatienten wöchentlich (215, 287).
- Sichere Fixierung des Katheters, Immobilisierung der Extremität bei unruhigen Patienten; Vermeidung der Insertion direkt über einem Gelenk, Vermeidung jedweden Zugs auf den Katheter; Sicherung der Verbindung zwischen Katheter und Infusionsschlauch (156, 158, 215, 287, 642, 713).
- Zur Thromboseprophylaxe ist die Durchgängigkeit des Katheters dauernd zu erhalten (156).
- Zur Infektprophylaxe ist eine minutiöse Katheterpflege erforderlich: Mindestens täglicher Wechsel des Infusionsbestecks, ein- bis zweitägiger Verbandswechsel mit Inspektion und Desinfektion der Kathetereintrittsstelle. Sofortige Entfernung des Katheters bei geringstem Verdacht auf Infektion: Schwellung, Schmerz, Rötung, unklares Fieber (156, 559, 713).

- An die Möglichkeit einer Herzbeuteltamponade denken: Schlecht laufende Infusionen und Veränderungen der Kreislaufverhältnisse ernst nehmen; regelmäßige Kontrolle des Infusionstaktes: Tropfgeschwindigkeit ist bei Inspiration höher als bei Exspiration (215, 287, 630, 1009).
- Bei Katheterembolie sofortige röntgenologische, erforderlichenfalls angiographische Lokalisation und frühzeitige operative Extraktion des Embolus (89), 156).
- Rechtzeitige Entfernung des Katheters, sobald die Indikation nicht mehr besteht (387, 1047).
- Bei Verstorbenen den Katheter nicht entfernen (1009, 1086).
- Meldung eines nichtnatürlichen Todesfalles bei Verdacht einer mittelbaren oder unmittelbaren Verursachung durch den Katheter (1009).

6. Iatrogene Schäden bei pflegerischen Maßnahmen

6.1. Darmeinläufe

Der Einlauf gehört zu den am häufigsten verordneten medizinischen Techniken. Gewöhnlich wird er vom Pflegepersonal ausgeführt und gilt allgemein als harmlose Maßnahme. Je nach Indikation wird er als Reinigungseinlauf (z. B. vor abdominal-chirurgischen Eingriffen, endoskopischen Untersuchungen, vor einer Entbindung), als Entleerungseinlauf (z. B. bei Verstopfungen), als medikamentöser Einlauf (z. B. mit Chloralhydrat), als Nährklysma oder auch als Darmbad durchgeführt. Das Einlaufvolumen beträgt im allgemeinen in Abhängigkeit vom Zweck des Einlaufs, von Körpergröße und Konstitution des Patienten 1/4 bis 1 Liter; für eine Benetzung des Dickdarms bis zur Flexura coli sinistra sind 500 bis 750 ml erforderlich. Beim sogenannten hohen Einlauf werden 2 bis 3 Liter körperwarme, etwa isotone Flüssigkeit eingegossen. Für Kolondarstellungen werden nach Reinigung des Darms Kontrastmitteleinläufe durchgeführt (Irrigoskopie, Trochoskopie).

Über die relative Häufigkeit von Einlaufkomplikationen gibt es keine konkreten Angaben. Die Mitteilung von Reischauer (902) über häufige Mastdarmverletzungen beziehen sich auf die starren Ansätze am Irrigator und der Klistierspritze. Hierzu hatte Jones (489) 22 Beobachtungen mitgeteilt. Die Erfahrung lehrt, daß nur ein weiches Gummirohr als Einlaufwerkzeug zu verantworten ist (902). Sammelkasuistiken über Enddarmperforationen durch das Darmrohr liegen von Decker, Filler und Feustel (202), Zittel und Boden (1233) sowie Lafrenz (590) vor.

Die Perforation kann durch das Darmrohr selbst oder die Einlaufflüssigkeit erzeugt werden. In der Regel sind hierbei brüskes Einführen des Rohres bzw. stürmisches Einfüllen der Flüssigkeit die Ursache. Begünstigende Faktoren sind pathologische Darmveränderungen (Entzündungen, Tumoren, Ulzera, Divertikel, Megakolon) oder Verwachsungsstränge mit Lumeneinengung oder spitzwinkliger Abknickung des Darmverlaufs. Die Perforationsstellen befinden sich typischerweise bei Direktschädigung durch das Darmrohr 2 bis 5 cm, beim subaqualen Darmbad 15 bis 25 cm oberhalb des Anus (1233).

Als Folgen der Darmperforation sind Abszeß, Phlegmone, Gasbrand, Peritonitis und Rektum-Scheidenfistel bekannt. Die Letalität ist hoch (nach 1233 zwischen 23 und 80%). Die Prognose verschlechtert sich mit zunehmendem Zeitverlust bis zum operativen Verschluß. In den Beobachtungen von Lavenson und Cohen (603) war die Rektumperforation in 72% von sekundären Komplikationen (Sepsis, Abszeß, Osteomyelitis) und in 20% vom Tod gefolgt. Neben den mechanischen kommen thermische und chemische Darmschädigungen bei Einläufen vor. Ursachen hierfür sind Einfüllen zu heißen Wassers (902), Verwechslung oder Überdosierung von Zusätzen. Bei Zugabe von Ingredienzien muß daneben an die Möglichkeit der Resorption mit nachfolgender Allgemeinschädigung des Organismus gedacht werden. In allen diesen Fällen ist stets der Verdacht auf Sorgfaltspflichtverletzungen gegeben (696, 698, 699).

Der **Kontrastmitteleinlauf** zur retrograden röntgenologischen Kolondarstellung gehört in der DDR mit jährlich 68000 Eingriffen zu den häufigsten Kontrastmitteluntersuchungen überhaupt (325). 16% davon sind vermeidbare Wiederholungsuntersuchungen wegen ungenügender Vorbereitung (Dickdarmsäuberung) des Patienten (574). Wichtigste Komplikation ist hierbei, wie bei allen Einläufen, die Perforation. Ihre Häufigkeit liegt bei 0,02 bis 0,04% (32, 202, 315).

Lafrenz (590) diskutiert 64 Perforationsfälle infolge Einlaufs (Reinigungseinlauf, Kolonkontrasteinlauf, hoher Einlauf) aus der Literatur. Meist handelt es sich um Patienten im fortgeschrittenen Lebensalter. Der Autor vertritt die Ansicht, daß bei der Trochoskopie fast regelmäßig Darmschleimhautläsionen auftreten, die im Alter größer sind und Anlaß zu zweiseitiger Perforation geben könnten. Als weitere begünstigende Faktoren führt er Strukturveränderungen der Kolonschleimhaut nach jahrelanger Obstipation und anatomische Besonderheiten an (Winkel zwischen Analkanal und Rektum, Fixierung des Rektums an seiner Durchtrittsstelle durch das Peritoneum, geringe nervale Versorgung des Rektum mit dadurch bedingter relativer Hypästhesie). Entscheidende Bedeutung kommt jedoch exogenen Faktoren zu, wie mangelnder Elastizität des Darmrohres, zu hoher Lage, zu schnellem Aufblasen des Ballons, zu hohem Einfülldruck des Kontrastmittels. Beim gesunden Darm beobachtete Noveroske (775) nur 2 Perforationen unter 32000 Kontrastmitteleinläufen. Die Gefahr steigt bei vorbestehenden Darmerkrankungen (Entzündung, Divertikel, Malignom) erheblich an, so daß es trotz aller Vorsicht auch bei einwandfreier Untersuchungstechnik zu einem derartigen Zwischenfall kommen kann (32, 590). Die Perforation kann in die freie Bauchhöhle, extraperitoneal, intramural (zwischen die Darmwandschichten = okkulte Perforation) oder intravasal erfolgen. Der Ausgang einer Perforation ist nach Kontrastmittelapplikation wesentlich ungünstiger als ohne dieselbe. In Experimenten von Appel, Heinrich und Brettel (32) starben beim Kontrastmitteleinlauf alle Tiere mit perforiertem Darm, während die Rektumverletzung ohne Kontrastmittelanwendung nur eine 20%ige Letalität aufwies. Die durchschnittliche Sterberate an Perforationen beträgt beim Kontrastmitteleinlauf am Menschen 50% (181, 258, 590, 1228). Offenbar korreliert die Letalität mit dem Barium-Kontrastmittelgehalt, weswegen die Perforation beim Bariumeinlauf als spezifische Verletzung bezeichnet wird (32, 33, 258). Möglicherweise ist hierfür eine geringe Dissoziation des Bariumsulfats mit Freisetzung toxischer Bariumionen oder eine Mikroembolisierung ursächlich verantwortlich (32). Auch die lokale Infektabwehr ist durch das Bariumsulfat erheblich beeinträchtigt (590). Es kommt zur sogenannten Bariumperitonitis (182, 517). Essinger und Aguet (258) berichten über 12 Rektumperforationen (8 retroperitoneal, 2 intraperitoneal, 2 intramural) durch Wasser- und Bariumeinläufe. Ein Drittel der geschädigten Patienten verstarb trotz prompter adäquater chirurgischer Behandlung. Bei 5 der 12 Patienten bestand eine Divertikulitis; 11 waren älter als 60 Jahre.

Cortesi et al. (182) weisen auf die große Bedeutung einer strikten Einhaltung der Indikationen und Kontraindikationen sowie einer vorsichtigen und korrekten Ausführung dieser radiologischen Untersuchung hin. Bahls (41) fordert die Beachtung jeder Reaktion des Patienten, den Abbruch der Untersuchung bei geringsten Beschwerden, Kontrolluntersuchung und Sofortoperation im Fall einer Perforation. In Ausnahmefällen kann beim Kontrastmitteleinlauf mit Bariumsulfat eine Bariumembolie (772, 1051) oder ein Bariumgranulom (163) ohne vorausgegangene komplette Darmwandperforation entstehen. Todesfälle durch Kontrastmittelembolie bzw. Bariumperitonitis sind bekannt (919, 926, 1139). Geipel (323) sowie Bonte und Sprung (115) berichten über je eine letale Bariumsulfatembolie nach versehentlich in die Vagina appliziertem Kontrastmitteleinlauf. In beiden Fällen wurde nach ausgedehnten Scheidenwandrupturen Bariumsulfat retroperitoneal ins kleine Becken gefüllt. Durch gleichzeitige Eröffnung venöser Gefäße kam es zu multiplen Kontrastmittelembolien im kleinen und großen Kreislauf. Die geschädigte Patientin im Bericht GEIPELS starb nach 3 Tagen, die von BONTE und SPRUNG innerhalb einer Minute. Einen vergleichbaren Fall sahen wir in unserem Material außerhalb des Berichtszeitraumes.

Bei einer 64jährigen Frau bestand durch den Nachweis von okkultem Blut im Stuhl die Indikation zur Trochoskopie. Am Tage zuvor war ein Reinigungseinlauf durchgeführt worden. Dieselbe Krankenschwester assistierte während der Röntgenuntersuchung (bisherige Berufserfahrung: 2. Mitwirkung bei einer Trochoskopie, insgesamt 10× Einläufe gemacht) und legte das Darmrohr bei ausreichender Raumbeleuchtung („genau hingesehen habe ich nicht") an, ohne daß die Patientin Schmerzen äußerte. Der Arzt überzeugte sich „mit einem Griff" vom festen Sitz des Darmrohres. Es sei etwas verrutscht gewesen, jedoch nicht aus dem „After" heraus. Es konnte nicht gesichert werden, ob es zu einem Zeitpunkt nachgeschoben wurde. Die Hälfte des Kontrastbreis lief ein, das Rektum habe sich gefüllt, das Sigma nicht. Deshalb wurde die Patientin umgelagert. Bei der 2. Umlagerung trat plötzlich der Tod ein. Durch die Sektion wurden ausgedehnte Scheidenrisse (Rupturen) nachgewiesen. Kontrastmittel fand sich in einer Höhle des Beckenbindegewebes und intraperitoneal. Das Darmrohr war fälschlich in die Vagina eingeführt worden, die sich entsprechend röntgenologisch darstellte und als Rektum verkannt wurde. Die Scheidenwandrupturen resultierten aus einer Überfüllung durch das Kontrastmittel. Kontrastmittelembolien bestanden nicht. Als Todesursache wurde ein akuter Schockzustand infolge Scheidenruptur bei Vornahme eines Kontrastmitteleinlaufs mit extra- und intraperitonealer Kontrastmitteldeposition festgestellt.

BONTE und SPRUNG (115) referieren einen weiteren derartigen Fall, bei dem der Tod 15 Stunden nach dem Zwischenfall eintrat. Offensichtlich kann es zwischen einer foudroyant verlaufenden Lungenembolie, schleichenden Kontrastmitteleinschleppungen und klinisch bedeutungslosen Mikroembolien alle Übergangsformen geben (65, 115). In einem ähnlichen Fall (via falsa in die Vagina) war eine Bariumperitonitis die Todesursache (181). Das Kontrastmittel gelangte nach Ballonabdichtung des Introitus vaginae über Uterus und Tuben sowie kleine Vaginalwanddefekte in die Bauchhöhle.

Auch bei rektaler Temperaturmessung kommen schwerwiegende Rektumverletzungen vor (459, 977, 1233). So starben drei von neun Neugeborenen nach Rektumperforationen durch Fieberthermometer, die von Hilfsschwestern eingeführt wurden (459).

Zusammenfassend können wir mit CORBY und CAMPS (181) drei Typen iatrogener Einlaufschäden unterscheiden:

- falsche Substanz
- falsche Technik
- falscher Ort

In diese Klassifikation ordnen sich auch die in Tabelle 46 zusammengestellten gutachtlichen Erfahrungen ein. Fehlerhafte Zusätze zur Einlaufflüssigkeit waren in 10 Fällen die Schadensursache: Formaldehyd, C 4, Wasserstoffperoxid, Äthylalkohol, Salzsäure.

Theoretisch sind natürlich zahlreiche weitere Verwechslungsmöglichkeiten gegeben, jedoch scheint das Formalin wegen seiner Bereitstellung als Fixierungsflüssigkeit für Bioptate und seiner breiten Verwendung als Desinfektionsmittel häufiger Gegenstand einer Verwechslung zu sein als andere Substanzen. Aus der uns zugänglichen Literatur sind indessen Einläufe, denen fälschlicherweise Formaldehyd zugesetzt wurde, nicht bekannt geworden. Deshalb soll im folgenden diese Schädigung gesondert diskutiert werden.

6.1.1. Einläufe mit Formaldehydlösungen

In dem Kasus Nr. 3 aus Tabelle 46 befand sich 1 Liter einer 3,9prozentigen Formaldehydlösung im Irrigator (130 ml einer 30prozentigen Lösung auf 1000 ml Wasser). Diese Menge ist jedoch nur zu einem Teil in den Darm eingelaufen, da der 52jährige Patient sofort Schmerzen äußerte, die Schwester den Einlauf in den Irrigator zurücklaufen ließ und anschließend Darmspülungen mit Leitungswasser vornahm. Ärztlicherseits wurde eine Schockprophylaxe eingeleitet. Eine Stunde

Tabelle 46. Iatrogene Komplikationen durch Einführen des Darmrohres bzw. durch die Einlaufflüssigkeit (Kasuistik aus den Instituten für gerichtliche Medizin der Humboldt-Universität zu Berlin und der Medizinischen Akademie „Carl Gustav Carus“ Dresden sowie der Zentralstelle für das ärztliche Begutachtungswesen der DDR)

Lfd. Nr.	Geschl./ Alter in Jahren	Maßnahme	Komplikation bzw. Fehler	Umstände	Folgen
1	m/22	Darmrohr	Rektumperforation von 1 cm ⌀ 10 cm oberhalb des Anus	Vorbestehende diffuse Peritonitis	Tod durch Grundleiden
2	m/74	Kolon-kontrast-einlauf	Kolonperforation 21 cm oberhalb des Anus	Nicht pathologisch veränderter Darm; sofortige röntgenologische Feststellung	Peritonitis, paralytischer Ileus, Schockulkus, Tod
3	m/52	Reinigungs-einlauf	Rektale Applikation 1 l 3,9%iger Formaldehydlösung; Verwechslung mit Natriumphosphatpuffer	Nur teilweise eingelaufen; nach Schmerzäußerung des Patienten sofortige Spülung mit Wasser	Gangränöse Kolitis, Peritonitis, Kolektomie, Rektumexstirpation, Dünndarmafter, unspezifische Hirnschädigung, Invalidität
4	w/71	Entlee-rungs-einlauf	Rektale Applikation 1 l 1,8%iger Formaldehydlösung; Verwechslung mit Glyzerol	Keine Nachspülung: vorbestehende Koronarsklerose mit Myokardverschwielung	Schock, Dickdarmverätzung (hämorrhagisch-eitrig-nekrotisierende Kolitis); Kolonresektion, Peritonitis, toxische Leberverfettung, Tod
5	w/30	Reinigungs-einlauf	Rektale Applikation 800 ml 0,6%iger Formaldehydlösung; eigenmächtiger Zusatz infolge Unkenntnis	Keine Nachspülung; Kreißende	Hämorrhagische Kolitis, Nekrose mit Wandperforationen des Kolon, Kolektomie, Dünndarmafter, Hirnschädigung und Tod des Kindes
6	m/50	Reinigungs-einlauf	Rektale Applikation 150 ml 5%iger Formaldehydlösung; Verwechslung mit Natriumphosphatpuffer	Sofortige Nachspülung mit Wasser und Salzlösungen	Vorübergehende kreislauftoxische Erscheinungen, Kolitis, Genesung
7	w/42	Ent-leerungs-einlauf	Rektale Applikation unbekannter Menge 3%iger C 4-Lösung; Verwechslung mit Wofakutan	Keine Nachspülung	Geringe Kolonschleimhautverätzung, Tod innerhalb weniger Minuten
8	w/43	Ent-leerungs-einlauf	Rektale Applikation unbekannter Menge 3%iger C 4-Lösung; Verwechslung mit Wofakutan	Keine Nachspülung	Geringe Kolonschleimhautverätzung, Tod innerhalb weniger Minuten

Tabelle 46 (Fortsetzung)

Lfd. Nr.	Geschl./ Alter in Jahren	Maßnahme	Komplikation bzw. Fehler	Umstände	Folgen
9	w/54	Entleerungseinlauf	Rektale Applikation 300–400 ml H_2O_2-Lösung DAB 7	Keine Nachspülung	Während Einlauf Schock, Tod
10	m/38	Reinigungseinlauf	Rektale Applikation 1 l 70- bzw. 90%igen Alkohols; Verwechslung mit 3%iger Natriumphosphatlösung	Keine Nachspülung	Hämorrhagische Kolitis, akute Alkoholintoxikation, Tod; postmortale Alkoholkonzentrationen in mg/g: Blut 3,5, Urin 4,4, Gehirn 3,6, Glaskörper, Galle, Mageninhalt je 4,5
11	m/65	Reinigungseinlauf	Rektale Applikation 100 ml 18%iger HCl; Verwechslung mit Phosphatpuffer	Sofortige Neutralisation; vorbestehendes blutendes Ulcus duodeni	Ulzeröse Proktitis u. Periproktitis bis 15 cm über den Analring, Schleimhautnekrose bis 23 cm über den Analring, gedeckte Perforation; Tod durch Grundleiden
12	m/40	Reinigungseinlauf	Rektale Applikation 150 ml 10%iger Formaldehydlösung	Keine Nachspülung; anschließend Rektoskopie	Hämorrhagische Proktitis mit Tenesmen und blutig-schleimigen Stühlen (3 Tage), Leukozytose (1 Woche) Genesung

später war der Bauch schmerzhaft, weich und ohne Abwehrspannung, der Kreislauf stabil. Am nächsten Tag traten Peritonitiszeichen im rechten (!) Unter- und Oberbauch auf, später auch links, Abwehrspannung, fehlende Darmgeräusche. Das Kolon mußte wegen Gangrän operativ entfernt werden. Ein Dünndarmafter wurde angelegt. Der Mastdarm blieb zunächst in einer Länge von 10 cm bestehen, mußte jedoch wegen später auftretender Stumpfblutungen auch entfernt werden. Bei diesem Patienten fiel eine stärkere Hirnschädigung auf: Unruhe, unzureichende Kooperationsfähigkeit, Allgemeinstörungen im EEG; später Phasen mit Situationsverkennungen. Das Leiden führte zur Invalidität.

In dem tödlich ausgegangenen Fall (Kasus 4) war bei einer 71jährigen Frau der Einlauf mit 1 Liter einer 1,8%igen Formaldehydlösung (60 ml 30%iges HCHO auf 1000 ml H_2O) vorgenommen worden. Nach 10 Minuten traten starke Leibschmerzen, in den folgenden Stunden ein Mastdarmschleimhautödem mit fast totalem Verschluß des Mastdarmlumens und blutig-wäßrigen Absonderungen auf. Es folgten die Symptomatik einer Peritonitis und Schock. Ein Kunstafter mußte angelegt werden. Am folgenden Tag mußte das Kolon wegen schwerer, hämorrhagisch-eitriger Entzündung reseziert werden. Das Operationspräparat zeigte Wandverdünnung und bräunliche Verfärbung des Dickdarms, Wandverquellungen, herdförmige Blutungen, entzündliche Schleimhautinfiltrationen und frische Thromben. Die Frau starb 8 Wochen nach der Schädigung, wobei allerdings eine vorbestehende schwere Koronararteriensklerose mit Herzmuskelverschwielung den Todeseintritt begünstigt hatte.

Im Kasus 5 der Tabelle 46 war eine Kreißende betroffen, bei der anläßlich der Aufnahme auf der

Entbindungsstation ein Reinigungseinlauf mit klarem, handwarmen Leitungswasser angeordnet war. Die Hebamme delegierte ihre Aufgabe an eine Lernschwester, ohne diese zu kontrollieren. Letztere füllte aus der nächststehenden Flasche (Formaldehyd 10%ig) etwa 50 ml zu 750 ml Wasser in den Irrigator. Das ergibt ca. 800 ml einer 0,6%igen Lösung. Da die Patientin den Einlauf nicht halten konnte, ist ein nicht näher bestimmbarer Teil der Formaldehydlösung bald nach dem Einlauf wieder abgeführt worden. Der Rest verblieb im Darm, da die Schülerin den Ärzten gegenüber behauptete, den Einlauf ausschließlich mit Wasser, ohne Zusätze, durchgeführt zu haben. Bei der Patientin traten stechende Schmerzen im rechten (!) Unterbauch und am Anus, starkes Augentränen, Atemnot, Hautrötung in verschiedenen Körperregionen, nach 15 Minuten kolikartige Schmerzen im gesamten Bauch, am nächsten Tag Verschlimmerung des Bauchbefundes und Verschlechterung des Allgemeinzustandes, schwere hämorrhagische Kolitis, 12 Tage später vollständige Kolonnekrose mit entzündlicher Reaktion auf. Aus vitaler Indikation erfolgte die Kolektomie mit Dünndarmafter. Von dem Formaldehydeinlauf bis zur Entbindung vergingen 7 Stunden. In dieser Zeit wurde Formaldehyd aus dem Darm der Mutter resorbiert, und es kam zusätzlich zu schwerer Intoxikation des Kindes mit Hirndauerschaden und späterem Tod des Säuglings.

In dem vierten uns bekannten Fall (Kasus 6) erhielt ein 50jähriger Mann einen Reinigungseinlauf vor einer geplanten Rektoskopie mit 150 ml einer 5%igen Formaldehydlösung. Diese war als Fixierungsflüssigkeit für Biopsiematerial aus 167 ml Sol. formaldehyd. DAB ad 1000 ml Wasser gemischt und bereitgestellt worden. Die Darmreinigung hätte korrekterweise mit Natriumphosphatpuffer erfolgen müssen. Die Verwechslung wurde sofort bemerkt. Es erfolgten Spülungen mit Wasser und Salzlösungen. Nach vorübergehenden kreislauftoxischen Erscheinungen und einer unspezifischen Kolitis klangen die Beschwerden 3 Wochen später ohne Restschäden ab. Ähnlich verhielt es sich im Kasus 12 der Tabelle 46.

Formaldehyd (HCHO) befindet sich in 30- bis 40%igen Lösungen im Handel. Eine 35%ige Lösung nennt man Formalin. Grundlage seiner Wirkungen ist die Umsetzung mit freien Aminogruppen der Eiweiße. In Konzentrationen über 0,2% tötet Formaldehyd Bakterien ab, in höheren Verdünnungen (1:5000 bis 1:20000) wird das Bakterienwachstum gehemmt. Entsprechend findet es als Desinfektions- und Konservierungsmittel in der Medizin vielfältige Anwendung. Auf der äußeren Haut können 3- bis 10%ige Lösungen als adstringierende und gerbende Mittel verwendet werden. Formalin kann unverdünnt bei Warzen als Ätzmittel angewandt werden. Auf Schleimhäute wirkt Formaldehyd sehr stark reizend. In effektiven Konzentrationen auf der Schleimhaut angewandt, sind die Gefahren für den Organismus zu groß. Formaldehyd übt eine stark enzymhemmende Wirkung aus. Gemäß der Cannizzaroschen Reaktion wird es in Methanol und Ameisensäure umgelagert. Es kommt zur Azidose, zur Schädigung des Magen-Darm-Traktes, der Nieren, des Zentralnervensystems und des Herzens. Im Tierversuch ist Formaldehyd auch als entzündungsauslösendes Mittel verwendet worden.

Akute Vergiftungen beim Umgang mit Formaldehyd sind wegen seines stechenden Geruchs und der starken lokalen Reizerscheinungen (Warnwirkung) selten. Klinisch häufiger sind suizidale Vergiftungen durch Formalin. Bereits 10 bis 20 ml können tödlich wirken. Die einzelnen Menschen reagieren jedoch sehr ungleich auf die Noxe. Die im Fachschrifttum beschriebenen Vergiftungsfälle beziehen sich auf getrunkene Formaldehydlösungen, wobei Menge und Konzentration der Lösung auch für die Schnelligkeit des Todeseintritts von Bedeutung sind. LEWIN (617) beschreibt zwei Todesfälle nach 20 Minuten bzw. 29 Stunden. Im ersteren Fall waren zwischen 30 und 90 ml einer 40%igen, im letzteren einer 4%igen Lösung eingenommen worden. BRUGSCH (147) berichtet über 68 Erkrankungsfälle durch wiederholtes Trinken einer von BEHRING fälschlicherweise empfohlenen Milch mit 1:10000 verdünntem Formalin. Zwei davon starben. Auch zu Abtreibungszwecken ist Formalin getrunken worden. Es trat Nierenversagen mit Urämie auf, die nach 4 Tagen zum Tode führte (860).

Auf die Schleimhäute des Verdauungskanals wirkt Formaldehyd, wie auch Säuren, stark ätzend. Nach Resorption in die Blutbahn kommt es zur Schädigung der inneren Gefäßwandschichten, vor allem der Kapillarendothelien. Flüssigkeit (Ödem) und Blut treten durch die geschädigten Gefäßwände nach außen, und durch intravasale Zusammenballung von Erythrozyten wird der Anstoß zur Gerinnselbildung gegeben. Sobald sich in den stark erweiterten und strotzend blutgefüllten Gefäßen Thromben gebildet haben, stirbt das betreffende Gebiet infolge mangelnder Ernährung ab. Als Reaktion des Organismus auf die Schädigung findet man Leukozyteninfiltrationen. Die einzelnen Organe reagieren unterschiedlich auf das Gift: Myokardblutung, Leberzellverfettung, Nierenparenchymblutungen mit Epithelzellnekrosen (besonders in den Markstrahlen), Gelenkschwellungen, Hirnschäden mit Beteiligung der Medulla oblongata sind beschrieben worden.

Die subjektiven Erscheinungen bestehen in sofortigem intensiven Brennen (bei Einwirkung der Dämpfe in den Augenbindehäuten und Atemwegen, beim Trinken im Rachen mit nachfolgenden Würgekrämpfen, Magenschmerzen und blutigem Erbrechen), Atemnot, Beklemmungsgefühl. In den schwersten Fällen tritt unter raschem Bewußtseinsverlust, Delirien und Versiegen der Harnsekretion der Tod ein. Manchmal sterben die Patienten jedoch nach anfänglicher Erholung erst an den Folgen einer Magen- bzw. Darmperforation.

Den genannten Schadensfällen (Kasus 3 bis 6 und 12) ist bei aller Differenz in Menge, Konzentration, Nachsorge und Schweregrad der Erkrankung die Entzündung des Dickdarms gemeinsam, welche mit reaktiver Hyperämie und Blutungen einherzugehen pflegt. Die Valva ileocaecalis verhindert den Rückfluß von Dickdarminhalt in den Dünndarm. Letzterer wurde deshalb auch bei keinem der Patienten geschädigt. Innerhalb des Dickdarms wird dagegen der Inhalt durch die Darmbewegungen (Peristaltik — Antiperistaltik) in beide Richtungen transportiert. Die formaldehydhaltige Einlaufflüssigkeit kann also bei größeren Einlaufmengen oralwärts bis zum Blinddarm gelangen, so daß dort die heftigsten Schmerzen angegeben werden. Die Wöchnerin (Kasus 5) wurde schließlich unter dem Verdacht auf eine Appendizitis (!) operiert. Hingegen ist das Rektum im allgemeinen leer. Füllt es sich, so entsteht Stuhldrang, so daß es durch Defäkation wieder entleert wird. Wie uns der Kasus 12 lehrt (rektoskopische Untersuchung unmittelbar nach dem Einlauf), kann die Rektumschleimhaut nach Schädigung durch Formaldehyd bis zum nahezu kompletten Verschluß des Lumens anschwellen und den Darminhalt retinieren. So erklärt es sich, daß die Schädigung des Kolons stets schwerere Ausmaße annahm als die des Rektums, welches bei der Operation teils vorübergehend, teils dauerhaft erhalten werden konnte. Es sei jedoch betont, daß alle bei den genannten Patienten entstandenen Darmschäden nicht für Formaldehyd spezifisch sind. Einläufe mit anderen ätzenden Substanzen können gleiche oder ähnliche Erscheinungen hervorrufen. Das belegen die übrigen Berichte in Tabelle 46.

Aus den iatrogenen Schäden durch Einläufe mit Formaldehydzusatz lassen sich folgende Schlüsse ziehen:

1. Die Schwere des Körperschadens hängt in erster Linie von der Konzentration und der Menge der in den Dickdarm eingelaufenen Lösung ab.
2. Eine sofortige Nachspülung des Dickdarms mit klarem Wasser, besser noch physiologischer Kochsalzlösung, beim Bemerken des Fehlers kann die Schwere der Schädigung erheblich mindern, im günstigen Fall einen Dauerschaden verhüten.
3. Ist die Einlaufmenge klein, so daß im wesentlichen nur die Rektumschleimhaut benetzt wird, so kann selbst die Applikation einer relativ starken Lösung (5% im Kasus 6) bei sofortiger Nachspülung ohne Spätfolgen überstanden werden.
4. Ist die Einlaufflüssigkeit ins Kolon vorgedrungen, so muß durch antiperistaltische Darm-

bewegungen mit Verteilung der schädigenden Noxe bis ins Zökum gerechnet werden. Nachspülungen mit Wasser allein vermögen den Darm bei höherprozentigen Formaldehydlösungen (z. B. 3,9% im Kasus 3) nicht sicher zu schützen. Im ungünstigen Fall muß sogar mit Verstärkung resorptionsbedingter Allgemeinschäden gerechnet werden, weil sich infolge Volumenzunahme die Resorptionsfläche unter gleichzeitiger Verringerung lokaler Schädigung vergrößert (698).

5. Mit abnehmenden Formaldehydkonzentrationen wächst die Erfolgschance einer sofortigen Nachspülung auch bei größeren Einlaufmengen (800 bis 1000 ml). Mit schwereren Schäden muß man bei längerer Verweildauer der Lösung im Dickdarm mindestens ab 0,5% Formaldehyd rechnen.
6. Die adäquate Therapie bei derartigen Zwischenfällen ist zu wenig geläufig. Sie besteht in sofortigen Spüleinläufen bzw. als wirksamster Methode in orthograder Darmspülung mit 2%iger Ammoniumkarbonatlösung oder 20%iger Harnstofflösung. Dadurch wird der Formaldehyd in das ungiftige Hexamethylentetramin überführt. Zur möglichst weitgehenden Eliminierung der Einlaufflüssigkeit und zum Schutz der Darmschleimhaut sollen Abführmittel und Schleimstoffe verabfolgt werden. Diese Behandlung ist wirksamer als die Spülung mit klarem Wasser. Brugsch (147) berichtet über einen 7jährigen Knaben, der 15 ml einer 40%igen Formaldehydlösung getrunken hatte und durch sofortige Magenspülung mit verdünntem Ammoniakwasser gerettet werden konnte. Dolcontral und Sulfonamide sollten wegen der Gefahr der zusätzlichen Nierenschädigung (Kristallisation) bei Formaldehydintoxikationen nicht verabfolgt werden.

6.1.2. Andere schädigende Substanzen im Einlauf

Als weiteres Desinfektionsmittel, welches bei rektaler Applikation toxische Wirkung entfaltete, wurde das C 4 bekannt. In der Literatur sind drei letale Fälle beschrieben (318, 571), zwei davon sind in Tabelle 46 enthalten (Kasus 7 und 8). Der Tod trat in allen Fällen sehr rasch ein (wenige Minuten). Die lokalen Schleimhautverätzungen standen hierbei im Gegensatz zum Formaldehyd gegenüber der Allgemeinintoxikation weit im Hintergrund. Als Intoxikationsmechanismus bei diesem zu den Invertseifen rechnenden Desinfektionsmittel diskutieren die Autoren eiweißkoagulierende, hämolysierende und curareähnliche Komponenten.

Auch **Alkoholintoxikationen** über das Klistier sind beschrieben worden. Außer dem Kasus 10 in Tabelle 46, bei dem infolge mangelhafter Anamneseerhebung die Ursache bis zum Tode des Patienten unbekannt blieb, wurde durch Hager, Magerl und Schwerd (392) eine ungewöhnliche Alkoholintoxikation durch Einlauf beim Kind bekannt. Der 6jährige Knabe hatte wegen chronischer Obstipation einen Einlauf mit alkoholisch-wäßriger Kamillosan-Lösung verordnet bekommen. Eine Lernschwester setzte einem Liter Wasser statt einem Eßlöffel voll 250 ml Kamillosan zu und führte mit dieser Lösung (35 g% bzw. 42 Vol.% Alkohol) einen hohen Einlauf durch. Der kleine Patient (18 kg) kollabierte noch während des Einlaufs. Die sehr gute Resorptionsfähigkeit der Dickdarmschleimhaut führte umgehend zu einer lebensbedrohlichen Alkoholvergiftung. Zwei bis vier Stunden nach dem Einlauf betrug die Blutalkoholkonzentration 2,91 mg/g, im Urin wurden 4,15 mg/g bestimmt. Schon Brugsch (147) teilt mehrere Intoxikationsfälle durch alkoholhaltige Einläufe mit. In einem Todesfall waren statt 0,5%iger Seifenlösung 500 ml 93%iges Äthanol rektal appliziert worden.

Entsprechend den Eigenschaften des fälschlicherweise dem Einlauf zugegebenen Stoffes stehen also die regionalen oder die allgemeinen Schädigungen im Vordergrund des klinischen Bildes. Während aus dem Einlauf mit geringer Menge (100 ml) verdünnter **Salzsäure** (Kasus 11 in Tabelle 46) außer lokalen Verätzungen im und wenige Zentimeter oberhalb des Rektum keine schweren Allgemeinschäden resultierten, kam es bei der Verabreichung der verdünnten **Wasserstoffperoxidlösung** noch während des Einlaufs zum Schock und irreversiblen Herzstillstand (Kasus 9). Dergestalt unterscheiden sich auch die therapeutischen Möglichkeiten. Im Falle der Säurenverätzung kann eine sofortige Neutralisation das Ausmaß der Schädigung erheblich beeinflussen. Dennoch darf hierbei die Gefahr eines späteren Todeseintritts nach Darmperforation und Entwicklung einer Peritonitis nicht außer acht gelassen werden.

Corby und Camps (181) berichten über einen vom Vorgang her nicht ganz geklärten Zusatz von **Fotoentwicklerflüssigkeit** mit den Wirkstoffen Metol und Hydrochinon zum Bariumsulfat für Kontrastmitteluntersuchungen. Vier Patienten erhielten mit dieser Mischung Einläufe, zwei von ihnen starben. Bei der Obduktion wurde eine Methämoglobinämie festgestellt.

6.1.3. Forensische Würdigung

Giebe (340) referiert einen Schadensfall mit strafrechtlicher Relevanz, der in einer Kolonperforation bei Kontrasteinlauf mit Todesfolge bestand. Ein Radiologe hatte — 3 Monate nach Rektumexstirpation — über den Anus praeternaturalis einer 58jährigen Frau das Darmrohr offenbar ohne Gleitmittel in das Kolon eingeführt, dabei 5 cm oralwärts der künstlichen Afteröffnung die Darmwand durchstoßen und 1100 ml Bariumkontrastmittel in die freie Bauchhöhle eingefüllt. Das Einlaufen des Kontrastmittels (2 bis 3 Minuten) verfolgte er am Röntgenschirm, glaubte jedoch eine rasche Füllung des Dünndarms mit Überlagerung der Dickdarmstrukturen zu sehen. Die beiden während der Untersuchung gefertigten Röntgenaufnahmen betrachtete er sich nicht. Desgleichen ignorierte er die Schmerzäußerung der Patientin während der Darmrohreinführung und die unmittelbar nach der Untersuchung auftretende Übelkeit mit Erbrechen. Die Frau wurde nach Hause entlassen und anderntags unter dem Verdacht einer Darmperforation stationär eingewiesen. Die Operation vermochte den Todeseintritt einen Tag nach der Kontrastmitteluntersuchung nicht zu verhindern. Bei der gerichtlichen Hauptverhandlung wurde dem angeklagten Arzt eine Reihe von Pflichtverletzungen nachgewiesen: unterbliebene Austastung des Anus praeter-naturalis zwecks Feststellung etwaiger anatomischer Besonderheiten, fehlende Überprüfung des Darmrohrs auf Gleitmittel (erhöhter Reibungswiderstand), zu rasches Einfließenlassen des Kontrastmittels, die Möglichkeit einer Perforation nicht erwogen, Verzicht auf umgehende Beurteilung der gefertigten Röntgenaufnahmen, kein Ablassen des Kontrastmittels unter Kontrolle. Vom Gericht wurde die zu späte Betrachtung der Röntgenbilder (nach Kenntnis des Kreislaufschocks der Patientin) als wesentliche Pflichtverletzung erkannt, die der Patientin die Chance einer Heilung durch sofortige chirurgische Intervention nahm. Ursachen der tragischen Entwicklung waren unsorgfältiges, schematisches und kritikloses Arbeiten. In unserem exemplarischen Kasus 2 (Tabelle 46) wurde die Kolonperforation beim Kontrasteinlauf sofort festgestellt. Der Darm war zwar — wie auch bei Giebe (340) — nicht pathologisch verändert, aber es waren auch keine fehlerhaften Manipulationen (z. B. Verzicht auf Gleitmittel, brüskes Einführen des Darmrohres, übertrieben rasches Einfüllen des Kontrastmittels) feststellbar. Insofern muß die Perforation zu den wenigen Fällen (0,006% nach 775) gerechnet werden, bei denen die Darmwand ohne klinisch und pathologisch-anatomisch erkennbare Ursache durchstoßen wird. Schmieder und Gugler (1002) postulieren darüber hinaus sogar die Möglichkeit einer spontanen Kolonperforation, die durch verschiedene Medikamente, Bariumsulfat, chronische Hämodialyse, Inaktivität und Dehydratation begünstigt werde. Wenn der Tod schließlich trotz sofortiger radiologischer Diagnose und operativer Therapie eintritt, so ist das dem Untersucher nicht als Sorgfaltspflichtverletzung anzulasten. Hierbei gilt es, die erhöhte Perforationsletalität beim Bariumsulfateinlauf zu berücksichtigen.

Kröger, Kunz und Block (574) ermittelten in nur 22,2% der Kolonkontrasteinläufe pathologische Röntgenbefunde. Sie erachten aber bei TGL-gerechter Untersuchung an optimal vorbereiteten Patienten den Nutzen der Methode dem Risiko und Aufwand angemessen.

Ganz anders verhält es sich bei dem als Kasus 1 in Tabelle 46 aufgeführten jungen Mann. Das Einlegen des Darmrohrs nach Operation wegen multipler Bauchorganverletzungen war indiziert, die Entzündung begünstigte die Perforation erheblich, der Tod wurde durch die schweren vorbestehenden Verletzungen herbeigeführt.

Bezüglich der toxischen oder ätzenden Einlaufingredienzien soll in aller Deutlichkeit hervorgehoben werden, daß Verwechslungen von Flaschen mit unterschiedlichem Inhalt, von denen einer für den Patienten gefährlich werden könnte, grundsätzlich nicht als Irrtum im Sinne des § 13 Strafgesetzbuch zu interpretieren sind. Die Anwendung dieses Paragraphen setzt nämlich voraus, daß der Täter „bei seinem Handeln das Vorhandensein von Tatumständen nicht kannte, welche zum gesetzlichen Tatbestand gehören ...“ Das kann z. B. der Fall sein, wenn eine sich noch in Ausbildung befindliche Person mit einer Aufgabe betraut wird, deren Schwierigkeitsgrad über ihrem Ausbildungsniveau liegt. Hierbei ist die Kontrollpflicht der die Aufsicht führenden Person zu beachten. In dem Kasus 5, Tabelle 46, hätte die (ausgebildete) Hebamme die Durchführung des Einlaufs durch die Lernschwester kontrollieren müssen. Bei der ausdrücklichen Befragung durch die Ärzte nach eventuellen Zusätzen hätte die Lernschwester natürlich wahrheitsgemäß antworten müssen. Die Mitteilung, sie habe lediglich klares Wasser verwandt, war eine Lüge und kein Irrtum. Für die sich daraus ergebenden Folgen ist sie verantwortlich. Desgleichen kann sich nicht auf Irrtum berufen, wer die ihm kraft Gesetzes, Berufs, Tätigkeit oder seiner Beziehungen zum Geschädigten zur Vermeidung schädlicher Folgen oder Gefahren obliegenden Pflichten nicht kannte, dieselben aber hätte kennen müssen (Fortbildungspflicht!).

In allen in Tabelle 46 aufgeführten derartigen Fällen (Kasus 3—12) waren Sorgfaltspflichten durch Mitarbeiter des Gesundheitswesens verletzt worden.

Um die Gefahr einer Verwechslung möglichst zu vermeiden, sollte in allen infrage kommenden Einrichtungen überprüft werden, ob bei Notwendigkeit der gleichzeitigen Verwendung mehrerer Substanzen die Kennzeichnung klar, eindeutig und bei gefährlichen Mitteln möglichst auffällig ist. Ferner soll daran erinnert werden, daß im Krankenhaus ein höheres Maß an Ordnung notwendig ist als z. B. im Haushalt. Hätte im Kasus 5 die Formaldehydflasche nicht unmittelbar neben dem Irrigator gestanden, so wäre die Lernschwester nicht dadurch verführt worden, von der Flüssigkeit etwas in den Einlauf zu geben. So begünstigen die Umstände in den Krankenhäusern mitunter schwerwiegende, aber vermeidbare Fehler. Schließlich muß in Ausbildung und Erziehung mehr darauf geachtet werden, daß für die Arbeit in der Medizin das gegenseitige Vertrauen ein wesentlicher Erfolgsfaktor ist. Das gilt für das Verhältnis zwischen Arzt und Patient ebenso wie zwischen dem Arzt und seinen Mitarbeitern. Angst vor dem Eingeständnis eines Fehlers gegenüber dem Vorgesetzten kann verhängnisvoll werden. Rechtzeitiges Erkennen und richtige Reaktion auf einen Zwischenfall kann dessen Schweregrad erheblich mindern. Das setzt die Kenntnis der Komplikationsmöglichkeiten und Einstellung auf diesen Eventualfall voraus. Es ist immer wieder festzustellen, daß der Schadensverursacher in der konkreten Situation „gar nicht daran gedacht“ hat, daß ein Zwischenfall aufgetreten sein könnte.

6.2. Dekubitus

In der pathologischen und gerichtsmedizinischen Diagnostik steht der Dekubitus nicht in dem Ansehen, ein seltener Befund zu sein. Die Inzidenz von Patienten mit Dekubitalulzera wird für die Region Glasgow/UK mit

1,7 auf 2000 Einwohner (48), den Kreis Aarhus/Dänemark auf 0,86 auf 2000 Einwohner (836) berechnet, wobei ANDERSEN et al. (24) glauben, daß die wahre Inzidenz unterschätzt ist.

In unserem Untersuchungsgut beobachteten wir Druckgeschwüre in 186 Fällen (1,3% des Gesamtmaterials). Diese Häufigkeit kontrastiert immerhin noch deutlich mit den Hinweisen in der Literatur, daß Dekubitalgeschwüre bei Ausschaltung der Kausalfaktoren (vor allem des Faktors Druck) vermeidbar seien oder zur Abheilung gebracht werden könnten (818). Unter dem Aspekt der iatrogenen Verursachung durch mangelhafte Pflege scheint uns der Dekubitus nicht ausreichend untersucht. Aus der DDR liegen neuere Untersuchungen von WILHELMS und SEIFERT (1198) sowie LIGNITZ und MATTIG (627) vor. Da quoad vitam der Dekubitus eine ernstzunehmende Komplikation überwiegend langdauernder Behandlungen darstellt und zugleich ein ökonomisches Problem ist, sollten alle Möglichkeiten der Prophylaxe genutzt und **durchgesetzt** werden. SCHELL und WOLCOT (972) schätzen, daß jedes Druckulkus die Kosten der medizinischen Behandlung um 5000 Dollar steigert. 25% der von den Versicherungsgesellschaften erwarteten Kosten für einen Rückenmarkverletzten entfallen auf die Behandlung von Druckgeschwüren (370). Da gleichzeitig die medizinischen Behandlungskosten erheblich zunehmen, wird die Gesamtsumme für ein einzelnes Druckgeschwür gegenwärtig auf 14000 Dollar beziffert (597). Nach BARBANEL et al. (48) belaufen sich die Kosten für die Dekubitustherapie für das British National Health Service auf ca. 60 Millionen englische Pfund pro Jahr. Das Glasgow Health Board schätzt die jährlichen Kosten durch Druckgeschwüre auf 2,4 Millionen, wobei die Schätzung auf der Annahme beruht, daß 1/4 aller Hospitalkosten für einen Patienten mit Druckulzera für deren Behandlung verwendet wird. Unter dieser Voraussetzung berechnet MANLEY (668) für das Groote Schur Hospital Ausgaben von R 243000 für 1200 Patienten, bzw. auf der Basis der durchschnittlichen wöchentlichen Behandlungskosten von R 168 (aus dem Jahr 1974) für die gesamte Cape Province mit 13840 verfügbaren Betten auf R 1,37 Millionen. Diese beträchtlichen Summen, so folgert der Autor richtig, sollten besser für die Prophylaxe von Drucknekrosen ausgegeben werden. ABILDGAARD et al. (1) berechneten für nur 7 Patienten einen um 750 Tage verlängerten Krankenhausaufenthalt allein zur Behandlung von Dekubitalgeschwüren mit Kosten von 150000 Dollar. Die Daten belegen die Bedeutung der Prophylaxe für den einzelnen Patienten und den Staatshaushalt in allen Ländern.

Der Dekubitus ist nach dem Verständnis der Pathologie eine flächenhafte Hautnekrose (Druckbrand), die nach längerer Immobilisation an den Aufliegestellen entsteht (1197). Es gilt die Regel, daß schwerkranke, krankheitsgeschwächte und unterernährte Personen Druckgeschwüre ausbilden, vielfach in multipler Lokalisation. Auch Kinder sind davon betroffen. BROOK (143) berichtet über 42 Kinder (6 Monate bis 14 Jahre, durchschnittlich $5^1/_2$ Jahre) mit geistiger Behinderung, von denen 12 mit Hydrocephalus auch Drucknekrosen der Kopfschwarte hatten. Die Inzidenz der Druckgeschwüre reicht unter para- und quadriplegischen Patienten von 25 bis 85%, je nach Abhängigkeit vom medizinischen und pflegerischen Regime (218, 389). 7 bis 8% der Todesfälle dieser Gruppe werden auf Drucknekrosen zurückgeführt (130, 749). Nach der anatomischen Lokalisation verteilen sich die Druckgeschwüre unter 156 Druckgeschwüren bei 75 Patienten mit Druckulzera aus einem Beobachtungskollektiv von 772 Patienten des Groote Schur Hospitals (668) wie folgt:

Kreuzbein	30,1%
Fersen und Knöchel	28,8%
Rollhügel	17,3%
Ellenbogen	10,2%
Schulterblätter	4,5%
Sitzbein	3,8%

Kniegelenk	2,6%
andere Lokalisationen	2,7%

Diese Verteilung deckt sich mit den Beobachtungen anderer Autoren (24, 166, 497, 1043, 1054).

Eulenburg (259) unterscheidet drei Formen des Druckbrandes:

1. traumatischer oder mechanischer Druckbrand
2. entzündlicher Druckbrand
3. akuter oder neurotischer Druckbrand

Da es sich im ersten Falle meist um sonst gesunde, fieberlose Individuen handele, sei die Hautschädigung tatsächlich allein durch Druck und Ischämie zu erklären. Weitere Kausalfaktoren müßten jedoch berücksichtigt werden, wenn man bedenke, daß trotz

Tabelle 47. Dekubitusfälle (n = 186) **in Abhängigkeit von Lebensalter, Geschlecht und Liegezeit**

Maximale Liegedauer bis zum Tod		10–19			20–29			30–39			40–49			50–59		
		m	w		m	w		m	w		m	w		m	w	
1 Woche			1	1				1	1	2						
2 Wochen								1		1	2		2	1		1
3 Wochen		1		1	1	1	2				3	1	4			
4 Wochen		1		1	2		2					1	1	2		2
2 Monate		3	1	4	5	1	6	4	3	7	2		2	5	1	6
3 Monate						1	1	1		1	3	1	4		2	2
4 Monate					1		1				4		4			
5 Monate u. >		1		1	2		2	1	1	2						
ohne Ang.		1		1				1		1		1	1	1	2	3
Summe Altersgruppe männlich	n	7			11			9			14			9		
	%	7,2			11,3			9,3			14,4			9,3		
Summe Altersgruppe weiblich	n		2			3			5			4			5	
	%		2,2			3,4			5,6			4,5			5,6	
Summe i. d. Altersgruppe	n			9			14			14			18			14
	%			4,8			7,5			7,5			9,7			7,5

mäßiger Pflege auch bei jahrelanger Bettlägerigkeit in manchen Fällen keine Druckgeschwüre entstünden. Faktoren dieser Art seien auch in aller Regel schwerer auszuschalten. Im Falle des neurotischen Brandes sollen die Nekrosen schon nach wenigen Tagen, meist am 2. oder 3. Tag auftreten. Als Grundleiden werden hier Apoplexien und Hirntumore beschrieben, während zerebrale Verletzungen so gut wie keine Druckgeschwüre zur Folge hätten. Die zitierte Interpretation läßt sich in dieser Form sicher nicht mehr aufrechterhalten, weil unter den modernen Behandlungsmethoden neurotraumatisierte Patienten sicher wesentlich länger überleben bzw. Heilchancen haben.

60–69			70–79			> 80			Summe der Liegedauer					
m		w	m		w	m		w	m	%	w	%	n	%
2	3	1	3	4	1	1	3	2	7	7,2	6	6,7	13	7,0
3	5	2	1	7	6	2	3	1	10	10,3	9	10,1	19	10,2
1	2	1	3	9	6	1	6	5	10	10,3	14	15,7	24	12,9
5	7	2	2	5	3	2	6	4	14	14,4	10	11,2	24	12,9
4	7	3	7	12	5		4	4	30	30,9	18	20,2	48	25,8
	1	1	1	2	1		1	1	5	5,2	7	7,9	12	6,5
	1	1					1	1	5	5,2	2	2,2	7	3,8
1	2	1	1	3	2		2	2	6	6,2	6	6,7	12	6,5
2	3	1	1	9	8	4	9	5	10	10,3	17	19,1	27	14,5
18 18,6			19 19,6			10 10,3			97	(100)				
		13 14,6			32 36			25 28,1			89	(100)		
	31 16,7			51 27,4			35 18,8						186	100,0

Manley (668) wählte in seiner Studie folgende Einteilung der Druckschäden:

1. Mißfärbung der Haut
2. Zerstörung der Haut
3. Zerstörung der Haut mit Höhlenbildung

Seiler et al. (1054) wählen aus praktischen Gründen eine Einteilung nach der Heilungstendenz:

1. Dekubitalulzera mit progredienter Verschlechterung
2. Dekubitalulzera mit einem stationären Verlauf über 16 Wochen
3. Dekubitalulzera mit kurzer Heildauer innerhalb von 10 Wochen.

Witkowski et al. (1207) haben sich bei histologischen Studien des Dekubitus auf eine Einteilung nach klinischen Korrelaten verlassen:

1. reversible Hautrötung
2. irreversible Hautrötung (als früheste klinisch faßbare Hinweise auf Druckschädigung)
3. Dekubitusdermatitis
4. Dekubitalgeschwür (mit der Unterteilung in florides, chronisches und heilendes Geschwür)
5. als Sonderform des schwarze Brandschorf (black eschar)

Im Ergebnis ihrer Untersuchungen stellen sie fest, daß das „Dekubitusgeschehen" unabhängig von allen Einteilungen **ein dynamischer Prozeß** ist, der mit Veränderungen (Weitstellung und Endothelschwellung) der Blutgefäße, ödematöser Verquellung und perivasaler Rundzellinfiltration des Papillarkörpers beginnt (und in dieser Phase sicher reversibel ist), sich in der Bildung von Plättchenthromben und perivasalen Blutungen zeitgleich mit der Ausbildung von Nekrosen der Schweißdrüsen und des subkutanen Fettgewebes fortsetzt, um dann in die epidermale Nekrose überzuleiten. Letztere erscheint relativ spät, weil die Plattenepithelien gegenüber Sauerstoffmangel relativ widerstandsfähig sind. Die verschiedenen Reaktionsformen der Epidermis sind wohl ein Ausdruck von Grad und Dauer des Sauerstoffmangels. Bei akuten Prozessen sind auch schwerwiegende Schäden (subepidermale Blasen) an der Epidermis zunächst nicht sichtbar. Subakute Verläufe lassen fokale Nekrosen sichtbar werden, während der chronische Gefäßverschluß zu Atrophie der Epidermis und Lösung von der Subcutis führt. Für die Einflußfaktoren Druck und Abscherung fanden die Autoren in ihren Untersuchungen (Bioptate) keine direkten Hinweiszeichen (sie liegen offenbar in tieferen, von der Biopsie nicht erfaßten Gewebeschichten). Die Folgen von Reibung — sichtbar an intraepidermalen Blasenbildungen (im Gegensatz zu den subepidermalen beim Dekubitus) — spielen für die Dekubitusgenese offenbar nur eine sekundäre Rolle. Shea (1062) unterscheidet 4 Grade von Druckschäden anhand der pathophysiologischen Ausgangssituationen:

I. pressure sore = akute Entzündung aller Weichteilschichten
II. oberflächliche Ulzeration bei fortbestehender Entzündung mit reaktiver Fibrose (sie sind reversibel und bedürfen nur der örtlichen Wundpflege)
III. das „klassische" Dekubitalgeschwür bis zur Fascie
IV. das bis auf den Knochen reichende Ulkus (sie sind nur der chirurgischen bzw. radikalchirurgischen Therapie zugängig)

Bei erheblicher Ausdehnung oder einer Vielzahl von Druckgeschwüren, bei lokaler Superinfektion, bei septischer Allgemeininfektion (313), nachfolgender Osteomyelitis, Amyloidose oder Komplikationen durch bestimmte Dekubituslokalisationen (Myelomeningitis) wird aus dem Begleitleiden Dekubitus u. U. die unmittelbare Todesursache (bzw. das Grundleiden einer Todesursache). Damit liegt die Notwendigkeit auf der Hand, zu prüfen, ob der Dekubitus auf eine ungenügende Pflege bezogen und als iatrogener Schaden angesehen werden muß.

Von den 186 Fällen mit einem oder mehreren Dekubitalgeschwüren unseres Materials betrafen 97 (= 52,2%) männliche und 89 (= 47,8%) weibliche Patienten. Über die Geschlechtsverteilung in den einzelnen Lebensdezennien der Patienten mit Druckgeschwüren und die Liegedauer gibt die Tabelle 47 Auskunft.

Auf Grundlage der zusammenfassenden Einschätzung der Todesfälle fanden sich nur 17 (9,1%) Fälle natürlichen und 169 (90,9%) Fälle nichtnatürlichen Todes. Die Anzahl der Dekubitalgeschwüre ist in Tabelle 48 dargestellt. Daraus ergeben sich durchschnittlich 2,56 Druckgeschwüre pro Patient. Im Patientenkollektiv CASTRO SIERRAS (Para- und Tetraplegiger) hatten die betroffenen Patienten durchschnittlich 2,57 Ulzera (159).

Tabelle 48. Maximale Anzahl von Dekubitalgeschwüren pro Fall (n = 186)

Anzahl	Fälle n	Summe %	
1	85	45,7	85
2	33	17,7	66
3	21	11,3	63
4	11	5,9	44
5	5	2,7	25
6	5	2,7	30
7	2	1,1	14
8	4	2,2	32
9	1	0,5	9
10	—	—	—
			368
> 10	5	2,7	73
			441
multipel o. n. A.	14	7,5	
	186	100,0	

Die retrospektive Auswertung läßt allerdings nur in 175 Fällen exakte Angaben zur Flächen- und Tiefenausdehnung zu. Danach werden die Druckschäden 36mal als „beginnend“, 54mal als „oberflächlich“ bzw. „von geringer Tiefe“, 58mal als „tiefgreifend“ bzw. „bis in die Muskulatur“ und 27mal als „bis auf den Knochen reichend“ beschrieben.

In unserem Material verteilen sich die Dekubitalulzera hauptsächlich auf folgende Körperregionen (Tab. 49):

Tabelle 49. Lokalisation der Dekubitalgeschwüre

Körperregion	**Anzahl** (%)
Kreuzbein-Steißbein-Beckenregion	31,3
Fersen und Knöchel	15,0
Rollhügel	14,3
Ellenbogen	4,8
Schulterblätter	5,2
Kniegelenk	3,6

Bemerkenswert sind jedoch auch einige andere Lokalisationen. So fanden sich allein 18 (4,1%) Druckgeschwüre über den Dornfortsätzen, in 7 Fällen am Hinterkopf und sogar 3 an den Ohrmuscheln. Die Frequenz von Dekubitalgeschwüren in den disponierten Körperregionen großer Beobachtungskollektive stimmt damit im wesentlichen überein.

Überwiegend handelte es sich um Sektionsbefunde, die keiner zusätzlichen Interpretation bedurften und derentwegen Anfragen vom Begutachtungswesen nicht eingegangen sind. Das kann auch bedeuten, daß im Einzelfall oder in der Gesamtheit Überlegungen zu iatrogener Verursachung nicht angestellt wurden. Zweifellos müßte in eine Beurteilung mit Rechtsrelevanz auch die Dekubitusfrequenz in Abhängigkeit von Anzahl und Ausbildung des Pflegepersonals der Behandlungseinrichtung eingehen. Wir sind nicht informiert, ob solche statistischen Daten in den stationären Behandlungseinrichtungen gesammelt werden, wie sie CASTRO SIERRA et al. (1029) im Centre Nacional de Rehabilitacion de Paraplégicos de Toledo vorgelegt haben.

Unter den Ursachen, die zunächst zur Immobilisation der Patienten geführt haben und die meist auch das Grundleiden in der Todesursache darstellten, finden sich in unserem

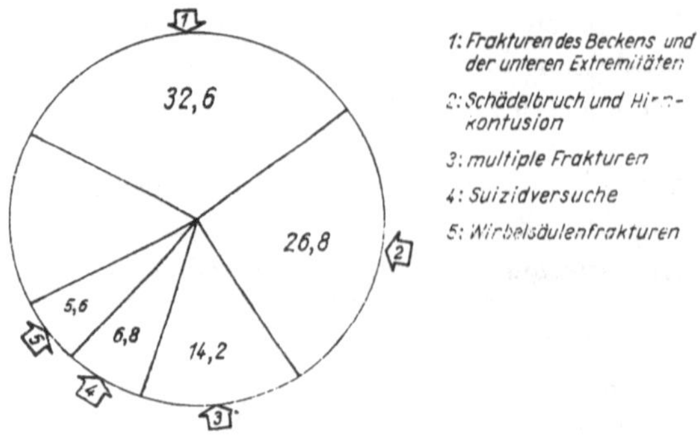

Abb. 8. Auftreten eines Dekubitus in Abhängigkeit vom Grundleiden in %

Untersuchungsgut 32,6% Frakturen des Beckens bzw. der unteren Extremitäten, in 26,8% Schädelbrüche mit Hirnkontusionen, in 14,2% Frakturen multipler Lokalisation (unter Einschluß von Becken und unteren Gliedmaßen), in 6,8% Suizidversuche, in 5,3% Wirbelsäulenfrakturen. Der Rest resultiert aus verschiedenen anderen natürlichen und nichtnatürlichen Krankheitsursachen (Abb. 8). Diese Leiden haben nach unterschiedlichen Zeitintervallen zum Tode geführt.

Allerdings finden sich unter den 186 Fällen mit Dekubitus unseres Sektionsgutes 27, bei denen der Dekubitus Bestandteil der pathologisch-anatomisch festgestellten Todesursache ist (Tab. 50).

18mal ist er allein oder in Kombination mit anderen Leiden als unmittelbar zum Tode führendes Leiden verzeichnet. Allein 8mal ging von eitrig-jauchig-gangränösen Druckgeschwüren eine Septikopyämie aus, einmal entwickelte sich zuvor eine Osteomyelitis (Fall 9). In 4 Fällen (Nr. 12, 19, 23, 26 der Tab. 50) stellte der Dekubitus das Grundleiden dar, nachdem die zur Immobilisation führenden Leiden beherrscht oder geheilt waren. In 5 weiteren Fällen (Nr. 11, 20, 21, 24, 25) hatte der Dekubitus die Bedeutung eines zum Tode beitragenden Leidens (Begleitkrankheit). Der Altersdurchschnitt der unmittelbar oder mittelbar an Dekubitus verstorbenen Personen betrug 65,8 Jahre (16 bis 88 Jahre), weshalb Arteriosklerose und bei Diabetes mellitus auch die diabetische Mikroangiopathie in der Pathogenese des Dekubitus beachtet werden müssen. Betroffen waren 11 männliche Personen und 16 weibliche. Die durchschnittliche Liegedauer der 22 Fälle mit exakten Angaben betrug 11,5 Wochen (2 bis 33 Wochen). In 10 Fällen handelte es sich um singuläre Druckgeschwüre mit bevorzugter Lokalisation über dem Kreuzbein oder den Trochanteren, die jedoch beträchtliche Ausdehnungen in Flächen und Tiefe erreicht hatten. In 17 Fällen handelte es sich um Druckgeschwüre verschiedener Lokalisation in einer Anzahl von 2 bis 21.

Es ist im Rahmen dieser retrospektiven Studie nicht möglich, genau anzugeben, nach welcher Zeitdauer der Immobilisation die Druckgeschwüre aufgetreten sind. Wir beziehen die Druckschädigung auf die durchschnittliche Liegedauer und stellen den relativen Anteil der Dekubitusfälle, bezogen auf die Dauer, in Abbildung 9 dar. Die Abbildung 10 zeigt die Häufigkeit von Druckgeschwüren in absoluten Zahlen nach den verschiedenen Liegezeiten. Immerhin fanden sich in 13 Fällen (7 männlich, 6 weiblich, durchschnittliches Lebensalter 63,8 Jahre — 16 bis 85 Jahre) mit einer Liegedauer von maximal einer Woche (Tab. 51) Druckgeschwüre in den bekannten disponierten Körperregionen von teilweise beträchtlichem Ausmaß (bis 10 cm Durchmesser, jedoch meist oberflächlich). Diese Ulzera hatten keine Bedeutung für den Todeseintritt, dessen Ursache jeweils mit dem Grund der Immobilisation identisch ist. In weiteren 19 Fällen (10 männlich, 9 weiblich, durchschnittliches Lebensalter 68,3 Jahre — 38 bis 91 Jahre) mit einer Liegedauer von 1 bis maximal 2 Wochen traten Druckschäden an den bekannten Orten auf, die mit 2 Ausnahmen (Fälle 21 und 28 der Tab. 51) keinen Einfluß auf den Todeseintritt hatten. Jedoch zeigt gerade der Fall 21 (identisch mit Nr. 5 der Tab. 50), daß auch in dieser kurzen Liegezeit entstandene Druckgeschwüre unmittelbar zum Tode führen können, wobei

Tabelle 50. Fälle mit Dekubitus (n = 27) **als unmittelbar zum Tode führendes Leiden, Grundleiden oder Begleitkrankheit**

Nr.	Geschl. Alter	Liege-dauer	Todesursache, path.-anatom. (in der jetzt gültigen Gliederung formuliert)	Dekubitus (Anzahl, Größe, Region)
1.	m/41	17 Wo	I a Septicopyaemie bei Dekubitalulzera b Apallisches Syndrom nach VU	doppelhandflächengroß, bis auf den Knochen, Kreuzbein
2.	w/70	26 Wo	I a Endocarditis verrucosa, Bronchopneumonie, ausgedehnte Dukubitalulzera b Unterschenkelfraktur (VU)	multipel (13), maximal 20 × 16 cm, alle typ. disponierten Regionen betroffen
3.	w/65	4 Wo	I a Septicopyaemie bei Dekubitalulzera b Beckenfraktur und Frakturen der unteren Gliedmaßen	2, bis auf den Knochen, 34 × 16 cm, Kreuzbein-Gesäß
4.	w/66	14 Wo	I a Eitrige Tracheobronchitis b Dekubitalulzera c Beckenfraktur (VU)	2, tiefgreifend, gangränös, Kreuzbein, BWS
5.	w/76	2 Wo	I a Gangränöser Dekubitus und eitrige Zystopyelitis b Unterschenkelfraktur (VU) II Diabetes mellitus	13 cm Durchmesser, bis auf den Knochen, Kreuzbein
6.	m/76	8 Wo	I a Allgemeininfektion bei Druckgeschwür II Zstd. n. VU mit Rippenbrüchen	handflächengroß, eitrig, bis auf den Knochen, Kreuzbein
7.	w/82	3 Wo	I a Dekubitalulkus bei Beckenfraktur (VU) II Koronarsklerose mit Herzmuskelschwielen	15 × 10 cm, gangränös, bis auf den Knochen, Kreuzbein
8.	m/79	4 Wo	I a Bronchopneumonie b Dekubitus c Beckenfraktur (VU)	12 × 11 cm, bis auf den Knochen, Kreuzbein
9.	w/72	5 Wo	I a Sepsis b Becken- und Wirbelsäulenosteomyelitis infolge von gangränösem Dekubitus c Becken- und Unterarmfraktur	2; 7 × 13 cm, eitrig, intraglutealer Abszeß, Kreuzbein, li. Ferse
10.	m/78	7 Wo	I a Toxisches Herz-Kreislaufversagen durch gangränösen Dekubitus b Oberschenkelfraktur (VU)	20 cm Durchmesser, gangränös, bis auf den Knochen, Kreuzbein-Steißbein
11.	m/66	7 Wo	I a Schwerer Atemwegsinfekt b Luxationsfraktur des 6. Halswirbelkörpers (ohne Rückenmarkbeteiligung) (VU) II Ausgeprägte Dekubitalulzera	3, maximal 24 × 15 cm, bis in die Muskulatur, chirurgisch gereinigt, Schulterblätter-HWS, Kreuzbein, linke Ferse

Tabelle 50 (1. Fortsetzung)

Nr.	Geschl. Alter	Liege-dauer	Todesursache, path.-anatom. (in der jetzt gültigen Gliederung formuliert)	Dekubitus (Anzahl, Größe, Region)
12.	m/66	33 Wo	I a Abszed. Bronchopneumie Septicopyaemie bei verjauchten Dekubitalulzera II Zstd. n. VU mit multiplen Frakturen	multipel (21), von zweimarkstück- bis doppelhandtellergroß, eitrig-jauchig, alle disponierten Regionen betroffen, einschließlich Zehenballen.
13.	m/31	o. A.	I a Septicopyaemie und Bronchopneumonie b Infizierte Dekubitalulzera c Posttraumatische Hirnerweichung	multipel (8), maximal handtellergroß, tiefgreifend, eitrig-jauchig
14.	w/74	o. A.	I a Allgemeininfektion bei Dekubitus b Mediale Schenkelhalsfraktur	2, doppelhandflächengroß, verjaucht, Gesäß
15.	m/25	22 Wo	I a Bronchopneumonie b Dekubitalulzera bei Kachexie c Hirnkontusion (VU)	multipel (16), z. T. bis auf den Knochen, alle disponierten Regionen betroffen
16.	w/84	7 Wo	I a Ausgedehnte Dekubitalulzera b Beckenringfraktur	2, maximal 14 × 17 cm, eitrig, Rücken, Gesäß
17.	w/51	10 Wo	I a Phlegmonöse Dekubitalulzera b Beckenringfraktur	multipel (4), maximal 20 × 16 cm, bis in die Muskulatur mit Phlegmone, Kreuzbein, Trochanter, Waden
18.	w/76	3 Wo	I a Ausgedehntes Dekubitalulkus mit phlegmonös-abszedierender Gesäßmuskelentzündung b Komplizierte Unterschenkelfraktur	handtellergroß, bis in die Muskulatur, entzündet, Gesäß, Trochanter
19.	w/88	o. A.	I a Eitrige Meningitis b Verjauchtes Dekubitalulkus II Alte Oberschenkelfraktur	12 × 13 cm, bis auf den Knochen, verjaucht, Kreuzbein
20.	w/69	2 Wo	I a Bronchopneumonie b Zstd. n. Barbituratvergiftung II Lungenembolie Dekubitus	handtellergroß, Kreuzbein
21.	m/82	o. A.	I a Bronchopneumonie b Rippenserienfraktur und Schädelbasisfraktur II Dekubitus	multipel (4), maximal handtellergroß, Schulterblätter, Kreuzbein, z. T. jauchig
22.	m/16	6 Wo	I a Septicopyaemie bei vereiterten Dekubitalulzera und Spritzenabszeß b Schädelfraktur mit Hirnkontusion	multipel (7), maximal handtellergroß, Schulterblätter und -gelenke, Trochanter, Steißbein, tiefgreifend, vereitert

Tabelle 50 (2. Fortsetzung)

Nr.	Geschl. Alter	Liege-dauer	Todesursache, path.-anatom. (in der jetzt gültigen Gliederung formuliert)	Dekubitus (Anzahl, Größe, Region)
23.	w/83	13 Wo	I a Bronchopneumonie b Dekubitalulzera II Zstd. n. VU mit Radius- und Tibiakopffraktur	multipel (3), maximal 11 × 3 cm, schmierig-eitrig, BWS, beide Trochanter
24.	m/70	21 Wo	I a Lobärpneumonie II Große Dekubitalulzera bei Zstd. n. Unterschenkelfraktur	multipel (3), maximal 17 × 18 cm, schmierig-eitrig, Kreuzbein, Ferse, Ellenbogen
25.	w/40	13 Wo	I a Bronchopneumonie b Schädelbasisfraktur mit Hirnkontusion II Ausgeprägte Dekubitalulzera	multipel (4), maximal 9 × 15 cm, tiefgreifend, eitrig, Kreuzbein, beide Trochanter, Wade
26.	w/64	30 Wo	I a Bronchopneumonie b Dekubitalgeschwüre mit fortgeleitetem paranephritischem Abszeß II Zstd. n. CO-Intoxikation	multipel (8), maximal 26×18 cm, bis auf den Knochen, teils gereinigt, teils eitrig, Kreuzbein, Trochanter, Knöchel, Wade, Ellenbogen, Dornfortsätze
27.	w/87	o. A.	I a Bronchopneumonie und Dekubitus b Multiple Frakturen	doppelhandflächengroß, tiefgreifend, Kreuzbein

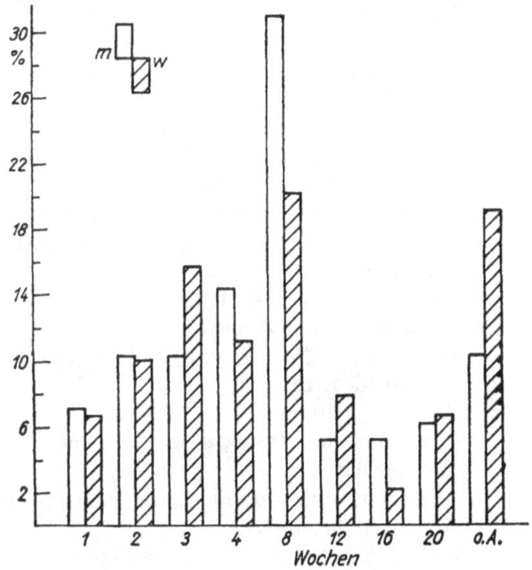

Abb. 9. Relativer Anteil der Dekubitusfälle bei unterschiedlicher Liegedauer von Männern (n = 97) und Frauen (n = 89)

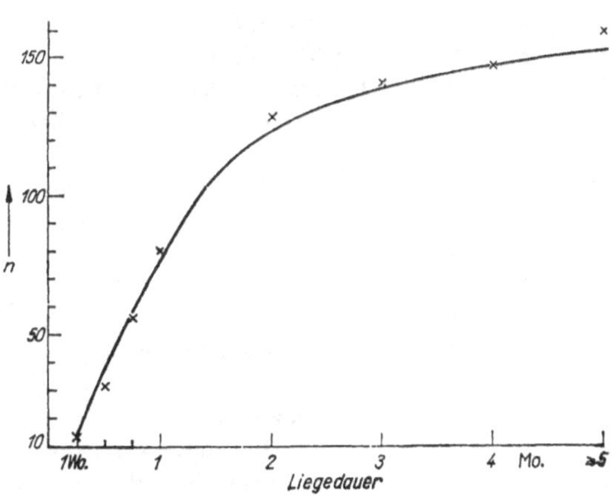

Abb. 10. Auftreten eines Dekubitus in Abhängigkeit von der Liegedauer (n = 159)

hier eine zusätzliche Disposition durch einen präexistenten Diabetes mellitus zu beachten ist. Immerhin in fast 1/5 der Fälle unseres Materials trat der Dekubitus nach maximal 2 Wochen Liegedauer auf, d. h. in einer Zeit intensiver medizinischer Betreuung, die auch eine Zeit intensiver pflegerischer Betreuung sein sollte. Wenn wir das hohe durchschnittlich erreichte Lebensalter der Fälle unseres Sektionsmaterials berücksichtigen, wird einleuchten, daß der Faktor Alter im Ursachengefüge der Dekubitalulzera nicht zu vernachlässigen ist. Insoweit ist der Pflegemangel nicht immer zu beweisen, jedoch gemahnen Dekubitalulzera in 8 Fällen mit einem Lebensalter von unter 45 Jahren (d. h. einem Alter,

Tabelle 51. Dekubitusfälle (n = 32) **nach maximaler Liegedauer von 1 Woche** (oben) **bzw. 2 Wochen** (unten)
(* mit Fall 5 in Tab. 52 identisch; ** mit Fall 20 in Tab. 52 identisch)

Nr.	G	Alter	Grundleiden der Todesursache	Dekubitus (Lokalisation, Ausdehnung)
1	w	73	Zstd. n. CO-Intoxikation	Kreuzbein beginnend
2	w	85	Gesichtsschädelfrakt., Hirnkont.	Kreuzbein, 8 × 5 cm, oberflächlich
3	w	81	Schädelfraktur, Hirnkontusion	Trochanter, Elle, handteller- u. münzgroß
4	m	62	Beckenfraktur	Kreuzbein
5	w	16	Hirnkontusion (Trepanation)	Kreuzbein, 6 × 2 cm
6	m	77	Schädelbruch, Hirnkontusion	Kreuzbein, handtellergroß
7	m	30	Schädelfraktur, Hirnkontusion	Schulter, Gesäß 4 × 2 cm, eitrig, oberflächlich
8	w	63	Tablettenintoxikation	Kreuzbein, 10 cm Durchmesser, beginnend
9	m	77	Schädelfraktur, Hirnkontusion	Kreuzbein, markstückgroß
10	m	83	Schädelfraktur, Hirnkontusion	Kreuzbein, Steiß, Trochanter, sehr tief
11	m	79	Beckenfraktur	Kreuzbein, beginnend
12	w	36	Schädelfraktur, Hirnkontusion	Kreuzbein, zweimarkstückgroß, oberflächlich
13	m	68	Schlafmittelintoxikation	Kreuzbein, Ferse, münzgroß
14	w	76	Unterschenkelfraktur	Kreuzbein, oberflächlich, infiziert
15	w	77	Hypernephr. Ca., path. OS-Frakt.	Steiß, 2 × 3 cm
16	m	63	Schädelfraktur, Hirnkontusion	Ferse, beginnend
17	m	67	Schenkelhalsfraktur	Kreuzbein, handtellergroß, oberflächlich
18	m	47	Frakturen des Rumpfskelettes	Kreuzbein, Durchmesser 12 cm, oberflächlich
19	m	38	Schädelfraktur, Hirnkontusion	Kreuzbein, Elle, 12 × 2 cm, münzgroß
20	m	70	Becken- u. Gliedmaßenfrakturen	Kreuzbein, Durchmesser 12 cm, oberflächlich
21*	w	76	Unterschenkelfraktur, Diabetes	Kreuzbein, Durchm. 13 cm, bis auf Knochen, gangränös
22	m	58	Zstd. n. Erhängungsversuch	Kreuzbein, fünfmarkstückgroß
23	w	84	subdurales Hämatom, Arterioskl.	Kreuzbein, handtellergroß
24	w	66	multiple Frakturen	bd. Fersen u. Trochanter, max. 16 × 17 cm, oberflächlich, infiziert
25	m	84	Tibiafraktur	Gesäß, 20 × 10 cm
26	w	73	stenos. Koronarsklerose	Gesäß, Elle, bd. Fersen, max. 12 × 6 cm, oberflächlich
27	m	91	Schenkelhalsfraktur	Gesäß, multipel, zwei- bis fünfmarkstückgroß
28**	w	69	Zstd. n. Barbituratvergiftung	Kreuzbein, handtellergroß
29	w	73	Coma diabet., Schenkelhalsfrakt.	Kreuzbein, 16 × 13 cm, tief, jauchig
30	m	65	HWS-Luxation	Kreuzbein, beginnend
31	w	78	subdurales Hämatom	Kreuzbein, Ferse
32	m	42	Schädelfraktur, Hirnkontusion	Hinterkopf, 2 cm Durchmesser, oberflächlich

in dem erfahrungsgemäß — wie auch in diesen Fällen — gravierende vorbestehende Gesundheitsschäden oder Krankheiten, die als Risikofaktoren für die Dekubitusentstehung bekannt sind, nicht zu erwarten sind) daran, daß Reserven in der Krankenpflege noch erschlossen werden können.

Eine starke Häufigkeitszunahme von Druckgeschwüren der Weichteile zeigt sich vom 7. Lebensjahrzehnt an, wobei vom 8. Lebensjahrzehnt an das weibliche Geschlecht überwiegt. Die Abbildung 11 zeigt die prozentuale Häufigkeit von Dekubitusfällen in Abhängigkeit von Lebensalter und Geschlecht. Um eine Aussage über die Häufigkeit von Druckschäden in den verschiedenen Lebensaltern treffen zu können, wurden diese mit den Sektionsfällen in den einzelnen Lebensjahrzehnten innerhalb des Beobachtungszeitraumes verglichen (Abb. 12). Dabei ergibt sich, daß die Dekubitusentwicklung im jüngeren und mittleren Erwachsenenalter vom Lebensalter kaum beeinflußt wird. Oberhalb des 60. Lebensjahres nimmt die Dekubitusentwicklung stark zu. Der Abfall der Dekubitusfrequenz jenseits des 80. Lebensjahres (vgl. Abb. 11) ist im geringen Anteil dieser Altersgruppe im Sektionsgut begründet. Absolut und auch im Verhältnis zur Gesamtzahl an Dekubitusfällen überwiegt im Alter oberhalb von 70 Jahren das weibliche, im jüngeren Lebensalter das männliche Geschlecht. Bezogen auf die altersmäßige Zusammensetzung des Sektionsgutes ist eine Geschlechtsprävalenz nicht sicher ableitbar. Trotz des scheinbaren Überwiegens des Anteils von Männern in den meisten Altersstufen sind die Mittelwerte ziemlich ausgeglichen: der prozentuale Anteil des männlichen Geschlechts an allen Dekubitusfällen beträgt 52,2%, an allen Sektionsfällen 59% (Index 0,9), der des weiblichen Geschlechts entsprechend 47,8% bzw. 41% (Index 1,2). Bei einem Versuch, den Einfluß des Alters auf die Liegedauer zu ermitteln (Abb. 13), ergibt sich, daß bei den Dekubituspatienten unseres Materials keine Abhängigkeit der Liegedauer vom Lebensalter besteht. Die Abbildung beweist ferner, daß die Frequenzzunahme des Dekubitus in den letzten Lebensdezennien tatsächlich altersbedingt ist und

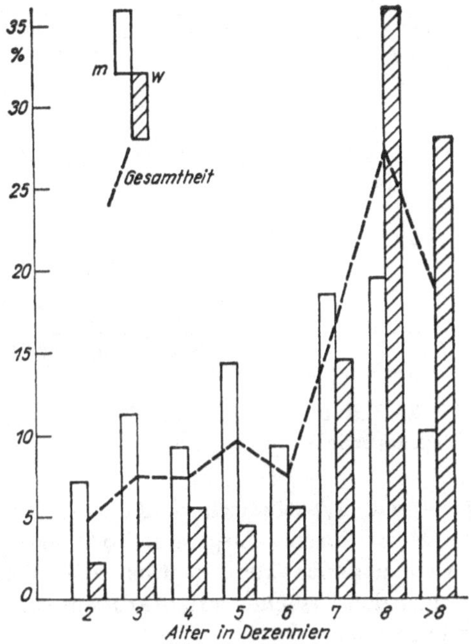

Abb. 11. Relativer Anteil der Dekubitusfälle (n = 186) in Abhängigkeit von Alter und Geschlecht

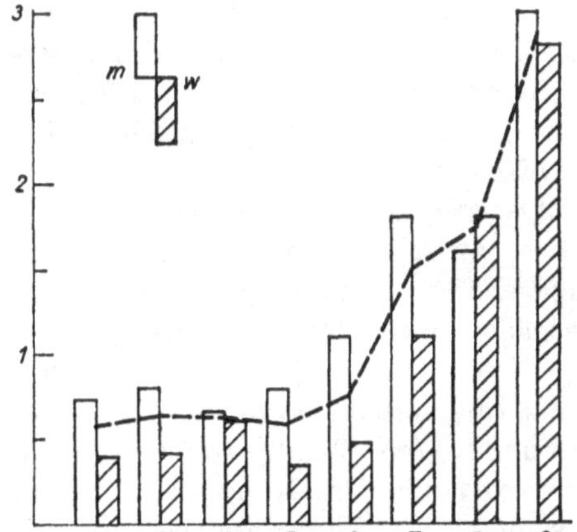

Abb. 12. Prozentualer Anteil der Dekubitusfälle bezogen auf den prozentualen Anteil der Sektionsfälle in den jeweiligen Altersstufen

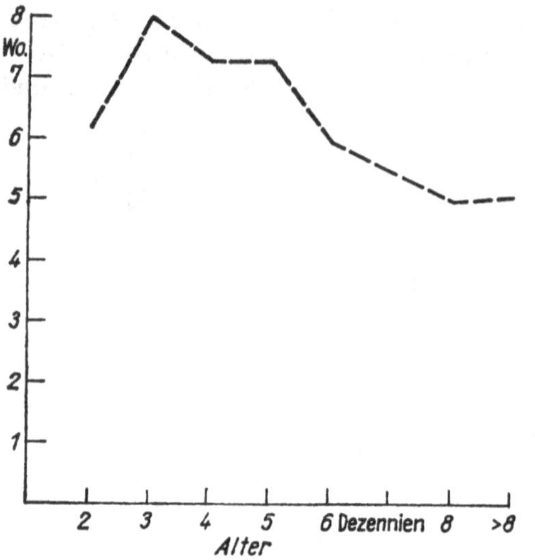

Abb. 13. Einfluß des Alters auf die durchschnittliche Liegedauer in Wochen

nicht – wie hypothetisch denkbar – indirekt durch längere Liegedauer des alten Patienten zustande kommt. Das wirft die Frage nach den Ursachen auf, die diesen Umstand begründen.

MANLEY (668) hat sich mit dieser Frage eingehend beschäftigt. Unter Hinzuziehung aller Fälle von Hautverfärbungen (5,2%) boten 9,7% der gesamten Patientenpopulation Zeichen exzessiven oder langdauernden Druckes. Dabei stieg die Dichte von Druckschädigungen mit der Zunahme des Alters dramatisch an, so daß bei den 60- bis 70jährigen 17,5% und bei den älteren über 32% Druckschäden aufwiesen.

Die Analyse zeigte ferner eine überraschende Korrelation zwischen Druckgeschwüren und Rassenzugehörigkeit. Von den Patienten mit Druckschäden waren 80% „Weiße", 16% „Farbige" und nur 4% „Schwarze" (im Gegensatz zur Normalzusammensetzung der Bevölkerung von 30,9%:48,5%:20,6%). Eine befriedigende Erklärung dafür bietet MANLEY nicht an. Immerhin befand sich unter seinen Patienten nur ein über 70jähriger männlicher Patient der negroiden Rasse. Die naheliegende Erklärung, daß die niedrigere durchschnittliche Lebenserwartung der „schwarzen" und sogenannten farbigen Bevölkerung Südafrikas ihren Ausdruck in einer geringeren Dekubitusinzidenz, die zweifellos auch altersabhängig ist, findet, wagt der Autor in dieser Form offenbar nicht zu artikulieren.

Ferner korrelierten die Faktoren Bewegungsunfähigkeit und Bewußtseinstrübung (Kooperationsfähigkeit) mit der Disposition zur Ausbildung bzw. dem Vorhandensein von Druckschäden. Die Inzidenz von Druckschäden nahm mit der Abnahme der Beweglichkeit zu, wobei allerdings – etwas widersprüchlich – nur 4 Patienten (von 38) mit Para- und Tetraplegien Druckgeschwüre hatten. 30% der in ihrer Kooperationsfähigkeit eingeschränkten Patienten bildeten Druckschäden aus.

Hingegen ergaben sich keine klaren Beziehungen zwischen dem Grundleiden (ca. 25% der an Druckgeschwüren leidenden Patienten hatten Karzinome, 16% Nieren- und Blasenleiden, 12% Diabetes) und der Ausbildung von Druckgeschwüren. 28 von 772 beobachteten Patienten hatten verschiedene Grade von Inkontinenz bei bestehenden Druckgeschwüren.

Die Daten reichten nicht aus, um den Einfluß der Liegedauer auf die Entstehung von Druckschäden zu sichern. Im Gegensatz dazu ergab eine dänische Studie (836), daß die Durchführung von Operationen bis 2 Wochen zuvor auf die Entwicklung von Druckschäden keinen Einfluß hatte.

Immerhin gibt es genügend Untersuchungen, die die hervorragende Bedeutung des Kausalfaktors Druck bestätigen. SEILER et al. (1053) fand bei Untersuchungen mit einem perkutanen Sauerstoffsensor, daß die Sauerstoffverfügbarkeit an „harten Stellen" (über knöchernen Prominenzen) bei einer Gewichtsbelastung von 175 g/cm² schnell von 86,4 auf 20,2 mm Hg, an „weichen Stellen" dagegen (Interposition von kräftigeren Weichteilschichten zwischen Knochen und Haut) unter identischer Druckbelastung von 82,9 auf nur 71,4 mm Hg sank (Abb. 14). Nach SEILER reicht an „harten Stellen" ein Druck von

100 g/cm² zur Kompression von Venolen und Arteriolen zum Abfall des Sauerstoffgehalts der Haut und zur Ausbildung anoxischer Nekrosen aus. Auch ROGERS (zit. n. 344) gibt eine Gewebetoleranzkurve an, nach der niedrige Drücke etwas länger, hohe dagegen nur kurze Zeit zu tolerieren sind. Als Schwellenwert zur Erzeugung druckinduzierter

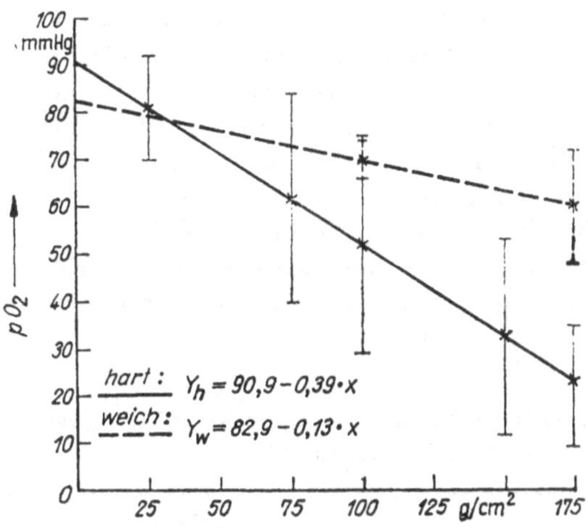

Abb. 14. Haut-pO_2 als Funktion der Gewichtsbelastung an „harten" und „weichen" Stellen (1053)

Ischämien gilt ein Druck von 35 mm Hg über 2 Stunden (379). Nach HARMAN (400) soll die Haut normotherme Ischämiezeiten von 12 Stunden vertragen, die Muskulatur jedoch nur 4 Stunden.

KRUPP et al. (580) meinen, daß die Einwirkung von Druck- und Scherkräften nach 2 Stunden konstanter Belastung über prominenten Knochenpunkten zu Rötung und Exkoriation der Haut führt, daß ferner innerhalb von 1 bis 4 Stunden (zunächst sterile) Weichteilnekrosen entstehen, die in der Tiefe wesentlich ausgedehnter sind, als an der Haut zu erkennen ist. Die unterschiedliche Folge von Druckwirkungen als Funktion der Weichteildicke zeigten NOLA et al. (771) im Experiment. Bei einem Druck-Zeit-Versuch mit 100%iger Ausbildung von Ulzerationen (100 mm Hg über 6 Stunden an 4 aufeinanderfolgenden Tagen) nahm die Inzidenz von Weichteilgeschwüren um 31% ab, wenn zwischen Knochen und Haut Weichteillappen verpflanzt wurden. Jedoch auch bei den Versuchstieren (Ratten) ohne erkennbare ulzeröse Hautschäden waren an Epidermis und Muskulatur mikroskopisch Nekrosen zu erkennen, was bedeutet, daß niedrigere Drücke ausreichend sein können, durch die Schädigung von Blutgefäßen (Thrombose, Ödem, entzündliche Veränderungen) initiale Schäden zu setzen, die sekundär auch zur offenen Druckwunde führen können. Demnach ist die Weichteildicke nur ein ungenügender Schutz gewichtsbelasteter Regionen. Die Versuche bestätigten die experimentellen Erfahrungen anderer Autoren (471, 560, 633) über den Einfluß von Druck und Zeit auf die Entstehung von Druckwunden.

Die Versuche an gesunden und paraplegischen Schweinen (194) mittels eines computerkontrollierten elektromechanischen Druckapplikators zeigten, daß erste Schäden in der Muskulatur (500 mm Hg über 4 Stunden), später in der Haut (800 mm Hg über 8 Stunden) auftraten, Drücke von 200 mm Hg über 15 Stunden jedoch noch keine Hautschäden verursachten (Abb. 15). Die Muskelschäden begannen direkt über dem Knochen. Erst 1 Woche nach Druckapplikation wurden die Schäden äußerlich sichtbar. Sie stehen in einem gewissen Gegensatz zu den Ergebnissen an Hunden (561), wobei sie aber wegen des verschiedenen Versuchstiertyps (Hund: Loose-skin-animal; Schwein: Fixed-skin-animal) auch nicht direkt vergleichbar sind. Die Versuche bestätigten aber den Druck als prinzipiell bestimmenden Faktor der Gewebeschädigung, die durch weitere Faktoren (Bakteriologie) modifiziert wird. DANIEL (194) formuliert eine Unfähigkeit des Weichteilgewebes, auf externen Druck zu reagieren, wie es vor allem bei Lähmungen, wiederholter Traumatisierung und Infektionen vorkommt.

Nach SEILER et al. (1054) wird die dekubitogene Druckwirkung durch Sekundärfaktoren wie Anämie, Hypotonie, Hypovolämie, Ge-

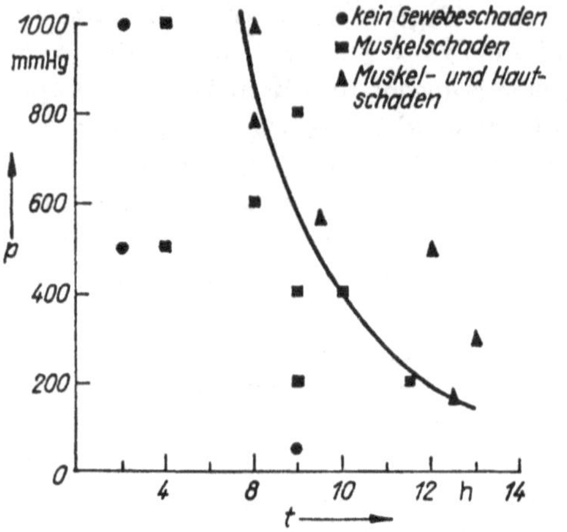

Abb. 15. Druck-Zeit-Kurve experimenteller Dekubitusentstehung an Schweinen (194)

Anstelle von 8, 10, 12 h lies 12, 16, 20 h

websperfusionsänderungen, Stoffwechselsteigerung und Kachexie potenziert, die Druckeinwirkzeit durch Alter, Lähmungen, Bettruhe, Depression, Katatonie, Narkose, Kachexie und Medikation mit Sedativa verlängert. Da die Verminderung des Sauerstoffgehalts im Gewebe ideale Wachstumsbedingungen für anaerobe Keime schafft und Drucknekrosen aus den normalen Keimreservoirs (Darmtrakt, Vagina, Mund- und Rachenraum) besiedelt werden, haben auch Bakterien Einfluß auf Dekubitalulzera, insbesondere auf ihren Heilverlauf (1055). Die Autoren können die Druckschäden ihrer Patienten nach dem Heilverlauf in drei Gruppen einteilen:

A. mit progredienter Verschlechterung
B. mit stationärem Verlauf über 4 Monate
C. mit einer Heildauer von weniger als 10 Wochen

179 bakteriologische Untersuchungen an Dekubitalgeschwüren von 34 geriatrischen Patienten ergaben signifikante Unterschiede des Keimspektrums in den 3 Gruppen. Bei Gruppe A fanden sich in 50% anaerobe Keime, bei Gruppe B in 32% und bei Gruppe C in 7%. Das aerobe Keimspektrum wird in A von *Pseudomonas aeruginosa* und Enterokokken beherrscht, in B und C wurden Staphylokokken, Enterokokken und *E. Coli* in signifikant unterschiedlichen Häufigkeiten und Kombinationen nachgewiesen. Die therapeutisch durchgeführten lokalen Desinfektionen erreichten niemals eine keimfreie Dekubitusoberfläche. Die besonderen therapeutischen Probleme können sich aus dem Resistenzverhalten der Keime und der Vielzahl anaerober Keime ergeben, so daß der Verdacht weiterbesteht, daß Anaerobier den Heilverlauf ungünstig beeinflussen. Brook (143) fand bei 42 Kindern mit Dekubitalulzera 21× anaerobe Bakterien (davon 5× als einzige nachweisbare Keimart, 16× als Mischinfektion) und in 20 Fällen aerobe Keime. Durchschnittlich wurden zwei Keimarten pro Probe isoliert. Über die isolierten Keime gibt die Tabelle 52 Auskunft.

Tabelle 52. Bakterienisolierungen bei 42 Patienten mit Dekubitalulzera (143)

	Häufigkeit des Bakteriennachweises
Aerobier	
S. aureus	23
Streptococcus D	2
Streptococcus A, Beta-haemolys.	6
E. agglomerans	5
E. coli	2
Pseudomonas aeruginosa	3
H. influenzae	5
Aerobier gesamt	46
Anaerobier	
Peptococcus spp.	6
Peptostreptococcus spp.	11
Propionibacterium acnes	4
Eubacterium spp.	3
Veillonella spp.	1
B. fragilis	6
B. melaninogenicus	2
F. nucleatum	4
Anaerobier gesamt	37
Total	83

Zwei der fünf Patienten mit ausschließlich anaerober Keimbesiedlung hatten perianale Ulzera. Tabelle 53 zeigt das von Daltrey et al. (193) nachgewiesene Keimspektrum. Es

Tabelle 53. Spektrum der isolierten Keime bei 53 auf Aerobier und 20 auf Anaerobier untersuchten Patienten (193)

	Anzahl der Patienten
Aerobier	
Gram-positive Kokken	
Staphylococcus aureus, *S. epidermidis*	44, 31
Micrococcus spp.	15
Streptococcus spp.	31
A, B, C, D, G, andere	1, 6, 6, 28, 6, 2
Gram-positive Bakterien	
Corynebakterien	31
Bacillus laterosporus	1
Gram-negative Bakterien	
Proteus spp.	27
mirabilis, *morgani*, *rettgeri*, andere	25, 2, 1, 1
Escherichia coli	19
Klebsiella pneumoniae	8
Citrobacter freundii	1
Hafnia alvei	1
Acinetobacter spp.	2
Moraxella spp.	2
Alkaligenes spp.	1
Pseudomonas aeruginosa	15
Anaerobier	
Bacteroides-fragilis-Gruppe	7
fragilis, *ovatus*, *thetaiotamicron*, *vulgatus*, andere	5, 1, 2, 1, 3
B. asaccharolyticus	4
Fusobacterium necrophorum	1
Clostridium spp.	5
perfringens, *sporogenes*, *cadaveris*	3, 1, 1
Gram-positive nicht-sporenbildende Stäbchen	2
Gram-positive Kokken	9
Pilze	
Candida spp.	3

ist weitgehend identisch mit den Daten von Galpin et al. (313), Castro-Sierra (165) und Chow et al. (169) (Tab. 54).

Tabelle 54. Isolierte Keime von Dekubitalulzera bei 23 Patienten (169)

Keime	Anzahl der Patienten (%)
Anaerobier	
Peptostreptococcus und *Peptococcus*	6 (26)
Bacteroides	6 (26)
Bacteroides fragilis	5 (22)
Bacteroides corrodens	1 (4)
Bacteroides clostridiiformis	1 (4)
Clostridium	4 (17)
Clostridium perfringens	3 (13)
Eubacterium	1 (4)
Propionibacterium	1 (4)
Gesamt	12 (52)
Aerobier	
Staphylococcus	12 (52)
Staphylococcus aureus	8 (35)
Streptokokkusarten	17 (74)
A-Streptokokken	2 (9)
D-Streptokokken	9 (39)
Proteusarten	15 (65)
Escherichia coli	12 (52)
Pseudomonas	6 (26)
Klebsiella	6 (26)
Andere	7 (30)
Gesamt	23 (100)

Bei keinen der von Ulzera betroffenen Kinder ließ sich jedoch eine Septikämie nachweisen. Bei 21 Erwachsenen fanden Galpin et al. (313) die alleinige Ursache einer Sepsis in Dekubitalgeschwüren, 16 davon hatten Bakteriämie; in 8 Fällen wurden obligate Anaerobier, in weiteren 8 Mischinfektionen nachgewiesen. 10 Patienten starben, 8 davon trotz antibiotischer Behandlung. 14 wurden chirurgisch behandelt (Debridement), von ihnen starben vier. Chow et al. (169) beobachteten in 19 ihrer 24 Fälle von Sepsis, die allein auf einen Dekubitus zurückgeführt

Tabelle 55. Einfluß von antibiotischer und chirurgischer Therapie auf die Mortalitätsrate bei 24 Patienten mit Dekubitalulzera (169)

Therapeutisches Regime	Anzahl der Patienten	Anzahl der Todesfälle (%)
Clindamycin und Gentamycin	19	7 (37)
Cephalothin und Kanamycin	4	2 (50)
Methicillin, Gentamycin und Chloramphenicol	1	0
Chir. Nekroseentfernung	16	3 (19)*
Keine chir. Nekroseentfernung	8	6 (75)*
Gezielte antibiotische Therapie		
mit chirurgischer Therapie	14	2 (14)+
ohne chirurgische Therapie	6	4 (67)+
Ungezielte antibiotische Therapie	4	3 (75)+
Gesamt	24	9 (38)

*P < 0,025 χ^2-Test +P < 0,05 χ^2-Test.

Tabelle 56. Klinische Daten in bezug auf Überleben der Patienten und Heilungsindex des Druckgeschwürs (193)

	Zustand des Druckgeschwürs bei					
	verstorbenen Patienten			überlebenden Patienten		
	1	2	3	1	2	3
Anzahl der Pat.	11	3	6	0	0	28
Durchschnittsalter	78,3	79	78,8			79,4
Anzahl der Pat. mit:						
Gewichtsverlust	7	0	2			2
Anaemie (Hb < 10 g/dl)	1	1	2			5
Diabetes	1	1	0			2
Karzinom	2	2	0			0
Heilungsindex:						
Durchschnitt	–211	0	13,8			15,3
Spanne	–1024 bis –0,6	0	1,7 bis 33,5			1,4 bis 78,5
Klassifikation des Dekubitus:						
nekrotisch	6	0	2			2
ulzerös	3	2	3			8
oberflächlich	2	1	1			18

1 = fortschreitend (Heilungsindex < 0)
2 = unverändert (Heilungsindex = 0)
3 = heilend (Heilungsindex > 0)

wurden — sie sind offenbar weitgehend identisch mit dem Material von Galpin et al. (313) — den Einfluß einer antibiotischen (insbesondere Clindamycin) und chirurgischen Therapie. Bei Kombination beider Behandlungsarten fand sich die niedrigste Mortalitätsrate an Dekubitalsepsis (14%). Die Ergebnisse sind in Tabelle 55 wiedergegeben.

Daltrey et al. (193) untersuchten den Einfluß der Bakterienflora auf heilende und nicht-heilende Druckgeschwüre bei 53 (11 männliche, 42 weibliche) Patienten mit einem Durchschnittsalter von 79 Jahren. Bei einer Klassifikation der Druckwunden in oberflächliche, geschwürige und nekrotische bestimmten sie nach der Formel: Anfangswundgröße minus Endwundgröße in cm², dividiert durch Heildauer, einen Heilindex und korrelierten ihn unter Berücksichtigung weiterer klinischer Parameter (Tab. 56) mit nachgewiesenen aeroben und anaeroben Mikroorganismen (Tab. 57), die immer kombiniert auftraten. Danach ergibt sich, daß *Proteus mirabilis* und *Pseudomonas aeruginosa* mit nekrotischen und nicht-heilenden Wunden assoziiert sind, während *Staphylococcus aureus* nicht mit irgendeinem Trend des Heilindex in Verbindung zu bringen ist. Aus diesen Untersuchungen ergibt sich aber in Übereinstimmung mit der Ansicht oben zitierter Autoren, daß trotz angemessener verschiedenartiger Therapie nur aggressive präventive Maßnahmen die Hoffnung auf eine effektive Verminderung der Inzidenz und der Mortalität von Druckgeschwüren bieten.

Schon in der alten Literatur (259) finden sich klare Hinweise auf die Bedeutung der Prophylaxe. Nach der Erfahrung des Autors war der Dekubitus bei einem geschulten, intelligenten und ärztlich beaufsichtigten Pflegepersonal ein seltener Befund. Unter den Behandlungsrichtlinien wurden tägliche Inspektion disponierter Körperregionen, Einreibungen mit alkoholischen und adstringierenden Mitteln bei verdächtigen Hautrötungen, Waschungen und vor allem mehrmaliger täglicher Lagerungswechsel mit Bedacht hervorgehoben. Insoweit hat sich am

Tabelle 57. Beziehungen zwischen Bakterienarten, Heilungsindex und Druckschadenklassifikation (193)

Mikroorganismen	Prozentualer Anteil von Druckgeschwüren mit Mikroorganismen				
	Heilungsindex		Klassifikation		
	< 0	> 0	nekrot.	ulzerös	oberflächl.
Aerobier (n)	14	34	12	17	24
Staph. aureus	21	50	33	41	46
Streptococcus spp.	14	12	25	6	17
Escherichia/Klebsiella	21	0	17	0	4
Proteus spp.	57	3	50	12	8
Pseud. aeruginosa	43	6	50	18	4
andere	86	53	83	65	50
Anaerobier (n)	7	10	6	5	9
Bacteroides spp.	57	10	67	40	0
Fusobacterium spp.	14	0	17	0	0
Clostridium spp.	14	10	17	20	0
Anaerobe Kokken	0	10	33	0	0
andere	57	10	67	40	0
Andere Mikroorganismen	86	53	83	65	50

Prinzip der Prävention nichts geändert. SEILER et al. (1054) erkennen in der Bettruhe ein allgemeines Gefährdungsmoment und geben Hinweise zur Prophylaxe (Tab. 58). Der Wert der Bettruhe als wichtige Therapiemaßnahme ist deshalb unbestritten, jedoch hat die Bettruhe einen derartigen Grad von Selbstverständlichkeit erreicht, daß heute das Gegenteil — die Mobilisierung des Patienten — zu den ärztlichen Verordnungen gehört (1054). Wenn wir wie andere Autoren den Druck als das wesentliche ätiologische Moment in der Dekubitusgenese anerkennen, so ist die Druckminderung zugleich die einzige reale Möglichkeit (gegenüber Alter, Gesundheitszustand, Körpergewicht), aktive Prävention zu betreiben. Nach SEILER (1054) entspricht die dekubitogene Druckwirkung (W_{dg}) dem Produkt aus Masse des Patienten (kg), normaler Fallbeschleunigung (G), Weg (m; entspricht der Kompressionstiefe der Weichteilschicht) und der Druckeinwirkzeit (s). In der Praxis ist W_{dg} durch Vergrößerung der Auflagefläche (Reduzierung von kg/cm^2), extrem weiche Polsterung (Reduzierung von m) und häufiges Umlagern (Reduzierung von s) kleiner zu halten. Bemühungen, die an diesen Punkten ansetzen, sind die sicherste Methode der Dekubitusprophylaxe.

SEILER und STÄHELIN (1054) konnten mit einem Anti-Dekubitusprogramm in einer geriatrischen Klinik Anzahl und Schweregrad der Dekubitalulzera um mehr als 2/3 senken — also auch bei Arterioskleotikern! Wir sehen in diesem Programm eine realistische Möglichkeit, durch Nutzung pflegerischer Potenzen ohne zusätzliche ökonomische Belastungen auch in kleineren stationären Gesundheitseinrichtungen die Dekubitusrate zu verringern. Das Programm greift die verhängnisvoll stabilisierte Auffassung an, daß Dekubitalulzera unvermeidbare Komplikationen schwerer Erkrankungen und des hohen Alters sind und begegnet diesem Vorurteil durch Aufklärung und Schulung über Wichtigkeit und Bedeutung des Dekubitalleidens. Es gilt, die Mitarbeiter zu motivieren, indem sie von der Zielstellung ihrer Pflegearbeit in-

Tabelle 58. Gefahren der Bettruhe/Hinweise zur Prophylaxe (1054)

1. Dekubitus	Spezielle Lagerung, Druckentlastung
2. Kontrakturen	Bauchlagerung, Krankengymnastik, Ergotherapie
3. Stuhl- und Blasendysfunktion	Faserstoffe, Nachtstuhl, Toilettenbesuch ermöglichen
4. Atrophie der Muskulatur (40—60 g/Tag) Eiweißverlust	Bewegungstherapie, Ernährung
5. Negative Bilanz von Na, K, Ca, P (Osteoporose, Nierensteine)	Mobilisation, Ernährung
6. Thrombose und Embolie	Bewegungstherapie, evtl. Antikoagulation
7. Reduktion des Blutvolumens	
8. Kardiovaskulärer Trainingsverlust	Mobilisation, Orthostasetraining
9. Ungenügende Atmung	Atemtherapie
10. Psychische Veränderungen durch sensorische Deprivation	Aktivierung, Ergotherapie

formiert sind und die Erreichbarkeit dieser Forderung erkannt haben. Die regelmäßige Bestandsaufnahme sämtlicher Dekubitalgeschwüre, ihre Einteilung nach Schweregraden und die objektive Kontrolle des Therapieerfolges, die wöchentliche Dekubitusvisite, das strikte Arbeiten nach einheitlichen und einfachen Richtlinien und schließlich wissenschaftliche Arbeit zur Dekubitusproblematik bilden weitere essentielle Programmpunkte. Seiler und Stähelin haben für die Dekubitusprophylaxe folgendes Fließschema angegeben (Tab. 59):

Tabelle 59. Dekubitusprophylaxe (1054)

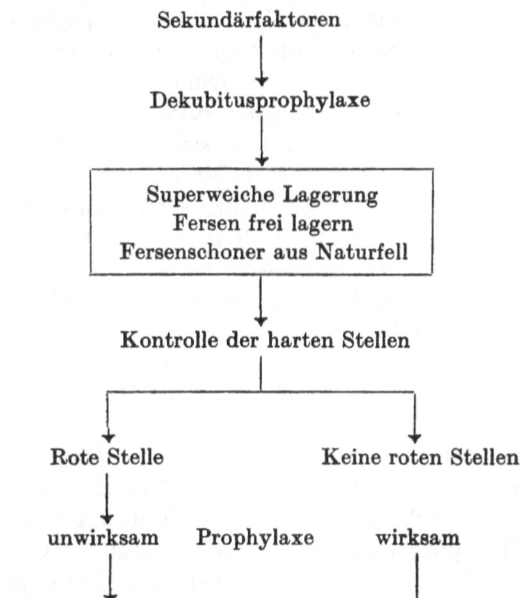

Seiler et al. (1056) betonen, daß die Prophylaxe bei Fieber, Kachexie, Lähmung oder Narkose unverzüglich, d. h. innerhalb einer Stunde, **selbständig vom Pflegepersonal** (Superweichlagerung) eingeleitet wird. Manley (668) zitiert ein von Norton (773) erprobtes Punktsystem zur Vorhersage des Risikogrades eines bestimmten Patienten zur Ausbildung von Druckschäden. Patienten in guter physischer und psychischer Verfassung, im Vollbesitz ihrer Beweglichkeit, kontinent und in ambulanter Behandlung bekommen 20 Punkte. Oberhalb von 15 Punkten besteht ein geringes, unterhalb von 8 Punkten ein hohes Risiko für die Entwicklung von Druckgeschwüren. So kann bei eingeschränkter Pflegekapazität dieses System helfen, die high-risk-Patienten frühzeitig zu erkennen und sie unter einem intensiven pflegerischen Regime zu betreuen, ggf. unter Verwendung eines in Großkliniken zweifellos vorhandenen technischen Know-hows zur weichen Wechsellagerung (Luft-, Wasser-, Schaukelbetten, Drehbetten usw.). Zur Druckreduzierung (um 21 mm Hg) an den Auflagestellen empfehlen Garber et al. (314) eine Seitenlagerung mit Flexion des Kniegelenkes von 35° und der Hüfte von 30° bei Rückenmarkverletzten, vor der Kahle und Zöllner (497) jedoch ausdrücklich warnen. Schließlich ist jede Wechsellagerung einer einseitigen, wenn auch druckreduzierten Liegeposition vorzuziehen.

Die von Norton vorgeschlagene Punkteskala zur Erfassung der high-risk-Patienten haben Andersen et al. (24) so modifiziert, daß auch medizinisches Pflegepersonal in der Lage war, diesbezügliche Unterscheidungen und erste prophylaktische Maßnahmen zu treffen. Absolute Kriterien für ein Dekubitusrisiko sind dabei Bewußtlosigkeit, Dehydratation und Lähmungen (je 2 Punkte), relative Kriterien (je 1 Punkt) sind Alter über 70 Jahre, eingeschränkte Beweglichkeit, Inkontinenz und stärkere Abmagerung. Bei einer Punktzahl von 2 und mehr wurden diese Patienten für 10 Tage einer engmaschigen Kontrolle unterzogen und danach entschieden, ob eine Anti-Dekubitus-Matratze zweckmäßig ist. Unter 3571 in das Municipal Hospital Copenhagen eingelieferten Patienten wurden 55 mit Dekubitus aufgenommen und 600 als Risikopatienten erfaßt, von denen 118 vor dem Ablauf von 10 Tagen (Visite durch Dermatologen) verstarben. Von den verbliebenen 482 Risikopatienten entwickelten 35 innerhalb von 10 Tagen Druckgeschwüre, 3 nach dieser Zeit. Unter den 2916 Non-risk-patients entwickelten nur 5 (0,2%!) einen Dekubitus. Retrospektive Auswertungen ergaben dann, daß 3 von diesen 5 in die Risikogruppe hätten eingeordnet werden müssen.

Hinsichtlich des ätiologischen Hauptfaktors **Druck** besteht — wie ausgeführt — Einmütigkeit. Die Wirkung von Scherkräften ist sicher ebenfalls unbestritten (24, 1207). Beeinflußt wird die Ausbildung von Druckschäden der Weichteile sicher durch Alter, Ernährungszustand, Bewußtseinslage, Grad der Bewegungseinschränkung, Hypoxämie. Druckgeschwüre haben aber keine kausale Beziehung zu bestimmten Erkrankungen, sie können **jeden** Patienten mit **jeder** Erkrankung betreffen. Die lokalen Dispositionen sind ebenfalls bekannt. Haut und Weichteile des Beckengürtels mit den drei kritischen Zonen Kreuzbein-Steißbein, Trochanter und Sitzbein sind besonders gefährdet, auch hinsichtlich schneller bakterieller Besiedlung (118). Die Art der Keimbesiedlung beeinflußt den Verlauf des Ulkusleidens. Für eigene bakteriologische Untersuchungen war das Sektionsgut des Institutes ungeeignet. Immerhin aber fanden wir in 8 Fällen eine Septikopyämie, die auf Druckgeschwüre zu beziehen war. Diese Komplikation betraf durchschnittlich nur ältere Patienten, wiewohl das Alter nach den Untersuchungen Castro-Sierras et al. (166) für die Anzahl und die Verschlechterung von Druckschäden nicht bedeutsam ist. Beispielsweise haben Paraplegiker zwischen 10 und 19 Jahren und 30 bis 39 Jahren weniger Druckschäden als 20 bis 29jährige Patienten, die — meist arbeitsfähig — wiederum in bestimmten Sitzpositionen fixiert und nicht in dem Maße wie die nächste Altersgruppe adaptiert sind. Die Untersuchung dieser Autoren ergibt ferner, daß das Geschlecht keine Dekubitusdisposition ist (39% männliche und 30% weibliche Dekubitusträger). Auch in unserem Material ist die Geschlechtsverteilung praktisch identisch. Wesentlich für die Erkenntnisse über den zeitlichen Ablauf der Druckschadenentwicklung sind die Untersuchungen von Andersen et al. (24). Die Dekubitalgeschwüre entstanden ganz überwiegend in den ersten 10 Tagen der stationären Behandlung. Auch in unserem Material hatten 17,2% der innerhalb von maximal 2 Wochen Verstorbenen bereits Druckschäden. Diese Erkenntnisse eröffnen zugleich einen leicht gangbaren Weg zur aktiven Prophylaxe in einer überschaubar kurzen Zeit, allerdings ohne den Krankheitsverlauf aus dem Auge zu verlieren und bei Progression des Grundleidens die Punktewertung zu kontrollieren. Zweifellos ist es besser und ökonomischer (!), durch krankenpflegerische Maßnahmen Prophylaxe zu betreiben, um alle indizierten apparativtechnischen und medikamentösen Maßnahmen, die das Grundleiden erfordert, effektiv wirksam werden zu lassen, statt sie durch zusätzliche therapeutische Maßnahmen gegen vermeidbare Druckgeschwüre zu behindern. Eine konzentrierte medizinische Erstversorgung mit kurzem stationären Aufenthalt ist die beste Prophylaxe gegen iatrogene Schäden der Bettruhe.

Gegen die Einordnung der Druckgeschwüre als iatrogene Schäden erhebt sich heute keine wesentliche Stimme mehr. Nach Galpin et al. (313) bieten aggressive präventive Maßnahmen die einzige Hoffnung zur Verminderung von Inzidenz und Mortalität dieser schweren Komplikation. Über die grundsätzliche Vermeidbarkeit bestehen weitgehend einheitliche Ansichten. So schreibt Manley (668) vorsichtig: „Although pressure sores are a preventable **iatrogenic disease**, our understanding of their aetiology is admitted far from complete. It would be foolish to suggest that all sores can be prevented by a simple change in management procedures. A significant reduction in the incidence of sores is, however, a practical possibility, an in view of the increasing numbers of patients in care, eminently desirable". Die Prophylaxe ist keineswegs kompliziert oder unzumutbar. Es sind die einfachen Maßnahmen der Prävention, die nicht bekannt sind oder nicht angewandt werden. So nennt Castro-Sierra (166) unter den ätiologischen Faktoren 1. die **Unwissenheit** von Ärzten und Pflegepersonal, die glauben, daß Druckgeschwüre unabwendbare Nebenerscheinungen einer Paraplegie seien und sogar Maßnahmen anordnen, die erst zum Dekubitus führen und 2. die **Fahrlässigkeit**, indem das Pflegepersonal die Dekubitusproblematik kennt, die präventiven Maßnahmen aber unterläßt.

Diese Maßnahmen können in einfache Worte gefaßt werden: die Patienten werden trocken, sauber, gutgenährt gehalten und bewegt (536). Aus der Resonanz in der Literatur kann man unschwer auf ein weltweites Problem schließen. Riebelová (910) betont die ärztliche Entscheidung über die Frequenz der Lagewechsel und die Pflicht zur strikten Ausführung der Anordnungen durch die Mitarbeiter. Auch das Anti-Dekubitus-Programm von Seiler und Stähelin (1054) beginnt bei der Motivation und Schulung von Ärzten und Pflegeteam. Berecek (75) vermutet, daß folgende Faktoren für das Andauern der iatrogenen Krankheit Dekubitus verantwortlich sind: das Pflegepersonal realisiert nicht die Lagewechsel der Patienten in der erforderlichen Frequenz und akzeptiert die Notwendigkeit der Maßnahmen nicht; die Anzahl der Pflegekräfte ist zu gering, die Aufgaben auszuführen. Ähnlich vermuten Bliss et al. (107) — und wir können ihnen zustimmen —, daß Ärzte und Schwestern eine ablehnende Haltung gegenüber den Druckschäden überhaupt haben und sie als unvermeidliche Begleitung terminaler Erkrankungen auffassen, ferner auch deshalb, weil die Entdeckung von Druckschäden den Vorwurf unangemessener Krankenpflege begründet und schließlich die Schwestern hoffen, entdeckte Druckgeschwüre würden alleine abheilen, diese nicht melden. Die Autoren formulieren dies in Kenntnis und Anerkennung der Schwere der pflegerischen Arbeit. Letztlich ist auch unser eigenes Material Beleg für mangelndes Interesse an dieser Art iatrogener Schädigung. Von den 27 Fällen ohne klinische Angaben hinsichtlich der Liegedauer entfielen 21 auf über 60jährige, d. h. die Altersgruppe, bei der man ein Dekubitalgeschwür als schicksalhaft hinnimmt! Wir halten teilweise mangelhafte Angaben in den Obduktionsprotokollen bezüglich Wundgröße und Tiefe ebenfalls für einen Ausdruck mangelhaften Interesses an dieser Komplikation und beziehen uns in die Kritik ein. Schließlich ist auch die Tatsache, daß in **keinem** Falle seitens der Auftraggeber für die Obduktion oder des Begutachtungswesens Rückfragen erfolgten, auch nicht in den Fällen, in denen der Dekubitus eine neue Kausalität zum Todeseintritt begründete, ein Hinweis auf die unzureichende Bewußtheit dieser häufigen Komplikation und ihrer Bedeutung. Offenbar unter diesem Eindruck schrieben Seiler und Stähelin (1056): „Es ist daher wichtig, das Interesse an diesen Fragen durch Diskussion und wissenschaftliche Forschung wach zu halten". Das krasse Mißverhältnis zwischen finanziellem und pflegerischem Aufwand einerseits und fundierten pathophysiologischen Kenntnissen andererseits, die klinische Relevanz überhaupt, rechtfertigen jede positive Aktivität in dieser Richtung. Wilhelms und Seifert (1198) appelieren an die moralische Verantwortung der Ärzte, verweisen auf die in der RKO fixierte Eigenverantwortlichkeit des Pflegepersonals und fordern einen ärztlich kontrollierten Pflichtenkatalog für die Pflege inaktiver Patienten. Da sich die Begutachtung iatrogener Schäden immer am Einzelfall orientiert, ist es denkbar, daß bei Nachweis mangelhafter Pflege durchaus ein Dekubitus in die materielle Verantwortlichkeit des Gesundheitswesens fallen kann. Klepinger (536), der die „bedsores" als „most common of iatrogenic diseases" bezeichnet, zitiert in diesem Zusammenhang Meyer (725): „Because adequate nursing care can prevent bedsores in most cases, it is not unreasonable that charges of negligence could be leveled against health care institutions, which are being held increasingly accountable for standards of care". Dem ist kaum etwas hinzuzufügen.

An dieser Stelle seien noch zwei Anmerkungen gestattet:

1. Auch die chirurgische Therapie des Dekubitus ist mit Komplikationen belastet. SCHUMACHER et al. (1043) berichten über 8% Versager (notwendige Rezidivoperationen) und über 2 Lappenhämatome bei 33 hautplastischen Operationen. KRUPP et al. (579) beobachteten bei 65 Lappenplastiken 12 Komplikationen (8 Blutungen, 2 partielle Wundrupturen, 1 Randnekrose, 1 Infektion) im Schweizerischen Paraplegikerzentrum Basel.

2. KLEPINGER (536) macht auf einen rein forensischen Aspekt aufmerksam. Druckatrophische Knochenläsionen sind den durch Verwitterung entstandenen Knochenerosionen sehr ähnlich. Jedoch können Ausdehnung und Verteilung an relativ weichteilnahen Knochenpunkten dazu beitragen, sie als von ehemals bettlägerigen oder überwiegend an Rollstühle gefesselten Personen stammend einzuordnen (Identifizierung).

7. Analyse von Sorgfaltspflichtverletzungen

7.1. Sorgfaltspflichtverletzungen in operativen und nichtoperativen Fächern

Unter den 5322 von uns untersuchten Fällen befinden sich 104 (54 männliche und 50 weibliche, Durchschnittsalter 38,3 Jahre), bei denen eine oder mehrere Sorgfaltspflichtverletzungen bestanden bzw. der Verdacht auf solche durch das Gutachten nicht sicher ausgeräumt werden konnte. Sie sind in Tabelle 60 aufgeführt. Es besteht eine nahezu gleichmäßige Altersverteilung auf das 1. bis 8. Dezennium. In unserem Material sind die Fächer Chirurgie, Anästhesie, Innere Medizin, Pädiatrie, Gynäkologie, Allgemeinmedizin, Urologie, Röntgenologie, Ophthalmologie, HNO, Psychiatrie, Stomatologie, Physiotherapie und auch Pharmazie vertreten (Tab. 61). Diese 104 Fälle enthalten 4 schwere Körperverletzungen, die überlebt wurden, jedoch endeten davon 2 Schwangerschaften mit Totgeburten; bei einer dritten wurde ein hirngeschädigtes Kind geboren, welches im Säuglingsalter verstarb. Unberücksichtigt bleiben Zwischenfälle, deren Untersuchung zu dem Ergebnis führte, daß Pflichtverletzungen nicht bestanden. Desgleichen werden festgestellte Verstöße gegen die ärztliche Sorgfaltspflicht ohne Schaden bzw. ohne Kausalzusammenhang zum eingetretenen Schaden ausgeklammert. Mit 0,7% des Gesamtuntersuchungsgutes handelt es sich dabei um einen vergleichsweise minimalen Anteil, der jedoch kein Anlaß zur Geringschätzung sein darf. Immerhin betrifft es 44 Menschenleben mit einem Durchschnittsalter von 33,4 Jahren (1 Stunde bis 78 Jahre), die der mangelhaften Pflichterfüllung zum Opfer gefallen sind. Einer überlebte die Verletzung. Bei weiteren 59 Patienten ist die Kausalität der Pflichtverletzung zum eingetretenen Schaden (in der Regel Todeseintritt) nicht sicher zu beweisen. Gründe für die Beweisnot sind gleichzeitig bestehende Krankheiten, die als konkurrierende Todesursachen in Anspruch genommen werden können, fehlende Möglichkeit einer individuellen Schuldzuweisung, Unsicherheit in der Beurteilung der Erfolgsabwendungsmöglichkeit, subjektive Begutachtungsschwierigkeiten infolge ausbleibender Ermittlung bzw. fehlender Informationen (z. B. klinischer Unterlagen), unzulängliche Sicherung von Beweismaterial.

Die Sorgfaltspflichtverletzungen unseres Untersuchungsgutes lassen sich 11 in Tabelle 62 aufgeschlüsselten Fehlergruppen zuordnen. Dabei ragen mit überwiegender Mehrheit Mängel heraus, die gerade einfache, ohne apparativen Aufwand durchführbare ärztliche Leistungen betreffen, welche Bestandteil der medizinischen Grundausbildung sind. Im einzelnen handelt es sich um unzureichende Erhebung bzw. Verarbeitung anamnestischer Daten, ungenügende und oberflächliche Erstellung eines allgemeinärztlichen Status mittels grundsätzlicher Untersuchungstechniken, wie Inspektion, Palpation, Perkussion, Auskultation, ferner um ungenügende mentale Verarbeitung der erhobenen Daten, unkritische Differentialdiagnose, unzureichendes ärztliches Engagement im Sinne nachgehender Fürsorge (persönliche Nachkontrolle, Weiterbetreuung).

Die nächste Gruppe von Pflichtverletzungen enthält Medikamentenverwechslungen, Überdosierungen und falsche Applikationsarten (Nebenwirkungen und Arzneimittelinteraktionen bleiben hierbei unberücksichtigt). Diese Fehler betreffen sowohl Ärzte als auch

Tabelle 60. Todesfälle bzw. schwere Körperschädigungen im Zusammenhang mit SORGFALTSPFLICHTVERLETZUNGEN

1	2	3	4	5	6	7	8	9
Nr.	**G**	**Al**	**Grundleiden**	**Maßnahme**	**Pflichtverletzung**	**Komplikation**	**Kausalität** zu 5/zu 6	**Anmerkung**
CHIRURGIE								
1.	m	28	Appendizitis	ambulante Diagnostik	ungenügende Untersuchung	Peritonitis, Tod	?/?	vgl. Kap. 2.1. (Tab. 1, Nr. 10)
2.	m	70	Nierenruptur, Beckenfraktur	Nephrektomie	zurückgelassenes Bauchtuch	Peritonitis	?/?	(Tab. 63, Nr. 8)
3.	w	65	3 alte Bauchoperationen 17 bis 23 Jahre vor dem Tode	OP zur Fremdkörperentfernung	zurückgelassener Tupfer	intraabdominaler Abszeß, mors in tabula	+/+	individuelle Schuld nicht bestimmbar (Tab. 63, Nr. 9)
4.	m	78	Magenkarzinom	Magenresektion	zurückgelassenes Bauchtuch	Peritonitis, Kompressions-Adhäsionsileus, Tod	+/?	konkurrierende Todesursache (Tab. 63, Nr. 4)
5.	m	65	phlegmonöse Cholezystitis	Cholezystektomie, 3× Relaparatomie	zurückgelassenes Bauchtuch (Tab. 63, Nr. 5)	Platzbauch, Schock, Tod	+/?	persönliche Verantwortlichkeit und welcher Eingriff fraglich
6.	w	55	Cholezystitis	Cholezystektomie, 2× Relaparatomie	zurückgelassenes Bauchtuch (Tab. 63, Nr. 6)	Peritonitis, Ileus, Tod	+/?	persönliche Verantwortlichkeit und welcher Eingriff fraglich
7.	m	60	Ulcus ventriculi penetrans	Magenresektion B II Nachoperation wegen Blutung	zurückgelassener Tupfer	Abszesse, Thrombophlebitis, sept. Lungeninfarkt, Tod	+/+	individuelle Schuld nicht bestimmbar (Tab. 63, Nr. 7)
8.	w	28	Cholezystitis	Cholezystektomie	mangelhafte Präparation, Resektion von Duct. chol. und Dd. hepatici	Koma, Tod	+/+	Verurteilung von Operateur und und 1. Assistent

9.	m	45	Cholezystitis	Cholezystektomie, Dünndarmfisteldrainage	blinde Drainage über alten Wundkanal, falsche Stelle und Methode	Peritonitis, Tod	?/?	Chefarzt abgelöst
10.	w	54	Nierenzyste	Operation, i. m.-Injektion	offenbar mangelhafte Sterilisation und Desinfektion	Gasbrand	+/?	keine Ermittlung
11.	m	36	Ulcus ventriculi	i. m. -Injektion, geplante Magenresektion	keine Sterilisationserfahrung, veraltete Einrichtung, keine Vorschriften, keine Verantwortlichkeiten benannt	Gasbrand	+/?	
12.	m	66	Cholelithiasis	Cholezystektomie, i. m.-Injektion	offenbare Mängel in der Sterilisation und Desinfektion	Spritzenabszeß, Gasbrand	+/?	keine Krankenhausunterlagen, keine Ermittlung
13.	m	56	Pankreatitis	i. m.-Injektion	offenbar mangelhafte Sterilisation	Gasbrand	?/?	alte Granatsplitterverletzung in demselben Oberschenkel
14.	m	46	offene Unterschenkelfraktur	konservative Frakturbehandlung	primäre Wundnaht und geschlossener Gips	Gasbrand	+/+	Versorgung im Ausland
15.	m	50	Holzsplitterverletzung am Finger	Rivanolverband	fehlende Anamnese und Durchführung einer Tetanusimmunisierung, unzureichende Wundversorgung	Tetanus, Bronchopneumonie, Tod	+/+	Freispruch wegen damaliger Zweifel an der Wirksamkeit der Therapie mit humanem Antiserum
16.	m	43	Fingerwunde, Fleischerverletzung	primäre Wundnaht	falsche Indikation	Sepsis, Tod	?/?	Wundverschluß vom Gutachter als Situationsnaht bezeichnet
17.	w	74	Cholelithiasis	Cholezystektomie, Choledochusrevision, Bluttransfusion	Verwechslung von Infusionsflaschen (Galle aus Drain in Infusionsflasche gesammelt und i. v. angeschlossen)	Tod während der Infusion	?/?	konkurrierende Todesursache
18.	m	39	Unterschenkelfraktur	Bluttransfusion	gruppenungleiche Ery-konzentrattransfusion	haemolyt. Schock, Tod	+/+	
19.	w	4	Appendizitis	Appendektomie, Sorbitinfusion	bekannte Fructoseintoleranz nicht beachtet	Koma, Tod	+/+	

Tabelle 60 (1. Fortsetzung)

1	2	3	4	5	6	7	8	9
Nr.	**G**	**Al**	**Grundleiden**	**Maßnahme**	**Pflichtverletzung**	**Komplikation**	**Kausalität**	**Anmerkung**
20.	m	78	Prostataadenom	operative Unterbindung des Duct. def. in Lokalanästhesie	Medikamentenverwechslung (Tetracain statt Jenacain)	Überdosierung, Intoxikation, Tod	+/+	Verurteilung des Pflegers
21.	w	7	Schnittverletzung	Wundversorgung in Lokalanästhesie	Xylocitinüberdosierung	Intoxikation, Tod	+/+	
22.	m	52	Mitralstenose	Kommissurotomie, Verwendung eines Elektrothermiemessers	techn. Fehler durch ungenaue Elektrodenanlage	Verbrennung durch neutrale Elektrode	+/+	Überprüfung durch Technische Sicherheit
23.	m	35	blutendes Ulcus duodeni	Magenresektion	iatrogene Unterbindung Duct. hep. comm. und Duct. cyst., nicht indizierte Cholezystojejunostomie, unterlassene Überprüfung des Galleabflusses	intrahepatische Cholangitis, Lebernekrose, Tod	+/?	Erfolgsabwendung durch Hepatojejunostomie zweifelhaft, hohe Letalität
24.	w	74	Rektumkarzinom	Rektumamputation	nicht-indizierte OP-Ausweitung, mangelhafter Volumenersatz	hypovolaemischer Schock, Tod (mors in tabula)	+/+	Operateur entfernt postmortal Präparat mit Schere, Disziplinarmaßnahme
25.	w	78	Lymphogranulomatose	Strumektomie	Fortsetzung der OP ohne Indikation	grobe iatrogene art. u. venöse Gefäßverletzung, Verbluten	+/+	Disziplinarmaßnahme
26.	w	48	Struma	Strumaresektion	mangelhafte präoperative Diagnostik und mangelhafte OP-Technik	iatrogene Ösophagusresektion, Mediastinitis, Tod	+/+	von Strafverfolgung abgesehen

27.	m	78	Lobärpneumonie	stat. Beobachtung 4 Tage, als „Galle“ eingewiesen	unzureichende Diagnostik, Entlassung mit Fehldiagnose	Tod 2 Tage nach Entlassung	?/?	Erfolgsabwendungsmöglichkeit unsicher
28.	m	12	epidurales Haematom	Wundversorgung	keine Beobachtung, keine Therapie	Fortbestehen des epiduralen Haematoms	+/?	
29.	m	37	Schädelbruch, Hirnkontusion	Wundversorgung	oberflächliche Untersuchung, Entlassung	Wiederaufnahme im Koma, Tod	+/?	
30.	m	40	Pseudarthrose	Operation	falsche Indikation, OP bei Atemwegsinfekt mit Pneumonie	Fettembolie, Tod	+/?	konkurrierende Todesursache
31.	m	20	Schädelbruch, subdurales Haematom	Wundversorgung	keine Beobachtung, keine Therapie	fortbestehendes subdurales Haematom, Tod	+/?	
32.	m	20	Schädelbruch, epidurales Haematom	—	Unterlassen einer Trepanation über 3 Tage	Tod	+/+	
33.	m	6 Wo	incarc. Hernie	konservative Behandlung	Befund bagatellisiert	paralytischer Ileus, Peritonitis	+/?	
34.	w	77	Rippenfraktur, Haematothorax	—	oberflächliche Untersuchung, Entlassung	Tod durch Grundleiden	?/?	
35.	w	60	traumatische Milzruptur	Routinediagnostik	Unterlassen der Lavage bei Rumpftrauma, keine Langzeitbeatmung bei Versagen Thoraxdrainage	Verbluten	?/?	Sarcoidose
ALLGEMEINMEDIZIN								
36.	m	24	Appendizitis	ambulante Diagnostik	fehlende Untersuchungen (Tab. 1, Nr. 8)	Perforation, Peritonitis, Sepsis, Tod	+/+	Pat. Ausländer, Verständigungsschwierigkeiten, OP-Narbe im rechten Unterbauch
37.	w	17	Appendizitis	ambulante Diagnostik	unzureichende Untersuchung (Tab. 1, Nr. 3)	Perforation, Peritonitis, Tod	?/?	
38.	w	17	Appendizitis	symptomat. Therapie, Schmerzmittel	mangelhafte Anamnese und Diagnostik, falsche Therapie	Perforation, Peritonitis, Tod	+/+	vgl. Kap. 2.1. (Tab. 1, Nr. 4)

Tabelle 60 (2. Fortsetzung)

1	2	3	4	5	6	7	8	9
Nr.	**G**	**Al**	**Grundleiden**	**Maßnahme**	**Pflichtverletzung**	**Komplikation**	**Kausalität zu 5/zu 6**	**Anmerkung**
39.	m	6	Appendizitis	ambulante Diagnostik	Unterlassen gründlicher Untersuchung (Tab. 1, Nr. 1)	phlegmonöse Appendizitis, perityphlitischer Abszeß, Tod	+/+	vgl. Kap. 1
40.	w	20	Appendizitis	ambulante Diagnostik	unzureichende Untersuchung (Tab. 1, Nr. 6)	periapp. Abszeß, Peritonitis, Ileus, Tod	?/?	
41.	w	19	Appendizitis	ambulante Diagnostik (Tab. 1, Nr. 5)	keine Untersuchung, unzureichende Untersuchung	Perforation, Peritonitis, Tod	?/?	
42.	m	45	Appendizitis	symptomat. Therapie, Schmerzmittel	unzureichende Diagnostik, falsche Therapie, unterlassene Konsultation des Chirurgen	Perforation, Peritonitis, Tod	+/+	vgl. Kap. 2.1. (Tab. 1, Nr. 12)
43.	m	38	Diabetes mell., Pleuraempyem	Buformin —	keine Anamnese, keine Untersuchung (Tab. 3, Nr. 4)	Coma diabeticum, Tod	+/?	vgl. Kap. 2.2.
44.	m	47	Diabetes mell., Adipositas, Brustwandphlegm., Mediastinitis	AU-Bescheinigung	keine Anamnese, keine Untersuchung, alle Maßnahmen an Schwester delegiert (Tab. 3, Nr. 2)	Coma diabeticum,	+/?	vgl. Kap. 2.2.
45.	w	14	Diabetes mell.	symptomat. Therapie	oberflächliche Anamnese und Untersuchung (Tab. 3, Nr. 5)	Coma diabeticum, Tod	+/+	vgl. Kap. 2.2.
46.	m	23	Glomerulonephritis	Routinediagnostik	ungenaue Anamnese, keine RR-Kontrolle, verzögerte Laboruntersuchung und Wiederbestellung	Tod	+/+	Anwendung § 25 StGB

47.	w	56	eitrige Leptomeningitis nach Myelographie	Schmerzmittel	oberflächliche Untersuchung in der Annahme eines metastas. Karzinoms nach alter Mammaradikaloperation	Tod	+/+	vgl. Kap. 3.2.2.9. siehe auch Röntgen (Nr. 95)
48.	m	38	Lobärpneumonie	symptomat. Therapie	oberflächliche Untersuchung (kein Anhalt für Pneumonie!)	Tod kurz nach Arztbesuch	?/?	Erfolgsabwendung unsicher
49.	m	45	Nasenbluten, Mallory-Weiss-Syndrom bei Alkoholismus	—	unvollständige Untersuchung, fehlende Tamponade	Verbluten	?/?	konkurrierende Todesursache
50.	m	26	Pancreasnekrose	telefonische Therapieanweisung	Ferndiagnose, Unterlassung des Soforthausbesuches durch diensthabenden Arzt	Tod	?/?	Erfolgsabwendung unsicher
51.	w	59	Schlafmittelvergiftung	—	keine Einweisung	Tod	+/?	
52.	w	4	Rachenverbrühung	—	oberflächliche Untersuchung, keine HNO-ärztl. Konsultation oder Einweisung	Tod	?/?	konkurrierende Todesursache
53.	w	8	Fremdkörperaspiration	Versuch der bronchoskopischen Entfernung	Unterlassung der Tracheotomie	Tod	?/?	
GYNÄKOLOGIE								
54.	w	42	Uterus myomatosus	Hysterektomie	zurückgelassenes Bauchtuch	Peritonitis, Ileus, Tod	+/+	Verurteilung (Tab. 63, Nr. 1)
55.	w	26	Geburt	Hysterektomie wegen Cervixriß	zu großer Zeitverlust bis zur OP-Bereitschaft	Verbluten	+/?	
56.	w	20	Geburt: Mißverhältnis Kopf zu Becken	keine	Unterlassung ärztlicher Überwachung, zu späte Sectio	Puerperalsepsis, Hysterektomie, kindlicher Hirnschaden	?/?	
57.	w	22	Geburt	manuelle Plazentalösung	keine konservative Maßnahme, kein Antibiotikaschutz	Puerperalsepsis, Hysterektomie	?/?	

Tabelle 60 (3. Fortsetzung)

1	2	3	4	5	6	7	8	9
Nr.	**G**	**Al**	**Grundleiden**	**Maßnahme**	**Pflichtverletzung**	**Komplikation**	**Kausalität**	**Anmerkung**
58.	w	30	Geburt	Einlauf zur Geburtsvorbereitung	Einlauf mit Formalinzusatz	Kolitis, Kolektomie, kindlicher Hirnschaden, Tod des Kindes	+/+	vgl. Kap. 6.6.1. (Tab. 46, Nr. 5)
59.	w	50	Cervixcarcinom	Bluttransfusion (Erythrozytenkonzentrat)	mangelhafte Sorgfalt bei Bestimmung inkompletter Coombs-Antikörper	Tod bei Transfusion	?/?	konkurrierende Todesursache
60.	w	26	Schwangerschaftsanaemie	Bluttransfusion (Erythrozytenkonzentrat)	kontaminierte Konserve	Dauerkontraktion des Uterus, Absterben des Kindes	+/+	
61.	w	50	postoperative Blutung	Transfusion	Delegierung an Schwester, Verwechslung der Patientin	Tod	?/?	konkurrierende Todesursache
62.	w	38	Präkanzerose der Cervix uteri	Konisation	lokale Adrenalingabe bei Halothannarkose	Kammerflimmern, Tod	+/+	vgl. Kap. 4.2.
63.	w	48	Uterus myomatosus	supravag. Uterusamputation	mangelhafte Voruntersuchung, Struma nicht erkannt, kein Anästhesist vorhanden	Ersticken bei Stridor in Äthertropfnarkose, keine Intubationsmöglichkeit, Tod	+/+	Verurteilung
64.	w	44	Portiokarzinom	Wertheim-OP	keine Prüfung der Ureterfunktion	Übersehen einer Ureterverletzung, Urinphlegmone, Tod	+/?	konkurrierende Todesursache
PÄDIATRIE								
65.	w	1 h	Frühgeburt	Nabelvenenkatheter	Medikamentenverwechslung KCl statt Na_2CO_3	K^+-Intoxikation, Tod	+/+	Verurteilung
66.	w	2	Diabetes mell.	orale KCl-Gabe	fehlerhafte Dosierung durch Schwester trotz richtiger Abfragekontrolle (Tab. 3, Nr. 1)	K^+-Intoxikation, Tod	+/+	vgl. Kap. 2.2.

67.	w	10	Ruptur des Duodenum	allgemeine Untersuchung	mangelhafte Diagnostik, keine Aufnahme zur Beobachtung	Peritonitis, Tod	+/+	Verurteilung
68.	w	12	Debilität	—	mangelnde Aufsicht bei Aufenthalt in Badewanne	Ertrinken	+/+	Auswertung im Kollektiv
69.	m	9	Mitralstenose nach Endokarditis	—	unzureichende präoperative Diagnostik, Nichterkennen der Stenose	intraoperativer Herzstillstand bei Osteotomie	?/?	Patient der Orthopädie
70.	w	9 M	Duct. art. pers.	Sondenernährung wegen Trinkschwäche	mangelhafte Kontrolle der Sondenlage (Trachea!)	Aspirationspneumonie, Tod	+/+	Verurteilung
71.	w	8 M	Duct. art. pers.	Diagnostik	keine Therapie eingeleitet	Tod durch Infekt mit Pneumonie	+/+	vom klin. Gutachter zerredet
72.	w	13 T	Anaemie	Sternalpunktion	zweifelhafte Indikation	Verletzung der Aorta thoracica mit Herzbeuteltamponade	+/?	vgl. Kap. 3.1.8
73.	m	10 T	postpartale Gedeihstörung	Glucoseinfusion	Medikamentenverwechslung	Procainintoxikation, Tod	+/+	
ANÄSTHESIE								
74.	w	34	Intoxikation mit Diäthyläther	V. subclavia-Katheter	keine Röntgenkontrolle der der Katheterlage	Infusionsthorax, Tod	+/?	konkurrierende Todesursache vgl. Kap. 5.2.
75.	w	40	Kolonkarzinom	Palliativ-OP, V. subclavia Katheter, Infusion von Infukoll M 40	keine Röntgenkontrolle der Katheterlage, Außerachtlassung der Kontraindikation bei bekannter Dextranallergie	Infusionspericard, Tod	+/?	Katheter durch Vena cava in Pericard gelangt, vgl. Kap. 5.2.
76.	m	66	Sialadenitis	Exstirpation, Intubation zur Nach-OP wegen Blutung	mangelhafte Voruntersuchung bei Haematom im Rachenbereich	via falsa, Pneumothorax, Tod	+/?	
77.	m	13	Unterarmfraktur	operative Frakturrevision	ungenügende Voruntersuchung	Herzhypertrophie (765 g) übersehen, Herzstillstand	?/?	Schularzt? Sportarzt? Chirurg?

Tabelle 60 (4. Fortsetzung)

1	2	3	4	5	6	7	8	9
Nr.	**G**	**Al**	**Grundleiden**	**Maßnahme**	**Pflichtverletzung**	**Komplikation**	**Kausalität**	**Anmerkung**
78.	m	60	Fistel nach Oberschenkelamputation	operative Fistelrevision in Halothan-Lachgas-Narkose	keine Anamnese, keine Untersuchung, Übersehen des Pacemakers	Kammerflimmern, Tod	?/?	vgl. Kap. 4.2.
79.	m	56	Pyelonephritis	Nephrektomie bei Malignomverdacht	mangelhafte Überwachung (Auskultation), Außerachtlassung des Rö-Befundes	Spannungspneumothorax, Tod	+/+	Untersuchung nach mündlichen Auskünften anderer Fachrichtungen eingestellt
80.	m	1	Appendizitis Invaginationsileus	Intubation zur Narkose	mangelhafte Auskultation	Atelektase bei Tubusfehllage	+/?	
81.	w	2.	Haemangiom der Wange	Operation	mangelhafte Überwachung (RR, Puls), Unterschätzung des Blutverlustes, kein adäquater Ausgleich	hypovolaemischer Schock, Tod	+/+	persönliche Verantwortung ungeklärt, vom chirurgischen Gutachter als maligne Hyperthermie zerredet
INNERE MEDIZIN								
82.	m	53	Ulcus duodeni	stationäre Beobachtung	Verdacht auf oberflächliche Untersuchung	Verbluten	?/?	
83.	m	45	Coronarsklerose	Herzsalbe	keine Anamnese, keine Untersuchung	plötzlicher Tod	?/?	Erfolgsabwendung unsicher
84.	w	18	Polymyositis	Sternalpunktion	unkorrekte Durchführung	Herzpunktion, Haematopericard, Tod	+/+	nach mehrjähriger Verzögerung des Verfahrens eingestellt, vgl. Kap. 3.1.8.
85.	w	70	Coxarthrose Non-Hodgkin-Lymphom	Totalendoprothesen-OP, Konsultation des Internisten (16000 Leuko)	mangelhafte Diagnostik (920 g Milz nicht palpabel), dadurch OP bei Kontraindikation	Knochenmarkembolie	+/+	Patient der Orthopädie
86.	m	36	Fettzirrhose	i. m.-Injektion, Laparotomie, Senkstakensonde	offenbare Mängel in Sterilisation und Desinfektion	Gasbrand	?/?	keine Nachuntersuchung

87.	m	53	grippaler Infekt	i. m.-Injektion Analgetikum	Nichtbeachtung bekannter Überempfindlichkeit	anaphylaktischer Schock, Tod	+/+	
88.	m	77	ulzeröse Ösophagitis	Antibiotikumtherapie	Präparat zur i. m.-Injektion über V. subclavia-Katheter verabfolgt	Kristallembolie, Tod	+/+	Schwester verurteilt
89.	w	15	entzündliche Schrumpfnieren	chronische Haemodialyse	unkorrekte Durchführung	Koma, Tod	?/?	vom Staatsanwalt an Konfliktkommission übergeben
RÖNTGEN								
90.	m	65	Schädelfraktur	Röntgendiagnostik Schädel (Aufnahme)	Fehlbeurteilung	Fraktur übersehen, Tod	?/?	
91.	m	79	Schädelfraktur	Röntgendiagnostik Schädel (Aufnahme)	oberflächliche Beurteilung	Fraktur übersehen, Tod	?/?	
92.	m	28	Schädelfraktur, Hirnkontusion, epidur, Haematom	zerebrale Angiographie	Haematom nicht erkannt	Tod	?/?	
93.	w	70	VD Darmtumor	orale Darmpassage	Verdacht auf mangelhafte Beaufsichtigung	Sturz vom Röntgentisch, Schädelbruch, Tod	+/?	unsichere Pflichtenlage
94.	w	76	Perniziöse Anaemie, Herzinsuffizienz	Röntgen Abdomen	freie Luft als subphren. Abszeß und Magenblase verkannt	Verdacht der Magen-Darm-Perforation nicht geklärt, Tod	+/+	Zusammenarbeit mit Internist?
95.	w	56	Ischialgie	Myelographie	mangelhafte klinische Diagnostik, Übertragungsfehler, falsche Indikation	Meningitis, Tod	?/?	siehe auch Allgemeinmedizin (Nr. 47) vgl. Kap. 3.2.2.9.
96.	m	39	Fistel nach 4 Jahre zurückliegender Nephrektomie	Fisteloperation, Blutstillung wegen arterieller Gefäßverletzung, Relap. zur Bauchtuchentfernung	zurückgelassenes Bauchtuch, mangelhafte Röntgendiagnostik bei sofortigem Verdacht auf Fremdkörper im Abdomen	Darmwandperforation bei um 19 Monate verzögerter Relaparotomie, Peritonitis, Tod	+/+	Sorgfaltspflichtverletzung des Röntgenologen siehe auch Urologie (Nr. 99 und Tab. 63, Nr. 2)

Tabell 60 (5. Fortsetzung)

1	2	3	4	5	6	7	8	9
Nr.	**G**	**Al**	**Grundleiden**	**Maßnahme**	**Pflichtverletzung**	**Komplikation**	**Kausalität**	**Anmerkung**
UROLOGIE								
97.	m	36	Hypertonie, Einzelniere	Zystoskopie, Harnröhrenanästhesie mit Tetracain	mangelhafte Kontrolle der Dosiervorschrift	Überdosierung, Tod	+/+	keine Ermittlung
98.	m	56	metastasierendes Nierenkarzinom	Embolisierung der A. ren. mit Histoacryl	falsche Indikation, offenbar unkorrekte Durchführung	iatrogener Verschluß der Aa. ren. und Aa. ilicae, Urämie, Tod	+/?	konkurrierende Todesursache
99.	m	39	Fistel	Fistelrevision mit Gefäßverletzung	zurückgelassenes Bauchtuch	Darmperforation, Tod	+/+	Einzelheiten siehe unter Röntgen (Nr. 96)
100.	m.	71	Prostataadenom	Prostatektomie, Infusion	Medikamentenverwechslung (KCl statt NaCl)	K^+-Intoxikation, Tod	+/+	Verurteilung
HALS-NASEN-OHREN-HEILKUNDE								
101.	w	20	Glomustumor	Tumorexstirpation in Lokalanästhesie	mangelhafte Anatomiekenntnisse, unzureichendes operativ-technisches Vorgehen	„versehentliche" Resektion der A. car. comm., Nachblutung, Schock, Hirnerweichung	+/+	Verurteilung
OPHTHALMOLOGIE								
102.	m	58	Glaukom	i. m.-Injektion von Diamox	Verdacht auf unsterile Injektion	Spritzenabszeß, Phlegmone, Tod	+/?	
PSYCHIATRIE								
103.	w	31	Alkoholdelir	Distraneurininfusion	mangelhafte Kontrolle der Infusion	relative Distraneurinintoxikation, zu hohe Infusionsgeschwindigkeit, Tod	?/?	konkurrierende Todesursache durch Grundleiden

STOMATOLOGIE								
104.	w	50	Karies	Zahnextraktion in Lokalanästhesie	Medikamentenverwechslung (reines Adrenalin statt Xylocitin)	akutes Herzversagen, Tod	+/+	Verurteilung von Arzt und Schwester
PHYSIOTHERAPIE								
105.	m	48	Ulcus duodeni	Akupunktur/ Neuraltherapie	fehlende Indikation	Haemascos, Nierenverletzung	+/+	Absehen von strafrechtlichen Maßnahmen, vgl. Kap. 8.5.
PHARMAZIE								
106.	m	1	Pylorushypertrophie	Infusionstherapie mit E 139	mangelhafte Sorgfalt und Kontrolle bei Herstellung der Infusionslösung	vierfache Überdosierung durch Herstellungsfehler	+/+	Verurteilung

+ gegeben; ? unsicher

Tabelle 61. Verteilung der Sorgfaltspflichtverletzung nach Fachrichtung, Geschlecht und Lebensalter
(* durch verschiedene Pflichtverletzungen zweimal erfaßt)

Fachrichtung	n	männl.	weibl.	durchschnittl. Lebensalter in Jahren	Altersspanne in Jahren
1. Chirurgie	35	23	12	47,9	6 Wo. – 78 J.
2. Allgemeinmedizin	18*	9	9*	28,2	4–59
3. Gynäkologie	11	–	11	36,0	20–50
4. Pädiatrie	9	2	7	3,8	1 h – 12 J.
5. Anästhesie	8	5	3	40,1	2–66
6. Innere Medizin	8	5	3	45,9	15–77
7. Röntgen	7**	4*	3*	52,0	28–76
8. Urologie	4*	4*	–	50,5	36–71
9. HNO	1	–	1	(20)	–
10. Augenheilkunde	1	1	–	(58)	–
11. Psychiatrie	1	–	1	(31)	–
12. Stomatologie	1	–	1	(50)	–
13. Physiotherapie	1	1	–	(48)	–
14. Pharmazie	1	1	–	(1)	–
	104	54	50	38,3	1 h – 78 J.

Tabelle 62. Arten der Pflichtverletzung
(n = 104 Patienten)

Ungenügende Untersuchung, Kontrolle und Betreuung	52
Medikamentenverwechslung, Überdosierung und falsche Applikationsart	14
Falsche Indikation, Nichtbeachtung von Kontraindikationen	13
Ungenügende Therapie	9
Zurückgelassene Fremdkörper im Operationsgebiet	8
Technisch-methodische Fehler	6
Mängel bei Sterilisation und Desinfektion	6
Verwechslung von Blutkonserven, falsche Blutgruppenbestimmungen und weitere Verstöße gegen die Transfusionsordnung	5
Mangelhafte anatomische Darstellungen bei Operationen	4
Anleitungsmängel	4
Erkenntnissen der Wissenschaft widersprechende Therapie	1
	122

mittleres medizinisches Personal. Sie sind insofern besonders gravierend, als sie oberflächliche Arbeitsweise unmittelbar belegen. Arzneimittelverzeichnis und Beipackzettel weisen für jedes Medikament die Maximaldosen aus. PROKOP (861) schreibt in diesem Zusammenhang: „Das Durchlesen eines einer Packung beigegebenen Zettels stellt für einen Arzt nicht eine Überspannung der aufzuwendenden Sorgfalt dar, und ein eventuell eintretender Mißerfolg ist bei Nichtbeachtung voraussehbar." Um Verwechslungen durch ähnlich klingende Medikamentenbezeichnungen vorzubeugen, wäre es wünschenswert, wenn die Hersteller bei der Benennung eines Präparates Klangassoziationen mit anderen Präparaten vermieden. Weitere Vorschläge zur Verhütung von Zwischenfällen durch Hörfehler unterbreiten DÜRWALD und HERING (239). Insgesamt nehmen die beiden genannten Gruppen primitiver Fehler mehr als die Hälfte aller Pflichtverletzungen ein, wohingegen solche bei komplizierten, hohe Konzentration erfordernden Eingriffen ungleich seltener sind. Diese Feststellung entspricht auch der Erfahrung anderer Gerichtsmediziner (238). So verwundert es nicht, wenn auf dem IX. Kongreß der Europäischen Gesellschaft für Pathologie (1983) als Ursachen für fehlerhafte Diagnosen im wesentlichen subjektive Mängel genannt werden: Nichtkenntnis der Entität, Nichtdarandenken, Beeindrucktsein durch neue Entwicklungen und Techniken, ungerechtfertigter Glaube an Dogmata, zu große Schnelligkeit oder Ermüdung, Überheblichkeit, technisch schlechtes Material, Fehlen klinischer Daten (199).

Dennoch zeigt sich auch bei operativen Eingriffen eine Häufung bestimmter Sorgfaltspflichtverletzungen, die zumeist infolge ungenügender Kooperation zwischen Arzt und Schwester auftreten.

Im folgenden sollen die Probleme versehentlich im Operationsgebiet zurückgelassener Fremdkörper, insbesondere die der kleinen (Präpariertupfer, Kompressen usw.), besprochen werden.

Unter den chirurgischen Instrumenten und Materialien gibt es etliche, die schon einmal ungewollt in einem Wundgebiet zurückgelassen wurden. Ausführliche Übersichten, die bereits zu Anfang unseres Jahrhunderts publiziert wurden (573, 762, 899), legen davon Zeugnis ab: Gaze, Schwamm, Pinzette, Gefäßklemme, Diamantring des Operateurs (!), Drainageschläuche, Schere werden als derartige Fremdkörper beschrieben. Zeitgleich mit diesen Mitteilungen wurden aber auch Vorschläge zur Vermeidung dieser Komplikationen unterbreitet (573, 937). Die Erfahrung lehrt, daß das Risiko des versehentlichen Belassens von Fremdkörpern mit der Größe des Operationsgebietes, der Dauer und dem Schwierigkeitsgrad der Operation ansteigt. Im eigenen Material (Sektionsfälle, Gutachten) dominieren die Fremdkörper in der Bauchhöhle (Tabelle 63). In der älteren Literatur finden wir die Verpflichtung des Operateurs, auf zurückbleibende Fremdkörper zu achten, bei der Aufzählung eines „Pflichtenkataloges" erst an letzter Stelle. Das darf jedoch sicher nur im historischen Zusammenhang gesehen werden, aus einer Epoche heraus, in der die Überwachung der Vitalfunktionen ausschließlich Sache des Operateurs war, der in Personalunion fast ausnahmslos auch für die Narkose verantwortlich war. Selbstverständlich mußte mit zunehmender Spezialisierung und der Festlegung spezieller Verantwortlichkeit im Operationssaal der Vermeidung solcher Komplikationen ein höherer Stellenwert zukommen. Die ehemals anhand reichlicher Kasuistik nachvollziehbare Feststellung, daß ein verbleibender Fremdkörper in aller Regel dem Operateur nicht als eine Verletzung seiner Sorgfaltspflichten angelastet werden kann, muß sicherlich unter dem vorstehend genannten historischen Hintergrund gesehen werden und hat für die Gegenwart keine Relevanz. Es wäre also völlig falsch, etwa mit solchen Literaturstellen heute belegen zu wollen, daß das Corpus alienum ein unglücklicher, nicht zu beeinflussender Zufall sei (762).

Das Bauchtuch als häufigstes Corpus alienum relictum unter den großen und markierbaren Operationshilfsmitteln soll beispielhaft besprochen werden.

In dieser Gruppe von Fremdkörpern gibt es eine Vielzahl Methoden (z. B. Fadenmarkierung eines Bauchtuches, Absicherung durch Klemme, röntgenstrahlendichte Kennzeichnung, Abfragekontrolle, Bereitstellung in stereotypen Abpackungen, Kolonnenlagerung nach Gebrauch), die geeignet erscheinen, das unbemerkte Zurücklassen zu verhindern bzw. nachträglich noch rechtzeitig zu erkennen. Das Sicherheitsregime ist von Einrichtung zu Einrichtung unterschiedlich, nicht immer schriftlich fixiert, aber für sorgfältiges Operieren unerläßlich. Insofern bestätigt die Tatsache eines Bauchtuchfundes bei einer Obduktion a priori, daß der operative Eingriff nicht sorgfältig durchgeführt wurde, denn auch die Entfernung von Instrumenten, Tüchern und Tupfern aus dem Operationsgebiet ist Teil der Operation.

Für die vollständige Entfernung der Bauch-

Tabelle 63. Intraoperativ zurückgelassene Fremdkörper

Alt. Geschl.	Art d. Operation, Indikation	Fremdkörper	Art der Schäden	Art der Pflichtverletzung	Bewertung
42 J. w.	Hysterektomie wegen Uterus myomatosus	Bauchtuch	Peritonitis, Ileus, Thromboembolie, Tod	Fehlende Fadenarmierung, Abrufkontrolle an Springer delegiert, Schwester kennt Umfang ihrer Verantwortung nicht	Sorgfaltspflichtverletzung. Kausalzusammenhang zum Tod zweifelhaft wegen Thromboembolie bei Adipositas
39 J. m.	Arterielle Blutstillung (Arteriennaht) wegen Gefäßverletzung bei Fistel-Op. nach 4 J. zurückliegender Nephrektomie; Relaparotomie zur Bauchtuchentfernung: Darmwandperforation 19 Monate nach Fistel-Operation	Bauchtuch	Peritoneale Verwachsungen (Abkapselung), anhaltende Beschwerden im Abdomen, diffuse eitrig-fibrinöse Peritonitis, Tod	Fehlen des Bauchtuches bemerkt, bei Inspektion nicht gefunden (über 80 Tücher verwandt), deshalb Abdomenübersichts-Rö. zur Auffindung des metallmarkierten BT. Teilweise unzulängliche Rö.-Aufn. als Beurteilungsgrundlage verwandt. Auf allen späteren Aufnahmen deutl. abgebildet, aber fehlgedeutet	Sorgfaltspflichtverletzung des Röntgenologen. Kausalzusammenhang gegeben
67 J. m.	Cholezystektomie	angeblich Tupfer	Lokale und Leberabszesse, Pleuraempyem rechts, Abszeß im rechten Lungenunterlappen, weitere multiple Abszesse, Tod		Mutmaßlich „fädiger" Fremdkörper ist wahrscheinlich ein nekrotischer organischer Sequester. Keine Pflichtverletzung.
78 J. m.	Magenresektion m. Pyloroplastik wegen Karzinom	Bauchtuch	Kompressions-Adhäsionsileus. Tod	Unterlassung der konsequenten Vollzähligkeitskontrolle	Sorgfaltspflichtverletzung. Kausalzusammenhang zum Tod unsicher (Herzmuskelschwielenaneurysma)
65 J. m.	Phlegmonöse Cholezystitis, Cholezystektomie, 3×Relaparotomie	Bauchtuch	Platzbauch, Schock, Tod	Zurücklassen des Bauchtuchs	Sorgfaltspflichtverletzung. Kausalität fraglich, persönliche Schuld ungeklärt

55 J. w.	Cholezystitis, Cholezystektomie, 2× Relaparotomie	Bauchtuch	Peritonitis, Ileus, Tod	Zurücklassen des Bauchtuchs	Sorgfaltspflichtverletzung. Kausalzusammenhang gegeben. Persönliche Schuld ungeklärt
60 J. m.	Magenresektion n. Billroth II wegen Duodenalulkus und Relaparotomie wegen Nachblutung	Mulltupfer	Leberabszesse, Lebervenenthrombophlebitis, septischer Lungeninfarkt, Tod	Zurücklassen des Tupfers	Sorgfaltspflichtverletzung. Kausalzusammenhang zum Tod gegeben
70 J. m.	Nierenruptur, Beckenfraktur. Nephrektomie	Bauchtuch	Peritonitis, Tod	Zurücklassen des Bauchtuchs	Sorgfaltspflichtverletzung. Kausalzusammenhang zum Tod unsicher
65 J. w.	3 Bauchoperationen	Tupfer	Intraabdomineller Abszeß, Tod	Zurücklassen des Tupfers	Sorgfaltspflichtverletzung. Kausalzusammenhang zum Tod gegeben
27 J. w.	Kaiserschnittentbindung	Bauchtuch	Diffuse fibrinöse Peritonitis, palytischer Ileus, Tod	Fehlende Kontrolle seitens Operateur und Instrumentenschwester	Sorgfaltspflichtverletzung. Kausalzusammenhang gegeben. Verurteilung
43 J. m.	Appendektomie	Bauchtuch	Peritonitis, Ileus, Tod	Umstände im einzelnen nicht bekannt	Sorgfaltspflichtverletzung. Kausalzusammenhang zweifelhaft, da zum Op.-Zeitpunkt bereits eitrige Peritonitis bestand
25 J. m.	Meniskektomie	Teil d. abgebrochenen Meniskotomieklinge	Anhaltende Beschwerden. Nach-Op. zur Fremdkörperentfernung erforderlich	Fremdkörper nicht entfernt, obwohl das Zurückbleiben intraoperativ bemerkt wurde. Pat. nicht informiert	Sorgfaltspflichtverletzung. Kausalzusammenhang gegeben
49 J. w.	Magenresektion n. Billroth I u. Relaparotomie wegen Magenblutung	Kompresse (30 × 30 cm)	Nahtdehiszenz, Oberbauchperitonitis	Zurücklassen der Kompresse (schwierige Operationsverhältnisse)	Sorgfaltspflichtverletzung. Keine alleinige Kausalität zum Tod (vorbestehende Leberzirrhose mit portaler Hypertension)

tücher und Instrumente aus dem Operationsgebiet trägt der Operateur persönlich die Verantwortung. Für die Kontrolle der Vollzähligkeit sind Operateur und Instrumentenschwester gemeinsam verantwortlich. Auch wenn der Operateur das Abzählen nicht selbst vornehmen muß, so hat er doch im Rahmen seiner Kontrollpflicht dafür Sorge zu tragen, daß das Personal über die notwendigen Sicherungsmaßnahmen unterrichtet ist und die entsprechenden Vorschriften genau beachtet. Es ist allerdings nicht zulässig, daß die Instrumentenschwester die Verantwortung für die Kontrolle an Dritte delegiert.

Nicht jedes zurückgelassene Bauchtuch muß zu einem schwerwiegenden Schaden führen. In anderen Fällen ist der Kausalzusammenhang unsicher. Tritt jedoch durch das Bauchtuch ein Schaden ein (Peritonitis, Ileus, Fistelungen, Abszesse), der unter rechtlichen Aspekten beurteilt werden muß, dann gelten u. E. einheitlich folgende Kriterien: medizinisch bedeutet das Zurücklassen eines Bauchtuches grundsätzlich eine Verletzung der Sorgfaltspflicht des genannten Personenkreises, die Frage der Schuld (Fahrlässigkeit) hat nur das Gericht, nicht der Sachverständige, zu beurteilen. Bei der Beurteilung eines konkreten Falles ist stets von den bewiesenen Tatsachen (vorgefundenes Bauchtuch, eindeutige Reaktion des Organismus) und nicht von theoretisch denkbaren, für andere Fälle zutreffenden Umständen (z. B. primäre Darmparalyse) auszugehen. Das entspricht der Spruchpraxis des Obersten Gerichtes der DDR.

Wir weisen auf diesen Umstand deshalb besonders hin, weil wir aus der Erfahrung wiederholter Beurteilungen dieser iatrogenen Schäden wissen, daß vielfach auch Sachverständige die bloße gedankliche Möglichkeit, daß der Tod oder der schwere Körperschaden des Patienten auch bei pflichtgemäßem Verhalten des Arztes eingetreten wäre, als Zweifel am Kausalzusammenhang formulieren (887) (nähere Einzelheiten dazu siehe Amboss (20) und Wittenbeck und Amboss (1209)). Unbeschadet dieser grundsätzlichen Einstellung kann die Entscheidung in der ohnehin jeweils konkret zu beurteilenden Gesamtsituation (z. B. intraoperative unvorhersehbare lebensgefährliche Komplikation) trotz nachgewiesener Kausalität im Einzelfall anders ausfallen (Fall 4 in Tabelle 63). Anders liegen die Verhältnisse bei Operationsmaterial, das üblicherweise nicht gezählt wird und nicht markierbar ist (z. B. Mulltupfer, Kompressen). Auch hierfür gilt der Grundsatz, daß sie nicht fahrlässig im Operationsgebiet zurückgelassen werden dürfen. Dazu äußerten sich in jüngerer Zeit Mattig, Binder und Lignitz (687) sowie Schmauss (989) in der Fachliteratur. Da Schmauss auch das Zurücklassen nichtmarkierter kleiner Fremdkörper (Tupfer, Kompressen) in großen, buchtenreichen Operationsgebieten als vermeidbar bezeichnet, was bis jetzt unwidersprochen geblieben ist, haben wir somit eine einheitliche Beurteilungsgrundlage derartiger Fälle herbeigeführt (688).

Bemerkenswert scheinen uns auch tödliche Folgen, welche aus mangelhaften anatomischen Kenntnissen bei Operationen resultieren. Hierzu exemplarisch einige Kasuistiken:

Bei der Resektion der benignen Struma (ohne intrathorakale Ausdehnung) einer 48jährigen Frau wurde nach bis dahin unkompliziertem Operationsverlauf durch einen chirurgischen Oberarzt „auf Anraten des Chefarztes“ ein strangförmiges blasiges Gebilde, das bis in den Thorax hinabreicht, soweit vom Hals aus möglich, freipräpariert und reseziert. Nach nächtlicher Zustandsverschlechterung der Patientin mit Hautemphysem stellte man durch Röntgenkontrastdarstellung eine Ösophagusverletzung fest. Die in einer anderen Klinik durchgeführte Nachoperation ergab eine 4,8 cm lange Distanz zwischen beiden Ösophagusenden, bedingt durch Resektion und eventuell Retraktion. Die nachfolgende Mediastinitis führte zum Tode der Geschädigten. Die Untersuchung der resezierten Ösophaguswand ergab keine pathologischen Veränderungen.

Die Verletzung der Speiseröhre wird in der Fachliteratur als seltene Komplikation einer Kropfoperation angegeben (460). Einen Todesfall nach Verletzung eines Ösophagusdivertikels beschreibt De Quervain (884). Im dargestellten Fall handelt es sich jedoch nicht um eine Verletzung der Speiseröhrenwand, sondern um ein Herausschneiden eines ganzen Stückes der Speiseröhre. Derartige Fehler bei gutartigen Kröpfen sind uns aus der Literatur nicht bekannt. Aus den polizeilichen Befragungen der beteiligten Ärzte ergaben sich grobe medizinische Unkenntnisse im Hinblick auf die Anatomie (fehlende topographische Kenntnisse über Verlauf von Ösophagus und Luftröhre im Halsbereich) und das operationstechnische Vorgehen bei inaktiven Strumen (hier in Form von irrigen Vorstellungen zu übertriebener Radikalität) beider Chirurgen.

Eine 20jährige Frau besuchte wegen einer rezidivierenden Schwellung an der linken Halsseite einen HNO-Facharzt. Dieser vermutete eine Lymphadenopathie und beabsichtigte eine Lymphknotenentfernung in Lokalanästhesie. Nach Eröffnung der betroffenen Region fand sich ein kirschgroßer Tumor, in den von kaudal ein „bleistiftstarkes pulsierendes Gefäß" einmündete und sich im Tumorgebiet aufgabelte. Der Operateur hielt dieses für ein aberrierendes Gefäß zur Tumorversorgung und konsultierte den chirurgischen Chefarzt, welcher sich über die Art des Gefäßes auch im unklaren war. Da es der Patientin nach kurzer Kompression dieses Gefäßes weiterhin gut ging, wurde es mit dem Tumor zusammen reseziert. Einige Stunden später kam es zu einer massiven arteriellen Nachblutung. Nach längerer Bewußtlosigkeit verstarb die Patientin. Die pathohistologische Untersuchung ergab einen Glomustumor mit gleichzeitig resezierter Karotisgabel. Bei der Sektion fand sich eine Thrombose des Karotisstumpfes und eine ischämische Nekrose der linken Hirnhälfte. Die ursprüngliche Gefäßligatur war nicht durch Verstechen gesichert worden.

Selbst bei dem ein Jahr später stattfindenden Gerichtsverfahren war der Operateur noch nicht in der Lage, über sein Vorgehen und die Anatomie am Hals Auskunft zu geben.

Wie ungenügende prä- und intraoperative Differentialdiagnostik als Ausgangspunkt einer Kette weiterer Fehler das Schicksal eines Patienten bestimmen kann, zeigt der folgende Fall:

Eine 78jährige Frau mit einer Lymphogranulomatose wird unter der nicht abgesicherten Verdachtsdiagnose „maligne Struma" operiert. Das Ergebnis der intraoperativen Schnellschnittdiagnose wurde nicht abgewartet, sondern inzwischen radikal weiteroperiert. Dabei wurden Teile des Tr. brachiocephalicus mit A. carotis communis einschließlich der Karotidengabel und Teile der Aa. subclavia und vertebralis reseziert, die peripheren Stümpfe der genannten Gefäße ligiert, der zentrale Stumpf des Tr. brachiocephalicus aber nur teilweise unterbunden. Der Tod trat durch Verbluten ein.

Der Eingriff war bei unklaren Gefäßverhältnissen infolge des Tumorleidens nicht gefäßchirurgisch abgesichert und hätte bei Abwarten der Schnellschnittdiagnose wegen besserer Therapiemöglichkeiten nicht fortgesetzt werden dürfen. Der Sinn einer intraoperativen diagnostischen Klärung durch mikroskopische Untersuchung wurde durch vorschnelles Weiteroperieren mit der Folge einer tödlich endenden iatrogenen Gefäßverletzung ad absurdum geführt.

Wie unärztliches Verhalten bei eingetretener Komplikation eine gutachtliche Beurteilung erheblich erschweren kann, lehrt uns das nachfolgende Beispiel: Eine 74 Jahre alte Frau wurde wegen eines Rektumkarzinoms mit Mastdarm-Scheiden-Fistel nach Quénu operiert. Ein hämorrhagischer Schock führte zum Exitus in tabula. Der intraoperative Blutverlust war ganz offensichtlich nicht beobachtet oder unterschätzt und daher ungenügend ausgeglichen worden. Bei Eintritt des Todes hat der Operateur das bis dahin noch nicht vollständig mobilisierte Tumorpaket durch Scherenschnitte entfernt. Durch diese in der frühpostmortalen Phase erfolgte Manipulation des chirurgischen Chefarztes wurde der Sachverhalt (Nachweis möglicher Blutungsquellen) unwiderbringlich verschleiert, so daß weder Aussagen zum Entstehungszeitpunkt eines großen Lecks der V. iliaca externa sinistra noch zu allen anderen

Fragen der Versorgung der Hypovolämie gutachtlich getroffen werden konnten.
Über die Konsequenzen aus den 45 durch Sorgfaltspflichtverletzungen verursachten Todesfälle berichtet Tabelle 64. Von der Verurteilung auf Bewährung sind 12 Ärzte, 1 Pharmazeut, 2 Pfleger und 5 Krankenschwestern betroffen.

Tabelle 64. Konsequenzen aus Sorgfaltspflichtverletzungen mit Todesfolge (n = 45)

Rechtskräftige Verurteilung	16
Disziplinarmaßnahmen	3
Auswertung im Kollektiv	1
Absehen von Maßnahmen der strafrechtlichen Verantwortlichkeit	4
Fehlende Strafverfolgung (Delikt im Ausland)	1
Fehlende Ermittlung	1
Schuldfrage ungeklärt bzw. individuelle Schuldzuweisung unmöglich	5
Zwischenzeitlich geänderte Rechtslage	1
Einstellung des Ermittlungsverfahrens wegen unterschiedlicher Auffassung der Gutachter	4
Einstellung wegen unzumutbarer Verzögerung des Ermittlungsverfahrens	1
Überprüfung durch technische Sicherheit	1
Fehlende Rückkopplung nach Erledigung des Gutachtenauftrages, auch nach Anfrage	7
	45

Die Gründe für das Absehen von strafrechtlichen Maßnahmen liegen allein im Zuständigkeitsbereich der Rechtspflegeorgane und sind im Rahmen dieser Arbeit nicht zu beurteilen. Der hohe Anteil uns nicht bekannt gewordener Entscheidungen zeigt Möglichkeiten zur Verbesserung der Zusammenarbeit zwischen Justizorganen und medizinischen Sachverständigen auf (629).
Daß ein Ermittlungsverfahren bei unklarer oder uneinheitlicher Auffassung der medizinischen Gutachter eingestellt wird, liegt in der Natur der Sache und wäre nicht erwähnenswert. Bei den 4 in der Tabelle 64 genannten Fällen handelt es sich demgegenüber um nach unserer Auffassung klare Sachverhalte, welche durch wissenschaftlich nicht fundierte, persönliche Eindrücke einzelner, zur Sache befragter Ärzte zerredet wurden. Selbstverständlich ist dem Staatsanwalt nicht zuzumuten, die richtige Darstellung selbständig zu erkennen. Im Interesse der Rechtssicherheit wäre es unserer Meinung nach jedoch erforderlich, in solchen Fällen eine Entscheidung auf wissenschaftlicher Grundlage herbeizuführen, beispielsweise durch Veranlassung eines Meinungsstreits zwischen den Gutachtern mit gegensätzlicher Auffassung. Im Falle des 2jährigen Kindes mit Verblutung nach Hämangiomoperation wäre es z. B. ohne weiteres möglich gewesen, die Zweifel an einer malignen Hyperthermie zu widerlegen (eindeutige Klärung der Symptome durch Hypovolämie; fehlende Erklärung der wesentlichen Symptome, wie Anämie mit Hb- und HK-Abfall, Körpergewichtsverlust und Ausblutungszustand der Organe bei der Obduktion durch maligne Hyperthermie). Dennoch wurde diese spekulative Hypothese von den Rechtspflegeorganen ungeprüft übernommen (Tab. 60, Nr. 81).
Ebenso verhielt es sich bei der unterlassenen Behandlung des 8 Monate alten Säuglings mit Ductus arteriosus persistens. Das Kind starb an einer rezidivierenden Pneumonie. Der Auffassung eines klinischen Gutachters, daß jedes Kind an einer Pneumonie sterben könne, ist entgegenzuhalten, daß sowohl das Morbiditäts- als auch das Letalitätsrisiko durch Pneumonie bei konnatalen Vitien erheblich größer ist und der Verlauf im konkreten Fall durch eine ganze Reihe von Pneumonien geprägt war. Somit wäre eine tödliche Lungenentzündung bei dem Kind ohne Vitium ein zwar theoretisch denkbares, aber im konkreten durch nichts belegtes Ereignis. Die Meinungsdifferenz bestand zwischen dem gerichtsärztlichen und dem anästhesiologischen Sachverständigen. Die in dem Fall empfohlene Zuziehung eines für das Krankheitsbild zuständigen Spezialisten

(pädiatrischer Kardiologe) unterblieb (Tab. 60, Nr. 81).
Bei dem 56jährigen Mann war präoperativ vor einer Nephrektomie röntgenologisch ein rechtsseitiger Zwerchfellhochstand aufgefallen. Es bestanden ein Lungenemphysem und eine anamnestisch bekannte Lungentuberkulose. Bei Eröffnung des Abdomens lag ein bemerkenswerter Zwerchfelltiefstand vor, und der Patient verstarb während der Operation. Als Todesursache wurde ein vom Anaesthesisten unbemerkter Spannungspneumothorax rechts festgestellt. Die Diskrepanz zwischen im Operationssaal aushängendem Röntgenbild und Operationssitus war niemandem aufgefallen. Ferner war die Auskultation unterlassen worden. Allein auf die mündliche Auskunft (kein schriftliches Gutachten!) eines Pathologen und eines Chirurgen (Hauptargument: „Einen solchen Fall habe ich noch nie gesehen") wurde trotz des gerichtsärztlicherseits geäußerten Verdachts einer Sorgfaltspflichtverletzung die Untersuchung eingestellt (Tab. 60, Nr. 79).
In dem vierten derartigen Fall war der wissenschaftliche Standpunkt erst nach Abschluß des mit Freispruch abgeschlossenen Strafverfahrens klar umrissen.
Andere Schwierigkeiten und Mißverständnisse können sich durch ungenügende Kompetenzregelungen einstellen. In der Anordnung über ärztliches Begutachtungswesen vom 18. 12. 1973 werden die ärztliche Leichenschau einschließlich der Sektionen und die Mitwirkung von Einrichtungen der Gerichtsmedizin und Kriminalistik im Strafverfahren ausdrücklich aus dem Begutachtungswesen des Gesundheits- und Sozialwesens ausgeklammert. Um so mehr muß es verwundern, wenn eindeutig formulierte Gutachten der Gerichtsmedizin zur Nachbegutachtung an das ärztliche Begutachtungswesen übergeben und dort falsch interpretiert werden, wie es beispielsweise bei der 31jährigen alkohol- und drogenabhängigen Patientin mit deliranten Zuständen geschehen ist. (Tab. 60, Nr. 103) Die klinische Behandlung war mit Distraneurininfusionen in zu rascher Tropfenfolge durchgeführt worden. Daraus ergab sich rechnerisch eine relative Intoxikation durch das Medikament. Wegen der Bedrohlichkeit des Grundleidens konnten von uns letzte Zweifel an der alleinigen Kausalität der relativen Distraneurinüberdosierung für den Todeseintritt im vorläufigen Gutachten nicht ausgeräumt werden. Ein endgültiges Gutachten wurde nicht angefordert. Ein eigentlich für diesen Sachverhalt zuständiger Psychiater wurde ebenfalls nicht als Gutachter beauftragt. Statt dessen wurde von einer Bezirksstelle für ärztliches Begutachtungswesen unsere Aussage dahingehend entstellt, „daß auch bei optimaler Behandlung das schwere Grundleiden zum Tode geführt hätte". Die Rückkopplung zu uns erfolgte in Form eines Vorwurfs widersprüchlicher Schlußfolgerungen im Gutachten seitens der Staatsanwaltschaft, die Auftraggeber beider Begutachtungen war. Die Zusammenhänge wurden noch einmal erklärt. Am vorläufigen Gutachten war kein Wort zu ändern oder zu ergänzen.
Ebenso schädlich ist das andere Extrem, wenn mögliche und notwendige Informationen zur sachkundigen Aufklärung eines Kausalzusammenhangs nicht genutzt werden. Bei einem 45jährigen Mann mit Alkoholmißbrauch trat heftiges Nasenbluten auf (Tab. 60, Nr. 49). Der Patient wurde von einer Allgemeinmedizinerin durch Nasentamponade und später durch Einweisung versorgt. Er verstarb im Krankenhaus am selben Tag. Die Obduktion ergab einen Leberparenchymschaden mit Verfettung und ein Mallory-Weiss-Syndrom mit gastrointestinaler Blutung. Unter dem Verdacht der unzureichenden Behandlung wurde allein der HNO-Arzt gutachtlich befragt und von ihm der Kausalzusammenhang zwischen unzureichender Versorgung des Nasenblutens und dem Todeseintritt bejaht. Die Ärztin wurde verurteilt. Erst im Berufungsverfahren wurde durch weitere, kompetente Gutachter der Sachverhalt aufgeklärt, was letztendlich zum Freispruch führte.
Die Beispiele zeigen, daß unsere Empfehlung (624, 629) zum Vorgehen bei der Begutach-

tung von Sorgfaltspflichtverletzungen im medizinischen Betreuungsprozeß durch praktische Erfahrungen bestätigt wird. Im einzelnen sollte folgende Verfahrensweise eingehalten werden:

1. Zuziehung eines neutralen Facharztes der betroffenen Fachrichtung zur kollektiven Beurteilung des konkreten Falles, wenn er die alleinige Kompetenz des Faches Gerichtsmedizin übersteigt.
2. Kollektive Mitwirkung bei notwendigen fachspezifischen Ermittlungen; dabei hat sich die persönliche Beteiligung des Gutachters an Befragungen gut bewährt.
3. Effektivität und Qualität der Begutachtung verbessern sich erheblich, wenn sie auf einen Kreis eingearbeiteter Kollegen beschränkt bleibt.
4. Gerichtsverhandlungen bei Fragen von Sorgfaltspflichtverletzungen in der Medizin werden gelegentlich ohne die Mitwirkung der Sachverständigen geführt und allein auf das schriftliche Gutachten gestützt. Ihre Mitwirkung wird aus sachlichen Gründen, auch im Interesse der Angeklagten (1212), für unbedingt notwendig gehalten, und es empfiehlt sich, einen diesbezüglichen Passus in das schriftliche Gutachten einzubauen.
5. Der Sachverständige sollte über die Gründe der Nichtverfolgung eines Falles ebenso aufgeklärt werden wie über das Urteil und seine Begründung.

Das schließt selbstverständlich die alleinige Begutachtung eines konkreten Falles durch zwei Gerichtsärzte nicht aus (1042). Es muß jeweils differenziert werden, ob das Problem allein theoretisch gelöst werden kann oder der praktischen Erfahrung bedarf. Im letzteren Fall genügt es ebensowenig, irgendeinen Vertreter der betreffenden Fachrichtung zu hören, sondern es ist dann ein Sachverständiger zu bemühen, der die zur Entscheidung stehenden Aufgaben tatsächlich selbst beherrscht. Dadurch schränkt sich der Kreis der zur Verfügung stehenden Sachkenner ein, so daß der Empfehlung des den Fall ursprünglich bearbeitenden Gerichtsarztes, einen bestimmten Sachverständigen mit dem Gutachten zu beauftragen, gefolgt werden sollte. Damit ist gleichzeitig die wiederholt vorgetragene Forderung von Allgemeinmedizinern (369), für die Klärung von Sorgfaltspflichtverletzungen ihres Fachbereichs nur Allgemeinmediziner als Gutachter zuzulassen, weil z. B. der Chirurg die spezifischen Aufgaben der Allgemeinmedizin nicht genügend kenne, ad absurdum geführt. Zum einen ist jeder Gutachter — gleich welcher Fachrichtung — verpflichtet, die aktuelle, wissenschaftlich begründete Lehrmeinung, nicht etwa seine persönliche Meinung oder Erfahrung, seinen Ausführungen zugrunde zu legen, zum anderen werden die die Sorgfaltspflicht bestimmenden Lehren für das Fach Allgemeinmedizin aus anderen Fächern zusammengestellt. Es ist also undenkbar, daß ein Allgemeinmediziner als Gutachter, sofern er objektiv urteilt, zu einem anderen Ergebnis kommen sollte als beispielsweise der Chirurg, wenn es um Appendizitisdiagnostik geht. Folgte man der Diktion von Grethe et al. (369) konsequent, so müßte man bei einem Augenarzt, welcher im allgemeinärztlichen Hausbesuchsdienst tätig ist, im Falle einer mangelhaft diagnostizierten abdominalen Erkrankung, die sich schließlich als Appendizitis erweist, einen Ophthalmologen zum Gutachter bestellen usw.

Die in der Gerichtsmedizin international übliche Praxis, anhand erster Untersuchungsergebnisse ein vorläufiges Gutachten zu erarbeiten, ist bei der Begutachtung fraglicher ärztlicher Sorgfaltspflichtverletzungen mit spezifischen Problemen verknüpft. Während der Sektionsbefund eine unveränderliche Größe ist, unterliegt seine Bewertung zahlreichen Einflüssen (Auswertung der klinischen Unterlagen, Wiedergabe audiovisueller Aufzeichnungen im Rahmen von Diagnostik und Therapie, Befragung des beteiligten Personals, Literaturstudie, Konsultation von Spezialisten). Im Augenblick der Untersuchung fehlen in den hier diskutierten Fällen die meisten Informationsmöglichkeiten, selbst der behandelnde Arzt scheidet als unbefangene Quelle zur Wahrheitsfindung aus, da er als Partei behandelt werden muß. Allerdings dürfen seine Argumente nicht ungeprüft verworfen werden. Das nach MUELLER (742) lediglich einen ersten Eindruck der Obduzenten darstellende vorläufige Gutachten bedarf bei ärztlichen Sorgfaltspflichtverletzungen mehr als in den meisten anderen Fällen einer Ergänzung und Vertiefung in einem endgültigen Gutachten. Dieses sollte in schriftlicher Form angefertigt werden, jedoch eine Teilnahme der Sachverständigen am Hauptverfahren nicht ausschließen, weil dort in aller Regel mit weiteren, teilweise nur konstruierten, medizinische Laien verwirrenden Argumenten zu rechnen ist.

Ein grundsätzliches Problem, welches u. E. in der Begutachtungspraxis immer wieder Unsicherheiten erkennen läßt, ist die Frage des Gerichts nach der Heilbarkeit einer Erkrankung, eines Unfalls oder eines iatrogenen Schadens und damit nach der „Tauglichkeit des Objekts“ bei pflichtwidrig unterlassenen Maßnahmen. Im Gegensatz zu der strengen Forderung nach zweifelsfreiem Schuldnachweis werden hierbei allgemeine Erfahrungswerte für die Feststellung des Kausalzusammenhangs anerkannt.

Ein relativ einfaches Beispiel ist die Appendizitis. Wird sie wegen mangelnder Sorgfalt des untersuchenden Arztes übersehen, so gilt der Tod des Kranken durch Perforation und Peritonitis als klare Folge der Unterlassung, obgleich ein Teil der Erkrankten trotz rechtzeitiger und richtiger Behandlung dem Leiden erliegt. Die rein hypothetische Möglichkeit eines solchen Verlaufs ist für die konkrete Beurteilung irrelevant. Sie ändert nichts an der Tatsache der prinzipiellen Heilbarkeit der Krankheit. Zwischen der Verspätung bzw. Unterlassung der Operation und dem Todeseintritt besteht in solchen Fällen also ein kausaler Zusammenhang. Das ist durch laufende Rechtsprechung erhärtet.

Die durchschnittliche Operationsletalität der Appendektomie liegt bei 0,5%. Wie verhält es sich aber bei höherer Sterblichkeit des Grundleidens? Ziehen wir den von GIEBE (340) zitierten Kasus (mit ebenfalls rechtskräftiger Verurteilung des Arztes) als Gegenbeispiel hinzu: Wie im Kapitel 6.1. ausgeführt, beträgt die Letalität der Darmperforation bei Kolonkontrasteinlauf mit Bariumsulfat (Grundleiden) durchschnittlich 50%. Dabei ist einzuräumen, daß bei dieser Zahl auch Spätoperierte berücksichtigt sind. Wenn aber die Perforationsletalität **ohne** Kontrastmittel zwischen 20 und 80% liegt (der niedrige Bereich für die Sofortoperierten) und sich die Sterblichkeit durch das Kontrastmittel wesentlich erhöht, so muß doch die Gefahr des Todeseintritts **trotz** sofortiger Operation auf etwa 30 bis 40% geschätzt werden. Diese Umstände, angewandt auf den Fall von GIEBE (340), weisen darauf hin, daß auch dann, wenn bei korrekter Behandlung (hier: sofortige Diagnose und Operation) eine nur geringe Überlebenswahrscheinlichkeit (60%) besteht, der Fehler des Arztes kausal mit dem Todeseintritt verknüpft wird. Diese Interpretation ist nach unserer Auffassung anfechtbar und zu weit gegriffen. Gewiß bestand prinzipiell die Chance einer Heilung durch sofortige Operation und die Aussichten, den Zwischenfall ohne Operation zu überleben, waren gering. Andererseits gibt es Krankheitsbilder, bei denen für ein Überleben große Unwahrscheinlichkeit besteht (Überlebenschance $\leqq 20\%$) und daher gutachtlich der Kausalzusammenhang zwischen etwaiger Unterlassung und Tod stets ernsthaft in Zweifel gezogen wird. Wo soll sich nun aber die Grenze zwischen gegebenem und zweifelhaftem Kausalzusammenhang befinden? Wann besteht eine „reale“ Heilchance? Ohne das Problem auf eine Zahlenspielerei abzustellen (meist ist die Heilchance ohnehin nicht exakt quantitativ zu bestimmen), erscheint uns für das Postulat des Kausalzusammenhangs doch eine klare begriffliche Festlegung vonnöten. PONSOLD (853) verknüpft mit dem Begriff „an Sicherheit grenzende Wahrscheinlichkeit“ eine solche von etwa 99%. Komplementär zur Heilchance betrüge die Nichtheilung (ggf. Letalität) dann 1%. Ob eine Forderung in dieser Ausdrücklichkeit praktischen Belangen immer Rechnung trägt, scheint uns zweifelhaft, da die ärztliche Prognose, einen Kranken oder Geschädigten mit an Sicherheit grenzender Wahrscheinlichkeit heilen zu können, die Ausnahme darstellt. Ist nun die Letalität des Grundleidens bzw. des (im konkreten Fall versäumten) Eingriffs höher, so müßte der Gutachter im Strafverfahren eigentlich Zweifel an der ursächlichen Verknüpfung von Unterlassung und Schaden (Tod) äußern. Dann geht nämlich die Gefahr für den Patienten zu sterben, auch bei pflichtgemäßem Verhalten des Arztes, über eine bloße gedankliche Möglichkeit hinaus und ist nicht mehr als „alternativ-hypothetische Frage nach einem abstrakt möglichen, demnach nicht mit den festgestellten Fakten im Zusammenhang stehenden anderen Kausalverlauf" (Oberstes Gericht der DDR 1966) zu verstehen.

In diesem Zusammenhang ist vor einem Denkfehler zu warnen, wie er Rahn (887) unterlaufen ist. Der Autor bezieht sich auf einen Todesfall (Nr. I in Tab. 63) durch pflichtwidrig zurückgelassenes Bauchtuch bei einer Sectio caesarea. Es entwickelte sich ein Ileus mit Peritonitis, an der die Frau verstarb. Der Arzt wurde verurteilt. Rahn (887) bezieht sich nun auf eine Veröffentlichung von Rothe (940), in der mitgeteilt wird, daß unter den Kaiserschnittsterbefällen der paralytische Ileus mit 27,6% an erster Stelle der Todesursachen nach diesem Eingriff steht und meint, daß diese Arbeit vom gerichtsmedizinischen Sachverständigen als auch vom Gericht „überhaupt nicht in Betracht gezogen worden" sei, nach der auch ohne Bauchtuch 1/4 aller Frauen mit Kaiserschnittmortalität am paralytischen Ileus versterben". Dabei hat der Autor unterlassen anzugeben, daß sich dieses Viertel auf eine Letalität von durchschnittlich 0,4% bezieht (Mittel von 16 Literaturangaben aus 682). Der Tod durch Ileus nach Kaiserschnitt ohne zurückgelassenes Bauchtuch beträgt also 0,1%. Diese Größe ist in der Tat nur als hypothetisch-abstrakte alternative Verlaufsmöglichkeit zu bezeichnen, die nicht geeignet ist, Zweifel an dem Kausalzusammenhang zwischen fahrlässig zurückgelassenem Bauchtuch und Tod der Patientin zu begründen!

7.2. Möglichkeiten der Prophylaxe von Sorgfaltspflichtverletzungen

Eine der wichtigsten Aufgaben des medizinischen Sachverständigengutachtens ist die künftige Vermeidung gleichartiger Schäden. An Bemühungen dafür hat es in der Vergangenheit nicht gefehlt, jedoch ist das Erreichte noch nicht das Erreichbare. Besondere Bedeutung erlangen Publikationen über Fehler und Gefahren in der Fachliteratur. Regelmäßige Beiträge großer Kliniken über Komplikationen bei ausgewählten Diagnostik- und Therapieverfahren, etwa in Form von Jahresberichten, sind effektiver als manche Publikationen über Erfolge hochspezialisierter Methoden an kleinen Untersuchungskollektiven. Noch vorhandene Restriktionen auf der Basis von Überängstlichkeit, sei es aus Angst vor nachteiligen Folgen für den Autor oder die Klinik, sei es die Angst der verantwortlichen Zeitschriftenredakteure, kritische Beiträge anzunehmen, oder Furcht vor der Verbreitung einer pessimistischen Grundstimmung im oder gegenüber dem Gesundheitswesen, sollten weiter abgebaut werden. Natürlich neigen die Patienten oder ihre Angehörigen dazu, die (schlechte) Leistung eines Mitarbeiters des Gesundheitswesens als Leistung des ganzen Gesundheitswesens zu werten. Aber gerade das ständige Arbeiten im Licht und in der Kritik der Öffentlichkeit ist Anforderung an das Wissen und die Einstellung, an die Bereitschaft, aus Fehlern zu lernen und Fehlverhalten zu überwinden. Die Persönlichkeit jedes einzelnen Mitarbeiters im Gesundheitswesen, seine Gewissenhaftigkeit und sein Verantwortungsbewußtsein, das Urteilsvermögen und die Selbstkritik entscheiden über die Qualität der medizinischen Versorgung und damit zwangsläufig auch über Komplikationsdichte und iatrogene Schädigung innerhalb dieses Prozesses (650).

Ängstlichkeit bei der Bewältigung aufgetretener Komplikationen zeigt sich auch in der nach wie vor zu beobachtenden Unterlassung der Meldung von Fällen, die eine zivilrechtliche Verantwortlichkeit der Einrichtung oder eine materielle Unterstützung begründen können. Sie muß unabhängig davon erfolgen, ob der Patient Ansprüche geltend machte oder nicht (494). Es geht hierbei nicht oder weniger um die Unterlassung der Meldung durch die Leiter der Einrichtung, sondern vielmehr um die Meldung der behandelnden Ärzte an die Leiter. Gleichviel verbirgt sich dahinter immer auch ein Leitungsproblem. In forensischen Gutachten sollte deshalb der Hinweis auf Schäden, die die Bedingungen der materiellen Verantwortlichkeit des Gesundheitswesens oder der erweiterten materiellen Unterstützung erfüllen, eingearbeitet werden, damit die Informationen zu den Entscheidungsinstanzen (ggf. zweigleisig) weitergeleitet werden.

Eine andere wirksame Form der Prophylaxe ist die Erarbeitung von Richtlinien oder Empfehlungen für Diagnostik und Therapie in der ärztlichen Praxis. Ein positives Beispiel ist die „Richtlinie zur Anwendung des Zentralvenenkatheters“ des Bezirksarztes von Berlin vom 15. 7. 1980. Seitdem wurde die Letalitätsrate des zentralen Venenkatheters drastisch gesenkt. Dieses Vorbild hat dazu geführt, daß 1985 auch für den Bezirk Frankfurt (Oder) eine solche Richtlinie erarbeitet wurde. Am günstigsten wäre jedoch eine einheitliche Regelung für die DDR, wie sie bereits für zahlreiche andere Eingriffe existiert (z. B. „Merkblatt zur Leberpunktion nach Menghini“ — 337). Bei einer ministeriell verfügten Anweisung (Richtlinie, Anordnung, Mitteilung) wäre zugleich eine rechtlich verbindliche Verhaltensanforderung fixiert (441).

Einen großen Fortschritt, sowohl für den Anwender einer Methode als auch für den Gutachter, brachten die Thesen des juristisch-medizinischen Arbeitskreises der Vereinigung der Juristen der DDR zur Verbindlichkeit von (nichtministeriellen) Empfehlungen in Diagnostik und Therapie (441). Darin wird u. a. festgestellt, daß Empfehlungen insoweit verbindlich sind, „als sie zur Beherrschung von Krankheitsprozessen sowie zur Vermeidung von Risiken und Schäden für den Patienten als ärztliche Berufsregel unverzichtbar geworden sind oder durch arbeitsrechtliche Weisung oder betriebliche Ordnungen im Verantwortungsbereich zur konkreten Arbeitspflicht erhoben wurden. Unbegründetes Nichtbefolgen dieser Regeln ... stellt eine Sorgfaltspflichtverletzung ... dar“. Da diese Art von Empfehlungen praxisreife und erprobte Verfahren und Ergebnisse der medizinisch-wissenschaftlichen Arbeit vermitteln, greifen sie in einem bestimmten Umfang in etablierte ärztliche Berufsregeln ein. Sie sind Bestandteil ärztlicher Pflichten (vgl. Kap. 1). Jedoch muß aus grundsätzlichen Erwägungen diskutiert werden, daß diese Empfehlungen nicht den Gesamtumfang ärztlichen Handelns um den Preis des Verlustes schöpferischer Arbeitsweise schablonisieren sollen und nicht Initiative und Verantwortung beengen dürfen. Empfehlungen im positiven Sinne der Qualitätsverbesserung medizinischer Versorgungsarbeit durch Vermeidung von Schäden lassen in **begründeten** Fällen durchaus Abweichungen zu und garantieren einen Ermessensspielraum, der bei Anwendung neuer Erkenntnisse begreiflicherweise größer und bei der Durchsetzung bewährter Erfahrungen und Maßnahmen im Interesse der Schadensprophylaxe enger gezogen ist. Verbindliche Normen unterstützen begründetes Handeln (sie werden z. B. bei laborchemischen Untersuchungen kommentarlos anerkannt), sie führen auf die Dauer zu der Erkenntnis, daß individuelles Ermessen vielfach Schaden anrichten kann (650). Aus diesen Gründen ist es notwendig, vor der Erarbeitung und Fixierung solcher Empfehlungen im Sinne der genannten Thesen den Inhalt mit den Ausübenden und Erfahrenen ausgiebig zu diskutieren und diese Art von

Entscheidungen und ihre Durchsetzung gründlich organisatorisch vorzubereiten.
Insoweit war die Sitzung der Klasse für Medizin der Akademie der Wissenschaften der DDR (14) für den Entscheidungsprozeß essentiell, auch weiterhin Empfehlungen aus der erprobten Wissenschaft für die Praxis zu erarbeiten. Dabei muß die Überführung neuer wissenschaftlicher Erkenntnisse und Erfahrungen in die Praxis planvoll und kritisch erfolgen (Jung). „Erst aus der Einheit von Erkenntnisgewinn und Praxiswirksamkeit sind die Impulse zu erwarten, die sich gegenüber der Gesellschaft als Verbesserung der medizinischen Betreuung darstellen und letztlich einen spezifischen Beitrag zum kontinuierlichen Leistungszuwachs und zur Steigerung der Arbeitsproduktivität darstellen" (Seidel). Daß auch ökonomische Prinzipien bedacht werden müssen, ist nur zu verständlich. Effektive Arzneimittelanwendung geht über zentrale Therapieempfehlungen und bewirkt eine Senkung von Nebenwirkungen und Arzneimittelinteraktionen (ausführlich dargestellt in 581). Polypragmasie ist sicher teilweise auch Ergebnis rezenter Ausbildungsmaßstäbe des Medizinstudiumprinzips: Handeln geht vor Unterlassen (Prokop, Richter, Jung). Nicht zuletzt ist auch der Hinweis in seiner Deutlichkeit wertvoll, daß die inhaltliche Anleitung ärztlicher Mitarbeiter durch Chefärzte Priorität vor administrativer Leitungstätigkeit haben müßte (Sönnichsen). Unmittelbare Beziehungen zur Prophylaxe iatrogener Schäden ergeben sich aus den Ausführungen Seidels, daß „im Interesse der verbesserten Grundbetreuung besondere Aufmerksamkeit der Allgemeinmedizin gewidmet und ein hohes wissenschaftliches Niveau in diesem wichtigen Bereich gesichert werden muß. Generell muß sich ... die Erkenntnis durchsetzen, daß **der** Arzt besser ist, der mit einem Minimum an Diagnostik und Therapie schneller zur richtigen Diagnose und effektiven Therapie einer vorliegenden Erkrankung kommt. ... Die Durchsetzung von Therapieempfehlungen und Diagnosestandards ist allerdings eine Aufgabe der staatlichen Leitung". Sie wird aber durch die Vorbereitung eines klaren Standpunkts des führenden wissenschaftlichen Organs, der Akademie der Wissenschaften, wesentlich erleichtert.
Aus der Konzeption eines vorbeugenden Gesundheitsschutzes (539) ergeben sich weitere Möglichkeiten der Prophylaxe iatrogener Schäden. Man sollte nicht einseitig nur an die sich aus wissenschaftlich-technischem Fortschritt hergeleiteten neuen Methoden und apparativen Möglichkeiten denken, sondern — auch unter dem Aspekt des Effektivitäts-Nutzen-Risiko-Verhältnisses — die Kunst des Weglassens üben, ohne die Zielstellung der bestmöglichen Patientenversorgung aus dem Auge zu verlieren. Das soll im Interesse eines verminderten Risikos und der sinnvollen Belastung für den einzelnen Kranken geschehen. Nach Klinkmann (539) ist die Diskrepanz zwischen diagnostischer Möglichkeit und therapeutischer Konsequenz national wie international ein ungelöstes Problem. Objektive Bestandsaufnahmen, dabei auch der Beitrag der Medizin zur Rechtspflege, können dazu dienen, bestimmten unkritischen Forderungen nach der Einführung neuer Methoden und apparativen Ausstattungen, die vielfach nur aus dem Reiz des Neuen hergeleitet sind, zu begegnen.
Die Aufklärung der Ursachen von Komplikationen, iatrogenen Schäden und Sorgfaltspflichtverletzungen ist an die Bereitschaft der Mitarbeiter im Gesundheitswesen gebunden, denen sie unterlaufen sind, dabei mitzuwirken. Leider ist die Meinung immer noch verbreitet, daß eine gerichtsmedizinische Obduktion oder ein gerichtsmedizinisches Gutachten mit einem Schuldspruch gleichzusetzen sind. Das dürfte aus unserer Erfahrung eine gemeinsame Wurzel in Ausbildungsmängeln haben, indem es nicht verstanden wurde, Klarheit zu verschaffen, daß die Gerichtsmedizin ein medizinisches Fach mit einer besonderen Aufgabenstellung ist und im Gutachtenfall immer einen wissenschaftlich begründeten Standpunkt bezieht, keineswegs Partei ist. Ferner ist es der Stellung

unseres Faches nicht dienlich, wenn gelegentlich das Forum eines großen Kongresses benutzt wird, an der Kompetenz der Beurteilung z. B. chirurgischer Komplikationen durch die Gerichtsmedizin mit schwachen Argumenten zu rütteln. Abgesehen von dem vorläufigen Charakter erster Stellungnahmen zu einem Sektionsergebnis ist es nicht vonnöten, andere Sachverständige zuzuziehen, wenn allein aus gerichtsmedizinischer Sicht verantwortungsvoll das Problem geklärt werden kann. Im Falle überforderter Kompetenz ist es gerichtsmedizinischer Begutachtungspraxis immanent, Sachverständige der betroffenen Fachrichtungen zu konsultieren oder besser, ein gemeinsames Kollektivgutachten zu fertigen (629). Es wäre eine unverzeihliche Überheblichkeit, zur Meinung Anlaß zu geben, das Fach Gerichtsmedizin beanspruche bei allen möglichen medizinischen Fragestellungen von rechtlicher Bedeutung, als Anlaufstelle zur Aufklärung des Sachverhaltes herangezogen zu werden (564). Unterschiedliche Auffassungen müssen dabei im gemeinsamen Gutachten deklariert werden, jedoch ist dies kaum der Fall, weil jeder Sachverständige verpflichtet ist, die geltende Lehrmeinung, nicht seine persönliche Meinung, zum Ausdruck zu bringen. Deshalb müßten auch Sachverständige mit unterschiedlichen Ausgangspositionen letztendlich zum gleiche Ergebnis kommen. Um Fehler bei Begutachtungen zu vermeiden, sind Diskussionen in Gutachterkommissionen zu nutzen, nachdem ein Experte eine Stellungnahme erarbeitet hat und nicht in Form der Niederschrift einer mehr oder weniger oberflächlichen, weil unvorbereiteten Gruppendiskussion (683). Es kann auch nicht übersehen werden, daß die unterschiedlichen Auffassungen über die Beurteilung iatrogener Schäden bzw. der Kompetenzstreit darüber vielfach Ausdruck von Animositäten bestimmter Fachvertreter sind. Wir sind der Auffassung, daß Kritik von außen heil- und wirksamer ist als „Klärung“ in den eigenen Reihen, wobei der erste kollegiale Diskussionspartner des Klinikers der Pathologe sein sollte.

8. Paramedizinische Praktiken

8.1. Ursachen ihrer Popularität

Komplikationen, Zwischenfälle und Fehler bei der ärztlichen Behandlung werden oft als Argument zur Kreation „alternativer“ Medizin gebraucht, wobei das zunehmend angestiegene Sicherheitsbedürfnis des aufgeklärten Menschen ausgenutzt wird. Wenn in den voranstehenden Kapiteln unter weitgehender Außerachtlassung ihres Nutzens das Risiko verschiedener ärztlicher Maßnahmen ungeschminkt dargestellt und an verschiedenen ärztlichen Handlungsweisen aus der Sicht der gerichtlichen Medizin herbe Kritik geübt wurde, so kann den Autoren eine gegen die wissenschaftliche Medizin gerichtete Haltung vorgeworfen werden, was Ziel und Zweck dieses Buches verkennen bzw. in Frage stellen würde. Deshalb soll noch einmal unser Standpunkt betont werden, daß wissenschaftliche Medizin kein Dogma sein kann und die Auseinandersetzung mit unerwünschten Nebenwirkungen, Komplikationen, unvorhergesehenen Reaktionen und Zwischenfällen immanenter Bestandteil dieser auf den Gesetzmäßigkeiten von Natur und Gesellschaft fußenden Medizin sein muß. Wir führten das an anderer Stelle am Beispiel der Impfkomplikationen aus (686). Das gilt auch für die Aufklärung und Auswertung von Fehlern, die zu vermeidbaren Schäden führen könnten oder gar geführt haben. Dabei steht keineswegs die Bestrafung — wie mitunter befürchtet — sondern einzig die Prävention im Vordergrund des gesellschaftlichen Interesses.

Die medizinischen Wissenschaften können sich auf die Dauer der Auseinandersetzung mit dem dialektischen Zusammenhang zwischen Wirkung und Nebenwirkung, Nutzen und Risiko nicht entziehen. Vernachlässigen wir eine Zeitlang die Beobachtung und Steuerung der mit dem technischen Fortschritt verbundenen Probleme, so zieht sich der Patient auf eine andere Ebene zurück (wie noch zu zeigen sein wird). Wir halten es deshalb für angezeigt, in einer Arbeit, die den iatrogenen Schaden zum Gegenstand hat, auch auf die allgemeinen Umstände hinzuweisen, die den Patienten belasten oder zumindest so von ihm empfunden werden.

Bei zunehmender Ärztedichte und rasch voranschreitender wissenschaftlich-technischer Entwicklung ist die Medizin in mancher Hinsicht in problematischer Lage. Zwar hat sich auch die Zeit verlängert, die der Arzt seinen Patienten widmen kann, doch verbessert sich der Gesundheitszustand einer Bevölkerung nicht proportional zur Arztdichte. Zum einen profitiert auch der Arzt von den sozialen Errungenschaften (wesentlich kürzere Arbeitszeiten); der Blick auf die Uhr (vor Dienstschluß) gilt nicht mehr als unethisch. Zum anderen bevölkern Patienten mit Leiden die Sprechstunde, die früher als Bagatellen angesehen und mit Hausmitteln oder gar nicht behandelt wurden.

Heute beträgt der Anteil von Patienten mit Gesundheitsstörungen, die auch ohne ärztliches Zutun in kurzer Zeit abheilen, 60 bis 70% (554, 1175). Zum Dritten verringert sich infolge des rasanten Wissenszuwachses (mit notwendiger Grundlagenforschung, zunehmender Spezialisierung, schwierigerer Planung, Leitung und Verwaltung) der relative Anteil der unmittelbar am Patienten tätigen Ärzte. Die hochgradig technisierte Tätigkeit

des Spezialisten anonymisiert häufig das Arzt-Patienten-Verhältnis.
Weit mehr: Mit der verbreiteten Anwendung der naturwissenschaftlichen Erkenntnisse wird auch die Verständigung der Ärzte untereinander schwieriger (502).
So wird die moderne Medizin (nicht nur von den Kranken) vielfach als patientenferne „Apparatemedizin" abgetan. Man spricht vom „Unbehagen": „an der Medizin" (739), „mit der Gesundheit" (1177), „über das moderne Krankenhaus" (1116).
Die notwendige Spezialisierung, aber auch die Flut wissenschaftlicher Informationen unterschiedlicher Qualität, droht den Allgemeinmediziner in den Hintergrund zu rücken. Überinformation, die der einzelne nicht mehr bewältigen kann, führt leicht zu Resignation und Isolation. Viele dieser Kollegen fühlen sich — nicht ganz zu Unrecht — zum „Wegweiser" für den Spezialisten degradiert. Moderegger (732) äußert sich deprimiert dazu: „Die heutige Situation ist so düster, daß ich ... mein Tätigkeitsfeld auf ‚Außenseitermedizin' verlegt habe ... Wir sind Erfüllungsgehilfen und Sündenböcke: kurz ‚Krankschreiber vom Dienst'!!!"
So ist es nicht verwunderlich, daß es zum „Paradoxon unserer Zeit (kommt), daß die rationale Therapie stellenweise wieder vom Obskurantismus eingeholt und sogar überholt wird" (108), und es erhebt sich die Frage, ob sich die wissenschaftliche Medizin etwa in einer Krise befindet, nachdem die Technikeuphorie der 70er Jahre von einer extremen Gegenbewegung mit maßloser Verunglimpfung der modernen Medizin (z. B. Iwan Illich), von Antiwissenschaftlichkeit, einer Art Bilderstürmerei gegen die Technik, abgelöst wurde (503, 554). Für den Rückfall in die magisch-mystische Phase ist guter Nährboden vorhanden, macht sich doch allenthalben (und teilweise begründet) Verdruß an den Zivilisationsschäden der Gesellschaft bemerkbar, der, verbrüdert mit der allgemeinen nostalgischen Welle, im Ruf „zurück zur Natur" oder „zur guten alten Zeit", um der Machtlosigkeit einer entfremdeten „Stückwerkmedizin" entgegenzutreten, bis hin zu dem Vereinsmotto „Lieber tot als beim Arzt" (245) gipfelt.
Die zentrale Bedeutung von Rationalität und Wissenschaft für den Fortschritt der Medizin und die Humanisierung des Lebens werden grundsätzlich bestritten und an ihre Stelle Irrationalismus, Subjektivismus und Heilsprophetie gesetzt (687). Wesentlich begünstigt wird diese Entwicklung durch die schier unbegrenzte Möglichkeit einer Geschäftemacherei mit der Krankheit. In Adelaide (Australien) stieg die Zahl alternativer Praktiker von 1976 bis 1982 um 77% (660).
Unter diesem Gesichtswinkel könnte man meinen, die Auseinandersetzung mit Außenseitern der Medizin wäre bei der thematischen Eingrenzung der vorliegenden Arbeit auf iatrogene Schäden vornehmlich des eigenen Untersuchungsgutes entbehrlich. Doch das wäre ein Irrtum!
Durch die wissenschaftliche Beschäftigung mit und gutachtliche Auswertung von iatrogenen Komplikationen sind die Autoren überhaupt an die Paramedizin gelangt. Sie spielt heute auch in der DDR eine nicht mehr ganz unbedenkliche Rolle. Wie ist das zu erklären?
Zunächst bleibt festzustellen, daß einige der genannten negativen Auswirkungen von Wissenslawine und Technisierung auch den naturwissenschaftlich erzogenen und geschulten Menschen erfassen (333). Ein sehr großer Teil der Patienten kommt mit psychosomatischen Beschwerden zum Arzt. Infolge höherer Lebenserwartung wächst der Patientenkreis mit geriatrischen Beschwerden, die oft geringer im objektiven Krankheitswert als im subjektiven Befinden des Patienten zu finden sind. Im Wissen um die Aussichtslosigkeit einer kausalen Therapie wenden manche Ärzte für diese Patienten ungern viel Zeit und Mühe auf. Schlagworte wie „Zweiminutensprechstunde" oder „Rollschuhvisite" und der Slogan „lang gewartet — kurz abgefertigt" kennzeichnen dies. So wenden sich breite Kreise Hilfesuchender, allen voran die durch Herausbildung von Kleinstfamilien vielfach vereinsamten alten

Menschen, an die „Alternativmedizin“. In den sogenannten Naturheilverfahren, von den allermeisten Hochschulärzten abgelehnt, findet der Praktiker eine Domäne seiner Tätigkeit. Die meisten dieser Verfahren erfordern größere zeitliche bzw. intensive psychische Zuwendung des Arztes zum Patienten. Dies wird dankbar honoriert, denn gerade die oben genannten Patientengruppen benötigen weitaus mehr den Arzt als die Arznei. Ferner sind es chronisch und unheilbar Kranke, die nach mehreren Arztkonsultationen unzufrieden sind (subjektiv oder objektiv „schlechte Erfahrungen gemacht“ haben), und Familien mit entwicklungsgestörten Kindern, die zur bevorzugten Klientel von Außenseitern gehören und nunmehr bereit sind, auch schmerzhafte, langwierige und kostspielige Maßnahmen zu ertragen (780).

Wir stehen demnach vor der Tatsache, daß gegenwärtig eine gewisse Hinwendung kranker Menschen zu paramedizinischen Praktiken zu verzeichnen ist, obwohl das Krankenhaus heute „von der Unterbringung der Patienten über die medizinischen Leistungen bis zur Zahl der ausgebildeten Fachkräfte in sämtlichen Bereichen besser als zu jeder Zeit in der Vergangenheit“ ausgerüstet ist (361), obwohl nicht zuletzt dank der wissenschaftlichen Medizin kaum noch Menschen an Infektionskrankheiten sterben, die Lebenserwartung ein nie dagewesene Höhe erreicht, und heute mehr Menschen auf der Erde leben als jemals vorher in der Geschichte (54, 1176).

Aber die Erfolge induzieren neue Ansprüche. Der chronisch Kranke ist nicht mehr geneigt, sein Leiden als Schicksal zu tragen. Oft tritt er mit einer deutlichen Übererwartungshaltung an den Arzt heran, die nicht zuletzt durch die Medizin selbst, durch ihre Berichte über die Vorteile neuer apparativer Verfahren ohne die damit verbundenen Nachteile, Risiken und Gefahren, erzeugt wurde.

Überschätzt er die Möglichkeiten der Medizin und tritt dann der erwartete Heilerfolg nicht ein, so ist die Enttäuschung besonders groß. Der Patient sieht den Mißerfolg als „Versagen“ der aufwendigen, ihn befremdenden Technik an. Enttäuschte Erwartungen und ein Gefühl der Verlassenheit führen schließlich zur Fixierung bzw. zur Verschlimmerung der Beschwerden. Daneben muß man einen instinktiven Widerstand gegen eine reine Verstandeswelt konstatieren, der sich vielleicht aus dem Nachhinken der Bewußtseinsprozesse hinter den technischen Möglichkeiten erklären läßt und zu emotionellen Aversionen führt. Technisierung, Spezialisierung und Rationalisierung stellen uns also vor neue, mit Unbehagen behaftete Probleme, die die paramedizinischen Lehren durch Rückdrehen der Entwicklung zu lösen versprechen. „Für den Patienten ist es schwer, sich in der widersprüchlichen Situation zurechtzufinden, da sie in beiden Gruppen (Mediziner und Paramediziner — d. Autor) approbierte Ärzte antreffen, deren Titel, Ausstattung und ins Feld geführte ‚Erfahrung‘ eine Unterscheidung nicht ohne weiteres ermöglichen“ (783).

Zudem bestehen auch in den fortgeschrittensten Völkern tief verwurzelt magische Vorstellungen (z. B. von Heilkräutern, über besondere intuitive Begabung von Heilern, geheimnisvolle Strahlen oder Kräfte aus der Erde usw.), die gern mit obskuren Ideen assoziiert werden (864). Auch das Phänomen der dem Menschen immanenten Glaubensbereitschaft (Glaube und Vertrauen als psychologische Voraussetzungen eines Zusammenlebens in der menschlichen Gemeinschaft) wirkt sich oft fatal zugunsten eines falschen Heilversprechens aus, da gerade der Leidende nach längerem Verlauf der Krankheit zunehmend geneigt ist, nach dem sprichwörtlichen Strohhalm zu greifen. Da sich das menschliche Denken vom mystisch-magischen Einfallsdenken nur allmählich zum kausalanalytisch-logischen Denken entwickelt hat, existieren Wissen und Glauben oft in wechselndem Maße selbst bei ein- und demselben Menschen nebeneinander, und er neigt bei Unzufriedenheit oder Hoffnungslosigkeit, insbesondere angesichts des Todes, vermehrt dem archaischen, magisch-intuitiven Denken zu. Deshalb hat ein Teil unserer Kranken ein Bedürfnis nach Außenseitermethoden, auch wenn sie objektiv unwirksam sind, und der Behandler wird um so mehr Erfolge feststellen, je länger die Patienten von anderer Seite erfolglos behandelt worden sind. In der subjektiven Wirklichkeit des geheilten oder gebesserten Patienten ist es dann allein die Methode, die den Erfolg bewirkte.

Doch die Naturgesetze gelten auch dann, wenn die meisten Menschen sie nicht kennen. Werden sie in der Medizin ignoriert, so können negative gesundheitspolitische Folgen nicht ausbleiben.

8.2. Definition

Der Begriff „Paramedizin" subsummiert außerhalb wissenschaftlich begründeter Lehrmeinung von Ärzten und Laien praktizierte, theoretisch unbewiesene, nicht beweisbare oder widerlegte Diagnostik- und Therapieverfahren, deren Wirkung — auf Spontanheilung oder einem Plazeboeffekt beruhend — von ihren Vertretern in sektiererischer Manier bei universeller Gültigkeit als spezifisch angepriesen wird. Prokop (866) spricht auch von „irrationaler Medizin". Mit dem Leitsatz „Wer heilt, hat recht" wird die Führung klinischer Unterlagen mit nachprüfbaren Daten unter der Begründung abgelehnt, die Behandlungsmethoden seien wissenschaftlichen Prüfmöglichkeiten nicht zugänglich und könnten nur von den Ausführenden selbst beurteilt werden (502, 781). Kampa (500) grenzt sie eindeutig gegenüber medizinischen Neulandverfahren und Humanexperimenten ab.

Kennzeichnend sind die nahezu unbegrenzten Möglichkeiten jeder dieser in der Regel streng rituellen Verfahrensweisen, welche in vielen Fällen „sicheren Schutz" versprechen (780). Sie unterscheiden nicht zwischen Symptom und Krankheit und wenden sich überwiegend an Patienten, denen die („Schul"-) Medizin nicht helfen konnte. Im einzelnen werden — unabhängig von der Art der Therapie — folgende Leiden bevorzugt: Kopfschmerzen, Neuralgien, Migräne, Altersbeschwerden, Leistungsschwäche, rheumatische Erkrankungen, Asthma, Ekzeme, Herz-Kreislaufbeschwerden, Durchblutungsstörungen, Magen-Darm-Krankheiten, verzögerte Wundheilung mit Ulzerationen, Enuresis nocturna, Sucht, multiple Sklerose, Krebs, Entwicklungsstörungen (649, 781). Die Nichtfaßbarkeit funktioneller Störungen, ihre fehlende Objektivierbarkeit vor und nach der Behandlung sowie bei der späteren Nachkontrolle, prädestiniert diese für paramedizinische Verfahren.

Paramedizinische Publikationen bedienen sich einer eigenen, scheinwissenschaftlichen oder okkulten Sprache (796, 859), benutzen Prominente aus allen Bereichen des gesellschaftlichen Lebens zur Verstärkung ihrer Argumente (232), verschweigen Kritik bzw. empfinden diese als Diskriminierung, berichten nur Erfreuliches, wie z. B. plötzliche Heilung nach jahrelanger frustraner Behandlung, jedoch kaum etwas über Unverträglichkeiten; Schäden und Gefahren bleiben unerwähnt oder werden positiv umgemünzt („Erstverschlimmerung", „Verkehrtlaufeffekt"). Alle paramedizinischen Methoden sind leicht in Wochenendkursen erlernbar (sofern nicht ohnehin mystisch angeboren) und mit einem Minimum an Aufwand zu handhaben. Die Aussicht, dem Kranken auf billigem Wege in scheinbar hoffnungslosen Situationen doch noch irgendwie helfen zu können, macht das Wesen ihrer Attraktivität für den Behandelnden aus. Paramediziner vergleichen sich gern mit Genies der Geschichte, die zu ihrer Zeit (ebenfalls) unter Anerkennungsschwierigkeiten litten.

Bei der Einstufung und rechtlichen Würdigung der außerordentlich heterogenen paramedizinischen Genres können drei große Gruppen unterschieden werden: Der vor-

sätzliche Heilschwindel, die gläubige Wunderheilung und die pseudowissenschaftliche Medizin. Im Rahmen dieser Arbeit wollen wir uns nur mit der letzteren befassen. „Pfuscher muß ... auch der Arzt genannt werden, der sich entgegen der lex artis wissenschaftlich unbegründeter Behauptungen und Methoden bedient. Er treibt zumindest objektiv Schwindel, weil er, um in der Sprache des Juristen zu reden, Gegenständen, Verfahren und Mitteln Wirkungen zumißt, die jenen nach den Erkenntnissen und Erfahrungen der medizinischen Wissenschaft nicht zukommen." (1201)
In praxi verbergen sich paramedizinische Methoden — von Unbefangenen wohlwollend als „Außenseiter" apostrophiert — typischerweise hinter demagogischen Begriffen: Volksmedizin, Naturheilkunde, Biotherapie, Erfahrungsheilkunde, Alternativmedizin, Andere Medizin, Ganzheitsmedizin, Regulations- oder Ordnungstherapie und dergleichen. Hier soll dem Patienten suggeriert werden, daß ihm durch biologisch-natürliche Heilweisen, die den ganzen Organismus regulieren, eine ordnende Alternative zur „Schulwissenschaft", zur „Stückwerkmedizin" der Universitäten und Hochschulen dargeboten werde. In Wahrheit besteht das Wesen dieser Außenseiter aber gerade darin, von den allgemein anerkannten, auf **überprüfbaren** Naturbeobachtungen beruhenden ärztlichen **Erfahrungen** abzuweichen (348, 502, 804, 1202). Ardenne (35) fällt seiner eigenen wissenschaftlichen Grundanschauung in den Rücken, wenn er in einer Zeitschrift für Naturheilverfahren das Außenseitertum als ein charakteristisches Entwicklungsstadium auf dem Wege von einer Idee bis zur allgemeinen Einführung einer neuen Methode propagiert, denn diese Entwicklung trifft in unserem Jahrhundert für die allerwenigsten wissenschaftlichen Erkenntnisse zu. Oepen (782) gibt eine gründliche Charakteristik des ärztlichen Außenseiters:

- Grundausbildung durch Medizinstudium
- Anwendung nicht anerkannter Methoden
- Ausgeprägte (zeitliche und menschliche) Zuwendung dem Patienten gegenüber
- Bemühen um chronisch Kranke und (noch) nicht Kranke
- Organisation in eigenen Fachgesellschaften und Publikation in Fachzeitschriften, die an Universitäten, in großen Kliniken und Forschungsinstituten kaum bekannt sind
- Darstellung pseudogenauer oder pauschal beschriebener Resultate auf der Grundlage ungenauer Dokumentation, bei oft fehlender Literaturangabe, ohne Beanstandung durch den spezifischen Leserkreis
- Abgrenzung zur von ihnen so genannten „Schulmedizin"
- Bei Aufgabe der weitgehend selbstgewählten Isolation und Vorträgen auf wissenschaftlichen Kongressen im allgemeinen Verständnislosigkeit auf beiden Seiten
- Widerspruch zwischen Wissenschaftsfeindlichkeit einerseits und der Selbstdarstellung als „modern", „fortschrittlich" usw., wobei man sich oft auf ganz alte Verfahrens- und Denkweisen beruft, andererseits
- Behauptung, die Sachverständigen würden nur die Zwischenfälle der Außenseiter, nicht hingegen die der wissenschaftlich begründeten Medizin beachten.

Jores (490) bezeichnet die Außenseiterärzte als vielfach „unkritisch, fanatisch und von der Wirkung dessen, was sie durchführen, in vollem Maße überzeugt".
Der Begriff „Naturheilverfahren" sollte, um seiner Bezeichnung gerecht zu werden, auf Behandlungen von Kranken mit in der Natur vorkommenden Mitteln, wie Luft, Licht und Wasser, in Form von Heilbädern, Bewegungs- und physikalischer Therapie sowie geeigneter Diät, die den Körper abhärten, trainieren und zu seiner Erholung beitragen, beschränkt bleiben (782, 792). Damit werden unspezifische Effekte zur Unterstützung des Genesungsprozesses erzielt, die — bei sinnvoller Anwendung — in ihrer Gesamtheit als unschädlich angesehen werden können.
Caspers (164) definiert: „Naturheilverfahren sind diejenigen Methoden, die sich an die Heil- und Ordnungskräfte (unklarer Ausdruck — d. Autor) des Körpers selbst wenden,

um sie zu aktivieren, dabei in der Natur vorkommende Mittel oder Erscheinungen verwenden, gleichzeitig jede Schädigung des Organismus vermeiden und den Menschen diagnostisch und therapeutisch in seiner somatischen und somato-psychischen Ganzheit erfassen". BRAUNBEHRENS (127), der unter „Naturheilkunde" die „Kenntnis und Anwendung alles dessen, was als geordnet gesammeltes Beobachtungs- und Erfahrungsgut überliefert und erkundet worden ist ...", versteht, und zwar in „unmittelbar sinnlicher Wahrnehmung, anschaulich und gestalthaft", um, „in der Absicht zu heilen natürliche, d. h. in der Natur vorkommende Reize und Stoffe systematisch" einzusetzen, betont: „Nicht jede zu Heilzwecken angewandte Methode, der von der Schulmedizin mangels ausreichender naturwissenschaftlicher Begründung die Anerkennung versagt wird, kann zur Naturheilkunde gezählt werden."

Dennoch wird mit dem Wort zweifacher Mißbrauch getrieben: zum einen werden vielfach Behandlungsverfahren tatsächlich nur deshalb zu den „natürlichen" Heilmethoden gezählt, weil sie vom wissenschaftlich-medizinischen Standpunkt abgelehnt werden, zum anderen behaupten die meisten der unter der Flagge „Naturheilverfahren" segelnden Außenseitermethoden eine spezifische Heilwirkung. So wird versucht, die Begriffe „Natur" und „Wissenschaft" als Gegensätze zu polarisieren (1231) und gleichzeitig unter dem Deckmantel „Natur" in ihrer Spezifität unbewiesene, nicht indizierte und sogar invasive Verfahren zu etablieren, z. B. Ozontherapie, Zelltherapie, Akupunktur, Neuraltherapie, Braunscheidtismus (350). Diese von GLOWATZKI (349, 353) als Alibiverhalten entlarvte Schutzbezeichnung wird nicht von ungefähr gewählt: Einer Erhebung des Allensbacher Instituts für Demoskopie zufolge finden natürliche Heilmethoden in der Bevölkerung, besonders unter älteren Menschen, reichlich Anklang („Volksmedizin"). Von den 60jährigen macht in der BRD jeder zweite davon Gebrauch (236). BRAUNBEHRENS (127) sieht im Rahmen der „Naturheilkunde" in der Zuwendung zum kranken Menschen die Chance für den Arzt, jenem zu helfen. SCHIEFENHÖVEL (978) erkennt die Ursache für die oft überlegene Wirkung primitiver Heilkunst „in der ungemein starken psychologischen Wirkung, die sowohl von magischen Handlungen wie auch von der Person des Heilkundigen auf den Kranken ausgeht". Bei beiden Formen — „natürlicher" und „primitiver" Heilkunst — haben wir es also mit zwei Seiten derselben Medaille zu tun: psychisch induzierte Spontanheilung, Prophylaxe durch gesunde Lebensführung. Unter diesem Aspekt verwundert die schillernde Fülle teils entgegengesetzter Außenseiter, die erstens sich gegenseitig und zweitens alle zusammen der wissenschaftlichen Medizin die Natürlichkeit absprechen, nicht. Sie ist vielmehr Mittel zum Zweck: „Man braucht die Vielfalt des Angebots und die gläubige Unterwerfung des Patienten, um überhaupt etwas bewirken zu können. Ein Präparat oder eine Kur, die von der Kundschaft als Placebo durchschaut sind, ein Therapeut, der von der ‚neidischen' Schulmedizin gerade mal wieder als Nichtsnutz entlarvt worden ist — sie bewirken, natürlich, nichts mehr" (449).

So bleibt schließlich die Forderung an eine „Naturheilmethode", vor allen Dingen **nicht zu schaden**, die zentrale Aufgabe (795). Da jedoch „fast alles, was sich an den sogenannten Naturheilverfahren bewährt hat, ... in der Lehrmedizin seit eh und je zu Hause" ist (709), erübrigt sich schließlich die Abgrenzung einer „Naturheilkunde" von der Medizin vollkommen. Wie KANZOW (501, 502) feststellt, ist es „unsinnig", die ‚Naturheilkunde' in Gegensatz zur sogenannten Schulmedizin zu bringen, weil die Schulmedizin stets dem Ziel zustrebte, Naturheilkunde par excellence zu sein". „Sie hat sich auf der Grundlage sehr disziplinierten — und deshalb von vielen Menschen nicht nachvollziehbaren — Denkens den Erfahrungen durch immer wieder kontrollierte Beobachtungen und der kritischen experimentellen Absicherung dieser Beobachtungen zu unterwerfen." Die Etablierung eines gesonderten Fachgebietes „Naturheilkunde“ an den Universitäten enthielte also bereits den Widerspruch in sich und ist daher schon aus grundsätzlichen Erwägungen deplaziert. Der aus dieser Haltung der wissenschaftlichen Medizin resultierende rhetorische Anwurf einer scholastischen Einstellung zerschellt bereits an der Tatsache, daß sich Medizin heute mehr denn je als angewandte Naturwissenschaft versteht und sich damit gerade aus dem Gegensatz zur Scholastik entwickelt hat (449).

Das gleiche gilt sinngemäß für die sogenannte Erfahrungsheilkunde, die begrifflich mit der „Naturheilkunde“ eng assoziiert ist. Häussler (412) fordert neben der „kausalen“ auch eine „empirische Heilmethode“, als ob Erfahrung als Gegenstück zum Kausalitätsprinzip, zur logischen Aufeinanderfolge von Ursache und Wirkung fungieren könnte. Diese „Erfahrungen“ werden „oft so beschrieben, als seien sie nicht jedem zugänglich, vor allem jenen nicht, die ihr naturwissenschaftliches ‚Weltbild‘ nicht aufgeben wollen“ (798). Bock (108) brandmarkt Bezeichnungen wie „Erfahrungswissenschaft“ oder „Erfahrungsmedizin“ geradeheraus als begriffliche Falschmünzerei, denn die gesamte medizinische Wissenschaft, jedes ihrer analysierenden Experimente, jede Naturbeobachtung bilden Erfahrungen, die weitergegeben und genutzt werden. Der größte Teil unseres Wissens ist nicht die persönliche, sondern die übermittelte Fremderfahrung. Da sich Wahrnehmungen subjektiv keineswegs als getreues Abbild der objektiven Außenwelt darstellen, sondern im Ergebnis intentionaler Leistungen alle dem objektivistischen Modell widersprechenden Wahrnehmungsinhalte unterdrückt werden (428), hat sich verständlicherweise manche überkommene, angeblich gesicherte Erfahrung als Irrtum herausgestellt; Skepsis gegenüber der eigenen Wahrnehmung ist am Platze. Aber „die naturwissenschaftliche Medizin hat aus ihren eigenen Irrtümern die Konsequenz gezogen, daß die subjektive Erfahrung durch gezielte Untersuchung reproduziert (oder widerlegt) werden muß, bevor sie allgemein akzeptiert werden kann (oder verworfen wird) ... Nicht falsifizierbare Hypothesen sind keine Wissenschaft, sondern Glaubensbekenntnisse“ (109). Der einzelne Arzt ist in den wenigsten Fällen in der Lage, durch eigene Erfahrung Nutzen und Risiko einer Therapie voll zu ermessen. Eine umfassende Urteilsbildung erlauben erst die Ergebnisse kontrollierter Studien. „Angesichts dieser Situation ist es unbegreiflich, wenn mit scheinbar tiefschürfenden theoretischen Einwänden ... der objektivierende Wirksamkeitsnachweis in seinen verschiedenen Varianten abgelehnt wird und durch subjektive ärztliche Erfahrung oder ‚Intuition‘ ersetzt werden soll“ (109). Leider muß man jedoch einen nicht unbedeutenden Anteil von Kollegen mit undiszipliniertem (autistischen) Denken unter den Ärzten konstatieren, was sich möglicherweise aus der Tatsache erklärt, daß der Arzt zwar eine wissenschaftlich begründete Ausbildung durchläuft (wie andere Berufe auch), doch die wenigsten Ärzte später als Wissenschaftler tätig sind und den Heilauftrag — völlig zu Recht — als ihre Hauptaufgabe ansehen. So finden Denkfehler, wie nachfolgend zitiert, immer wieder reichlich Anhänger: „Wenn sie (die Erfahrungsheilweisen — d. Autor) auch nicht den Vorzug haben, durch Kliniktests und Doppelblindversuche bewiesen zu sein, wie es die Universitäten heute fordern, so ist die Erfahrung von zahlreichen Ärztegenerationen eine gewichtige Tatsache, die für sich spricht“ (161). Das reicht aber nicht! „Verließen wir die objektivierenden Wirksamkeitsnachweise in ihren verschiedenen Varianten, um sie durch ‚ärztliche Erfahrung im Sinne einer Intuition‘ zu ersetzen, wären wir wohl bald einer Entscheidungs-Insuffizienz ausgeliefert“ (794).

Ebenfalls an die „Naturheilkunde“ lehnen die Begriffe „biologische Medizin“ (in verschiedenen Varianten) und „Ganzheitsmedizin“ an. Mit diesen Vokabeln soll beim Patienten der Eindruck erweckt werden, daß er hier (und nur hier!) als ganzer Mensch und im Einklang mit den Naturgesetzen (894) behandelt werde, daß es sich um echte kausale Therapiewege handele. Bei näherer Betrachtung sind es wieder die bekannten paramedizinischen Verfahren, die sich dahinter verbergen: Homöopathie, Irisdiagnose, Akupunktur usw. GLOWATZKI (351) führt dazu aus: „Die Heilkunde wird doch grundsätzlich am Menschen, einem biologischen Wesen, ausgeübt, so daß es überhaupt keine unbiologische Medizin geben kann." Hier stimmen also die Begriffe auch nicht. Ferner erkennt man die ambivalente Haltung jener „Biotherapeuten", wenn einerseits die Naturwissenschaft verteufelt und andererseits die Naturgesetze als Garant ausgerechnet für die Homöopathie bemüht werden. Wer, wie beispielsweise die Homöopathen und bezüglich der Akupunktur der Sinologe und Laienmedizintheoretiker PORKERT (855), das kausalanalytische logische Denken in der Medizin, die angeblich „bis ins Extrem betriebene analytisch-materialistische Fachbereichsmedizin", ablehnt und sich lediglich auf Analogieschlüsse, auf das „unumstößliche Gesetz ‚Similia similibus curentur'" stützt (550), kann zwingend (da ein Zusammenhang zwischen Ursache und Wirkung abgeleugnet wird) auch keine kausale Therapie betreiben. Auch hierbei verrät sich wieder die sektiererische Geisteshaltung, wenn betont wird: „Wer diese Therapie nicht persönlich erprobt hat, kann auch nicht die ... Bedeutung dieses modernen ... Verfahrens beurteilen" (894). Die Attribute „modern" und „traditionell" werden übrigens ebenso unkritisch verwendet wie die anderen Begriffe auch. Entscheidend für ihren Einsatz durch Paramediziner ist weniger deren semantischer Gehalt als vielmehr ihre emotionale Wertigkeit in der Umgangssprache. Die entstehenden linguistischen Kuriositäten, wie z. B. „moderne Akupunktur" (755) werden von den Verfassern derartiger Artikel offenbar schon gar nicht mehr bemerkt. Auch die sogenannte Ganzheitsbetrachtung — eine gefühlsmäßig positiv wirkende Bezeichnung — wird zur Farce, wenn man die konkreten Bedingungen solcherart Behandlungen untersucht: Schon die Indikationsalphabete (z. B. der Akupunktur oder Neuraltherapie) enthalten wesentlich mehr zu behandelnde Einzelsymptome als Krankheiten. Die im Grunde monomane Krankheitsbetrachtung mit der Beschränkung auf den Stich in die Haut bzw. die Infiltration eines einzigen Medikaments in eng umschriebene Regionen soll Prototyp einer „Ganzheitstherapie" sein! Erstaunlich, wie unter diesen Umständen die Phrase von der „Ganzheitsmedizin" weitgehend unwidersprochen bleibt. „Ganzheit" wird auch gern der Spezialisierung in der Medizin als Positivum gegenübergestellt, als ob die naturwissenschaftliche Betrachtungsweise den Menschen in Ressorts aufteile. Geteilt wird doch lediglich der Aufgabenbereich der Ärzte, weil der Einzelne (naturgegeben) unfähig ist, das gesamte Spektrum geistig zu bewältigen und manuell zu beherrschen. „Ganzheits-" oder „Erfahrungsmedizin" können also selbst bei den besten Therapeuten nur eine ganz beschränkt primitive Stufe erreichen. Konsequent weiterverfolgt, ist nach Aufhebung jeglicher Arbeitsteilung überhaupt keine Medizin denkbar.

Während es dem nach wissenschaftlichen Gesichtspunkten arbeitenden Arzt mitunter am erforderlichen Einfühlungsvermögen mangeln mag, fehlt dem Paramediziner in der Regel die naturwissenschaftliche Basis, also die Fähigkeit bzw. die geeignete Methodik, Krankheiten überhaupt in ihrem Wesen zu erkennen und kausal zu behandeln. Das Ganzheitsphänomen des kranken Menschen verlangt indessen eine Synthese wissenschaftlich-technologischen Fortschritts mit den Belangen einer menschlichen Zuwendung den Patienten gegenüber, nicht dessen Ersatz durch mystifizierte „alternative" Verfahren. Der Begriff „Andere Medizin" oder „Alternative Medizin" betont am stärksten die Unzufriedenheit mit der derzeitig etablierten Medizin, aus welchen Gründen auch immer. Eine Alternative ist die Wahl zwischen zwei Möglichkeiten. „Alternative Medizin" kann also weder Ergänzung noch Bereicherung der im Gegenpol stehenden wissenschaftlichen Medizin (meist als „Schulmedizin" diskriminiert) sein, sondern ist von der Bezeichnung her als Ersatz für selbige anzusehen. Charakteristischerweise findet sich auch hierbei als Merkmal die Unschärfe des Denkens, wenn gleichzeitig ein „gemeinsames Wirken" angestrebt wird (162), wenn man sich „als Teil der Gesamtmedizin" empfindet (1216).

Sieht man allerdings hinter die Kulissen, so subsummiert sich als jeweilige Alternative zur wissenschaftlichen Medizin eine lange Reihe von Methodenangeboten — der „Erste Weltkongreß über Alternative Medizin" 1973 listet 135 Therapien auf (1091) — die der Sachgründe entbehren, um an der Universität gelehrt zu werden (Außenseitermedizin): Es sind dieselben, deren verschiedene Decknamen wir bereits weiter vorn behandelt haben. OEPEN (788) ist der Frage: „Brauchen wir eine alternative Medizin?" ausführlich nachgegangen und beantwortet sie schließlich mit einem klaren „Nein". Warum auch? „Soll sie eine Alternative zur Logik, zur Vernunft sein?" fragt KANZOW (502). Selbstverständlich rechtfertigen unterschiedliche Krankheitsarten differente Behandlungsweisen, aber doch keine unterschiedliche „Wissenschaft". „Dabei können Lernziele nur definiert werden, wenn ein hinreichend anerkannter und mit den (jeweils gültigen) Kriterien der Nachprüfbarkeit abgesicherter Wissensbereich anvisiert wird. Daran hapert es bei den sogenannten Außenseitermethoden, sonst wären sie ja nicht ‚außen'!" (503).

So bleibt schließlich „Alternativmedizin" zum überwiegenden Teil Flucht in okkultistisches Ideengut (692). Echte Naturheilverfahren, wie Klima- und Bewegungstherapie, Massagen und physikalische Therapie usw. werden hingegen kaum zur „alternativen" Medizin gezählt (798). „Was immer mit ‚alternativ' gemeint ist, es soll mehr oder weniger radikal den Bruch mit der Vergangenheit bezeichnen", meint HEIMANN (419); „... ‚alternativ' will mehr Natürlichkeit und mehr Verbundenheit mit dem organisch gewordenen". Sie tut es aber nicht. Man hat den Eindruck, als ob sich ihre Vertreter zwar in dem Unbehagen gegenüber der etablierten Medizin einig sind, das aber, was sie als Alternative bezeichnen, selbst nicht definieren können. Es ist ein Schlagwort, welches die Dinge simplifiziert, um damit „volksnah" zu erscheinen (352). Über einen Punkt scheinen sich die „Alternativen" jedoch im klaren zu sein: Die Hürde kontrollierter klinischer Studien ihrer Methodenangebote ist ihnen zu hoch. Deshalb wünschen sie Ausnahmeregelungen vom geforderten Wirksamkeitsnachweis für neue Arzneimittel. Begründung: „Was natürlich ist, das bedürfe eben keines Beweises" (448). So ist es nur folgerichtig, wenn sich alles, was in der Prüfung der wissenschaftlichen Medizin durchgefallen ist, unter der Schutzbezeichnung „Natur" bei den „Alternativen" wiederfindet, und wir verstehen den Stoßseufzer des Kommentators eines Zeitschriftenheftes: „Sicher ist es leichter, einen Sack voll Flöhe unter einen Hut zu bekommen, als in wenigen Artikeln einen Überblick über ... die Vielzahl der ‚alternativen Heilmethoden' zu geben" (1179).

Mit der Verwissenschaftlichung der Medizin entstand der Anspruch auf Überprüfbarkeit ärztlicher Diagnostik und Therapie und die Pflicht für den einzelnen Arzt, sein Handeln gegenüber der Gesellschaft zu rechtfertigen, wobei der Verweis auf den Heilerfolg nicht ausreicht. „Der Medizinmann in Naturgesellschaften kennt derartige Forderungen nicht. Seine einzige Legitimation ist sein Erfolg. Solange er erfolgreich ist in der Behandlung von Krankheiten, ist jegliches Mittel recht. Je geheimnisvoller und undurchschaubarer seine Rituale sind, desto größer sind seine Erfolge, desto größer ist sein Ansehen" (1136). Diesen Status nimmt auch die moderne „Naturheilkunde" für sich in Anspruch.

8.3. Gefahren

Von Paramedizinern wird oft unterstellt, daß die naturwissenschaftliche Medizin nur solche Heilmethoden zulassen will, die theoretisch fundiert sind. Das ist falsch und entspricht auch nicht unserer Rechtsauffassung. Auf eine solide naturwissenschaftliche Grundlage als gemeinsame Basis ärztlicher Tätigkeit kann aber im Interesse der Patienten deshalb nicht verzichtet werden, weil diese allein in der Lage ist, das Verhältnis zwischen Nutzen und Risiko einer Methode zu erkennen und die Grenze ihrer Anwendbarkeit zu bestimmen.

„Ein behaupteter positiver Behandlungseffekt oder gar eine Heilung bedarf ... eines reproduzierbaren Nachweises an einer repräsentativen Zahl von Patienten und einer Langzeitbeobachtung, ehe hinsichtlich der Anwendung unkonventioneller Maßnahmen weitreichende Schlüsse gezogen und Forderungen erhoben werden" (801). In der unbestimmbaren Nutzen-Schaden-Relation liegt also bereits ein grundsätzliches Gefährdungsmoment. Umstrittene Methoden müssen daher zuerst daraufhin untersucht werden, ob sie überhaupt etwas leisten können oder vielmehr infolge falscher Konsequenzen zu einer Gefahr für den Patienten werden. Zu letzterem muß beispielsweise die Irisdeutung als vollkommen ungeeignete Methode, eine Krankheit festzustellen, gerechnet werden.

Wenn einem Therapieverfahren, wie z. B. der Homöopathie, zwar eine spezifische Wirkung abgesprochen werden muß, ihm jedoch die Schadlosigkeit im Sinne einer nicht-toxischen Behandlung bescheinigt werden kann, so darf es durchaus als Plazebomethode akzeptiert werden. Oepen (780) hält sie bei sinnvoller Anwendung im Rahmen psychosomatischer Therapie für wertvoll. Die Gefahr besteht aber in einem Versäumnis evtl. erforderlicher spezifisch wirksamer Behandlung, wenn der Therapeut bei seiner Methode bleibt, weil er ihre Möglichkeiten überschätzt (660). Das ist nach Oepen (780) bei der Homöopathie durchaus zu befürchten, da die Fehleinschätzung der Methode bei ihren Anhängern weit verbreitet ist und sich einige von ihnen bereits vor Gericht verantworten mußten.

Ferner können auch grundlose Beunruhigungen nicht behandlungsbedürftiger Menschen vom ärztlichen Standpunkt nicht hingenommen werden. Hierzu gehören sogenannte Krebstests mit ungeeigneten Mitteln, der Erdstrahlenhorror, der die Gläubigen veranlaßt, ihre Häuser zu verlassen oder zumindest die Betten umzustellen, usw. Während der Mediziner geneigt ist, einem Patienten ohne objektivierbare Beschwerden mitzuteilen, daß er gar nicht richtig krank ist, bemüht sich der Paramediziner, ihm Abnormitäten nachzuweisen, um eine Handhabe zur Praktizierung seiner Methode zu bekommen (660).

Besonders kritisch ist die Tendenz zu bewerten, die von der Medizin noch nicht befriedigend gelösten Probleme als Freiraum für zweifelhafte „alternative" Praktiken zu betrachten, wie es Moderegger (732) unumwunden eingesteht: „Aber was soll's, solange diese Medizin (gemeint ist die Außenseitermedizin — d. Autor) nicht anerkannt ist, können wir frei schalten und walten". Der Anmaßung, daß Paramedizinern „sozusagen alles erlaubt sei, auch solche Maßnahmen, die im Rahmen der Schulmedizin unzulässig sind, z. B. das Experimentieren am Menschen mit unzureichend geprüften Arzneimitteln oder mit Maßnahmen zweifelhafter Wirkung" (798), ist entschieden entgegenzutreten.

Gegenstand der Gerichtlichen Medizin sind vor allem solche paramedizinischen Richtungen, die trotz fehlenden konkreten Wirksamkeitsnachweises invasiven Charakter tragen. Dazu gehören unter anderem Akupunktur, Neuraltherapie, Zelltherapie, Ozontherapie, Baunscheidtismus, Chiropraktik und ihre Varianten. Unangemessener Anspruch hinsichtlich ihrer Anwendung sowie Uneinsichtigkeit bei der Ermittlung von Zwischenfällen und den sich daraus ergebenden Konsequenzen sind die entscheidenden Gefahren der Paramedizin überhaupt (798, 803). Das wenigste von dem, was in der Natur existiert oder vorgeht, ist für den Menschen inert oder gar heilsam („Naturheilkunde"), aber Verletzungen der Haut bei der Nadeltherapie, Injektionen tierischer Zellen oder eines giftigen Gases (Ozon) können nicht einmal als natürlich bezeichnet werden.

Einer Methode kann keine Anerkennung (auch nur für die zusätzliche Anwendung) gegeben werden, wenn

— die Indikation fehlt,
— das Risiko zu hoch ist,
— keine Daten zur Abschätzung des Nutzen-Risiko-Quotienten vorliegen.

Glücklicherweise sind in der DDR die wenigsten paramedizinischen Verfahren von praktischer Relevanz. Wir können uns deshalb im folgenden exemplarisch auf zwei Vertreter „alternativer Medizin" beschränken, die eine gewisse Verbreitung erlangt haben: Akupunktur und Neuraltherapie.

8.4. Die Akupunktur

Die einst zur „Abwehr eines Dämonenangriffs" (348) und zur „Ausleitung des Bösen" entwickelte altchinesische Medizin besteht im Einstechen früher von Quarzsplittern, später Metallnadeln in bestimmte Hautstellen (Akupunktur) bzw. deren Brennen mit glühenden Stengeln oder kleinen Hütchen der Pflanze *Artemisia vulgaris* (Moxibustion). Mit bzw. nach Konfuzius erhielt sie das naturphilosophische Konzept vom Gleichgewicht polarer Kräfte (Yang und Ying) als theoretischen Überbau. Über die Hautstellen (Akupunkturpunkte) glaubte man das krankheitsauslösende Ungleichgewicht dieser Kräfte durch die genannten Prozeduren „normalisieren" zu können, indem die in den Verbindungskanälen dieser Punkte (Meridiane) fließende Energie (Chi) wieder ausgeglichen werde.

In Europa wird die Akupunktur inzwischen zum vierten Mal seit dem 17. Jahrhundert als Modemedizin betrieben (534, 873). Da sie die in sie gesetzten Erwartungen nicht erfüllte, geriet sie dreimal wieder in Vergessenheit. Heute wird versucht, ihr durch (pseudo)-wissenschaftlichen Anstrich neues Prestige zu verleihen. Nach dem „Wörterbuch der Neuraltherapie" wird Akupunktur als eine „Methode zur reflektorischen Beeinflussung von Organerkrankungen sowie auch funktionellen Erkrankungen" definiert (468). Gross (374) bezeichnet sie als „Reiz des vegetativen Nervensystems mit dem Nadelstich oder dem umschriebenen Wärmereiz (Moxa) ... Die Akupunktur setzt gezielte Reize an empirisch gefundenen Punkten." Auch Durinjan und Dubrov (240) erklären sich Akupunkturwirkungen mit „komplizierten unbedingten Reaktionen" einer „komplizierten Vereinigung aktiver Nervenzellen" und sehen unter mystischem Gewande eine reale „Körperlichkeit". Mit diesen Hypothesen über die von ihnen so genannte „Reflextherapie" glauben die Autoren bereits jetzt eine wissenschaftliche Grundlage geschaffen zu haben, ohne einen einzigen Reflexbogen auch nur wahrscheinlich gemacht zu haben. Keiner der über 800 Punkte konnte bis heute nachgewiesen werden, geschweige denn das Röhrensystem, welches diese Punkte verbinden soll.

Takase (1109) setzt die „Lebensenergie" Chi schlicht mit Natriumionen gleich. Zum Beweis führt er an, daß er nach Injektion radioaktiver Natronlauge in einen Punkt des „Magenmeridians" wenig später Impulse in einem anderen Punkt desselben Meridians gefunden hätte. Die Radioaktivität der übrigen Umgebung, in die sich die Natronlauge verteilt haben wird, interessiert ihn gar nicht.

Hinsichtlich der Anwendungsgebiete erfüllt die Akupunktur mit ihrem universellen Charakter als Diagnostikum (Elektroakupunktur nach Voll; die Chinesen benutzen eine auf naturphilosophischen Anschauungen beruhende Pulsdiagnostik), Therapeutikum und Analgetikum (zum Ersatz oder zur Einsparung von Narkosemitteln) die Kriterien einer eigenständigen (alternativen) Medizin, wenngleich es hierzu unter ihren Protagonisten krasse Dissonanzen gibt.

Befaßt man sich unvoreingenommen mit dem Studium der Akupunktur, so wird man zuerst durch einen Widerspruch irritiert: Die laut Therapieanweisung exakt einzuhaltende Lokalisation der Punkte sowie ihre Anzahl (zwischen 360 und 1200) weicht auf verschiedenen Schemata z. T. recht erheblich voneinander ab. Das gleiche gilt für Größe und Eigenschaften der Punkte (Temperaturverhalten, Tastbarkeit, Sichtbarkeit, Schmerzhaftigkeit, elektrischer Widerstand), Anzahl und Material der Nadeln, ihre Einstichtiefe und -winkel sowie für die bei bestimmten Leiden zu verwendenden Punktkombinationen (62, 64, 779, 784, 785, 789, 867, 1157, 1181). Nun sollte man erwarten, daß es sich eventuell um Druckfehler handelt, und dann die Methode nicht funktioniert. Doch weit gefehlt! Der Heilpraktiker KÖHNLECHNER (553) stellt unbekümmert fest: „Die Regeln, nach denen hier vorgegangen wird, mögen bei jedem Kenner der chinesischen Nadeltherapie helles Entsetzen auslösen. Nur besitzen auch sie die entscheidende Eigenschaft, beim Patienten zum Erfolg zu verhelfen". Wenn man den Untersuchern glauben darf, funktioniert es bei allen Varianten mit annähernd gleich guten Ergebnissen, mit oder ohne mehrmonatigen Lehrgang in der Volksrepublik China, den SCHNORRENBERGER (1012), der die „Mehrzahl der westlichen Publikationen ... für die Praxis wertlos" hält, als eine Conditio sine qua non betrachtet. Typisch für die Akupunkturmentalität ist der Disput zwischen NAWROCKI (755) und LEYDHECKER (618). Da letzterer die Wirkungslosigkeit der Akupunktur bei Glaukom festgestellt hatte, wurde ihm von NAWROCKI Ignoranz vorgeworfen und ungeprüft unterstellt, daß der Mißerfolg ausschließlich Folge mangelhafter Ausbildung sei. LEYDHECKER konnte indessen nachweisen, daß seine die Akupunktur ausführende Mitarbeiterin „eine intensive Ausbildung an dem Ludwig-Boltzmann-Institut in Wien erhalten hat und dort das Diplom für Akupunktur erwarb".

Ebensowenig einheitlich sind die Indikationen: Von vorsichtiger Beschränkung auf funktionelle Leiden (89, 100) über eine bestimmte Anzahl definierter Krankheiten (1191) bis zur Ausweitung auf alle Erkrankungen (969, 1121), wie es auch in chinesischen Akupunkturkursen vermittelt wird (852).

Als nächstes erstaunt uns die Flut vor Variationen: Akupunktur an der Körperhaut, am Ohr (Aurikulotherapie), an der Nase (Nasotherapie), der Zunge, der Fußsohle, dem Schädel, der Vagina usw., ferner Akupressur (Drücken von Akupunkturpunkten), Ya-Ya-Akupunktur (Metallklammerung von Akupunkturpunkten), Moxibustion (Verbrennungen auf Akupunkturpunkten), Homöosiniatrie (Injektionen von homöopathischen Mitteln, verdünnter Natronlauge, Eigenblut oder Eigenurin in Akupunkturpunkte), Akupunktur ohne Nadeln oder mit Nadel, Musik und Elektrizität, Akupunktur mit Laser- oder Infrarotstrahl, um nur die gebräuchlichsten zu nennen. Polypragmasie und Methodenvielfalt sind immer ein Zeichen der Unzuverlässigkeit einer bestimmten Methode, wenn es sich auch deswegen nicht immer um Scharlatanerie handeln muß. Betrachtet man nun die Ergebnisse all dieser und damit verwandter Methoden, so ist ihnen mancherlei Erfolg nicht abzusprechen und — jedenfalls hinsichtlich funktioneller Erkrankungen — auch nie abgesprochen worden. Es drängt sich bei dem Wirrwarr von Methoden allerdings die Frage nach der Spezifität dieser Erfolge auf, zumal es sich überwiegend um selektiertes Patientengut handelt (664), bei dem ohnehin die Spontanheilung der normale Verlauf ist (64). Besondere Zurückhaltung erlegt der aus dem Wunschdenken des Patienten resultierende Fehler bei der Beurteilung von Schmerzlinderungen auf (62). Man macht sich selbst in Ärztekreisen viel zu wenig die Erfolgsrate und Bedeutung der Plazeboapplikation bewußt. „Der Arzt als Medizin" wird zwar theoretisch zur Kenntnis genommen, aber in der Praxis hält man im konkreten Fall wieder die Behandlungsmaßnahme für die Ursache des Erfolgs. Dabei ist bekannt, daß Plazeboeffekte grundsätzlich bei allen Symptomen auftreten können, unabhängig davon, ob diese psychisch oder physisch verursacht worden sind. Ihre Zahl ist wesentlich höher als allgemein angenommen.

R. GROSS (376) bemerkt, daß bei fast zwei Dritteln der Kranken mit Versuchspräparaten günstige Wirkungen erzielt werden können, die allein auf Plazebowirkungen beruhen. Die Quote des therapeutischen Effekts liegt durchschnittlich bei 30 bis 40% (28). Einige Beispiele zeigt Tabelle 65. Vergleichsweise werden einige publizierte Akupunkturerfolge in Tabelle 66 aufgeführt.

Will man die Akupunktur auf ihre tatsächliche Wirksamkeit untersuchen, so hat dies nach den aus dem heutigen Erkenntnisstand abgeleiteten Kriterien zu erfolgen (62): Monotherapie, homogene Stichprobe, ausreichend lange Beobachtung, Überschaubarkeit und Reproduzierbarkeit des Behandlungserfolges, Doppelblindstudie (hier: unter Zuhilfenahme von Plazebopunkten). Vollkommen unklar bleibt der Akupunktureffekt natürlich bei gleichzeitiger Kombination mit anderen Maßnahmen, wie es beispielsweise in der Suchttherapie üblich ist (655, 921).

Die British Association of Physical Medicine verglich in einer Studie Plazebo direkt mit Akupunktur und veröffentlichte die in Tabelle 67 aufgeführten Ergebnisse über die Be-

Tabelle 65. Plazeboerfolge

Krankheit/Symptom	Prozentsatz positiver Beeinflussung	Autor
Angina pectoris	35	CLAUSER[2]
	50	KANZOW (504)
	bis 60	KUSCHINSKY[1]
Arthritische Beschwerden	50	TRAUT u. PASSARELLI[4]
Asthma bronchiale	35	CLAUSER[3]
	bis 40	LESLIE[2]
Dysmenorrhoe	bis 60	WIED[1]
Gewichtsreduktion	50	CLAUSER[3]
Husten	40	CLAUSER[3]
	bis 43	GRAVENSTEIN et al.[4]
Kinetosen	58	CLAUSER[3]
Migräneprophylaxe	50	KUSCHINSKY[1]
Migränetherapie	33	KUSCHINSKY[1]
	50	FRIEDMAN u. MERRITT (296)
Magen-Darm-Beschwerden	bis 60	KUSCHINSKY[1]
Magen-Darm-Geschwür	75	STOKVIS u. PFLANZ (1103)
— nach 4—6 Wochen	52—54	tuk (1142)
— nach 12 Wochen	59	tuk (1142)
Rheumabeschwerden	42	KANZOW (504)
	50	KUSCHINSKY[1]
Schlafstörungen	63	CLAUSER[3]
Schmerzzustände	52	CLAUSER[3]
— Kopfschmerzen	60	JELLINEK[2]
	bis 70	KUSCHINSKY[1]
— postoperativer Schmerz	50	STOKVIS u. PFLANZ (1103)
	bis 53	KANZOW (504)
— nach Zahnextraktion	39	LEVINE et al. (616)

[1] zit. bei ANSCHÜTZ (28)
[2] zit. bei JORES (490)
[3] zit. bei FELDES (266)
[4] zit. bei KANZOW (504)

Tabelle 66. Akupunkturerfolge

Krankheit/Symptom	Prozentsatz positiver Beeinflussung (%)	Autor
Asthma bronchiale	70,6	SCHNORRENBERGER (1015)
Funktionelle Erkrankungen (Asthma bronchiale, Migräne, Karzinomschmerzen, Lähmungen, Lumbalsyndrom, Zervikobrachialsyndrom)	52,7	HERGET (432)
— im HNO-Bereich	72,2	BUCEK (153)
Koronarerkrankungen	53	XINZHONG (1220)
Schmerzhafte Zustände und Gesundheitsstörungen ohne organische Veränderungen	bis 70	UMLAUF (1146)
— Arthroseschmerzen	66,3	GRILL u. POLT (371)
— chronische Schmerzen	47,5	YUEN et al. (1223)
	54,3	CHEN u. HWANG (168)
	67,4	CIOPPA (172)
	70,6	PODLESCH et al. (849)
	71,5	DEUKER et al. (211)
	75,5	KLIEN (538)
— Trigeminusneuralgie	33,3	CHEN u. HWANG (168)

einflussung von Nacken-Arm-Schmerzen. LAITINEN (594) nadelte 60 Patienten, welche unter einem Zervikalsyndrom litten, und erhielt damit gute Anfangsresultate in 68% der Fälle. Dieser Prozentsatz nahm rasch ab. Vergleichskollektive mit physikalischer Therapie bzw. Vitamin B zeigten übereinstimmende Erfolge. Da sich Plazeboerfolge im allgemeinen in der gleichen Größenordnung wie die Akupunkturerfolge bewegen, wobei die Einstellung des Patienten als wesentliche Erfolgsursache bei der Akupunktur in China durch TUNG, TUNG und HEROLD (1144) demonstriert wurde (Tab. 68), andererseits einzelne Arbeiten (insbesondere über Behandlungen mit Neuralgien) Besserungsraten um 90% angeben (849), erschien es sinnvoll, experimentelle Studien zur Verifizierung der empirisch gefundenen Punkte heranzuziehen. „Hunderttausende Heilungen sind noch lange kein Beweis für die Leistungsfähigkeit der angewandten Mittel“ (1174). GALLOON und EVANS (312) studierten an Freiwilligen die Wirkung von Plazebo und Akupunktur auf die Steigerung der Schmerzschwelle. Sie injizierten ein Plazebo, dann

Tabelle 67. Erfolgsquote bei Nacken-Arm-Schmerzen (135)

Akupunktur	Plazebo	Resultat
15%	3%	kein Ergebnis
17%	23%	geringe Besserung
45%	53%	deutliche Besserung
23%	21%	komplette Heilung

Tabelle 68. Schmerzminderung durch Akupunktur in Abhängigkeit von der Einstellung des Patienten (1144)

Einstellung	Erfolgsrate in %
Vertrauen	≈ 75
Bedenken	≈ 66
viele Bedenken	≈ 37

Tabelle 69. Anstieg der Schmerzreizschwelle in % (312)

Patient	Plazebo	Akupunktur	Morphin
1	14,2	13,0	–
2	11,0	24,5	75,6
3	4,5	24,3	–
4	15,3	23,9	–
5	14,1	22,3	30,1
6	–	17,0	45,6
7	11,7	16,4	27,7
8	19,2	16,1	31,9
9	25,6	12,7	28,0
10	21,4	12,1	23,0
11	15,7	10,4	39,6
12	14,4	7,0	41,4
13	14,7	6,6	9,1
∅	15,2	15,9	35,2

Morphin und akupunktierten schließlich an „richtigen" und „falschen" Punkten. Jedesmal wurde die Schmerzreizschwelle mit einem Dolorimeter elektronisch gemessen. Ergebnis: „Bei der Hälfte der Freiwilligen war die Erhöhung der Schmerzreizschwelle höher nach Anwendung eines Plazebos als nach Anwendung der Akupunktur-Analgesie" (Tab. 69). Zwischen dem Ergebnis der schulmäßig durchgeführten und der falschen Akupunktur bestand nur ein geringfügiger Unterschied. Bei „echter" Akupunktur stieg die Schmerzreizschwelle um durchschnittlich 15,9%, bei Plazeboakupunktur um 15,2%.

Katz et al. (511) sowie Sovak und Engel (1082) kamen aufgrund ihrer Experimente zu dem Ergebnis, daß erstens Akupunktur und Hypnosuggestion die Schmerzempfindung identisch beeinflussen und zweitens die Position der Akupunkturnadeln unwesentlich ist. Eine Beteiligung des peripheren Nervensystems im Sinne einer spezifischen Reizung oder Dämpfung durch Akupunkturnadeln konnte ausgeschlossen werden. Auch Haider, Groll-Knapp und Reichmann (393) fanden algesimetrisch keinen signifikanten Unterschied zwischen Schul- und Scheinakupunktur bei 16 Freiwilligen. Knox, Shum und Mc Laughlin (543) erzielten bei experimenteller Kälteschmerzprüfung mittels Eiswasser keinen spezifischen Akupunktureffekt. Die Versuche von Clark und Yang (173) sowie Kitahata et al. (530) zeigten als einzigen Akupunktureffekt die Beeinflussung der Versuchsperson zur Erhöhung ihrer Schmerzkriterien „im Hinblick auf die Erwartung, daß Akupunktur wirksam sei". Trotz Hinzuziehung eines erfolgreichen Arztes und Akupunkteurs gelang es keiner Versuchsperson, „den Einfluß der Akupunktur auf die Empfindungen nach Applikation von dosierten thermischen Reizen ... zu demonstrieren". Sung (1108) akupunktierte Freiwillige an klassischen und atypischen Stellen. Die Erhöhung der Schmerzreizschwelle war in beiden Gruppen gleich. Lynn und Perl (657) untersuchten an 49 Freiwilligen die Wirkung der Elektroakupunktur auf die Schmerzempfindungen beim Kneifen, auf Hitze, Kälte und das Diskriminationsvermögen spitz/stumpf, wobei sie sogenannte Target- und Nontarget- (= Kontroll-)gebiete unterschieden. Bei allen Testvarianten stellte sich ein geringer, aber signifikanter Abfall der Schmerzsensibilität heraus, jedoch stets unabhängig von der Target-Region. Die Autoren sehen in der Akupunktur einen psychologischen Effekt. Gegen alle experimentellen Studien wurde seitens der Akupunkturvertreter eingewandt, daß der künstlich am Probanden erzeugte Schmerz nicht mit dem des schmerzkranken Patienten vergleichbar sei. Das ist sicher nicht von der Hand zu weisen: Nach Jores (490) verloren durch Injektionen mit Natriumchloridlösung nur 3,2% der Versuchspersonen den durch Brennglas experimentell erzeugten Schmerz, wohingegen die gleiche Maßnahme bei postoperativem Schmerz 40% der Patienten half. Für eine überzeugende Beweisführung ist also die Forderung nach klinischen Untersuchungen nicht unbillig. Sie sollen im folgenden dargestellt werden:

Gaw, Chang und Shaw (320) untersuchten 40 Patienten mit chronischen Schmerzzuständen in einer Doppelblindstudie. Sie behandelten eine Gruppe nach der klassischen Nadeltechnik, die andere durch Einstechen der Akupunkturnadeln in willkürlich gewählte Punkte. Den Therapieerfolg beurteilten ein Psychiater und ein Rheumatologe unabhängig voneinander ohne Kenntnis der Gruppenzugehörigkeit des jeweiligen Patienten. Bei der Auswertung fanden die Wissenschaftler, daß in beiden Gruppen ein deutlicher, statistisch zu sichernder Erfolg eingetreten war, daß sich darin aber Akupunktur- und Kontrollgruppe kaum unterschieden. Die Verfasser der Studie ziehen daraus den Schluß, daß das Ergebnis möglicherweise durch den natürlichen (zyklischen) Verlauf des Leidens, der über die Dauer der Behandlung unabhängig von dieser ohnehin wieder zur Besserung führt (die Patienten kommen stets im Stadium der Exazerbation, also auf dem Höhepunkt der Beschwerden, zur Behandlung), oder als Plazeboeffekt zustande kam.

Auch Kepes (518) stellte fest, daß bezüglich der Erfolgsrate kein Unterschied zwischen Scheinakupunktur und Schulakupunktur besteht. Er hatte 199 Patienten mit chronischen Schmerzzuständen (vorwiegend Arthritis und Rückenschmerzen) an klassischen und irrelevanten Stellen jeweils mit und ohne elektrische Stimulation behandelt.

Ebenfalls mit der Behandlung chronischer Schmerzzustände befaßten sich Lee et al. (606). Unabhängig von der Benutzung „richtiger" oder „falscher" Punkte verspürte eine erhebliche Anzahl der 261 Patienten unmittelbare Linderung. Nach 4 Wochen gaben noch 35% der Behandelten eine 50 bis 75%ige Reduktion der Intensität ihres Schmerzes an.

Ghia et al. (338) bildeten aus 40 schmerzkranken Patienten vier Gruppen: Akupunktur an „richtigen" und „falschen" Punkten, „Schmerzblockaden" mit Kochsalz und Procain. Der Akupunktureffekt war unabhängig von der Punktwahl.

Baust und Stürzbecher (64) behandelten 44 Migränepatienten mit Akupunktur im Doppelblindversuch. Bei der Hälfte der Patienten war das Behandlungsresultat sehr gut. Die Aufschlüsselung auf die Akupunktur- und Plazebogruppe zeigte indessen, „daß der Erfolg des Nadelns an Plazebopunkten praktisch identisch ist mit dem an Akupunkturpunkten". Sofern hirnelektrische Veränderungen bestanden, hatte die Akupunktur daran nichts geändert.

Gallacchi et al. (311) behandelten 121 Patienten mit chronischem Zervikal- bzw. Lumbalsyndrom mit 8 verschiedenen Akupunkturvarianten: Laserstrahl, Plazebostrahl (keine Strahlenemission), Bestrahlung der Akupunkturpunkte mit gemischtem Licht, Rotlicht, Infrarotlicht, chinesische Nadelung an 11 bis 17 Punkten, Plazebonadelung an 4 „falschen" Punkten, Aufkleben von Plazebonadeln auf die „echten" Akupunkturpunkte. Die statistische Auswertung ergab einen positiven Behandlungserfolg um 30%, jedoch „keine signifikanten Unterschiede im Behandlungsergebnis zwischen den einzelnen Gruppen ... Die Besserungsraten waren bei der abschließenden Beurteilung weitgehend dieselben, gleichgültig, ob eine Nadelakupunktur oder eine Bestrahlung mit Laserstrahlen, mit normalem Licht, Rotlicht oder Infrarotlicht vorgenommen wurden. Selbst bei der Gruppe, bei welcher der für die „Strahlenbehandlung" verwendete Apparat kein Licht emittierte, fanden sich gleichartige Resultate ... Insgesamt lieferten bei unseren Untersuchungen Akupunktur- und Laserstrahlbehandlung keine signifikant besseren Ergebnisse als Placebotherapien." Bemerkenswert an dieser Publikation ist die Mitautorenschaft von C. C. Schnorrenberger, Inhaber eines Akupunktur-Diploms der Universität Shanghai, Präsident der Deutschen Ärztegesellschaft für Akupunktur e. V. und Vorsitzender des Deutschen Forschungsinstituts für chinesische Medizin e. V. Das Argument einer unqualifizierten Handhabung der Akupunktur müßte zwangsläufig ins eigene Lager zurückschlagen.

Eine weitere kontrollierte Doppelblindstudie bei 77 Patienten mit chronischen Rückenschmerzen stammt aus Australien (717). Die

Plazebokontrolle bestand in einer intradermalen Injektion von 2%igem Lidocain außerhalb von Akupunkturpunkten am Rücken, in die anschließend für 30 Minuten Akupunkturnadeln eingestochen wurden. Eine Stimulation erfolgte nicht. Die Anzahl der Nadeln entsprach etwa der bei der „echten" Akupunktur. Die erzielte Schmerzreduktion belief sich auf 26% für die Akupunktur und auf 22% für die Plazebobehandlung. Diese Differenz war statistisch nicht signifikant. Die Autoren glauben dem in der Literatur beschriebenen Endorphinanstieg im Liquor cerebrospinalis nach Akupunktur Respekt zollen zu müssen, halten aber aufgrund ihrer eigenen Forschungen die Plazebokomponente der Akupunkturwirkung für die klinisch bedeutendere. Da jedoch die Endorphinliberation gleichfalls unspezifisch ist und kein Zusammenhang mit den Akupunkturpunkten besteht (330), dürfte dieser letzte Vorbehalt auch entkräftet sein.

Dias, Subramaniam und Lionel (212) unterzogen 20 Asthmapatienten einer Akupunkturbehandlung an spezifischen und unspezifischen (Kontrollgruppe) Punkten. Subjektives Befinden, Atemwiderstand und Medikamentenverbrauch wurden in beiden Gruppen gleich günstig beeinflußt. „Since it appears that the site of needle placement is of no significant value, a placebo effect must be considered." Einen signifikant höheren „Akupunktureffekt" gegenüber Plazeboakupunktur bei Asthma bronchiale postulieren Takishima et al. (1110) im einfachen Blindversuch. Da diese jedoch mit der Akupunkturnadel gezielt das Ganglion stellatum reizen, während der Kontrollstich in Richtung Processus transversus des IV. Halswirbels geführt wird, handelt es sich bei dem Vorgehen bereits nicht mehr um Akupunktur. „Kutiviszerale Reflexe" dürften angesichts der Reizung eines sympathischen Ganglions, dessen Erregung bekanntlich zur Erweiterung der Bronchien führt, wohl kaum zu diskutieren sein. Im übrigen ist gerade das Asthma suggestiver Therapie sehr gut zugänglich. Young (1222) behandelte 10 von 12 seiner Asthmapatienten durch Hypnose und posthypnotische Suggestion mit gutem Erfolg.

Neumark (765) unterstreicht in seinem Bericht über „Psychoanalgesie, Akupunktur und TNS in der Geburtshilfe" die Wirksamkeit von „Alternativmethoden" gerade auf einem emotionell stark besetzten Gebiet wie dem des Geburtsschmerzes. Tabelle 70 verdeutlicht, daß sich Suggestivmethoden und Akupunktur in der Erfolgsrate nicht wesentlich unterscheiden; Hypnose erscheint — prima vista — sogar überlegen.

Maxion und Klein (705) überprüften im Rahmen einer umfangreichen Migränestudie auch die Wirkung der Ohrakupunktur (Aurikulotherapie). Von 13 Patienten gaben 2 eine subjektive Besserung im Anschluß an eine Serie mit Ohrakupunktur an. Während

Tabelle 70. Analgetische Wirksamkeit in % (765)

<table>
<tr><th>Methode</th><th>+++</th><th>++</th><th>+</th><th>0</th></tr>
<tr><td>Hypnose</td><td colspan="2">10–35</td><td>bis 30</td><td>15–30</td></tr>
<tr><td>Psychoanalgesie</td><td>10–25</td><td>10–15</td><td>20–30</td><td>25–60</td></tr>
<tr><td>Akupunktur</td><td colspan="2">10–30</td><td>10–25</td><td>40–80</td></tr>
<tr><td>TNS</td><td colspan="2">25–50</td><td>25–30</td><td>10–25</td></tr>
<tr><td>Elektroanalgesie</td><td colspan="2">bis 50</td><td>bis 25</td><td>25</td></tr>
<tr><td>Pethidin</td><td colspan="2">25–75</td><td>bis 25</td><td>5</td></tr>
<tr><td>Inhalation</td><td colspan="2">40–70</td><td>bis 10</td><td>5–20</td></tr>
<tr><td>Periduralanalgesie</td><td>85–97</td><td>bis 10</td><td colspan="2">2–7</td></tr>
</table>

0 = keine Wirkung; + = geringe Wirkung, zusätzliche Analgetika notwendig; ++ = Schmerz ohne zusätzliche Analgetika erträglich; +++ schmerzfrei

des Migräneanfalls selbst wurde kein Erfolg beobachtet. Der Erfolg von Plazebopräparaten (24%) wurde damit knapp erreicht.
Die zur Behandlung der Fettsucht mittels Ohrakupunktur empfohlene Nadelung des sogenannten Hunger- und Magenpunktes überprüften CRAIG et al. (185) an 88 Freiwilligen. Diese wurden in vier Gruppen aufgeteilt: Nadelung am „Hunger-“ und „Magenpunkt“ bzw. an Plazebopunkten („Schulter-“ und „Augenpunkt“), jeweils mit und ohne elektrische Stimulation. Nach drei Wochen zeigten 72% der Freiwilligen einen Gewichtsverlust von durchschnittlich 0,79 kg, 3% ein unverändertes und 25% ein angestiegenes Gewicht. Zwischen den vier Gruppen bestanden keine signifikanten Unterschiede. Weder die Position der Nadeln noch die zusätzliche Elektrostimulation verursachten die Gewichtsabnahme. Das ebenfalls angeblich durch „Aurikulotherapie“ beeinflußbare Gewohnheitsrauchen wurde von LAMONTAGNE, ANNABLE und GAGNON (596) sowie MARTIN und WAITE (673) in kontrollierten Studien überprüft. Es ergaben sich keine signifikanten Differenzen zwischen „effektiven“ und „Plazebopunkten“ des Ohres und keine Abhängigkeit der Erfolgsrate von der Elektrostimulation. Insgesamt war die Ohrakupunktur bei 5 bis 15% derer, die den Wunsch hatten, das Rauchen aufzugeben, erfolgreich (673); ein mehr als bescheidenes Resultat gegenüber der Hypnose mit einer Erfolgsquote von 90% (858).
Um dem Vorwurf entgegenzuwirken, keine eigenen Erfahrungen mit der Akupunktur zu besitzen, hat unser Institut zweimal in Form von akademischen Graduierungsarbeiten vergleichende Akupunkturstudien ausgeschrieben: Im Jahre 1977 behandelte Eva-Maria GRUNDMANN (380) 23 Schmerzpatienten, die in der Mehrzahl der Fälle an Trigeminusneuralgien litten, mittels Akupunktur. Akupunkturpunkt und Plazebopunkt waren gleich wirksam. Indessen hatten die „Goldnadeln“ auf besonderen Hinweis an den Patienten einen deutlich höheren Wirkungsgrad als Silbernadeln. Frau GRUNDMANN, die inzwischen wesentlich mehr Fälle überblickt, teilte uns mit, daß die Besserungsrate der unter Mühen von fern hergekommenen Patienten erheblich über der bei den mühelos zum Behandlungsort gelangenden Kranken liegt. Mit HERING (434) untersuchten wir die praktische Anwendbarkeit der Akupunktur an 20 geriatrischen Patienten mit Arthrosis deformans. Klassische und Plazebonadelung unterschieden sich auch hierbei weder in der Beurteilung des Schmerzes noch in der Funktion. Besserungen ergaben sich in 80% (Schmerz) bzw. 70% (Funktion).
Die Ergebnisse der klinischen Doppelblindstudien wurden mit dem Argument angefochten, die Akupunkturpunkte können „wandern“ (966). MOORE und BERK (736) wählten jedoch eine andere Scheinakupunkturmethode für die Kontrollgruppe. Sie setzten die Nadeln lediglich auf die Hautoberfläche auf, ohne diese zu durchbohren. Eine Blindstudie derart behandelter chronischer Schulterschmerzen zeitigte den gleichen positiven Effekt wie bei der Patientengruppe, die mit „echter“ Akupunktur behandelt wurde. Die Einlassung, daß die Erfolge bei Einstichen in „falsche“ Hautstellen durch „Wandern“ von Akupunkturpunkten zu erklären seien, ist damit widerlegt. „Die Tatsache, daß die Akupunktur bei der Linderung des Schulterschmerzes nicht erfolgreicher war als die Scheinprozedur, zeigt, daß ihr viel publizierter Erfolg bloß ein wirksamer Plazeboeffekt sein kann“ (736).
Noch krasser als bei den funktionellen Leiden stellt sich das Gesagte bei der Akupunkturbehandlung organischer Leiden dar. Sobald sich eine objektive Meßmethode anwenden läßt, zeigt sich ein für die Akupunktur niederschmetterndes Ergebnis: HUSSEY (472) behandelte Nerventaubheit mit Akupunktur und prüfte das Hörvermögen vor und nach der Therapie. Nicht bei einem einzigen Patienten wurde eine Veränderung von 10 dB erzielt, die man als signifikante Besserung betrachten könnte. Trotz Angabe einer subjektiven Hörverbesserung durch Patienten und Akupunkturkliniken wiesen auch KATINSKY

und DURRANT (507) nach, daß objektiv keine Veränderung der Hörleistung nach Akupunktur eintritt. CRANE (186) erinnert sich: „In meinen 22 Jahren der aktiven medizinischen Praxis in Korea habe ich keinen Fall einer schweren körperlichen Krankheit gesehen, die durch Akupunktur gebessert wurde".

Seit dem Jahre 1958 wird Akupunktur auch zur Schmerzausschaltung bei Operationen eingesetzt (59). Von chinesischer Seite wurden Erfolgsraten zwischen 90 und 98% angegeben (827), was sich später jedoch teilweise als Betrug herausstellte (58, 865). Als „Erfolg" werden in China auch sehr starke Schmerzen und schmerzbedingter Schock trotz Einsatz hoher Dosen Analgetika und ausgedehnter Lokalanästhesie eingestuft, wenn die Operation noch knapp beendet werden kann, ohne daß eine Allgemeinanästhesie aus vitaler Indikation erforderlich wird (968). Wie eine Studiengruppe der American Medical Association (22) in 16 chinesischen Krankenhäusern beobachtete, mindern die Narkosenadeln nur bei höchstens 15% der Patienten den Operationsschmerz. Bei Baucheingriffen hatte der Mangel an Muskelrelaxation sogar nachteilige Folgen. In Europa erzielten BENZER und PAUSER (74) etwa zu je einem Drittel Schmerzlosigkeit, Teilschmerz und unerträglichen Schmerz. SCHAER (968) kommentiert: „Ein Verfahren, das nur in 30% von erst noch ausgewählten Fällen funktioniert, kann bei uns für eine routinemäßige Anwendung nicht in Frage kommen". Erst nach Einführung der Elektrostimulation (sogenannte Zwei-Stufen-Akupunktur-Analgesie), die freilich wegen der Flächenwirkung des elektrischen Stromes mit Akupunktur nichts mehr zu tun hat, stieg die Erfolgsrate etwas an. Entscheidende Bedeutung für den Erfolg besitzen psychologische Faktoren (Dreiecksbeziehung Anästhesist—Chirurg—Patient), Prämedikation, intraoperative Analgetika oder Lokalanästhetika. Die Versagerquote von einem Drittel der Fälle bleibt dennoch bestehen (826, 827). PROKOP und SEIDEL (870) sowie ZIETZ und LÜDER (1229) weisen nach, daß diese Ergebnisse, die auch im Rahmen von Hysterie und Suggestion erzielt werden, keineswegs den Anforderungen, die bei dem heutigen Entwicklungsstand der medizinischen Wissenschaften an schmerzausschaltende Mittel gestellt werden, genügen.

Zusammenfassend ist festzustellen, daß es sich bei der Akupunktur um symptomkonzentrierte, manuell-instrumentell unterstützte Suggestivtherapie handelt. In ähnlicher Form äußert sich SCHMIDT (1000). GLUCKMANN (355) bezeichnet die Akupunktur als unspezifischen Stressor, der dieselben physiologischen und psychologischen Veränderungen hervorruft wie jeder andere äquivalente unspezifische Stressor. Selbstkritische Akupunkteure erkennen in der Beeinflussung der Körperfunktionen durch Akupunktur eine „unspezifische Reiztherapie mit großer suggestiver Komponente" (852). SCHUMANN und SCHUMANN (1044) kommen aufgrund ihrer Beobachtungen und Diskussionen mit chinesischen Ärzten zu folgendem Ergebnis: „Die Wirkungsweise der Akupunktur ist bei chinesischen Patienten zu erklären durch: 1. Suggestion und magische Vorstellung von ihrer Heilwirkung, 2. ideologische Auffassung, daß diese uralte medizinische Methode erfolgreich ist, 3. sozialpolitische Überzeugung, daß das von Mao Gutgeheißene heilende Kraft besitzt und 4. Indolenz der chinesischen Patienten". PROKOP, SEIDEL und DOTZAUER (233, 234, 235, 862, 863, 867, 870, 871, 872) stellen diese Therapieform in das „Koordinatensystem von Hysterie und Suggestion" ein. Es wird anhand von Beispielen nachgewiesen, daß dieselben Phänomene, die der Akupunktur nachgerühmt werden, auch bei anderen (mystischen) Verfahren und in gleicher Qualität im Rahmen der Hysterie, Hypnose usw. hervorgerufen werden können und daß die Vorbedingungen für hysteroid getönte Reaktionen bei Krankheiten, die sich nach langer ärztlicher Behandlung nicht gebessert haben oder eine Operation verlangen (Notsituation), bei nahezu jedem Menschen gegeben sind. Je deprimierender die vorausgegangenen Behandlungserfolge waren, je stärker sich die Hoffnung des Patienten, die Erwartung des

Arztes auf einen — vielleicht letztmöglichen — Versuch mit einer neuen Therapieform zugespitzt hat, desto wahrscheinlicher ist ein positiver Effekt. Bei der Akupunktur spielen der Mythos (das magische Prinzip der Entsprechung), der die fernöstliche Methode bei uns von vornherein umgibt sowie der für das Aufsuchen der Punkte am Patienten erforderliche Zeitaufwand mit dem Anschein großer ärztlicher Genauigkeit die entscheidende Rolle für die Plazeboheilungen bzw. -besserungen.

Eigenartigerweise wollen die meisten Akupunkturisten die aus historischen, klinischen und psychologischen Erfahrungen sowie die aus Doppelblinduntersuchungen gewonnenen Erkenntnisse nicht akzeptieren. Sie sind geradezu ängstlich darauf bedacht, der Akupunktur einen peripheren Wirkungsmechanismus zu unterstellen (100, 373, 1013, 1014) und empfinden die Feststellung einer Suggestivwirkung als „Vorwurf" (18, 42). Der sektiererische Charakter offenbart sich in der Argumentation ALTERS (18), die Akupunktur sei eine „Ganzheitsmethode", damit erübrige sich der Vorwurf der reinen Suggestion. In derselben Publikation stellt der Autor fest, daß sich der Kreis von Patienten, der durch autogenes Training „nicht zur Ruhe findet", auch einer Akupunkturheilung entzieht.

Neben dem vergeblichen Bemühen, den Akupunkturpunkt morphologisch zu definieren (515), wurde von den Akupunkturtheoretikern im Laufe der Zeit eine Reihe von Theorien aufgestellt (Gate-Control-, Gegenirritations-, Histamin-, Serotonin-, Endorphin-Theorie u. a.), mit denen wir uns an anderer Stelle auseinandergesetzt haben (680, 693). Eine wissenschaftliche Diskussion mit Akupunkturvertretern über Wirkhypothesen außerhalb des Plazeboeffektes ist entbehrlich, solange „die Lehre der Punkte und Meridiane nur in der Phantasie besteht" (234) und die von DOTZAUER und PROKOP (235) geforderten Grundvoraussetzungen (Tab. 71) nicht erfüllt sind. Die arztrechtliche Situation leitet sich aus der Erklärung der Akademie der Wissenschaften der DDR von 1980, welche im Jahre 1985 in vollem Umfang bekräftigt wurde (13), eindeutig ab (Tab. 72): Wer schwere Krankheiten unter Vernachlässigung gebotener Diagnostik- bzw. Therapiemaßnahmen mittels Akupunktur behandelt, verstößt gegen die ärztliche Sorgfaltspflicht. Wird die Akupunktur versuchsweise angewandt, so gelten die entsprechenden Richtlinien für das Experiment am Menschen, insbesondere protokollierte umfassende Aufklärung, gründliche Allgemeinuntersuchung, Voraussetzungen zur Zwischenfallbekämpfung usw. (689).

Tabelle 71. Grundvoraussetzungen für eine wissenschaftliche Diskussion über Akupunkturtheorien (235)

Eine Diskussion kann erst erfolgen, wenn

1. Die Realität wenigstens **eines** Akupunkturpunktes schlüssig bewiesen wird.
   a) Seine Topographie gesichert und histologisch verifiziert,
   b) seine Beziehung zu einem Meridian gesichert und
   c) seine Abhängigkeit von der Tageszeit (wie behauptet) unter Beweis gestellt sowie
   d) die Beziehung zu einem Organ (wie behauptet) bewiesen wird.
2. Ferner setzt eine Diskussion voraus, daß die geforderte Minimalleistung (Ein-Punkt-Beweis) unter Anwendung allgemeinwissenschaftlich anerkannter Methoden erbracht wird, frei von paranormalem oder gar parapsychologischem Gedankengut.
3. Diese von uns erwartete Grundvoraussetzung, nur **einen** der angeblich vorhandenen 800 Punkte zu beweisen, kann weder mit Nennung der bei allen paramedizinischen Verfahren beobachteten „Heilungen" oder Krankheitsbesserungen ausgeräumt werden. Solche sind je nach Modeströmung auch beobachtet: In Wallfahrtsorten (Lourdes), bei der völlig unbewiesenen und widerlegten Homöopathie, bei Neuraltherapie, bei Ameisensäuretherapie, durch Heilquellen, bei Isopathie, Frischzellen, Magnetisierung usw.

Tabelle 72. Feststellungen der Klasse Medizin der Akademie der Wissenschaften der Deutschen Demokratischen Republik zur Frage der Akupunktur

1. Akupunkturpunkte sind der Wissenschaft unbekannt und ihre Existenz ist noch nicht einmal wahrscheinlich gemacht worden. Ihre angebliche Topographie ist bei den verschiedenen Akupunkturlehren gänzlich unterschiedlich.
2. Alle Verfahren, die Punkte histologisch zu beweisen oder mittels Widerstandsmessung aufzufinden, können nicht überzeugen.
3. Der Akupunktureffekt ist punktunabhängig. Er liegt im Rahmen der Effekte, die auch durch andere suggestive Verfahren erreichbar sind und ist daher mit der Erwartungshaltung der Kranken korreliert.
4. Eine Behandlung von schweren Krankheiten, so Infektionskrankheiten, Organerkrankungen, Systemerkrankungen, Tumorleiden oder Erkrankungen von Sinnesorganen mittels Akupunktur ist nicht möglich.
5. Es ist seuchenhygienisch äußerst bedenklich, wenn beispielsweise die Shigellose zu den durch Akupunktur zu beeinflussenden Erkrankungen gezählt wird.
6. Die Heranziehung der Akupunktur zur Narkose leistet nicht mehr als andere Verfahren, die auf Hypnose, Suggestion und Autosuggestion beruhen oder sich der hysterioden Grenzsituation des Patienten vor der Operation bedienen. Die elektrische Durchflutung des Körpers oder Kopfes irgendeiner Art (Elektronarkose, Elektroanaesthesie) hat nichts mit der Akupunktur zu tun.
   Ebenso ist eine spezifische Beziehung zu den endogenen Mediatoren nicht erwiesen (z. B. Serotonin).
7. Es gibt zur Zeit keine Veranlassung, eine Bereitstellung von Mitteln zur Akupunkturforschung zu empfehlen, wie auch eine Unterrichtung der Akupunktur bei der Ausbildung der Ärzte absolut entbehrlich ist.

Komplikationen: SCHNORRENBERGER (1012) meint, „daß bei sachgerechter Sterilisation der Nadeln sowie ausreichender theoretischer und praktischer Schulung des Akupunkturarztes keinerlei Schäden für den Patienten zu erwarten sind“. Im gleichen Sinne äußern sich BISCHKO (405) und HERGET (433).

Vielfach werden Schäden, von denen in der Literatur inzwischen zahlreich berichtet worden ist — Wesentliches dazu bei PROKOP und DOTZAUER (233, 867), Tabelle 73 — damit begründet, daß die Akupunktur von einem Heilpraktiker durchgeführt wurde. In dieser Art reagiert z. B. B. BAHR (43) auf eine Kasuistik BRETTELS (132), die den Todesfall einer 63jährigen Frau mit Asthmaleiden infolge doppelseitigen Pneumothorax' durch Akupunkturstiche schildert.[1])

Abgesehen davon, daß in anderen Fällen Ärzte die Schadensverursacher waren (706, 916), wäre darauf hinzuweisen, daß chinesische Akupunkteure auch nicht in jedem Fall ein wissenschaftliches Hochschulstudium absolviert haben (852). Zweifellos sind in der Hand des gewissenhaften Arztes die Gefahren geringer, fatale Verläufe vielleicht noch abzuwenden. Immerhin waren es aber Ärzte, die auf dem XX. Internationalen Akupunkturkongreß das „tödliche Durcheinander“ erzeugten, wie GROSS (372) berichtet. Mag man hier die Schuld dem Umstand zuschreiben, daß zu viele Köche den Brei verdarben, so wird sie in anderen Fällen dem Laienbehandler zugeordnet (953) oder zumindest dem Arzt, dem das Mißgeschick passiert ist, Dilettantismus unterstellt und das Ereignis zum Anlaß genommen, die alte Forderung nach Hochschulaufnahme der Akupunktur zu wiederholen. Obwohl Nadeln nach diversen Akupunkturlehren unterschiedlich, bis zu 40 cm tief (272) ohne Röntgenkontrolle in die Weichteile gestoßen werden, soll die Methode selbst völlig ungefährlich sein!

Wenn Akupunkturärzte die Ansicht vertreten, in einem Akupunkturpunkt käme es zu keiner Infektion (791), so kann ihr dies-

[1] Uns sind mehr als 10 Publikationen bekannt, die den Pneumothorax (mehrfach beidseitig) als Schadensfolge der Akupunktur behandeln.

Tabelle 73. Publizierte Akupunkturschäden
(Quellenangabe der Originalliteratur bei 233, 867)

Stichverletzungen
- peripherer Nerven mit Schmerzsensationen, Kollapszuständen
- des Rückenmarks
- von Gefäßen, speziell Arterien, mit Bildung von Hämatomen
- des Herzens mit Herzbeuteltamponade
- der Lunge: Pneumothorax, Hämatothorax
- der Leber, Milz, Nieren
- der Blase, des schwangeren Uterus
- des Mittelohrs
- des Augapfels
- des M. rectus internus mit nachfolgendem Strabismus
- der Skelettmuskulatur mit Myopathie nach wiederholter Behandlung

Abbruch der Nadel
- mit Fremdkörpergranulom
- mit Wandern der Bruchstücke im Körper
- mit Nephrolithiasis nach Verbleib eines Bruchstückes im Nierenbecken

Infektion
- lokal, speziell nach wiederholter Behandlung
- Chondritis und Perichondritis auricularis
- Iridocyclitis
- Keratitis
- Peritonitis
- Endokarditis
- Meningitis
- Staphylokokkenseptikämie
- Serumhepatitis

Exazerbation
- Koebner-Phänomen bei Psoriatrikern
- Herpes-Aktivierung
- Hautkarzinom

Verbrennungen
- II. und III. Grades bei Moxibustion

Kreislaufschäden
- Schwindel
- Ohnmacht
- Bradykardie
- Arrhythmie
- Blutdrucksenkung

bezüglicher Bildungsstand eben auch nicht höher als der von Heilpraktikern eingeschätzt werden. Die große Zahl an Hepatitiden, die zu Lasten der Akupunktur geht, hat regional schließlich zu ausdrücklichen Sterilisationsbestimmungen geführt (1083). Wie sollen jedoch die Nadeln steril bleiben, wenn man sie mit der unbehandschuhten Hand dicht oberhalb der Haut anfaßt und dann die Hautkeime mit der Nadel unter die Haut oder gar ins Körperinnere führt? „Nachdem nun verschiedene prophylaktische Maßnahmen mitgeholfen haben, die parenterale Übertragung einzudämmen, stellt die Akupunktur bei uns einen neuen Übertragungsmodus der Hepatitis B dar", schreiben KOBLER, SCHMUTZIGER und HARTMANN (545). Die Autoren vermuten einen Zusammenhang zwischen Akupunktur und der großen Verbreitung der Serumhepatitis und des hepatozellulären Karzinoms in China. Elizabeth H. BOXALL (122) warnt anhand von 36 Hepatitisfällen vor nichtärztlichen Akupunkturisten. VANEK, ABT und KEPPLER (1150) berichten über 14 Akupunktur-Hepatitisfälle, in einem Fall durch einen Heilpraktiker, in 13 durch **Fachärzte** hervorgerufen! Es wird angenommen, daß die Zahl der subklinisch verlaufenen Infektionen wesentlich höher ist. Mit welcher Leichtfertigkeit sich Akupunkturärzte über die Vorschriften zur Sterilisation der Nadeln oder Benutzung von Einwegsmaterial hinwegsetzen, geht aus dem Artikel ebenfalls hervor. Hierzu haben wir auch eigene Erfahrungen. Immerhin werden 2% aller gesicherten Hepatitis-B-Fälle durch Akupunktur verursacht. Die Dunkelziffer der Hepatitiden wird auf das Fünffache geschätzt (769). OEPEN und ROSE (806) fordern konsequenterweise: „Wegen der Möglichkeit der Übertragung ansteckender Krankheiten muß im beschriebenen Vorgehen der Akupunkturärzte eine Gefahr für die Öffentlichkeit gesehen werden, der Einhalt geboten werden muß, ehe ihr gutgläubige Patienten zum Opfer fallen".

Zu den Gefahren der jetzt modernen Laserakupunktur haben OEPEN und KOCH (805) ausführlich Stellung bezogen. Daß auch das Abbrechen der Nadeln mit ihren Folgen (Fremdkörpergranulome, „Wandern" der Bruchstücke) nicht ausschließlich Heilpraktikern unterlaufen kann, leuchtet ohnehin ein. Auch das Köbner-Phänomen bei Psoriasiskranken wird zwischen dem Stich des Heilpraktikers und dem des Arztes nicht unterscheiden.

Bei Laientherapeuten sind freilich zusätzliche Komplikationen zu erwarten, die sich aus ungenügenden Kenntnissen der Anatomie des Menschen, der Ätiologie, Pathogenese und Prognose der Krankheiten ableiten. Durch Unterlassung einer sorgfältigen körperlichen Untersuchung einschließlich Laboruntersuchungen, Röntgen, Biopsien usw. können anfangs relativ harmlose Krankheiten verschleppt werden und so ihren möglicherweise nicht mehr heilbaren Endzustand erreichen (63, 186). CHRUBASIK (171) berichtet z. B. über Exazerbation eines Bronchialasthmas, Perforation einer akuten Appendizitis und eines Gastroduodenalulkus, über akutes Kreislaufversagen u. a. Insbesondere sollten Akupunkteure (ärztliche oder nichtärztliche) die gefährliche Indikationsausweitung der Akupunktur auf die Behandlung infektiöser Erkrankungen (z. B. Ruhr, Malaria, Hepatitis infectiosa) unterlassen (60, 552).

„Die iatrogene Verbrennung von Haut und Subkutis mittels Moxakügelchen, wie ich es im Peoples Hospital in Hangchou bei mehreren an Asthma bronchiale erkrankten Patienten sah, mutet den Europäer eher archaisch brutal an" (851).

Referieren wir nun noch die Halsmarkverletzung „ähnlich einer Chordotomie" bei der Migränebehandlung eines 30jährigen Mannes (1065), so wird man uns vielleicht, ähnlich PROKOP und DOTZAUER, eine „Horrorliste" (101, 102) vorwerfen. Wie anders aber soll man die falschen Behauptungen der führenden mitteleuropäischen Akupunkturvertreter widerlegen, als daß man auf die tatsächlich aufgetretenen Zwischenfälle und die potentiellen Gefahren hinweist? Sind nicht Fehlinformationen die Hauptursache für Schädigungen, die aus einem auf Unkenntnis basierenden Gefühl heraus entstehen? Jedenfalls können mit dem Hinweis auf Fehler und Gefahren bei seriösen ärztlichen Eingriffen nicht weitere Fehler im Zusammenhang mit paramedizinischen Verfahren gerechtfertigt werden (790). Auf den direkten Zusammenhang zwischen der Einstellung des Arztes und der Häufigkeit, Schwere und Art der Komplikationen haben wir schon früher hingewiesen (678).

Dasselbe gilt für die sogenannte Akupunkturanalgesie. Der hohe intraoperative Stresslevel mit ausgeprägter sympathikotoner Reaktion (58) fordert ernste Bedenken bei Risikopatienten mit Koronar- oder Zerebralgefäßerkrankungen heraus, so daß letztendlich die gefahrlose Narkose auch aus dieser Sicht ein leeres Versprechen bleibt.

Kostenfrage: Wir haben festgestellt, daß der Akupunktur weder ein spezifischer Wirkmechanismus zugrunde liegt, noch, daß sie ungefährlich wäre. Bliebe das Argument, das in Zeiten besonders reizvoll erscheinen könnte, da man allerorts ans Sparen denken muß, nämlich, daß Akupunkturbehandlung kostendämpfend sei. Für die klassische chinesische Akupunktur mag dies zutreffend sein, für die „moderne" Form in Europa ganz und gar nicht: von der Goldnadel über das elektronische Punktsuchgerät bis zum neuerdings propagierten „Nadelstich" Laserstrahl reicht das Spektrum kostspieliger Investionen des Akupunkteurs. Die Flut von Akupunkturliteratur auf dem westeuropäischen Markt ist kaum zu überblicken, einzelne Verlage haben sich geradezu darauf spezialisiert. Die Preise für diese Literatur sprechen für sich. Daß bei allen Abschreibungen dem (privaten) Akupunkteur noch ein Obulus übrigbleiben muß, erklärt wohl auch die Tatsache, daß diese Behandlungsform in den letzten zwölf Jahren ungeheuer verbreitet wurde.

Und dieser perkuniäre Umstand wiederum dürfte es sein, der die Protagonisten der Akupunktur vor allem in kapitalistischen, aber auch sozialistischen Ländern nicht atemlos werden läßt in einer Diskussion, die oft nur noch sophistischen Charakter trägt, und in der sich als Antagonisten keineswegs nur Studierzimmergelehrte und patientenferne Gerichtsmediziner engagieren! Schwerwiegende Kritik kam durch chinesische Ärzte nach dem Tode Mao Tse Tungs: Unter Anwendung von Drogen waren Schauoperationen unter Akupunktur durchgeführt worden, die Patienten wagten nicht zu schreien und Gegner der Akupunktur wurden als Konterrevolutionäre verfolgt (864).

In den allermeisten Fällen rechtfertigen die mit der Akupunktur erzielbaren Erfolge weder bei der Untersuchung der Nutzen-Kosten- noch der Nutzen-Risiko-Relation deren Anwendung. Das bedeutet jedoch nicht, daß wir ein Verbot der Akupunktur anstreben. In Einzelfällen mag sie weniger risikobehaftet Gleiches oder gar mehr leisten als Pharmakotherapie, Chirurgie oder rein verbale Suggestivtherapie. Hierfür könnte sie als sekundäre Behandlungsmaßnahme durchaus in Betracht gezogen werden, aber ohne Verwirrung wenigstens im Kopf des Arztes und hoffentlich auch in dem des Patienten. Der Ausspruch SCHAERS (968) „Akupunktur — Placebo für Arzt und Patient" ist pointiert und treffend.

8.5. Die Neuraltherapie

Als Begründer der Neuraltherapie gelten die Brüder Ferdinand und Walter HUNEKE. Sie injizierten 1925 ihrer seit Jahren unter Migräne leidenden Schwester das Antirheumatikum Atophanyl versehentlich intravenös, obwohl das Mittel nur zur intramuskulären Applikation vorgesehen war. Es trat unmittelbare Symptomfreiheit ein, die auf das in dem Medikament enthaltene Prokain zurückgeführt wurde. F. und W. HUNEKE stellten fest, daß die Komplexverbindung Novacain-Coffein (Handelsname „Impletol") besonders wirksam sei. Über ihre Erfahrungen berichteten sie 1928 in der „Medizinischen Welt" (469). Danach lassen sich durch Impletol Kopfschmerzen verschiedenster Genese, arteriosklerotische Hirnstörungen aller Art und zahlreiche andere Erkrankungen erfolgreich, Lues und Hirnhauttuberkulose „teilweise mit gutem Erfolg" behandeln. Im Jahre 1940 sah W. HUNEKE sein erstes „Sekundenphänomen". Ein Patient mit „therapieresistenter" Kapselarthritis kam nach umfangreicher „Herdsanierung" (Tonsillektomie, Zahnextraktionen) zu ihm und wurde mit Impletol in eine alte Osteomyelitisnarbe am Unterschenkel gespritzt. In derselben Sekunde verschwand der kontralaterale Schulterschmerz. HUNEKE war durch dieses Ereignis sehr beeindruckt und zweifelte nicht daran, eine „grundsätzliche Neuerkenntnis" gewonnen zu haben, obwohl z. T. schon lange vorher MESMER, BAUNSCHEIDT, WEIHE u. a., insbesondere bei Manipulationen am Patienten, mit anderen Methoden gleiche Phänomene in großer Zahl beschrieben hatten. Von den Neuraltherapeuten, wie sie sich und ihre Anhänger nunmehr nannten, wurden neue Hypothesen zur Erklärung des sogenannten Sekundenphänomens aufgestellt. Ein „nervales Störfeld" soll eine „Fernstörungskrankheit" verursachen, welche beim „Abschalten des Störsenders" durch einen „Stoß ins Neurovegetativum" oftmals in der Sekunde zu heilen sei. Mehr darüber zu erfahren ist offenbar nicht nötig, da sich das Phänomen „in seinem letzten Wesen" „jenseits der Meßbarkeit" vollziehe (466, 467).

Ferdinand HUNEKE (467) selbst gibt seinen Beobachtungen einen transzendentalen Stellenwert: „Wir sehen uns nicht mehr verstehbaren Phänomenen aus einer metaphysisch-realen Welt gegenüber" (S. 233). Das Sekundenphänomen „wird vom exakt forscherischen Standpunkt aus niemals gedeutet werden, weil es eine Wirkung aus einer anderen Seins-Schicht — eben aus jener metaphysischen Welt — ist. Wenn diese Erkenntnis einmal selbstverständlicher Besitz einer ärztlichen, das ist einer künstlerischen Betrachtung des Lebendigen geworden ist, dann ist die Zeit reif für jenen großen Gesundungsprozeß, der auch die Atomfurcht von uns nehmen kann" (S. 438). „Vom wissenschaftlichen Standpunkt aus ist es gar nicht möglich, die Phänomene der Heilkunst zu sehen. Wir müssen erst wieder begreifen lernen, daß das Lebendige als solches gar kein wissenschaftliches Problem ist" (S. 232). „Eine Statistik ist sinnvoll im Bereiche der exakten Forschung, im Bereiche der Heilkunst stiftet sie nur Verwirrung" (S. 55).

Im gleichen Atemzug stellt er sich zu sich selbst in Widerspruch, wenn er zum einen behauptet, daß „der Wirkungsmechanismus der gezielten Behandlung über die dabei gemachten Feststellungen eindeutig als elektroneuraler Natur bewiesen ist, zumindest für den, der diese Vorgänge auszulösen versteht" (S. 386) und zum anderen selbst statistische Aussagen vorträgt (465). Diese zwiespältige Haltung zwischen okkulter und privatphilosophischer Einstufung der Neuraltherapie wurde von Huneke-Schülern übernommen und fortgesetzt.

Die Neuraltherapeuten stellen zwei Wirkungsebenen der Procaininjektion heraus: zum einen die Wirkung im Hautsegment via kutiviszerale Reflexe, zum anderen über das Segment hinaus die sogenannte Fernwirkung. Entscheidende Bedeutung wird der Beeinflussung des Sympathikus beigemessen. Wenn die Therapie im Segment nicht erfolgreich war, werden über Fernbehandlung irgendwelche „Störfelder" angegangen. Dazu gehören vor allem defekte Zähne, auch sanierte oder gezogene („Leerkiefer"), Nabel, Tonsillen, Appendix vermiformis, Ohren, Nase und deren Nebenhöhlen, Narben, Leber, Gallenblase, Magen, Pankreas, Darm, gynäkologischer Raum, Prostata, Wirbelsäule, Gehirn (224, 225).

Zur Ausschaltung dieser „Störfelder" oder „Herde" kommen vor allem Injektionen an vegetative Ganglien und an den sympathischen Grenzstrang zur Anwendung.

Das neuraltherapeutische Therapiekonzept wird in vier Lehrsätzen zusammengefaßt (225):

1. Jede chronische Erkrankung kann störfeldbedingt sein!
2. Jede Stelle des Körpers kann zum Störfeld werden!
3. Die Impletol-Injektion an das schuldige Störfeld heilt die störfeldbedingten Krankheiten, soweit das anatomisch möglich ist, über das Sekundenphänomen!
4. Alle Narben im Segment müssen abgespritzt werden!"

Der „Herd"-Theorie wird von stomatologischer und kieferchirurgischer Seite deutlich widersprochen (25, 844): „Dem Herdgeschehen fehlt die wissenschaftliche Grundlage in Form von Pathogenese und Diagnose. Keine der aufgestellten Theorien ist bisher bewiesen. Alle gegebenen Testverfahren (z. B. ... Impletoltest, Elektroherdtest) lassen keine spezifische Wirkung erkennen" (25).

DOSCH (225), der gegenwärtig als einer der führenden Neuraltherapeuten gilt, entwickelte eine elektrophysiologische Wirkungshypothese. Danach sollen im Störfeld dauerdepolarisierte Zellen (Membranpotential 0 mV) bestehen, die sich nicht mehr repolarisieren können. Sie sollen „Salven pathologischer Reizimpulse" aussenden und über das Zentralnervensystem sogenannte Fernstörungskrankheiten verursachen. Dadurch werde das „Gesamtmilieu" gestört. Überschritten die Störimpulse eine gewisse Intensität nicht, bliebe die Störung auf das Segment beschränkt, seien sie stärker, würden „zerebrale Zentren" involviert und eine „Fernstörungskrankheit" ausgelöst. Das schuldige „Störfeld" müsse in beiden Fällen ausgeschaltet werden — und dazu diene das Procain. Es besitze nämlich ein Eigenpotential von +290 mV und sei deshalb geeignet, das 0-mV-Potential der gestörten Zellen wieder auf den Normalwert von +90 mV „aufzufüllen". Somit sei der „Störherd" beseitigt. Neben den pharmakologisch bekannten Wirkungen besitze Prokain noch einen antiphlogistischen Effekt, weshalb die Haut bei der Injektion auch nicht desinfiziert zu werden brauche. Der Haupteffekt des Prokains wird von den Neuraltherapeuten anders interpretiert als von den Pharmakologen: Prokain blockiere nicht die Zellmembran — und damit die Informationsweiterleitung durch Depolarisationswellen an der Nervenzellmembran — sondern beseitige eine im Gewebe vorhandene „Reaktionsstarre"; es hebe die „Nervenblockade" im gestörten Feld auf. „Selbstheilungskräfte" würden freigesetzt, die Nervenleitung „entkrampft" und „normalisiert". DOSCH (229) führt aus: „Die Neuraltherapie ist aber in der Lage, das gesamte Regulationsgeschehen (humorale, zelluläre und psychische Reaktionen — d. Autor) einschließlich der körpereigenen Abwehr und aller Lebenserhaltungs- und Selbstheilungsmechanismen zu normalisieren, die die Mutter Natur in Jahrmillionen entwickelt hat."

Diese Theorie widerspricht fundamentalen Erkenntnissen der Erregungsphysiologie (450, 473, 508). Dennoch wurde sie nicht einfach „vom grünen Tisch" aus von der Wissenschaft verworfen, sondern experimentell überprüft (565, 685). Dabei wurde bestätigt, daß lebende Zellen niemals ein Membranpotential von 0 mV besitzen. Selbst Stunden nach dem Individualtod des Menschen weisen Körperzellen noch Restpotentiale auf (bis zu 17 Stunden post mortem meßbar). Weiterhin wurde festgestellt, daß Prokain kein Eigenpotential von +290 mV besitzt (565). Im wäßrigen Milieu sind lediglich inkonstante Sauerstoffpotentiale von wenigen Millivolt meßbar, die nach Einleiten von Stickstoff in die Lösung zusammenbrechen.

Die „Depolarisations-Auffüllungs-Theorie" der Huneke-Schule ist also pseudowissenschaftlicher Unfug. Schon der gedankliche Ansatz ist falsch: ein aktiv aufrechterhaltenes Membranpotential der Zelle ist nicht einfach durch einen Ladungsträger aufzufüllen.

Danach ist die elektrophysiologische Wirkungshypothese der Neuraltherapie von DOSCH (225) vollkommen unzutreffend und widerlegt. Auch eine Reihe anderer Indizien aus der „Beweiskette" der Neuraltherapie wird von KRAUSE et al. (565) auf den psychogenen Emotionalstress zurückgeführt, soweit sie nicht als wertlose Behauptungen entlarvt werden.

Die Bemühungen, die Neuraltherapie — neuerdings durch das Schlagwort Kybernetik (229, 360) — „für die wissenschaftliche Medizin stubenrein" (922) zu gestalten, sind gescheitert.

Der pseudophilosophische Hintergrund der Neuraltherapie wird besonders deutlich von GÖBEL (359) herausgestrichen: Voraussetzung zu ihrer erfolgreichen Anwendung sei die grundlegende Änderung der an der Universität erlernten Auffassungen von Krankheit und Heilung, des Denkens überhaupt. Dieser Autor trägt seine Ansichten mit sektiererischer Befangenheit vor: Der sichere Weg zur Neuraltherapie führe über die am eigenen Leib erlebte neuraltherapeutische Heilung. „Die notwendige Kraft für neuraltherapeutische Tätigkeit, nämlich die erforderliche Umstellung des Denkprozesses vorzunehmen ..., schöpft er aus diesem Erlebnis." In diesem Satz spiegelt sich das ganze Dilemma der Neuraltherapie wider: Subjektiver Glaube anstelle objektiven Wissens; pseudoreligiöses, teils fanatisches Bekennen, notfalls unter Aberkennung des logischen Denkens als Entscheidungsmaßstab.

Unumstritten ist indessen ein kurzzeitiger Effekt des Procains auf die Zellmembran. Es schränkt nämlich die selektive Membranpermeabilität ein und wirkt so stabilisierend gegenüber depolarisierenden Reizen. In vitro ist darüber hinaus im kalziumfreien Milieu eine leichte Hyperpolarisation festzustellen (hier sind der Eigenregulation der Zellmembran Grenzen gesetzt). Die Stabilisierung der Zellmembran erklärt die Blockade der Impulsweiterleitung an der Nervenzelle. Solange die Blockade anhält, werden die auf der betreffenden Nervenleitung übermittelten Schmerzreize unterbrochen und damit sekundär auf efferenten Bahnen ablaufenden abnormen Reflexmechanismen der afferente Impuls entzogen. So lassen sich Spasmen der Skelettmuskulatur (Hartspann) lösen und der von der Erregung der Nozizeptoren in diesen Verspannungsbezirken ausgehende Circulus vitiosus unterbrechen.

Ähnliche Vorgänge sind bei Einwirkung auf die vegetativen Bahnen des Sympathikus denkbar. Hierbei spielt die Vasodilatation eine wesentliche Rolle. Durch die Blockade des Erregungskreises (Schmerz — Reaktion mit Verspannung — neuer Schmerz mit ständiger positiver Rückkopplung) findet die Suggestion nunmehr günstige Voraussetzungen in der zwar reversiblen, aber objektiven Analgesie und Entspannung. Die Ausbildung bedingter Reflexe im Sinne Pawlows bei entsprechender Wiederholung (therapeutische Lokalanästhesien bestehen in einer oder mehreren Serien von Blockaden, die Regeneration erfolgt überwiegend langsam — 183) ist naheliegend. Die Nervenblockade kann auch angewendet werden, um die Zeit für eine gezielte kausale Behandlung des Leidens zu überbrücken.

Die Neuraltherapie arbeitet also mit einem wirksamen Medikament und appliziert dieses nicht an imaginäre Stellen, sondern gezielt an das Nervensystem. Sie disqualifiziert sich jedoch selbst mit den in Sperrdruck gesetzten Worten Doschs (225): „Es ist erwiesen, daß die Heilreaktionen bei der Neuraltherapie schon bei einer Arzneimittelkonzentration eintreten, die unter der liegt, die zu einer Anästhesie benötigt wird! ... Der neuraltherapeutische Effekt ist also das Ergebnis eines unspezifischen umstimmenden Reizes, der nicht an ein Neuraltherapeutikum gebunden ist." Damit liegt die Neuraltherapie auf der gleichen Ebene wie die Akupunktur, was Huneke selbst ausdrücklich unterstrichen hatte (348) und später Göbel (357) bekräftigte: „Glücklicherweise können wir heute eine Großzahl von neuraltherapeutischen Injektionen bei Kindern durch Verwendung des Akupunkturlasers mit demselben Effekt austauschen".

Bereits der erste Nadelstich zur Venenpunktion (z. B. bei i. v.-Neuraltherapie) kann die erwünschte Schmerzfreiheit erreichen (829). Auch Aqua-dest.-Quaddeln (407), Luft und physiologische Kochsalzlösung (225) führen zum Erfolg. Daß von anderen Neuraltherapeuten mehr die medikamentöse Seite der Behandlung hochstilisiert wird („die gewaltige Omnipotenz" des Procains, das als „königliches Medikament" oder „flüssige Energie" bezeichnet wird — 201), ist ein typischer Widerspruch paramedizinischer Praxis. Doppelblindstudien zur exakten Erforschung neuraltherapeutischer Effekte werden auch heute noch von den sich im Gegensatz zu Huneke wissenschaftlich gebärdenden modernen Theoretikern dieser Behandlungsart unter fadenscheinigen Argumenten abgelehnt (225, 401).

Die einzige bekanntgewordene wissenschaftliche Untersuchung zur Existenz des „Sekundenphänomens“ als therapeutisches Prinzip erbrachte ein negatives Resultat (243). OEPEN (795) faßt zusammen: „Kein Vertreter dieser Lehre hat Ergebnisse vorgelegt, die reproduzierbar sind oder bei definierten Krankheitsbildern erbracht werden können. Vielmehr handelt es sich vorwiegend um Berichte von Einzelfällen, die nicht in einer Weise dokumentiert sind, daß sie einer Nachprüfung standhalten. Daneben werden Berichte mit pauschalen großen Zahlen vorgebracht, die nicht selten von unsachlicher Polemik durchsetzt sind.“ Sowohl unter phänomenologischem Aspekt als auch bei psychophysiologischer Betrachtung bleibt also nur eine wissenschaftlich haltbare Erklärung: Die Neuraltherapie ist eine symptomkonzentrierte Suggestivtherapie mit pharmakologischer Analgesie-Induktion (565). Besondere Bedeutung bei dieser speziellen Form der Suggestionstherapie mit haptischer Einleitung kommt dem Ausgeliefertsein des Kranken an den Arzt durch Applikation einer Spritze in einen meist schmerzhaften Ort und der unmittelbar nachfolgenden Schmerzlinderung durch das Betäubungsmittel zu. Möglicherweise eignet sich die Neuraltherapie deshalb besser zur Behandlung akuter Schmerzen als die Akupunktur, wie HASLER (407) behauptet.

Bei der auf die Behandlung ansprechenden Patientengruppe, die erfahrungsgemäß empfindlicher und empfindsamer als andere sei, soll es sogar möglich sein, Über- und Unterfunktionen (z. B. der Schilddrüse) identisch zu behandeln (226). Doch wie bei allen Suggestivverfahren ist der Heileffekt stets ungewiß (490). Auf die Versuche scheinwissenschaftlicher bis mystischer Ausdeutungen der Versagerquote (Multiplizität sogenannter Störfelder, „Blockade“ durch anderweitige medizinische Verfahren, durch Intoxikationen, „Erdstrahlen“, „dominante Herde“) weisen MATTIG, BUCHHOLZ und SCHULZ (690) sowie OEPEN (802) hin. GÖBEL (357, 358) rechnet sogar berufliche Belastungen durch Arbeitstempo, UKW- und Fernsehwellen, Hochspannungsleitungen, elektrische Hausanschlüsse, Zahnprothetik und andere „Umwelteinflüsse“ zu den Ursachen für die immer seltener werdenden „echten Huneke-Phänomene“. Rezidive sind seiner Ansicht nach auf Grippeimpfung oder -erkrankung, nuklearmedizinische Untersuchungen, Röntgenstrahlen u. a. zurückzuführen.

In diesem Zusammenhang drängt sich dem Unvoreingenommenen eine ganz andere Überlegung auf: der Einstich mit der Kanüle führt zu einer Mikrowunde von Haut und Unterhautzellgewebe mit nachfolgender granulozytärer Infiltration, Nekrose, mononukleärer Infiltration und Ausbildung eines Granulationsgewebes, was von Neuraltherapeuten nicht nur ausdrücklich bestätigt, sondern sogar als entscheidender Verstärkungsfaktor für die Fernheilung angesehen wird. Das „entzündliche Feld“ sei 330mal so groß wie der Querschnitt der Nadel (829). Nun soll ja nach der Lehre von der Neuraltherapie jede Narbe grundsätzlich ein potentielles Störfeld sein, welches irgendwo im Körper Fernstörungen auslösen könne und dann als aktives Störfeld bezeichnet wird (224). Damit würden also mit jeder neuraltherapeutischen Behandlung neue Störfelder erheblichen Ausmaßes geschaffen. Und diese Anzahl wäre, wenn es nach dem Wunsch der Neuraltherapeuten ginge, schon wegen der Vielzahl der solcherart zu diagnostischen und therapeutischen Zwecken behandelten Symptome mit jeweils mehreren Injektionsserien und Wiederholung der Serien bei Rezidiven, beträchtlich. Folgte also die Neuraltherapie konsequent ihren eigenen Deduktionen, so müßte sie tunlichst darauf orientieren, so wenig wie irgend möglich zu spritzen. Aber hier erscheint wieder der Hinweis, daß unser logisches, kausalanalytisches Denken das Wesen dieser alternativen Medizin nicht erfassen kann, womit sich denn auch jede weitere Diskussion zu deren Theorien erübrigt.

Auch die behauptete antiphlogistische Wirkung des Prokains wurde überprüft (565).

Verschiedene Bakterienstämme wurden an Ratten verimpft. In keinem der Versuche gelang es, mit Hilfe von Prokain auch nur bei einer Ratte eine infektiöse Entzündung zu verhindern. Angesichts dieser Ergebnisse kann die Aufrechterhaltung der Huneke-Theorie (466), die nach Neuraltherapie immer wieder auftretenden Abszesse seien aufflackernde Entzündungen, die für die Heilung der Grunderkrankung unumgänglich seien, nur noch als Verhöhnung des Patienten aufgefaßt werden.

Zur Indikation der Neuraltherapie fehlen gründliche Vergleichsuntersuchungen. Während sich HERGET (431) in bezug auf die Anwendbarkeit der Prokaintherapie recht kritisch äußert und betont, daß sie nur bei funktionellen Leiden eingesetzt werden sollte, ist DOSCH (224, 225) weitaus großzügiger in ihrer Indikation. Er ordnet sie alphabetisch von Abort bis Zystitis und gibt vor, fast alle Krankheiten oder Symptome behandeln oder mitbehandeln zu können. Unter anderem hält er sie angezeigt bei:

- Migräne, Kopfschmerzen aller Genese, Trigeminusneuralgien und Durchblutungsstörungen im Kopfbereich;
- fast allen Erkrankungen der Augen (845), besonders den chronischen;
- Otitis media, Morbus Menière, Schwerhörigkeit jeder Genese
- Erkrankungen der Nasennebenhöhlen;
- Schilddrüsenerkrankungen aller Art;
- Asthma bronchiale;
- funktionellen Herzerkrankungen;
- Leber-, Gallenblasen- und Pankreaserkrankungen, Magengeschwüren und funktionellen Störungen im Magen-Darm-Bereich;
- chronisch-entzündlichen Erkrankungen im gynäkologischen Raum, Dysmenorrhoe, habituellem Abort, Fluor, Sterilität;
- dem gesamten rheumatischen Formenkreis;
- chronischen Ekzemen;
- Allergien, anaphylaktischem Schock, Serumkrankheit;
- Tetanus, Tollwut, Tuberkulose, Poliomyelitis, Pocken;
- Schrumpfniere;
- Schlangenbissen;
- Schizophrenie (andernorts vom selben Autor als Kontraindikation angegeben — 230).

Nach GOSAU (367) ist die Neuraltherapie bei Anosmie indiziert. DOSCH (230) sieht in seinem „authentischen Patienten-Ratgeber" die beste Krebsprophylaxe in der Entfernung nervtoter Zähne („Störfelder").

Bei meßbaren organischen Erkrankungen (z. B. Glaukom) brechen die Indikationsbehauptungen nach unvoreingenommener Prüfung rasch zusammen (710). Auch der Einsatz des Prokains als Geriatrikum (Aslan-Therapie) hält kontrollierten Untersuchungen nicht stand (179).

Kontraindikationen stellen nach DOSCH (224, 225) neben dem Vorhandensein einer Geisteskrankheit maligne Tumoren, Mangelkrankheiten und Erbleiden dar. Relativ kontraindiziert sei die Anwendung der Neuraltherapie bei einer Langzeitbehandlung mit Antikoagulantien. „Allein aus forensischen Gründen" sei bei einem Quickwert unter 45% von der Durchführung der Injektion an den Grenzstrang abzuraten.

Komplikationen: Wie aus Vorstehendem hervorgeht, ist es wesentlich, zwischen Lokalanästhesie nach den bekannten Methoden und entsprechend den dafür bestehenden Indikationen einerseits und neuraltherapeutischer Stichbehandlung in sogenannte Störfelder usw. andererseits klar zu unterscheiden. Wegen der Einbeziehung einer Reihe wissenschaftlich und methodisch anerkannter medizinischer Verfahren in das Gedankengebäude der Neuraltherapie ist dies aufgrund der angewandten Methode oder Technik allein nicht immer möglich. Die Anerkennung als ärztlicher Heileingriff oder als Körperverletzung ist in diesen Fällen nur aus der Indikation (bzw. deren Fehlen) abzuleiten.

Die der technischen Durchführung anhaftenden Gefahren sind jedoch grundsätzlich dieselben, daher die bekannte Komplikationsdichte durchaus auf neuraltherapeutische Manipulationen anwendbar. Über die vielfältigen Komplikationsmöglichkeiten und deren Häufigkeit bei den verschiedenen Regionalanalgesieverfahren, insbesondere den paravertebralen Leitungsanalgesien, den Blockaden des sympathischen Grenzstrangs, vor allem des Ganglion stellatum und der Splanchnikusanalgesie, berichteten wir an anderer Stelle ausführlich (682, 869). Sie sind in Anzahl und Ausmaß zum Teil so beträchtlich, daß sich Stöhr und Mayer (1102) veranlaßt sehen, als entscheidende Prophylaxe das Unterlassen derart risikoreicher therapeutischer Eingriffe zu fordern: „Zur Behandlung von Zervikal- und Lumbalsyndromen stehen so viele physikalische, medikamentöse und gegebenenfalls operative Methoden zur Verfügung, daß auf paravertebrale Injektionen von Neuraltherapeutika verzichtet werden kann. Das diesem therapeutischen Eingriff innewohnende Risiko von Wurzelläsionen einerseits, Querschnittslähmungen andererseits erscheint uns im Hinblick auf das Grundleiden und den zu erwartenden therapeutischen Gewinn unangemessen hoch". Im gleichen Sinne äußern sich Erbslöh und Puzik (255): Paravertebrale Novocaininjektionen ... sind der Klinik, vor allem dem Neurochirurgen, vorbehalten und setzen Bereitschaft zu einer modernen Schock- ... behandlung voraus. Auf eine neuraltherapeutische Anwendung der paravertebralen Injektion bei inneren Krankheiten kann und sollte ... weitgehend verzichtet werden". Fuss (308) weist auf den beachtlichen Prozentsatz von Schädigungen durch Stellatum- und Lendengrenzstrangblockaden hin, der um so mehr ins Gewicht falle, „als diese Eingriffe meist wegen nicht lebensgefährlicher Krankheiten ausgeführt werden und unter Umständen die Schäden sehr erheblich sein können bzw. Todesfälle vorkommen können". Zur Stellatumblockade fordern Paulsen und Reinhard (825) eine ausführliche Anamnese, strikte Berücksichtigung der Kontraindikationen bei gewissenhafter Indikationsstellung (in der HNO nur der akute Hörsturz — Erfolgsrate 40%), Durchführung unter stationären Bedingungen (wenn es ausnahmsweise nicht möglich sein sollte, dann unter 4- bis 5stündiger ärztlicher Nachbeobachtung), Ausführung nur von geübten, erfahrenen Ärzten. Wir begutachteten einen Fall von kombinierter Akupunktur-Neuraltherapie, bei dem versucht wurde, ein Ulcus ventriculi zu heilen (690, 691). Das neuraltherapeutische Vorgehen bestand in einer Prokaininjektion nach Wischnewski an den oberen Nierenpol (Splanchnikusanästhesie), gepaart mit einer Injektion in die Bauchdecken des Oberbauches. Bei exakter Technik entspräche das Vorgehen einer Sympathikusblockade, die beim Magengeschwür unsinnig ist. Es wurden jedoch iatrogen mehrfach die rechte Niere angestochen und im Bauchraum multiple Gefäßverletzungen gesetzt, so daß der Patient eine halbe Stunde später das Bewußtsein verlor und am nächsten Tag unter den Zeichen einer Peritonitis dringlich operiert werden mußte. Das Kuriose an diesem bedenklichen Vorfall ist, daß Arzt und Patient übereinstimmend einen durchschlagenden Behandlungserfolg angaben, solange sie nicht wußten, daß eine verhängnisvolle Fehlpunktion vorlag. Die Diskrepanz zwischen dem bei 8 bis 12 cm tiefem blinden Einstich zu erwartenden hohen und dem behaupteten geringen Risiko veranlaßte uns, die Gefährlichkeit dieser Injektionsmethode eingehend zu untersuchen (336, 685). In Anbetracht der dabei festgestellten hohen Rate von Organläsionen (über 60%), die den Grenzstrang, das Zwerchfell, die Lunge, Niere, Nebenniere, Leber, Vena cava inferior und Segmentnervenwurzel betrafen, und der wissenschaftlich unhaltbaren Indikation (die Blockade des Sympathikus erkauft die Schmerzlinderung mit einer Hemmung der Magenschleimhautschutzsubstanzen) muß die Anwendung dieser Methode unter neuraltherapeutischer Zielstellung entschieden abgelehnt werden. Insbesondere bei einer Krankheit mit hoher Spontanheilungsfrequenz, wie beispielsweise dem Magen-Darm-Geschwür, ist eine besonders sichere, den Patienten kaum belastende und nicht gefährdende Behandlung zu fordern.

Dieser Stellungnahme hat DOSCH (228) unter Wiederholung der bereits dargelegten Argumente widersprochen, ohne mit einem Wort auf die fehlerhafte Indikation als dem entscheidenden Vorwurf einzugehen. Zu den Experimenten wendet er ein, daß die anatomischen Verhältnisse des Patienten nicht mit denen der Leiche identisch seien. Sicher kann durch Exspirationsstellung der Lungen deren Verletzungsgefahr reduziert werden. Das gilt auch für Diaphragma- und Pleuraverletzungen, aber nicht für die unter 60 Simulationen aufgetretenen 22 anderen Organläsionen. Daß der lebende Patient eine Organ- oder Nervenberührung melden und so eine Korrektur der Nadel veranlassen würde, entspricht auch nicht den Tatsachen, wie gerade unser den Ausgangspunkt der Diskussion bildende Fall zeigt. Entscheidend ist vielmehr die Variabilität von Größe und Lage der Nieren (und teils auch des Zwerchfellstandes), demgegenüber die durch Tonusverluste des Leichengewebes bedingten Lageveränderungen der Organe unerheblich sind und als Erklärung der in den Experimenten nachgewiesenen Verletzungen nicht in Betracht kommen (331, 795).

Zweifellos bliebe ein Teil dieser bei der Obduktion gefundenen Verletzungen beim Patienten klinisch stumm oder wäre als Bagatelltrauma einzustufen, und die wenigsten Betroffenen würden daran sterben. Immerhin meldete VOLKMANN (1161) aber schon im Jahre 1952 unter knapp 78000 Grenzstrangblockaden 56 Todesfälle. Darüber hinaus weisen BECKER (68), FORTH, HENSCHLER und RUMMEL (279) sowie PAULSEN und REINHARDT (825) auf die hohe Dunkelziffer hin. Wenn DOSCH (228) angesichts solcher Tatsachen bei einer Umfrage unter 35 Neuraltherapeuten auf 1,7 Millionen Grenzstranganästhesien („statt der zu erwartenden 1232", wie er höhnisch angibt), keinen einzigen Todesfall findet, so beweist das nichts anderes als die Unglaubwürdigkeit von Komplikationsangaben durch Neuraltherapeuten schlechthin. Aus persönlichen Mitteilungen von Ärzten sind uns bereits zwei derartige Fälle bekanntgeworden. Über ein weiteres letales „Sekundenphänomen" berichten RAULE, PROKOP und OEPEN (891). Hätte DOSCH (228) wenigstens einen dieser von ihm unterschlagenen letalen Zwischenfälle zugegeben, so ließe sich aus seiner Angabe immer noch eine durchschnittlich gegenüber der wissenschaftlichen Medizin 1232fache zusätzliche Dunkelziffer errechnen!

Weitere tödliche Folgen zeigte die Neuraltherapie bei anderen Methoden. Aus dem Institut für Gerichtliche Medizin der Universität Tübingen wurde der Tod nach einer „Injektion in die Magengrube" infolge Stichverletzungen des linken Leberlappens und des Pankreas bekannt (1087), analog der Bauchverletzungen in dem von uns begutachteten Fall, nur unter anderer Indikation (Migräne). Nach dem tödlichen Ausgang einer intrazisternalen Prokaininjektion gemäß HUNEKE wegen „Kopfweh" konnte sich der Kollege gar nicht vorstellen, woran die Patientin eigentlich gestorben war, wie uns TROSSMANN (1137) mitteilte.

DOSCH (227) behauptet dennoch allen Ernstes: „Seit Bestehen der Huneke-Therapie gab es keinen Todesfall, der der Methode anzulasten wäre!" Naivität auf der einen, Dreistigkeit auf der anderen Seite — so stellt sich die Diskussion um den iatrogenen Schaden auf seiten der Neuraltherapeuten dar. RAULE, PROKOP und OEPEN (891) stellen fest, daß es bei Propagierung und Beschreiten unüblicher Wege an der erforderlichen Sorgfalt und Selbstkritik fehlt. „So haben sie mit zu verantworten, daß ein vorhandenes Risiko von Anwendern der Methoden nicht genügend bedacht wird. Bedauerlicherweise weigern sich einige dieser Behandler auch, sogar tödliche Zwischenfälle als Anlaß zur Besinnung zu nutzen, so daß kein oder nur ein unzureichender Lernprozeß stattfindet, der zur Vermeidung weiterer ungünstiger Verläufe sowie zur Überprüfung und Entwicklung der angewandten Methoden führen könnte."

Doch es geht nicht nur um den tödlichen Ausgang. Die von uns beobachtete Nierenverletzung bei lumbaler Grenzstranginjektion ist kein Einzelfall; eine Nephrektomie kann erforderlich werden (778). Die experimentell erzeugten und ähnliche Schäden sind der Literatur zufolge (321, 512, 526) auch klinisch als Zwischenfälle lumbaler Grenzstrangblockaden in Erscheinung getreten: Punktion von Nieren, Nierengefäßen, Vena cava, Aorta, Stichverletzungen an Magen, Leber, Milz, Nebennieren, Darm, unbeabsichtigte Lumbalpunktion. Auch der Abbruch einer Punktionsnadel ist beschrieben worden (321).

Aus einer Pyelonephritis entwickelte sich durch inadäquate Behandlung mittels 12 subkutaner Injektionen in die Bauchhaut schließlich eine Pyosepsis mit protrahiertem Schock (1087). Nach Impletol-Injektion in die Schilddrüse sind Strumitis und Abszeßbildung mitgeteilt worden (226). Intrakutane Quaddeln bei Varikosis und Phlebitis begünstigen die Entstehung von Ulcera cruris (837). Bei der Injektion an das Ganglion ciliare sind bedrohliche Orbitalblutungen durch Verletzung eines Astes der A. ophthalmica wegen der Variabilität ihres Verlaufs und eventueller Bulbusbewegungen während der Injektion nicht verläßlich zu verhüten (221). Injektionen an die Weisheitszähne sollen besondere Infektionsgefahren bergen; Peritonsillitis und Peritonsillarabszeß als Folge von Injektionen an die Tonsillen sind möglich (381). Verschleppungen der Diagnose schwerer Krankheiten durch fehlindizierte Neuraltherapie, wie sie Ebner und Ley (243) berichten, sollen — da grundsätzlich vermeidbar — hier nur am Rande erwähnt werden. Insgesamt rechtfertigen die mit Hilfe der Neuraltherapie erzielbaren Plazeboerfolge in vielen Fällen das mit ihr verbundene Risiko nicht (891). Krause et al. (565) schlußfolgern daraus: „Die Neuraltherapie ist ein Suggestivverfahren, das mit der ärztlichen Sorgfaltspflicht nicht vereinbart werden kann.“ Diese These ist nicht unwidersprochen geblieben. Quandt (883) plädiert dafür, den Suggestivmethoden einen größeren Spielraum einzuräumen. Die Gesellschaft für Klinische Medizin der DDR richtete eine Arbeitsgemeinschaft Neuraltherapie ein. Diese gibt u. a. Therapieempfehlungen heraus, die die lumbale Grenzstranginjektion weiterhin enthalten (z. B. bei Varikosis). Lediglich der Hinweis: „Auf die Grenzstranginjektion kann bei technischer Unsicherheit verzichtet werden“ (34), erinnert entfernt an die Erwägung, eventuell doch bescheidene Konsequenzen aus den mitgeteilten Zwischenfällen ziehen zu wollen. Dieses Ergebnis kann nicht befriedigen. Vielmehr sollte die Arbeitsgemeinschaft ihre Pflichten in bezug auf den Schutz der Patienten vor iatrogenen Schäden wahrnehmen und ihre Indikationen zur Anwendung invasiver Methoden kritisch überarbeiten. Möglicherweise ließen sich auf diese Art einzelne Praktiken aus der Neuraltherapie in die wissenschaftliche Medizin überführen, andere gänzlich verwerfen. Die brauchbaren Methoden lokalanästhetischer Behandlung könnten mit ihrer umschriebenen Indikationsstellung und angegebenen Kontraindikationen in die einzelnen Fachgebiete (einschließlich Allgemeinmedizin) sinnvoll übernommen werden, und eine „Neuraltherapie“ als eigenständiges Fachgebiet erübrigte sich.

Als allgemeine Voraussetzung für die Anwendung der diagnostischen und therapeutischen Lokalanästhesie werden in der wissenschaftlichen Literatur unter anderem gefordert:

- Gewissenhafte Anamneseerhebung und Untersuchung (328)
- Vertrauensvolle psychische Führung des Patienten (1032)
- Aufklärung über Art, Wirkung und mögliche Nebenwirkungen der beabsichtigten Nervenblockade (328)
- Herz-Kreislauf-Überwachung während der Behandlung (1032)
- Vorhandensein eines suffizienten intravenösen Zugangs (328, 329, 1032)
- Bereitstellung eines Sauerstoffanschlusses mit Maske und Beatmungsbeutel sowie von Medikamenten zur Reanimation (329, 1032)
- Beachtung der Kontraindikationen: Ab-

lehnung durch den Patienten, Infektionen, Gerinnungsstörungen, neurologische Erkrankungen, arterielle Hypotonie, Allergien gegenüber Lokalanästhetika (105)
- Besonders strenge Indikation und strikte Beachtung spezieller Kontraindikationen bei invasiven Verfahren, z. B. der retrobulbären Injektion (221, 1104), den wirbelsäulennahen Injektionen (68, 116, 121, 255, 308, 321, 512, 825, 843, 1102, 1138) oder der Injektion an den oberen Nierenpol nach Wischnewski (331, 332, 336, 685, 690, 691, 869).

Diese Grundvoraussetzungen sind nach unserer Auffassung die medizinische (und im Schadensfall forensische) Basis für eine Auseinandersetzung mit Neuraltherapeuten über eventuelle Anerkennung des Einsatzes bestimmter Heilanästhesieverfahren bzw. bei der Begutachtung solcherart entstandener Schädigungen.

8.6. Schlußfolgerungen

Jede Erkrankung besitzt individuelle Spezifik, variabel nach Art und Entwicklungsstadium der Krankheit sowie Konstitution, Disposition und Alter des Patienten.

Das theoretische Argument der Paramediziner, vor allem der Homöopathen, aber auch der Neuraltherapeuten, ein Patient sei soweit individualisiert, daß ihm nur eine Arznei oder eine Injektion in höchst individueller Anpassung und Dosierung helfen könne, negiert jedoch die Tatsache, daß es Gruppen mit Durchschnitten im Reaktionsmuster gibt, zu denen die Kenntnis der Toleranzen für entsprechende Einstufungen (z. B. in eine Diagnose) im wesentlichen ausreicht. „Jeder Mensch stellt eine spezifische Kombination von Faktoren dar, die seine Individualität ausmachen; diese Verschiedenheit muß weiter untersucht werden, sie ist jedoch rational beherrschbar, da jede einzelne Eigenschaft einer Gruppe angehört“ (305). Die paramedizinische Forderung: „Jedem Patienten seine eigene Diagnose“ muß also als unbegründet und praxisfremd zurückgewiesen werden.

Das gleiche gilt für den Begriff „Erfahrungsheilkunde“. Da es Sicherheit im Sinne der exakten Naturwissenschaften in der Medizin kaum gibt und die Angabe von Wahrscheinlichkeiten keine Alternative, sondern ein Kontinuum zwischen „nichts“ und „alles“ darstellt, kann die Entscheidung (z. B. nach der Wirksamkeit eines Mittels oder einer Methode) nicht vom individuellen „Erfahrungsschatz“ eines oder weniger Ärzte ausgehen, sondern einzig von der kollektiven Erfahrung eines Wissenschaftszweiges gemäß international einheitlich anerkannter statistischer Kriterien. „Die Kriterien eines Beweises sind nun einmal kontrollierte Studien bei Patienten der gleichen Art, der gleichen individuellen Störungen, ähnlicher Schwere, der gleichen Eignung sowie vor allem die Reproduzierbarkeit durch beliebige Nachuntersuchungen unter den gleichen Bedingungen“ (376). Nur so sind die Behandlungsmethoden zu analysieren, zu fundieren, Indikationen und Kontraindikationen abzugrenzen, wie es D. Gross (375) für die therapeutische Lokalanästhesie zu Recht fordert. „Da in der Medizin von extremen Außenseitern allzuviel Unsinn behauptet wird, obliegt die Beweislast für alle behaupteten Phänomene, die den bisherigen Gesetzen der Naturwissenschaften widersprechen, demjenigen, der die Behauptung aufstellt“ (864).

Paramedizinischen Methoden muß auch angesichts ihrer Erfolgsberichte die Anerkennung versagt bleiben, wenn die Diagnose unklar ist oder mit unzureichenden Mitteln gestellt wurde, das Patientenkollektiv aus Einzelbeobachtungen besteht oder pauschal beurteilt wird, Verlaufskontrollen und Vergleichskollektive fehlen, mehrere Maßnahmen gleichzeitig angewendet wurden, Spontanheilungen und Plazebowirkungen unberücksichtigt bleiben, Zwischenfälle und ungünstige Verläufe verschwiegen werden (787, 798). Der Heilerfolg allein sagt nichts. „Frivole Charlatane sind von ihren getäuschten Patienten abgöttisch verehrt, von der guten Meinung der ganzen Bevölkerung getragen und von Fürsten und Königen ausgezeichnet worden", stellte bereits Brücke (144) fest. Den Vertretern der wissenschaftlich orientierten Medizin kommt eine wesentlich größere Verantwortung für die Entstehung und Verbreitung paramedizinischer Eingriffe zu, als sie gegenwärtig wahrnehmen. Ihr Schweigen zu Thesen und Praktiken der Paramediziner steht nach Kampa (500) im krassen Mißverhältnis zur Bedeutung des Themas. Es kann „Gefährdung des Lebens bis hin zur Mitverantwortung an Zwischenfällen bedeuten". So ist es z. B. vorstellbar, daß der unaufgeklärte Patient der Meinung ist, Krebs ließe sich besser mit naturheilkundlichen Mitteln bekämpfen und die Einwilligung zum operativen Eingriff verweigert (612). Überließe man die Diskussion und Entscheidung über die Eignung und das Risiko von Methoden allein den Behandlern mit einschlägiger Erfahrung, so würde der Patient „in unverantwortlicher Weise unkritischen und sektiererhaften Therapeuten ausgeliefert" (793). Die Unterschätzung der realen Gefahren antiwissenschaftlichen Denkens in der Medizin trifft nach Haferland (391) auch für die DDR zu. Auf die Bedeutung einer exakten Begriffsbildung sowie einer praxisnäheren Auswertung der Medizingeschichte und Aufklärung der Bevölkerung weist Oepen (799) hin. Jeder verantwortungsbewußte Arzt muß sich die Frage vorlegen, ob die verschiedenen paramedizinischen Verfahren innewohnenden Risiken für unspezifische Reizbehandlungsformen in Abwägung der Nutzen/Risiko-Relation nicht zu hoch sind (348, 354, 800).

Damit beantwortet sich auch die Frage der „Kompetenz" von Nichtanwendern, insbesondere Gerichtsärzten, praktisch von selbst, zumal Theorienkritik ohnehin per vias mentales möglich ist. Verantwortung zu tragen heißt auch, ggf. zur Verantwortung gezogen zu werden. Die oberste Pflicht des Arztes ist die sorgfältige Behandlung nach den anerkannten Regeln der ärztlichen Wissenschaft. Baust und Stürzbecher (64) weisen z. B. mit Nachdruck darauf hin, daß das ausschließliche Behandeln organischer Erkrankungen mit Akupunktur eindeutig als ärztliche Sorgfaltspflichtverletzung eingestuft werden muß. Das gilt auch für andere paramedizinische Verfahren (1202). „Dann kommt es darauf an, ob der Arzt sein Handeln hinreichend begründen kann, ob er rationale Gründe anführen kann, warum er sich in dem konkreten Fall so verhalten hat" (1136). Hierbei wird es wesentlich auf die Qualität des Sachverständigengutachtens ankommen. Wie Kampa (500) belegt, ist auch eine Minderheit naturwissenschaftlich ausgebildeter Ärzte nicht gegen paramedizinischen Unsinn gefeit. „Um so wichtiger ist es, daß das Gericht bei der Auswahl der Gutachter darauf achtet, nur wissenschaftlich orientierte Vertreter der Medizin, die ihre Gutachten auf gesicherte Kenntnisse stützen, zu beauftragen", will man nicht der Gleichberechtigung von Lehre und Irrlehre das Wort geben.

Bei umstrittenen Methoden soll der Gutachter nicht zu deren Anwendern gehören (797), denn diesen „mangelt es in der Regel an der für die Erstellung eines Gutachtens notwendigen Unvoreingenommenheit" (500). Wie Prokop und Dotzauer (867) feststellen, ist die Rangierung der Heilerfolge nach positiv und negativ bei Paramedizinern unzuverlässig, „da selbst Mißerfolge noch als Folge der Wirkung des Verfahrens angesehen werden, indem neuartige oder spekulative Ausnahmen erfunden werden". Die Gefahren werden von Anwendern der Außenseitermedizin im allgemeinen bagatellisiert: Der Pneumo- oder Hämatothorax ist ein „Mißgeschick", ein intraorbitales Hämatom solle „mit einem Scherz quittiert" werden usw. (500).

Entscheidend für unsere Position ist also vor allem die Tatsache, „daß ungeeignete Heilmethoden wegen der beschriebenen Struktur der Anwender nicht zu einzelnen, sondern zu einer Serie von Zwischenfällen geführt haben und weiterhin führen werden, solange nicht eingeschritten wird" (786). Es geht dabei um den Schutz der Kranken, die vermindert kritikfähig und durch Heilungsversprechen leicht beeinflußbar sind. Oepen (788) zählt Patienten mit chronischen Erkrankungen und Schmerzzuständen, Altersleiden und Erschöpfungszuständen, Krebskranke und entwicklungsgestörte Kinder zu den am meisten gefährdeten Gruppen. Dabei muß der Ermessensspielraum des einzelnen Arztes („Kurierfreiheit“) gegenüber höherwertigen Normen zurückstehen. Anwürfe gegen die wissenschaftlich orientierte Medizin, die sich gern auf ethische Argumente stützen, gehen am Wesen vorbei. Rössler (938) kommentiert aus ethischer Sicht: „Die Medizin hat mit der naturwissenschaftlichen Konzeption eine neuartige und sehr anspruchsvolle Ethik aufgenommen, nämlich das Ethos der wissenschaftlichen Rationalität. Sinn und Ziel dieser Ethik ist die Befreiung des Menschen von unbegriffenen Mächten, die Aufhebung seiner Abhängigkeit von der Natur und seine Ermächtigung zur Verfügung über die Welt und über sich selbst. Gerade darin ist diese Ethik eine Ethik der Menschlichkeit, die den Menschen zu derjenigen Autonomie befreien will, die seinem Wesen entspricht.“

Schaub (971) sieht in der Ausbildung qualifizierter Wissenschaftler die beste Gewähr für die Einhaltung ethischer Grundsätze in der medizinischen Forschung. Da das „Ethos der wissenschaftlichen Rationalität“ nicht nur auf den einzelnen Menschen gerichtet sein kann, muß der Arzt in der konkreten Realisierung seiner Aufgaben die individuelle Zuwendung zum Kranken gesondert im Auge behalten. Ein Defizit daran führt zu Verunsicherung, zu Kritik an der wissenschaftlichen Medizin und fördert den Irrationalismus im allgemeinen, die Konjunktur außermedizinischer Krankenbehandlung im besonderen (938).

Da das paramedizinische Heilangebot zum großen Teil auf der ungenügenden Befriedigung der psychologischen (auch irrationalen) Bedürfnisse der Patienten beruht (676), ergeben sich aus dem Gesagten unmittelbare Konsequenzen für die medizinische Betreuung. Der Arzt muß das tiefe menschliche Bedürfnis nach Lebensführung, Trost und Anteilnahme befriedigen, die diesbezüglichen Erwartungen besonders der chronisch Kranken, Invaliden, Alten, Unheilbaren und Sterbenden, die „ihre Krankheiten bei sich organisiert haben“ (514), erfüllen. Er muß mehr sein als nur der Wissende und Heilende. Der Mensch sehnt sich nach Kommunikation, und diese sucht er auch bei „seinem“ Arzt. Der Patient darf nicht zum Objekt degradiert werden. Wissenschaft und Humanität sind keineswegs Gegensätze, sofern nicht Mißbrauch getrieben wird. Ärzte müssen in ihrer Ausbildung wissenschaftlich denken lernen, um in der Praxis ebenso denken, besonnen und menschlich ihre Aufgaben erfüllen zu können. Pragmatismus ist dabei genauso zu vermeiden wie Praxisferne. Wenn z. B. Daxl (201) behauptet, medizinische Forschung sei nur dann sinnvoll, wenn ihr Zweck ausschließlich in Richtung notwendiger Heilung erkennbar ist, so negiert er damit total die epochale Bedeutung der Grundlagenwissenschaft in der Medizin und schadet mit dieser fortschrittsfeindlichen Haltung allen potentiell Kranken, also der Gesellschaft insgesamt. Mecklinger (708) qualifiziert

a) die Wissenschaftlichkeit,
b) eine rationelle Arbeitsorganisation und
c) die Ethik und Moral der Mitarbeiter

als die Säulen einer hohen Qualität der medizinischen Arbeit. Mit den Protagonisten einer „Naturheilkunde“ verbindet uns der Gedanke, daß es notwendig ist, die Bevölkerung zu hohem Gesundheitsbewußtsein zu erziehen. Das betrifft vor allem die Prophylaxe von Krankheiten durch entsprechend sinnvolle Verhaltensweisen, beispielsweise in Kleidung, Ernährung, Bewegung, die richtige Dosierung von Anstrengung und Entspannung, den Schlaf-Wach-Rhythmus usw. Das betrifft auch die Möglichkeit, eine Reihe von Gesundheitsstörungen auf suggestivem Wege positiv zu beeinflussen, ohne hochwirksame (und damit auch mit Nebenwirkungen belastete) Medikamente oder Eingriffe anwenden zu müssen. Als Beispiel sei nur auf die suggestive Warzentherapie hingewiesen (334).

Auch die Plazebotherapie (mit ihren unterschiedlichen Vehikeln) kann der Gesundheit des Patienten dienen und ist ethisch gerechtfertigt, wenn sie das Arzt—Patienten-Verhältnis günstig beeinflußt und von der erforderlichen kausalen Therapie begleitet ist (1069). Doch diese Übereinstimmung endet bei bedenken- und kritikloser Anwendung von Methoden, die

a) keiner wissenschaftlichen Untersuchung standhalten und gleichzeitig
b) Gefahren heraufbeschwören,

die von einer Suggestivbehandlung allgemein nicht zu erwarten sind. Vielmehr sollte der Arzt seine Aufgabe in einer ursachenorientierten Bewältigung psychischer und sozialer Probleme des Patienten sehen und Störungen des Wohlbefindens ohne objektivierbare Befunde nicht als eingebildete Krankheiten abtun. Auch hierbei ist den Patienten auf Dauer nur durch ernsthafte wissenschaftliche Untersuchungen psychosozial bedingter Leiden zu helfen.

Die sich daraus für die Gesellschaft ergebenden Konsequenzen sind grundsätzlich realisierbar. Eine Überspielung mit Akupunkturbehandlung oder ähnlichem dient niemandem, sondern ist in solchen Fällen nur geeignet, durch symptomkonzentrierte Behandlung psychovegetative Störungen zu somatisieren.

Wichtig ist eine bessere Aufklärung des Patienten nicht nur über seine Krankheit, sondern auch über die beabsichtigten Eingriffe und deren Methodik, damit der Kranke den Wert der Technik in der Medizin erkennt und diese nicht als Gegensatz zur Humanität empfindet. In solchen Gesprächen erhält der Arzt gleichzeitig eine Orientierung über die geheimen Ängste seines Patienten und kann entweder beruhigend auf diesen einwirken oder sogar auf eine andere Verfahrensweise ausweichen. Nach Schmidt (1001) vermindert die Vorinformation zur Operation u. a. die Anforderung schmerzstillender Medikamente und die Verweildauer im Krankenhaus.

Jeder hat ein Recht auf optimalen Gesundheitsschutz. Das ist aber keinesfalls mit einem Recht auf Gesundheit gleichzusetzen, weil ein solches Recht objektiv nicht durchzusetzen wäre. Ebensowenig kann es ein Recht auf Heilung geben, was seinerseits gelegentlich mit dem Recht auf sorgfältige ärztliche Behandlung verwechselt wird. Klärt man den Patienten auch über diese Sachverhalte angemessen auf, so werden viele Mißverständnisse, ja sogar Beeinträchtigungen des Heilungsverlaufs infolge überzogener Erwartungen, zu vermeiden sein.

Für praktische Belange könnte man eine Vielzahl von Empfehlungen geben, von denen hier nur einige schlagwortartig genannt werden sollen: Unverzichtbarkeit von gründlicher Erhebung der Anamnese und sorgsamer Aufnahme des körperlichen Befundes; ausschließliche Durchführung risikobehafteter Methoden (in diesem Zusammenhang z. B. Stellatumanästhesie, wirbelsäulennahe Punktionen u. v. a. m.) durch in der entsprechenden Technik ausreichend geübte und in der Zwischenfallsbekämpfung erfahrene, mit den notwendigen Mitteln und Instrumenten ausgerüstete Ärzte; Verbesserung der interdisziplinären Zusammenarbeit; Hilfestellung bei der mit dem Kranksein gekoppelten persönlichen Probleme (Mecklinger — 708 — fordert eine kritisch-allergische Haltung gegen Routine und Herzlosigkeit in der Medizin); Vermeidung unnötiger Diagnosen, um Mißtrauen bei scheinbarer oder tatsächlicher Diskrepanz zu verhindern (nach Braun — 126 — kann der Allgemeinmediziner in 9 von 10 Fällen keine exakte Diagnose stellen, sollte also mit Formulierungen zurückhaltend sein); Durchführung nicht alles technisch Möglichen, sondern für den Patienten Nötigen; Vermeidung unnötiger Wiederholungen von Laboruntersuchungen; wissenschaftlich begründete Arzneimitteltherapie statt Polypragmasie; Abbau der Wartezeiten; größere zeitliche und persönliche Zuwendung zum Patienten im Sinne einer Zusammenarbeit mit dem gemeinsamen Ziel der Heilung bzw. Besserung (dadurch gleichzeitig Verbesserung der Compliance); Beratung zur Lebensführung, die eine Entmystifizierung der Medizin durch umfassende und verständliche Information über Krankheitsbild und Therapieplan sowie eine emotionale Unterstützung zur Meisterung langsam oder nicht heilender Leiden einschließt (10% der Therapie in der Allgemeinpraxis sind heute Lebensberatung — 777 — eine Zahl, die angesichts der hohen Beteiligung psychosomatischer und psychosozialer Faktoren an den Krankheiten von 25 bis 80% — 965 — den tatsächlichen Erfordernissen nicht gerecht werden dürfte); Kenntnis und wohlerwogener Einsatz von Plazebomethoden; Hausarztsystem mit Herausbildung persönlicher Beziehungen Arzt—Patient; persönliche Weiterüberwachung angefangener Behandlungen usw. Zusammengefaßt empfiehlt HAFERLAND (391) die Beherrschung kausalitätsbegründeter medizinischer Technologie in klarer wissenschaftlicher Denkweise, verbunden mit ärztlicher Haltung dem Patienten gegenüber zur Abwehr antiwissenschaftlicher Konzepte. Solcherart wäre es möglich, Paramedizinern den Boden zu entziehen, weil der Patient den Nutzen der technisierten Medizin nicht mit dem Preis einer distanzierten, ihm unnahbar erscheinenden Arztpersönlichkeit erkaufen muß.

Literatur

1. Abildgaard, U., Daugaard, K.: Pressure sores, a prevalence investigation. Ugeskr. Laeger. **141** (1979): 3147–3151 (dän.).

2. Abshagen, P. G.: Akute Gefäßverschlüsse nach diagnostischen Eingriffen. Z. ärztl. Fortbild. **74** (1980): 164–165.

3. Adams, D., Abrams, H.: Complications of coronary angiography: A follow-up report. Cardiovasc. Radiol. **2** (1979): 89–96.

4. Adebahr, G.: Zur Frage der Therapie bei Dekompressionskrankheit und bei Luftembolie. Z. Rechtsmed. **68** (1971): 225–238.

5. Adebahr, G.: Zur Pathologie der Organschäden nach diagnostischen und therapeutischen Eingriffen. Z. Rechtsmed. **78** (1976): 173–195.

6. Adler, E.: Allgemeinerkrankungen durch Störfelder (Trigeminusbereich), Diagnose und Therapie. Verlag f. Medizin Dr. E. Fischer, Heidelberg (1977).

7. Adlersberg, D., Doelger, H.: Medio-legal problems of hypoglycemic reactions in diabetes. Ann. int. Med. **12** (1939): 1804–1815.

8. Agdal, N., Jorgensen, T. G.: Penetrating laceration of the pericardium and myocardium and myocardial rupture following closed chest cardiac massage. Acta Med. Scand. **194** (1973): 477–479.

9. Agdal, N., Anderson, M. T.: Lesions resulting from external cardiac massage. Ugeskr. Laeg. **138** (1976): 1640–1641 (dän.).

10. Agnoli, A. L., Laun, A.: Komplikationen bei Ossovenographie und Diskographie im Halsbereich. Röntgen.-Bl. **30** (1977): 616–620.

11. Agosti-Romero, L.: Rundfrage über Todesfälle im Zusammenhang mit der Anästhesie in Spanien. Rev. esp. Anesth. **10** (1963): 107–132 (span.).

12. Ahnefeld, F. W.: Wiederbelebung. In: Frey, R., Hügin, W., Mayrhofer, O. (Hrsg.): Lehrbuch der Anaesthesiologie, Reanimation und Intensivtherapie. Springer, Berlin–Heidelberg–New York (1972): 845–864.

13. Akademie der Wissenschaften der DDR: Mitteilung der Klasse Medizin der AdW der DDR zur Frage der Akupunktur. Med. akt. **6** (1980): 433; Dt. Gesundh.-Wesen **36** (1981): 238–239; Dtsch. med. Wschr. **105** (1980): 1795; Z. Exp. Chir. **14** (1981): 66; Spektrum **16** (1985) 11: VII.

14. Akademie der Wissenschaften der DDR: Wissenschaftlichkeit von Diagnose und Therapie im Verhältnis zu ökonomischen Problemen. Bericht über die Sitzung der Klasse Medizin der Akademie der Wissenschaften der DDR vom 17. 3. 1983.

15. Albert, L. et al.: Erfahrungen mit dem zentralen Venenkatheter (ZVK) via V. basilica. Z. ärztl. Fortbild. **73** (1979): 921–925.

16. Albin, M. S. et al.: Anaesthetic management of posterior fossa surgery in the sitting position. Acta Anaesth. Scand. **20** (1976): 117–128.

17. Albrechtson, M., Olssen, C. G.: Thrombotic side effects of lower limb phlebography. Lancet (1976/I): 723.

18. Alter, H.: Wirkungsweise und Verhaltensformen von Patienten bei der Akupunktur, die Rolle der Autosuggestion. Orthop. Prax. **16** (1980): 906–908.

19. Althoff, H.: Bedingte Narkosefähigkeit bei Patienten mit erheblichen Muskelerkrankungen. Z. Rechtsmed. **72** (1973): 128–139.

20. Amboss, M.: Die strafrechtliche Schuld des Arztes beim Zurücklassen von Fremdkörpern im Operationsbereich unter dem Aspekt der Kausalitätsproblematik bei fahrlässigen Tötungen. Dt. Gesundh.-Wesen **23** (1968): 1947–1950.

21. Amboss, M., Wittenbeck, S.: Fahrlässige Tötung durch Verletzung ärztlicher Rechtspflichten. Dt. Gesundheitswesen **26** (1971): 466–468.

22. American Medical Association (dpa/fwt-Zitat): Amerikanische Ärzte lehnen Akupunktur ab. Ärztebl. Baden-Württemberg **32** (1977): 522.

23. Anacker, H.: Die Stellung der Angiographie nach Einführung neuer Untersuchungsverfahren. Münch. med. Wschr. **120** (1978): 127–128.

24. ANDERSEN, K. E., KVORNING, S. A.: Medical Aspects of the decubitus ulcer. Int. J. Dermatol. **21** (1982): 265–270.

25. ANDRÄ, A.: Odontogene Infektionen. In: ANDRÄ, A., BETHMANN, W., HEINER, H. (Hrsg.): Kieferchirurgie – Klinik. Barth, Leipzig (1979): 15–73.

26. ANDREESEN: Rectoscop perforation. Gastroenterology **9** (1947): 32.

27. ANGERSTEIN, W.: Über die Häufigkeit von Röntgenuntersuchungen in einigen Ländern und deren Zuwachsraten. Dt. Gesundh.-Wesen **37** (1982): 1233–1235.

28. ANSCHÜTZ, F.: Placebo. Wirkung und Indikation. Diagnostik **10** (1977): 3–6.

29. ANSELL, G.: Adverse reactions to contrast agents. Invest. Radiol. **5** (1970): 374–391.

30. ANTO, H. R. et al.: Infusion intravenous pyelography and renal function: Effects of hypertonic manitol in patients with chronic renal insufficiency. Arch. Intern. Med. **141** (1981): 1652 bis 1656.

31. Anweisung zur ärztlichen Leichenschau v. 4. 12. 78. Verf. u. Mitt. des MfGe (1978): 101–112.

32. APPEL, A., HEINRICH, M., BRETTEL, H. F.: Rectumverletzungen bei Bariumkontrasteinläufen. Chirurg **46** (1975): 331–334.

33. APPEL, A., HEINRICH, M., KALLATH, J.: Perforationszwischenfälle beim Kolonkontrasteinlauf und ihre Behandlung. Chir. Prax. **21** (1976): 517–526.

34. Arbeitsgemeinschaft Neuraltherapie der DDR. Therapieempfehlung Varikosis. Mitteilung März 1982.

35. ARDENNE, M. v.: Zur Wertigkeit von „Außenseitermethoden" in der Medizin. Phys. Med. Rehab. **21** (1980): 345–351.

36. ARNOLD, K.: Rectosigmoideoskopie und Proktoskopie. In: FRÜHMORGEN, P., CLASSEN, M. (Hrsg.): Endoskopie und Biopsie in der Gastroenterologie. Technik und Indikation. 2. Aufl. Springer, Berlin–Heidelberg–New York (1979): 127–134.

37. ASHBAUGH, O.: Mediastinoscopy. Arch. Surg. **100** (1970): 568–573.

38. ASSMANN, H., BESEL, R.: Lumbo-thorakale Dimer-x-Myelographie unter erweiterter Indikationsstellung in Verbindung mit Topographie und Myeloszintigraphie. Dt. Gesundh.-Wesen **33** (1978): 833–888.

39. ATKINSON, R. S.: Anästhesie beim stationären Patienten. In: STEVENS, A. J. (Hrsg.): Vorbereitung zur Anästhesie. Volk und Gesundheit, Berlin (1983): 9–30.

40. BACHMANN (1968): Zit. bei (704).

41. BAHLS, G.: Beitrag zur Rectumverletzung durch Kontrastmitteleinlauf mit schwerwiegenden Dauerfolgen. Chirurg. **41** (1970): 522–526.

42. BAHR, F.: Akupunktur. Prüfung empfohlen. Dt. Ärztebl. **73** (1976): 968.

43. BAHR, F.: Vorwort des Herausgebers. Die Logik eines Gerichtsmediziners. Akupunkturarzt/Aurikulotherapeut **1** (1981): 1.

44. BALDWIN, J. J., EDWARDS, J. E.: Rupture of right ventricle complicating closed chest cardiac massage. Circulation **53** (1976): 562–564.

45. BALTZER, G., JACOB, H.: Intravenöse Urographie bei Plasmozytom. Dtsch. med. Wschr. **100** (1975): 1813.

46. BÄNNINGER, U., KUNZ, J., SCHREINER, W. E.: Komplikationen und Zuverlässigkeit der laparoskopischen Elektrokoagulation der Tuben. Geburtsh. Frauenheilk. **39** (1979): 393–400.

47. BANNISTER, W. K., SATTILARO, A. J.: Vomitting and aspiration chirurg anesthesia. Anesthesiology **23** (1962): 251–264.

48. BARBENEL, J. C. et al.: Incidence of pressure-sores in the Graeter Glasgow Health Board area. Lancet (1977/II): 548–550.

49. BARINGER, J. R. et al.: External cardiac massage. New Engl. J. Med. 1961, **262**: 62–65.

50. BARKE, R.: Röntgenkontrastmittel. Chemie-Physiologie-Klinik. Thieme, Leipzig (1970).

51. BARKE, R.: Diskussionsbemerkung zum Beitrag „Todesfall nach intravenöser Applikation von Visotrast". Z. ärztl. Fortbild. **71** (1977): 741 bis 743.

52. BARKER, K. H., MC CLENNAN, B. L.: Adverse reactions to contrast material. Radiology **149** (1983): 325.

53. BARNER, L., KURZEN, S.: Endomirabil, ein neues gallengängiges Kontrastmittel. Med. Welt **28** (1977): 817–819.

54. BARTHOLOMÉ, E.: Zit. bei PFEIFFER, W.: Wissenschaft heute: Fragen und Antworten. Diagnostik **10** (1977) 18: VI–VIII.

55. BATDORF, J. W.: Zit. bei IDRIS, Edmuthe: Erste Hilfe. Perfektion heißt Geschwindigkeit. (Vorträge auf der Wintertagg. d. Amer. Med. Ass., Las Vegas, 7.–10. 12. 1978).

56. BAUER, K. et al.: Intravasale Denaturierung von Plasmaproteinen bei einer IgM-Paraproteinämie, ausgelöst durch ein intravenös verabreichtes lebergängiges Röntgenkontrastmittel. Wien, klin. Wschr. **86** (1974): 766–769.

57. Bauer, K. H., Karcher, H., Klar, E.: Wirbelsäule und Rückenmark. In: Fehler und Gefahren bei chirurgischen Operationen, Hrsg.: Stich, R., Bauer, K. H., Bd. I, 4. Aufl., Fischer, Jena (1958): 462–551.

58. Baum, J.: Wie die Akupunkturbetäubung wirkt. Frankf. Allg. Ztg. v. 28. 1. 1981.

59. Baum, J.: 20 Jahre Akupunktur-Analgesie in der Volksrepublik China. Schlußwort. Dtsch. Ärztebl. **78** (1981): 83–84.

60. Baum, J.: Die Akupunktur: Probleme der wissenschaftlichen Anerkennung und Einsatzmöglichkeiten. Dt. Ärztebl. **82** (1985): 397–401.

61. Baust, G.: Die unteilbare Verantwortung der Anästhesiologen beim Einsatz der apparativen Technik. Kongreßber. anaesthesia 81, 20.–22. Jan. 1981, Berlin, Bd. I: 65–73.

62. Baust, W.: Klinische Untersuchungen zur Wirksamkeit der Akupunkturbehandlung der Migräne. Dt. Z. Akup. **22** (1979): 132–135.

63. Baust, W.: Interview zum Thema: „Heilen durch Hoffnung?" Test **15** (1980): 1010–1012.

64. Baust, W., Stürzbecher, K. H.: Akupunkturbehandlung der Migräne im Doppelblindversuch. Med. Welt **29** (1978): 669–673.

65. Bayer, H. P., Bühler, F., Ostermeyer, J.: Zur Verteilung interstitiell und parenteral applizierten Bariumsulfats im Organismus. Z. Rechtsmed. **74** (1974): 207–215.

66. Bayer-Kristensen, I., Reske-Nielsen, E., Harmsen, A.: Tod durch maligne Hyperthermie in der Narkose. Z. Rechtsmed. **76** (1975): 131–139.

67. Becker, G.: Rechtsfragen bei der Leitung von Gesundheitseinrichtungen. Z. ärztl. Fortbild. **73** (1979): 1131–1135.

68. Becker, J.: Zur temporären Sympathikusausschaltung. Dtsch. med. Wschr. **79** (1954): 972 bis 979.

69. Beckmann, E. R., Püschel, K., Picht, S.: Zur Pathomorphologie des Diabetes mellitus und des Coma diabeticum. Beitr. gerichtl. Med. **42** (1984): 307–313.

70. Beecher, H.: Darstellung der durch die Narkose bedingten Gefahren. Anaesthesist **4** (1955): 200–201.

71. Beitzke, A., Suppan, Chr., Justich, E.: Komplikationen bei 1000 Herzkatheteruntersuchungen im Kindesalter. Roentgen-Bl. **35** (1982): 430–437.

72. Bellmann, K. P.: Analyse des Aufnahmebefundes zum pathologisch-histologischen Befund bei 1461 Appendektomien. Z. ärztl. Fortbild. **72** (1978): 1067–1072.

73. Benad, G.: Gutachterlich relevante Probleme im Zusammenhang mit Allgemeinanästhesien. Dt. Gesundh.-Wesen **37** (1982) 17: XI–XII.

74. Benzer, H., Pauser, G.: Zur Problematik der Akupunktur-Analgesie. Österr. Ärzteztg. **28** (1973): 1015–1019.

75. Berecek, K. H.: Etiology of decubitus ulcers. Nurs. Clin. North. Amer. **10** (1975): 157 to 170.

76. Berge, J.: Komplikationshäufigkeit und ihre Vermeidung bei gefäßdiagnostischen Eingriffen. Analyse über 17217 angiographische Untersuchungen. Diss. Berlin 1983.

77. Berger, M., Berchtold, P.: Such- und Schnellteste bei Diabetes mellitus. Internist **17** (1976): 470–475.

78. Berger, R. L., Boyd, T. F., Strieder, J. W.: Complications of scalene lymph node biopsy. J. Thorac. cardiovasc. Surg. **45** (1963): 307 to 311.

79. Berger, W.: Einfache semiquantitative Bestimmung der Glucose in der Konjunktivalflüssigkeit zur raschen Erfassung starker Hyperglykämien. Diabetologia **2** (1966): 139.

80. Berger, W. et al.: Coma diabeticum. Therapiewoche **24** (1974): 2657–2668.

81. Bergmann, H.: Ausmaß und Wert präoperativer Voruntersuchungen zur Abklärung der Anaesthesietauglichkeit. Anaesthesiol. Intensivmed. **139** (1981): 14–19.

82. Bergoz, R. et al.: La Polypectomie endoscopique dans le diagnostic précoce du carcinome colique. Schweiz. med. Wschr. **110** (1980): 638 à 641.

83. Berk, R. N.: Radiology of the gallbladder and bile ducts. Surg. Clin. N. Amer. **53** (1973): 973–1005.

84. Berlien, P., Biewald, W., Waldschmidt, J.: Das Syndrom des 5. postoperativen Tages nach Appendektomie. Z. Kinderchir. **30** (1980): 16–19.

85. Berman, M. C., Kench, J. E.: Biochemical features of malignant hyperthermia in landrace pigs. In: Gordon, R. A., B. A. Britt, W. Kalow (Eds.): International Symposium on Malignant Hyperthermia. C. C. Thomas, Springfield 1973.

86. Berndt, H.: Forschung und Gesundheitsbetreuung. Humanitas 1985: 5, 12.

87. Bernhardt, D., Schiller, H.: Maligne Hyperthermie in Allgemeinanaesthesie. Anaesthesist **22** (1973): 367–372.

88. Bertrand, M. et al.: Iatrogenic superior vena cava syndrome. Cancer **54** (1984): 376–378.

89. Bessler, W.: Transvenöse Entfernung

embolisierter Katheter. Fortschr. Röntgenstr. **127** (1977): 164–167.

90. Besson, A. et al.: Étude de 58 complications intrathoraciqes parmi 166 traumatismes accidentels on iatrogenes de l'oesophage. Schweiz. med. Wschr. 111 (1981): 1602–1607.

91. Bibergeil, H. (Hrsg.): Diabetes mellitus, Fischer, Jena (1978).

92. Bigard, M. A., Gaucher, P., Lassalle, C.: Letal colonic explosion during colonoscopic polypectomy. Gastroenterology **77** (1979): 1307–1310.

93. Bilbao, M. K. et al.: Complications of endoscopic retrograde cholangiopancreaticography (ERCP). A study of 10000 cases. Gastroenterology **70** (1976): 314–320.

94. Binder, G.: Die rechtliche Beurteilung von Anaesthesiezwischenfällen. Kongreßber. anaesthesia 81, 20.–22. Jan. 1981 in Berlin, Bd. 1: 91–94.

95. Binder, G.: Anästhesiologische Komplikationen und ihre strafrechtliche Relevanz. Anaesthesiol. u. Reanimat. **7** (1982): 279–286.

96. Binder, G., Lignitz, E., Mattig, W.: Zur Pflichtenlage im Zusammenhang mit Hilfeleistungs- und Obhutspflichten im Rahmen der medizinischen Betreuung. Z. Klin. Med. **40** (1985): 1799–1802.

97. Birkner, R., Oldenburg, K.: Ist die Angiographie mit hohen Kontrastmitteldosen ohne Vollnarkose noch zu verantworten? Münch. med. Wschr. **114** (1972): 1793–1796.

98. Bischko, J.: Akupunktur. Schweiz. Rundschau Med. (Praxis) **68** (1979): 987–989.

99. Bischko, J.: Interview „Heilen durch Hoffnung?" Test **15** (1980): 1010–1012.

100. Bischko, J.: Akupunktur: Erfahrungen in der ärztlichen Praxis. Med. Mensch Gesellsch. **5** (1980): 204–209.

101. Bischko, J.: Akupunktur. Ein Insider gibt contra. Med. Tribune (1981): 12–57.

102. Bischko, J.: Vortrag auf dem 17. Stuttgarter Fortbildungskongr. f. Prakt. Med., 6.–9. 11. 1980. Selecta (1981): 2351–2352.

103. Bisler, H. et al.: Verletzungen der großen Gefäße bei gynäkologischen Laparoskopien. Geburtsh. u. Frauenheilkunde **40** (1980): 553–556.

104. Blaum, U. et al.: Anaesthesie bei Herzschrittmacherimplantation. Erfahrungen bei 935 Anaesthesien zur Implantation bzw. Revision eines Herzschrittmachers. Fortschr. Med. **95** (1977): 1219–1226.

105. Blendinger, I.: Zit bei Pfeiffer, W.: Ortung chronischer Schmerzquellen. Bericht vom 2. Bochumer Therapietag, 9. 6. 1979. Diagnostik **12** (1979): H. 11, VI–IX.

106. Blick, V., Fischer, H., Masel, H.: Todesfälle nach intravenös injizierten Röntgenkontrastmitteln. Z. Rechtsmed. **76** (1975): 141–148.

107. Bliss, M. R., Mc Laren, R., Exton-Smith, A. N.: Preventing pressure sores in hospital. Controlled trial of large-celled ripple maltress. Brit. Med. J. (1967/I): 394–397.

108. Bock, E.: Zitat vom 3. Dtsch. Hausärztetag in Freiburg. Dtsch. Ärztebl. **77** (1980): 2635.

109. Bock, K. D.: Nutzen-Risiko-Abwägung bei der Therapieentscheidung des Arztes. Münch. med. Wschr. **122** (1980): 505–506.

110. Bock, K. D., Bohle, A.: Perakut verlaufende primäre maligne Nephrosklerose mit irreversiblem Nierenversagen und maligner Hypertonie nach Ovulationshemmern. Dtsch. med. Wschr. **96** (1973): 757–761.

111. Bockelmann, P.: Verlängertes Leben — verkürztes Sterben. Wien. med. Wschr. **126** (1976): 145–151.

112. Boden, T.: Perforation durch diagnostische und therapeutische Maßnahmen. Diss. Freiburg (1965).

113. Boegel, Ch. et al.: Der Infusionsthorax nach Subklaviakatheterismus. Dt. Gesundh.-Wesen **33** (1978): 1229–1232.

114. Bönig, H., Bertolini, R.: Leitfaden der Entwicklungsgeschichte des Menschen. 8. Aufl., Thieme, Leipzig (1965): 261.

115. Bonte, W., Sprung, R.: Letale Bariumsulfatembolie nach versehentlich in die Vagina appliziertem Kontrastmitteleinlauf. Z. Rechtsmed. **86** (1980): 71–78.

116. Boros, J. v.: Die Novocaintherapie. Med.-wiss. Gesellsch. d. Saarl., 3. 1. 1951. Ref. Münch. med. Wschr. **93** (1951): 556–557.

117. Bosnjakovic, S., Heuck, F.: Röntgendiagnostik der Gallenwege und der Gallenblase. Gegenwärtiger Stand. Z. Allgemeinmedizin **54** (1978): 180–195.

118. Bötel, U.: Debrisorb bei der Behandlung von Dekubital-Geschwüren. Fortschr. Med. **96** (1978): 1572–1575.

119. Böttger, P. et al.: Maligne Hyperthermie durch Allgemeinanästhesie. Pädiat. Prax. **16** (1975/76): 95–98.

120. Bottiger, L. E. et al.: Halothane induced liver damage: an analysis of the material reported to the Swedish adverse drug reaction commitee, 1966–1973. Acta Anaesth. Scand. **20** (1976): 40–46.

121. BOURMER, H. R.: Zwischenfälle bei der konservativen Sympathicusausschaltung. Med. Klin. **45** (1950): 458–461.

122. BOXALL, Elizabeth H.: Acupuncture Hepatitis in the West Midlands 1977. J. Med. Virol. **2** (1978): 377–379.

123. BRAND, R. H.: Endoskopische Untersuchungen. In: Fehler und Gefahren bei Routineeingriffen im HNO-Fachgebiet. OEKEN, F. W., KESSLER, L. (Hrsg.). Thieme, Leipzig (1975): 83–92.

124. BRANDT, H. J.: Die Thorakoskopie bei Erkrankungen der Pleura und des Mediastinums. Internist **5** (1964): 391–395.

125. BRASCH, R. C., CALDWELL, J. L.: The allergic Theory of radiocontrast agent toxicity. Demonstration of antibody activity in sera of patients suffering major radiocontrast agent reactions. Invest. Radiol. **11** (1976): 347–356.

126. BRAUN, R. N.: Vorlesungen aus der Allgemeinmedizin, Teil 4: Psychogene Erkrankungen — Teil 5: Psychologie der Arzt-Patienten-Beziehung. Med. Klin. **69** (1974): 1998–2005.

127. BRAUNBEHRENS, H. v.: Zwischen Schulmedizin und Naturheilkunde. Alexandersbader Hefte (1982) 15: 7–16.

128. BRÄUTIGAM, H. H., KOLLER, S.: Statistische Erhebung über Komplikationen nach Schwangerschaftsabbruch in der Bundesrepublik Deutschland. Arch. Gynäkol. **228** (1979): 344–348.

129. BRÄUTIGAM, K. H., SEYBOLD, R.: Hyperthermie durch Allgemeinanästhesie. Anaesthesist 18 (1969): 337–340.

130. BREITHAUPT, D. J., JOUSSE, A. T., WYNN-JONES, M.: Late causes of death and life expectancy in paraplegia. Can. Med. Assoc. J. **85** (1961): 73–77.

131. BREITSCHNEIDER, T., BÖRNER, I.: Röntgendiagnostik lumbosakraler Syndrome. Z. ärztl. Fortb. **72** (1978): 754–757.

132. BRETTEL, H. F.: Akupunktur als Todesursache. Münch. med. Wschr. **123** (1981): 97–98.

133. BREUIL, W. te, BOEMINGHAUS, F.: Harnleiterläsion bei laparoskopischer Tubensterilisation. Geburtsh. u. Frauenheilk. **37** (1977): 572–576.

134. BRINKMANN, B., PÜSCHEL, K.: Zur Histomorphologie der Herz- und Skelettmuskulatur bei maligner Hyperthermie. Z. Rechtsmed. **80** (1977): 117–133.

135. British Association of Physical Medicine: Pain in the neck and arm: a multicentre trial of the effects of physiotherapy. Brit. Med. **J**. (1966/I): 253–258.

136. BRITT, B. A.: Zur Behandlung der malignen Hyperthermie. Anaesthesist **21** (1972): 200–205.

137. BRITT, B. A.: Recent advances in malignant hyperthermia. Anesth. Analg. **51** (1972): 841 to 850.

138. BRITT, B. A., GORDON, R. A.: Three cases of malignant hyperthermia with special considerations of management. Cand. Soc. J. **16** (1969): 99–105.

139. BRITT, B. A., KALOW, W.: Malignant hyperthermia: a statistical review. Can. Anaesth. Soc. J. **17** (1970): 293–315.

140. BRITT, B. A., LOCHER, W. G., KALOW, W.: Hereditary aspects of malignant hyperthermia. Can. Anaesth. Soc. J. **16** (1969): 89–98.

141. BRITT, B. A. et al.: Porcine malignant hyperthermia: effects of halothane on mitochondrial respiration and calcium accumulation. Anesthesiology **42** (1975): 292–300.

142. BRITT, B. A. et al.: Total calcium content of skeletal muscle isolated from humans and pigs susceptible to malignant hyperthermia. Brit. J. Anaesth. **47** (1975): 647–649.

143. BROOK, I.: Anaerobic and aerobic bacteriology of decubitus ulcers in children. Amer. Surg. **46** (1980): 624–626.

144. BRÜCKE, E. v.: Ueber die Erziehung der Aerzte. Dtsch. med. Wschr. **3** (1879): 603.

145. BRÜCKNER, J. B.: Klinik der malignen Hyperthermie bei Allgemeinnarkose. Anästh. u. Wiederbeleb. **91** (1973): 3–6.

146. BRÜCKNER, W. L.: Kritische Betrachtungen zur akuten Appendizitis. Münch. med. Wschr. **124** (1982): 603–604.

147. BRUGSCH, H.: Vergiftungen im Kindesalter. Enke, Stuttgart (1966).

148. BRÜHL, W.: Zwischenfälle und Komplikationen bei der Laparoskopie und gezielten Leberbiopsie. Dtsch. med. Wschr. **91** (1966): 2297–2299.

149. BRÜHL, W.: Gastroskopie und Laparoskopie. In: BRANDT, G., KUNZ, H., NISSEN, R. (Hrsg.): Bd. **I**. Thieme, Stuttgart (1967): 116–127.

150. BRUN, C., RAASCHOU, F.: The results of five hundred percutaneous renal biopsies. Arch. intern. Med. **102** (1958): 716–721.

151. BRUNK, E.: Die laparoskopische Nierenbiopsie. Diagnostik **9** (1976): 506–508.

152. BRUTSCHIN, P., VOCK, P., FUCHS, W. A.: Die klinische Prüfung kardiovaskulärer Reaktionen auf nephrotope Kontrastmittel unter Anwendung der Impedanzmethode. Fortschr. Röntgenstr. Nuklearmed. **125** (1976): 365–371.

153. Bucek, R.: Praktische Erfahrungen mit Akupunkturtherapie im HNO-Bereich. Dtsch. Z. Akup. **21** (1978): 143.

154. Burchardt, P., Flenker, K., Schoop, H. J.: Tödlicher Kontrastmittelzwischenfall bei unbehandeltem Morbus Waldenström. Dtsch. med. Wschr. **106** (1981): 1223–1225.

155. Bürgi et al.: Kontrastmittel beeinflussen Hormonspiegel (Referat). Ärztl. Prax. **29** (1977): 1931.

156. Burri, C.: Der Katheterismus der Vena-Cava. Laboratorien Hausmann AG, St. Gallen (1975).

157. Burri, C., Ahnefeld, F. W.: Cava-Katheter. Springer. Berlin–Heidelberg–New York (1977).

158. Burri, C., Krischak, G.: Technik und Gefahren des Kava-Katheters. Infusionstherapie **3** (1976): 174–179.

159. Buytaert, Ph., Meulyzer, P.: Gynäkologische Laparoskopie: Ein gefahrloser Eingriff? Ned. T. Geneesk. **121** (1977): 397–401 (holl.).

160. Canigiagi, G.: Der Kontrastmittelzwischenfall. Wien. med. Wschr. **120** (1970): 563–570.

161. Carstens, Veronica: Klinische Medizin oder Erfahrungsheilkunde? SZ Nr. 283 vom 6. 12. 1980: 10.

162. Carstens, Veronica: Zit. von L. W.: First Lady besucht Kneipp-Schule. Selecta **25** (1983) 43: 10*.

163. Carter, R. W.: Bariumgranuloma of the rectum. Amer. J. Roentgenol. **89** (1963): 880–882.

164. Caspers, K. H.: Die Stellung der Naturheilverfahren in der Medizin. In: Naturheilverfahren heute. Med. Lit. Verl. GmbH, Uelzen 1979.

165. Castro Sierra, A., Bravo Payno, P., Diaz Pierna, L.: Gérmenes aerobios y evolución clinica da las úlceras por presión. Rev. Clin. Esp. **154** (1979): 43–47.

166. Castro Sierra, A., Martinez, A.: Aspectos epidemiologicos de las úlceras por presion en los parapléjicos. Rev. Clin. Esp. **154** (1979): 213–219.

167. Chapin, J. W., Hurlbert, B. J., Scheer, K.: Hemorrhage and cardiac arrest during laparoscopy tubal ligation. Anaesthesiology **53** (1980): 342–343.

168. Chen, G. S., Hwang, Y. C.: Two and a half years of acupuncture in Alabama. South Med. J. **71** (1978): 898–903.

169. Chow, A. W., Galpin, J. E., Guze, L. B.: Clindamycin for treatment of sepsis caused by decubitus ulcers. J. Infect. Dis. **135** (1977): 65–68.

170. Christensen, K. H. et al.: Complications of percutaneous catheterization of the subclavian vein in 129 cases. Acta Chir. Scand. **133** (1967): 615.

171. Chrubasik, J.: Leserbrief zu: Akupunktur durch Nicht-Ärzte zu freizügig? Münch. med. Wschr. **123** (1981): 531.

172. Cioppa, F. J.: Clinical evaluation of acupuncture in 129 patients. Dis. Nerv. Syst. **37** (1976): 639.

173. Clark, W. C., Yang, J. C.: Acupuncture analgesia? Evaluation by sinal detection theory. Science **164** (1974): 1096–1098.

174. Classen, M.: Postbulbäre Duodenoskopie und endoskopisch-retrograde Cholangio-Pankreatikographie (ERCP). In: Frühmorgen, P., Classen, M. (Hrsg.): Endoskopie und Biopsie in der Gastroenterologie. Technik und Indikation. Springer, Berlin–Heidelberg–New York (1979): 93–101.

175. Clifton, B. S., Hotten, W. I. T.: Death associated with anaesthesia. Brit. J. Anaesth. **35** (1963): 250–259.

176. Cody, J. R.: Muscle rigidity following administration of succinylcholin. Anaesthesiology **29** (1968): 159–162.

177. Coleman, R., Driver, M., Gishen, P.: Percutaneous lung biopsy: Experiences during the first 54 biopsies. Cardiovasc. Intervent. Radiol. **5** (1982): 61–63.

178. Coleman, W. P., Ochsner, S. F., Watson, B. E.: Allergic reactions in 10 000 consecutive intravenous urographies. Sth. med. J. **57** (1964): 1401–1404.

179. Coper, H.: Geriatrika. Anspruch und Wirklichkeit. Dt. Ärztebl. **75** (1978): 1069–1073.

180. Corbett, T. H.: Vortrag auf dem 26. Clin. Meet. Amer. Med. Ass. Cincinnati, 26.–29. 11. 1972 Ref.: Gas-Narkotika möglicherweise embryotoxisch. Praxiskurier **11** (1973) 1: 1–2.

181. Corby, C., Camps, F. E.: Therapeutic accidents during the administration of barium enemas. J. forens. Med. **7** (1960): 206–220.

182. Cortesi, N. et al.: La peritonite aigue au baryum perforation recto-sigmoidienne secondaire á un lavement baryté. Lyon chir. **72** (1976): 109 bis 112.

183. Covic, D.: Therapeutische Nervenblockaden im Bereich der Spinal- und Hirnnerven. Euromed **20** (1980): 222–225.

184. Cozanitis, D. A.: Earache following caval catheterization. Anaesthesist **30** (1981): 150.

185. Craig, A. et al.: Acupuncture and weight loss. Proc. Univ. Otago Med. School, Dunedin **59** (1979) 1: 14–15.

186. CRANE, P. S.: The complications of acupuncture J. Tenn. Med. Ass. **69** (1976): 777–778.

187. CRAWFORD, J. S.: The anaesthesist's contribution to maternal mortality. Brit. J. Anaesth. **42** (1970): 70–73.

188. CWYNARSKI, M. T., SAXTON, K. M.: Urography in myelomatosis. Brit. med. J. (1969) I: 486.

189. CZEMBIREK, H.: Veränderter Stellenwert der Angiographie? Ref. vom 36. österr. Ärztekongr., Wien 1982. Med. akt. **9** (1983): 268.

190. CZIGANY, J.: Reflextod während einer otologischen Untersuchung. Mschr. HNO-Heilk. **5** (1959): 286.

191. DAHM, J.: Die Appendizitismortalität in der DDR aus epidemiologischer Sicht. Z. ärztl. Fortbild. **66** (1972): 514–518.

192. DALQUEN, P., OBERHOLZER, M.: Lung biopsy: methods, value, complications, timing, and indications. Path. Res. Pract. **164** (1979): 95–103.

193. DALTREY, D. C., RHODES, B., CHATTWOOD, J. G.: Investigation into the microbial flora of healing and non-healing decubitus ulcers. J. Clin. Pathol. **34** (1981): 701–705.

194. DANIEL, R. K., PRIEST, D. L., WHEATLEY, D. C.: Etiologic factors in pressure sores: an experimental model. Arch. Phys. Med. Rehabil. **62** (1981): 492–498.

195. DANOWSKI, T. S.: Diabetes mellitus: Diagnosis and treatment. Amer. diab. Ass. Inc., New York 1964.

196. DANZMANN, E., POPPELBAUM, H. F.: Pathophysiologische Betrachtungen zur Problematik der Anästhesie im höheren Alter. Z. ärztl. Fortbild. **73** (1979): 925–929.

197. DANZMANN, E., SCHÄDLICH, M.: Anästhesiologische Gedanken zur Mediastinoskopie. Dt. Gesundh.-Wesen **28** (1973): 500–505.

198. DASCHNER, F., MARGET, W.: Infektionsgefährdung von Klinikpatienten durch therapeutische Maßnahmen. Münch. med. Wschr. **118** (1976): 545–548.

199. DAVID, H.: Bericht vom IX. Kongreß der Europäischen Gesellschaft für Pathologie vom 19.–23. 9. 1983 in Hamburg. Mitt. Bl. Ges. exper. Med. DDR **20** (1983) 4: 68–75.

200. DAVIS, L. A.: Reactions following excretory pyelography in infants and children. Radiology **71** (1958): 19–20.

201. DAXL, K.: Ein offenes Wort in der Gesundheitspolitik. Verlag f. aktive Gesundheit, München (1977).

202. DECKER, H. R., FILLER, D., FEUSTEL, H.: Verletzungen des Enddarmes bei diagnostischen und therapeutischen Maßnahmen. Münch. med. Wschr. **117** (1975): 291–292.

203. DEMBOWSKI, U., TEODORO, S.: Grenzen moderner Invasiv-Diagnostik. XX. Periphere Angiographie. Diagnostik **10** (1977): 685–688.

204. DEMLING, L.: Technik in der Gastroenterologie. Leopoldina-Symposion. Der Arzt und die apparative Medizin. Schweinfurt, 22.–23. 10. 1981. Deutsche Akademie der Naturforscher Leopoldina, Halle (Saale) (1983): 63–68.

205. DENBOROUGH, M. A., LOVELL, R. R. H.: Anaesthetic deaths in a family. Lancet (1960/II): 45.

206. DENBOROUGH, M. A. et al.: Anaesthetic death in a family. Brit. J. Anaesth. **34** (1962): 395 to 396.

207. DENBOROUGH, M. A. et al.: Myopathy and malignant hyperpyrexia. Lancet (1970/I): 1138 to 1140.

208. DENBOROUGH, M. A. et al.: Insulin secretion in malignant hyperpyrexia. Brit. med. J. (1974/III): 493–495.

209. DENBOROUGH, M. A., GALLOWAY, G. J., HOPKINSON, K. C.: Malignant hyperprexia and sudden infant death. Lancet (1982/II): 1068 to 1069.

210. DENCK, H.: Iatrogene Gefäßschäden in der Allgemeinchirurgie. In: JUDMAIER, J. (Hrsg.): Iatrogene Gefäßschäden. Rekonstruktive Venenchirurgie. Experimentelle Gefäßchirurgie. Karger Basel–München–Paris–New York–Sidney (1975): 36–41.

211. DEUKER, E., PODLESCH, I., BAHR, F. R.: Schmerztherapie durch Ohrakupunktur. Dtsch. Z. Akup. **20** (1977): 166.

212. DIAS, P. L. R., SUBRAMANIAM, S., LIONEL, N.: Effects of acupuncture in bronchialasthma: preliminary communication. J. Roy. Soc. Med. **75** (1982): 245–248.

213. DICK, W.: Die Anaesthesieambulanz – Konzept, Organisation, Realisierung. Anaesthesiol. Intensivmed. **139** (1981): 24–30.

214. DICK, W. et al.: Komplikationen der Arthroskopie – Eine Analyse von 3714 Fällen. Arch. orthop. Unfall-Chir. **92** (1978): 69–73.

215. DIEM, E.: Hydromediastinum nach Dislokation eines Subclavia-Katheters bei einem schwerverbrannten Kind. Anaesthesist **27** (1978): 385–387.

216. DIESTL, K., HUBER, K.: Abdominalchirurgie im höheren Lebensalter. Wien. klin. Wschr. **77** (1965): 732–736.

217. DIETZE, F., SPRANGER, G.-D.: Vom Symptom zur Diagnose – differentialdiagnostische Probleme in der Alltagspraxis. Dt. Gesundh.-Wesen **34** (1979): 67–70.

218. DINSDALE, S. M.: Decubitus ulcers: role of pressure and friction in causation. Arch. Phys. Med. Rehabil. **55** (1974): 147–152.

219. DITSCHERLEIN, G.: Morphologische Folgen der Nierenpunktion. Tierexperimentelle und humanpathologische Befunde. Springer, Berlin–Heidelberg–New York (1969).

220. DITTRICH, P. v.: Percutane Nierenbiopsie. In: SARRE, H. (Hrsg.): Nierenkrankheiten, Thieme, Stuttgart (1976): 159–163.

221. DODEN, W.: Komplikationen retrobulbärer Injektionen. Diskussion. Zbl. Ophthalm. **101** (1969): 222–223.

222. DE DOMBAL, F. T.: Diagnose und Operationsindikation bei der akuten Appendicitis: Wieviele „Irrtümer" sind vermeidlich? Chirurg **50** (1979): 291–296.

223. DORNETTE, W. H. L., ORTH, O. S.: Death in operating room. Anesth. Analg. Curr. Res. **35** (1956): 545–569.

224. DOSCH, P.: Aktuelle Diskussion: Wie wirkt die Neuraltherapie? Ärztl. Prax. **27** (1975): 2253 bis 2263.

225. DOSCH, P.: Lehrbuch der Neuraltherapie nach HUNEKE. Haug, Heidelberg, 4. Aufl. 1976, 5. Aufl. 1980.

226. DOSCH, P.: Schilddrüse und Neuraltherapie. Phys. Med. Rehab. **20** (1979): 564–580.

227. DOSCH, P.: Die Neuraltherapie im Kreuzfeuer der Rechtsmedizin. Ärztezeitschr. Naturheilverf. **23** (1982): 666–669.

228. DOSCH, P.: Ist die Injektion an den abdominalen Grenzstrang (oberer Nierenpol) wirklich zu gefährlich? Erfahrungsheilk. (1982): 34–39.

229. DOSCH, P.: Zur Wirkungsweise der Neuraltherapie mit Lokalanästhetika. Hospitalis **53** (1983): 152–153.

230. DOSCH, P.: Heilerfolge durch Neuraltherapie. Der authentische Patientenratgeber. Gräfe u. Unzer, München (o. J.).

231. DOTZAUER, G.: Gerichtsmedizinische Aspekte iatrogener Gefäßschäden. In: JUDMAIER, F. S. (Hrsg.): Iatrogene Gefäßschäden. Rekonstruktive Venenchirurgie. Experimentelle Gefäßchirurgie. Karger, Basel–München–Paris–London–New York–Sidney (1975): 7.

232. DOTZAUER, G., MATTIG, W., PROKOP, O.: „Die Prominenten" als Argumentationsverstärker in den Parawissenschaften. In Druck.

233. DOTZAUER, G., PROKOP, O.: Was hat es mit der Akupunktur auf sich? Dtsch. med. Wschr. **103** (1978): 470–477.

234. DOTZAUER, G., PROKOP, O.: Was hat es mit der Akupunktur auf sich? (Schlußwort) Dtsch. med. Wschr. **103** (1978): 1020–1021.

235. DOTZAUER, G., PROKOP, O.: Gegen die Verhöhnung der Schulmedizin. Med. Klin. **74** (1979): Nr. 38 (schwarzes Brett).

236. DREHER, J.: Gesundheit vom Kiosk. Ärztebl. Baden-Württemberg **33** (1978): 478–481.

237. DREXLER, H., STAEUDINGER, M., SANDRITTER, W.: Autopsie und klinische Diagnose. Ein Beitrag zur Qualitätssicherung in der Medizin. Med. Welt. **30** (1979): 1177–1183.

238. DÜRWALD, W.: Diskussionsbeitrag. 8. Tagung Ges. Gerichtl. Med. der DDR, Jena, 1985.

239. DÜRWALD, W., HERING, W.: Rechtsfragen in der Medizin für mittlere medizinische Berufe und Hilfsberufe. Thieme, Leipzig (1970): 80–87.

240. DURINJAN, R. A., DUBROV, A. P.: Methodologische Probleme der Reflextherapie (Akupunktur) Vestn. Akad. med. Nauk (1981) 4: 41–54 (russ.).

241. DYKES, M. H. M. et al.: Halothane and the liver: A review of the epidemiologic, immunologic aspects of the relationship. Canad. J. Surg. **15** (1972): 217–238.

242. EBERLEIN, H. J., SCHULTE-SASSE, U.: Maligne Hyperthermie. Dtsch. med. Wschr. **106** (1981): 1760–1761.

243. EBNER, R., LEY, H.: Überprüfung des „Sekunden-Phänomens" nach F. HUNEKE im doppelten Blindversuch. Münch. med. Wschr. **98** (1956): 298–303.

244. Editorial: Needle biopsy of the pancreas. Lancet (1979/II): 8143: 621.

245. E. F.: Vereinsmotto: „Lieber tot als beim Arzt". Praxis-Kurier (1981) 8: 10.

246. EISENBERG, R. L., BANK, W. O., HEDGOCK, M. W.: Renal failure after major angiography can be avoided with hydratation. Amer. J. Roentgenol. **136** (1981): 859–861.

247. EGEBLAD, M.: Bilivistan, a new contrast medium for i. v. cholegraphy. Dan. med. Bull. **13** (1966): 36–40.

248. ELKE, M.: Kontrastmittel in der Röntgendiagnostik. Untersuchungen, Komplikationen, Behandlung. 2. Aufl. Thieme, Stuttgart (1982).

249. ELKE, M.: Kontrastmittelreaktionen. Dtsch. med. Wschr. **109** (1984): 514.

250. ELKE, M., FERSTL, A.: Notfallsituationen in der Röntgendiagnostik. Thieme, Stuttgart (1974).

251. Ellis, R. F. et al.: Screening for malignant hyperpyrexia. Brit. Med. J. (1972/II): 559–561.

252. Elner, A., Dahlback, O.: Instrumental perforation of the esophagus. Acta oto-laryng. (Stockh.) 54 (1962): 279–286.

253. Engelhardt, A.: Die Diagnostik des Diabetes. In: Oberdisse, K. (Hrsg.): Diabetes mellitus. Handbuch der Inneren Medizin. 7. Bd. Teil 2A, Stoffwechselkrankheiten, 5. Aufl., Springer, Berlin–Heidelberg–New York (1975): 721–751.

254. Engelhardt, G. H., Hernández-Richter, J., Geipel, A.: Erfahrungen über extra- und intrathoracale Herzmassagen am Unfallort. Hefte Unfallheilk. 91 (1966): 229–234.

255. Erbslöh, F., Puzik, A.: Nil nocere! Rückenmarks- und Kaudaläsionen als Therapieschäden nach paravertebralen Injektionen. Münch. med. Wschr. 101 (1959): 517–521 und 559–563.

256. Erikson, U., Helmius, G., Sawada, S.: Complications of coronary angiography. Acta Radiol. Diagn. 22 (1981): 535–539.

257. Erkrath, K. D., Weiler, G., Adebahr, G.: Zur Aortenverletzung bei Laparoskopie in der Gynäkologie. Geburtsh. und Frauenheilkunde 39 (1979): 687–689.

258. Essinger, A., Aguet, S.: Iatrogenic lesions of the rectum. Colo-Proctology. Proceedings of the Anglo-Swiss Colo-Proctology Meeting Lausanne 1983. Springer, Berlin 1984: 173–180.

259. Eulenburg, A.: Decubitus. Real-Enzyclopädie der gesamten Heilkunde, Bd. 3: Urban & Schwarzenberg. Berlin–Wien (1908): 671–676.

260. Eulitz, J.: Zwei tödliche Komplikationen beim Vena-cava-Katheterismus. Z. ärztl. Fortbild. 70 (1976): 463–464.

261. Faber, P., Gulotta, F., Koenen, F. W.: Klinische und morphologische Befunde bei maligner Hyperthermie. Dtsch. med. Wschr. 100 (1975): 1974–1976.

262. Falk, H., Pfeifer, K.: Praktische Sektionsdiagnostik mit Schnellmethoden. Thieme, Leipzig 1964.

263. Fang, L. S. T. et al.: Low fractional excretion of sodium with contrast media — induced acute renal failure. Arch. Intern. Med. 104 (1980): 531–533.

264. Faraone, G., Vendramini, R., Ferrara, A.: Über drei Fälle von postoperativem Tetanus. Zacchia 33 (1958): 431–454 (ital.).

265. Fassolt, A.: Zur Compatibilität von Hypertensin mit Halothane. Anaesthesist 18 (1969): 189–190.

266. Feldes, Ursula: Einsatz fremdsuggestiver Verfahren in der Allgemeinpraxis. Z. ärztl. Fortbild. 67 (1973): 392–393.

267. Felsch, G.: Die Subklaviakatheterisierung in der Intensivmedizin. Anaesthesiol. Reanimat. 1 (1976): 27–37.

268. Fengler, D. J. et al.: Zur Klinik der Halothanschädigung der Leber (sogenannte Halothanhepatitis). Dtsch. Gesundh.-Wesen 34 (1979): 61–64.

269. Fengler, J. D., Baumgarten, Renate: Rezidivierende Hämobilie nach perkutaner Leberbiopsie. Dt. Gesundh.-Wesen 32 (1977): 213–215.

270. Ferrucci, J. T. et al.: Fine needle transhepatic cholangiography; a new approach to obstructive jaundice. Amer. J. Roentgenol. 127 (1976): 403–407.

271. Finn, H., Rogos, R., Schäfer, L.: Erste Erfahrungen mit der perkutanen antegraden Pyelographie. Dt. Gesundh.-Wesen 37 (1982): 1480–1484.

272. Fisch, G.: Akupunktur — Chinesische Heilkunde in der Medizin der Zukunft. Goldmann, München (1973).

273. Fisch, H. P., Reutter, F. W.: Paralytischer Ileus bei Phäochromozytom. Schweiz. med. Wschr. 106 (1976): 1187–1191.

274. Fitzgerald, M. G., Malins, J. M., O'Sullinan, D. J.: Prevalenz of diabetes in women thirteen years after bearing a big baby. Lancet (1961/I): 1250–1251.

275. Fleming, W. H., Bowen, J. C.: Early complications of long term respiratory support. J. Thorac. Cardiovasc. Surg. 64 (1972): 729–738.

276. Flesch-Thebesius: Zit. bei Stich, R.: Laparotomie. In: Stich, R., Bauer, K. H. (Hrsg.): Fehler und Gefahren bei chirurgischen Operationen. Bd. I, 4. Aufl. Fischer, Jena (1958): 552–646.

277. Flood, Th. M., Brink, St. J., Gleason, R. E.: Increased incidence of type I diabetes in children of older mothers. Diabetes Carc. 5 (1982): 571–573.

278. Folk, F. A.: The negative laparotomy for abdominal trauma. J. Trauma 12 (1972): 856.

279. Forth, W., Henschler, D., Rummel, W.: Allgemeine und spezielle Pharmakologie und Toxikologie. Bibliographisches Institut Zürich (1975).

280. Frahm, W., Freese, P.: Läsion des Ductus hepaticus dexter nach perkutaner transhepatischer Cholangiographie. Zbl. Chir. 105 (1980): 611–613.

281. Franciosi, R. A. et al.: Sudden unexpected death during central hyperalimentation. Pediatrics 69 (1982): 305–307.

282. FRANGENHEIM, H.: Komplikationen bei der Laparoskopie und Vorschläge zu ihrer Verhütung. In: OBOLENSKY, W., KÄSER, O. (Hrsg.): Ovulation und Ovulationsauslösung. Perioperative Probleme. Huber, Bern—Stuttgart—Wien (1975): 202 bis 228.

283. FRANGENHEIM, H.: Die Laparoskopie in der Gynäkologie, Chirurgie und Pädiatrie. 3. Aufl., Thieme, Stuttgart 1977.

284. FRANGENHEIM, H.: Laparoskopie in der Gynäkologie. Teil 1. Gyn. Prax. **1** (1977): 261 bis 275.

285. FRANKE, K.: Das Recht im Alltag des Haus- und Betriebsarztes. Tribüne, Berlin 1974.

286. FRANKEN, F. H., HOLTZ, U.: Rationelle Gallenwegsdiagnostik. Dt. Ärztebl. (1978): 2743 bis 2750.

287. FREI, U., BUSSMANN, W. D.: Die Herzbeuteltamponade, eine meist tödliche Komplikation zentraler Venenkatheter. Dtsch. med. Wschr. **106** (1981): 835—837.

288. FREITAG, G. et al.: Komplikationsmöglichkeiten bei der zerebralen Angiographie. 9. Neuroradiolog. Arbeitstagung in Tannenfeld, 11.—14. 6. 1979.

289. FREITAG, G. et al.: Häufigkeiten von Komplikationen bei cerebralen Angiographien durch direkte Gefäßpunktion und -katheterisierung. Dt. Gesundh.-Wesen **36** (1981): 202—205.

290. FREITAG, G. et al.: Untersuchungen über den Einfluß von Lebensalter und Grundleiden auf die Häufigkeit der Nebenwirkungen bei zerebralen Angiographien. Dtsch. Gesundh.-Wesen **36** (1981): 1132—1135.

291. FREITAG, J. et al.: Häufigkeit von Nebenreaktionen bei zerebralen Angiographien unter Anwendung von Megluminsalz-Visotrast 290 im Vergleich mit Natrium-Megluminsalz-Visotrast 290. Dt. Gesundh.-Wesen **38** (1983): 711—714.

292. FRENZEL, H.: Tracheo-Broncho-Oesophagoskopie. In: STICH, R., BAUER, K. H. (Hrsg.): Fehler und Gefahren bei chirurgischen Operationen. Bd. **I**, 4. Aufl., Fischer, Jena (1958): 345 bis 355.

293. FRENZEL, H., TONNDORF, E.: Vagustod bei Bronchoskopie. Z. HNO-Heilk. Beih. **6** (1956/57): 225—228.

294. FREY, R., JUDE, J., SAFAR, P.: Die äußere Herzwiederbelebung. Dtsch. med. Wschr. **87** (1962): 857—862.

295. FREY, R., KOLB, E., HENNEBERG, U.: Gefahren der äußeren Herzwiederbelebung. Dtsch. med. Wschr. **89** (1964): 630—634.

296. FRIEDMANN, A. P., MERRITT, H. H.: Treatment of headache. J. Amer. med. Ass. **163** (1957): 1111—1116.

297. FRIESE, G.: Ergebnisse der modernen Behandlung des akuten Kreislaufstillstandes. Dtsch. med. Wschr. **88** (1963): 2175—2180.

298. FRÖHLICH, J.: Gibt es eine eindeutige Indikation für eine endoskopische Entfernung von Steinen im Gallengang? Med. Welt **32** (1981): 789.

299. FROMMHOLD, W., BRABAND, K.: Zwischenfälle bei Gallenblasenuntersuchungen mit Biligrafin und ihre Behandlung. Fortschr. Röntgenstr. **92** (1960): 47—59.

300. FRÜHMORGEN, P.: Grenzen moderner Invasivdiagnostik XII.: Koloskopie. Diagnostik **9** (1976): 513—514.

301. FRÜHMORGEN, P.: Coloskopie. In: FRÜHMORGEN, P., CLASSEN, M. (Hrsg.): Endoskopie und Biopsie in der Gastroenterologie. Technik und Indikation. 2. Aufl. Springer, Berlin—Heidelberg—New York (1979): 110—126.

302. FRÜHMORGEN, P., CLASSEN, M.: Therapeutische Endoskopie. In: FRÜHMORGEN, P., CLASSEN, M. (Hrsg.): Endoskopie und Biopsie in der Gastroenterologie. Technik und Indikation. Springer, Berlin—Heidelberg—New York (1979): 140—157.

303. FRÜHMORGEN, P., DEMLING, L.: Complications of diagnostic and therapeutic coloscopy in the Federal Republic of Germany. Results of an inquiry. Endoscopy **11** (1979): 146—150.

304. FUCHS, R., LIEBSCHER, J., LIESS, G.: Ist die Schädelübersichtsaufnahme nach Schädelbagatellverletzung entbehrlich? Z. Ärztl. Fortbild. **80** (1986): 612—616

305. FUCHS-KITTOWSKI, K., FUCHS-KITTOWSKI, Marlene, ROSENTHAL, H.-A.: Biosoziale Probleme in der gegenwärtigen weltanschaulichen Auseinandersetzung um die molekulare Genetik. Mitt. Bl. Gesellsch. exper. Med. **20** (1983) 4: 5—22.

306. FUJITA, R., KUMURA, F.: Arrhythmias and ischemic changes of the heard induced by gastric endoscopy procedures. Amer. J. Gastroenterol. **64** (1975): 44—48.

307. FÜSGEN, J., SUMMA, J. D.: Reanimation im Alter. Z. ges. Inn. Med. **3** (1976): 95—101.

308. FUSS, H.: Nil nocere! Zwischenfälle bei Blockaden am Hals- und Lendenteil des Sympathikus. Münch. med. Wschr. **95** (1953): 95—98.

309. GABLER, A.: Die offene Lungenbiopsie. Dt. Ärztebl. **72** (1975): 1931—1936.

310. GADAMER, H. G.: Wissenschaft und Öffentlichkeit. Diagnostik **10** (1977): 770—774.

311. GALLACHI, G. et al.: Akupunktur und Laser-

strahlbehandlung bei Zervikal- und Lumbalsyndrom. Schweiz med. Wschr. **111** (1981): 1360 bis 1366.

312. GALLOON, S., EVANS, R. J.: Akupunkturanalgesie. Eine Studie an Freiwilligen. Dt. Ärztebl. **74** (1977): 879–880.

313. GALPIN, J. et al.: Sepsis associated with decubitus ulcers. Amer. J. Med. **61** (1976): 346 to 350.

314. GARBER, S. L., CAMPION, L. J., KROUSKOP, T. A.: Trochanteric pressure in spinal cord injury. Arch. Phys. Med. Rehabil. **63** (1982): 549–552.

315. GARDINER, H., MILLER, R. E.: Barium peritonitis. A new therapeutic approach. Amer. J. Surg. **125** (1973): 350–352.

316. GARNER, S.: Anorexia nervosa in diabetes mellitus. Brit. Med. J. **281** (1980): 1144.

317. GASSMANN, W. et al.: Zur Problematik der intravenösen Urographie bei Patienten mit Plasmozytom. Schweiz. med. Wschr. **113** (1983): 301–304.

318. GASTMEIER, G., KLEIN, A., FALK, H.: Beitrag zur Invertseifenintoxikation. Dtsch. Z. ges. gerichtl. Med. **65** (1969): 96–102.

319. GAUJOUX, J., PORTO, R., VALLETTE, C.: Incidents et accidents de la coelioscopie. J. Gyn. Obst. Biol. Repr. **4** (1975): 5–28.

320. GAW, A. C., CHANG, L. W., SHAW, L. C.: Efficiacy of acupuncture on osteoarthritic pain. A controlled doubleblind study. N. Engl. J. Med. **293** (1975): 375–378.

321. GAY, G. R., EVANS, J. A.: Total spinal anesthesia following lumbar paravertebral block: a potentially lethal complication. Anesth. Analg. Curr. Res. **50** (1971): 344–348.

322. GEAR, M. W. et al.: Endoscopic studies of dyspepsia in the community: an „open-acces" service. Brit. med. J. (1980/II): 1135.

323. GEIPEL, A.: Tödlicher Zwischenfall nach Kontrastmitteleinlauf des Mastdarmes. Dtsch. Z. ges. gerichtl. Med. **59** (1967): 255–259.

324. GEISSENDÖRFER, R.: Operationen an Leber und Gallenwegen. In: STICH, R., BAUER, K. H. (Hrsg.): Fehler und Gefahren bei chirurgischen Operationen, Bd. **II**, 4. Aufl., Fischer, Jena (1958): 883–1059.

325. GEISSLER, S., KÖHLER, K., PLATZBECKER, H.: Zur Trochoskopie mit Falibaryt. Medicamentum **23** (1982): 144–149.

326. GEORGESCU, A.: Ort und Bedeutung des vaskulären Rückflusses im Zusammenhang mit einigen Zwischenfällen bei der Hysterographie. Zbl. Gynäkol. **93** (1971): 491–495.

327. GEORGI, M.: Angiographie und Computertomographie – konkurrierende Verfahren? Röntgenpraxis **34** (1981): 57.

328. GERBERSHAGEN, H. U.: Diagnostische Lokalanästhesie. In: Neuraltherapie. Diagnostische und therapeutische Lokalanästhesie. Herd-, Störfeldgeschehen. Speyerer Tage '81. Hrsg. Akad. f. Neuraltherapie GmbH. Selbstverlag, Speyer (1981): 105–112.

329. GERBERSHAGEN, H. U., PANHANS, Ch., STAUDTE, H. W.: Schmerztherapie – Anästhesisten sollten sich angesprochen fühlen. Euromed **20** (1980): 220–222.

330. GERTLER, A.: Akupunkturanalgesie – durch Endorphine erklärbar? Krim. forens. Wissensch. **45** (1982): 85–93.

331. GERTLER, A., MATTIG, W.: Wie ist die Neuraltherapie aus forensischer Sicht zu beurteilen? Vortrag Sympos. Gerichtl. Med., Berlin 28.–30. 9. 1981.

332. GERTLER, A., MATTIG, W.: Anspruch und Realität der Neuraltherapie. In: BARZ, J. et al. (Hrsg.): Fortschritte der Rechtsmedizin. Festschrift für Georg Schmidt. Springer, Berlin–Heidelberg–New York (1983): 426–435.

333. GERTLER, A., MATTIG, W.: Stimmen aus dem Jenseits. Parapsychologie im Lichte der Wissenschaft. Neues Leben, Berlin (1984).

334. GERTLER, A., MATTIG, W.: Das Besprechen. In: OEPEN, Irmgard, PROPOP, O. (Hrsg.): Außenseitermethoden in der Medizin. Wiss. Buchgesellschaft, Darmstadt (1986): 107–113.

335. GERTLER, A., MATTIG, W., KUNZ, B., THIEME, H.: Zur Verantwortung der medizinisch-technischen Röntgenassistentin aus arbeitsrechtlicher Sicht. Mod. Röntgenfotografie (1981) 2: 16–20.

336. GERTLER, A., MATTIG, W., MARKERT, K., PROKOP, O.: Grenzstranginjektion nach WISCHNEWSKI – eine gefährliche neuraltherapeutische Methode. Z. ärztl. Fortbild. **75** (1981): 785–791.

337. Gesellschaft für Gastroenterologie der DDR: Merkblatt zur Leberbiopsie nach Menghini. Z. ärztl. Fortbild. **76** (1982): 889–892. Dtsch. Ges.-Wesen **38** (1983): 671–675.

338. GHIA, N. J. et al.: Acupuncture and chronic pain mechanism. Pain **2** (1976): 285–299.

339. GIEBE, W.: Todesfall nach intravenöser Applikation von Visotrast. Z. ärztl. Fortbild. **71** (1977): 40–42.

340. GIEBE, W.: Ärztliche Pflichtverletzung als Ursache eines Todesfalles nach Röntgenkontrasteinlauf. Z. ärztl. Fortbild. **77** (1983): 361 bis 364.

341. GIGER, A. et al.: Osteomyelofibrose-Syndrom 33 Jahre nach Thorotrast-Angiographie (Referat). Ärztl. Prax. **30** (1978): 44.

342. GIGGELBERGER, H.: Komplikationen bei der Laparoskopie. Erfahrungen bei 1 200 Bauchhöhlenspiegelungen. Gastroenterologie **91** (1959): 375—388.

343. GILLNER, E., LIGNITZ, E.: Plötzlicher Tod aus natürlicher Ursache. In: PROKOP, O. und W. GÖHLER: Forensische Medizin, 3. Aufl. Volk und Gesundheit, Berlin (1975): 85—102.

344. GISBERTZ, D.: Tagung Dtsch. Ges. Orthop. Traumatol. 1976, Selecta (1977): 1006. (ref.).

345. GIUSTRA, P. E., KILLORAN, P. J.: Outpatient arteriography. J. Maine Med. Ass. **67** (1976): 124—127.

346. GJENGSTÖ, H.: Die maligne Hyperpyrexie: Eine ernsthafte Narkosekomplikation. Anaesthesist **20** (1971): 299—306.

347. GLEICHMANN, H. et al.: Correlations of islet cell antibodies and HLA-DR phenotypes with diabetes mellitus in adults. Diabetologia **27** (1984): 90—92.

348. GLOWATZKI, G.: Schulmedizin — Außenseitermedizin. Ist eine Synthesis möglich? Med. Klin. **75** (1980): 170—181.

349. GLOWATZKI, G.: Zur Frage der „Naturheilverfahren". Hospitalis (Zürich) **51** (1981): 637.

350. GLOWATZKI, G.: Köhnlechner und Naturheilkunde. Der Deutsche Arzt (1982) 17: 81—82.

351. GLOWATZKI, G.: Naturheilkunde kontra Naturwissenschaft? Ärztl. Prax. **24** (1982): Nr. 60.

352. GLOWATZKI, G.: Es gibt nur eine Medizin. Fortschr. Med. **100** (1982): 485.

353. GLOWATZKI, G.: Magie und Medizin. Der Kassenarzt (1983) 6: 24—25.

354. GLOWATZKI, G.: Wissenschaftliche Medizin und deren „Alternativen". Ärztebl. Baden-Württemberg (1984): 473—474.

355. GLUCKMANN, L.: Acupuncture. New Zealand Med. J. **83** (1976): 335—336.

356. GMELIN, E., KRAMANN, B., WEISS, H. D.: Kontrastmittelzwischenfall bei einer endoskopischen retrograden Cholangio-Pankreatikographie. Münch. med. Wschr. **119** (1977): 1439—1440.

357. GÖBEL, J.: Die Stellung der Neuraltherapie nach HUNEKE im Irrgarten des modernen medizinischen Spezialistentums und die Behinderung des Sekunden- bzw. HUNEKE-Phänomens durch Umwelteinflüsse. Phys. Med. Reh. **20** (1979): 615 bis 619.

358. GÖBEL, J.: Schmerz und Schmerzbehandlung aus der Perspektive der HUNEKE-Therapie. Phys. Med. Reh. **21** (1980): 629—633.

359. GÖBEL, J.: Neuraltherapie für die Kassenpraxis am Beispiel: Beinleiden. Ärztezeitschr. Naturheilverf. **22** (1981): 570—572.

360. GÖBEL, J.: Die Neuraltherapie im Wandel der wissenschaftlichen Erkenntnisse. Ärztezeitschr. Naturheilverf. **23** (1982): 720—723.

361. GOERKE, H.: Zit. bei (1116).

362. GOLDSTEIN, A., KEATS, A. S.: The risk of anesthesia. Anesthesiology **33** (1970): 130—143.

363. GÖPEL, W., MIETHWENZ, D.: Erfahrungen mit der lumbalen Dimer-X-Myelographie mit Schilderung zweier neurotoxischer Komplikationen. Dt. Gesundh.-Wesen **32** (1977): 750—754.

364. GORDON: Zit. bei LINK, R., SRNAD, F.: Tumoren des Bronchialsystems unter besonderer Berücksichtigung bronchoskopischer und röntgenologischer Untersuchungsmethoden. Springer, Berlin—Göttingen—Heidelberg (1956).

365. GÖRISCH, Isolde, WERNER, Ursula, KERN, G.: Ösophagoskopie mit rigiden Endoskopen. Erfahrungsbericht aus der HNO-Klinik der Karl-Marx-Universität. Dt. Gesundh.-Wesen **35** (1980): 1795—1799.

366. GORMSEN, H.: On therapeutic misadventures in the last few years in Denmark. J. Forens. Med. **7** (1960): 179—183.

367. GOSAU, D.: Der informierte Patient. Eigen, Ahlen (1981).

368. GRAFF, Th. D. et al.: Baltimore Anesthesia Study Commitee: Factors in pediatric anesthesia mortality. Anesth. Analg. Curr. Res. **43** (1964): 407—414.

369. GRETHE, H., HELLMUND, W., HINDERER, H.: Grundsätzliches zur Verantwortung des Hausarztes bei der Heilbehandlung. Dt. Gesundh.-Wesen **35** (1980): 925—928.

370. GRIFFITH, B. H.: Advances in the treatment of decubitus ulcers. Surg. Clin. North Amer. **43** (1963): 245—260.

371. GRILL, F., POLT, E.: Körperakupunktur beim Ellenbogenschmerz. Orthop. Prax. **16** (1980): 895—899.

372. GROSS, D.: Eindrücke vom XX. Internationalen Kongreß für Akupunktur. Münch. med. Wschr. **117** (1975): AM 152.

373. GROSS, D.: Was hat es mit der Akupunktur auf sich? Zum Beitrag von DOTZAUER und PROKOP. Dtsch. med. Wschr. **103** (1978): 1020.

374. GROSS, D.: Therapeutische Lokalanästhesie. 2. Aufl. Hippokrates, Stuttgart (1979): 80 und 270.

375. GROSS, D.: Die Kontroverse um die Neural-

therapie. Münch. med. Wschr. **122** (1980): 1394 bis 1395.

376. GROSS, R.: Notwendigkeit und Zulässigkeit der kontrollierten klinischen Prüfung. Dt. Ärztebl. **76** (1979): 1091–1100.

377. GROSS, R., FISCHER, R.: Fehldiagnosen: Bedeutung–Umfang–Ursachen. Diagnostik **13** (1980): 117–121.

378. GROSSER, J.: Wissenschaftlicher Vorlauf für die Prophylaxe. Humanitas (1985) 5: 12.

379. GROTH, K.-E.: Klinische Beobachtungen und experimentelle Studien über die Entstehung des Dekubitus. Acta Chir. Scand. **87** Suppl. 72 (1942): 198–200.

380. GRUNDMANN, Eva-Maria: Akupunktur-Therapie und praktische Anwendung bei neuralgiformen Beschwerden, Trigeminusneuralgien und Migräne. Diss. Berlin 1977.

381. GRUNER, R.: Gegenreferat zu den Einwänden gegen die Neuraltherapie nach HUNEKE. Erfahrungsheilkunde (1982): 351–357.

382. GUDDAT, H.-M., NEUSER, D., SCHNORR, D.: Transrektale Saugbiopsie. Früherkennung des Prostatakarzinoms in der Ambulanz. Med. akt. **2** (1976): 67–68.

383. GULOTTA, F., HELPAP, B.: Histologische, histochemische und elektronenmikroskopische Befunde bei maligner Hyperthermie. Virchows Arch. Path. Anat. Histol. A **367** (1975): 306–309.

384. GULOTTA, F., WIERICH, W., DIECKMANN, J.: Maligne Hyperthermie, chronischer Alkoholismus und tubuläre Aggregate. Prakt. Anästh. **11** (1976): 410–421.

385. GÜNTHER, R., GEORGI, M., HALBSGUTH, A.: Ergebnisse der transvenösen Cholangiographie. Fortschr. Röntgenstr. **123** (1975): 525–532.

386. GÜNTHER, R., GEORGI, M., SCHAEFFER, H. J.: Transvenöse Cholangiographie und perkutane transhepatische Feinnadelcholangiographie. Dtsch. med. Wschr. **105** (1980): 255–262.

387. HAAG, R. et al.: Bakterielle Kontamination des Vena-cava-Katheters unter Berücksichtigung von Liegedauer, Einlegemodus und Einlegeart. Anaesthesiol. u. Reanimat. **1** (1976): 223–229.

388. HABEL, H., SPRANGER, E.: Posthypoglykämische Enzephalopathie nach Glibenclamid beim Kleinkind. Dt. Gesundh.-Wesen **30** (1975): 367–370.

389. HACKLER, R. H.: 25-year prospektive mortality study in the spinal cord injured patient: comparison with the long-term living paraplegic. J. Urol. **117** (1977): 486–488.

390. HADORN, H.: Vom Symptom zur Diagnose, 6. Aufl. Karger, Basel 1969.

391. HAFERLAND, W.: Ärztlicher Nachwuchs und Paramedizin. Dt. Gesundheitswesen **36** (1981): 1619–1624.

392. HAGER, H., MAGERL, H. J., SCHWERD, W.: Ungewöhnliche Alkoholintoxikation bei einem Kind. Pädiat. Prax. **27** (1982/83): 87–89.

393. HAIDER, M., GROLL-KNAPP, E., REICHMANN, C.: Experimental studies and theoretical considerations about acupuncture effects. In: ARIAS (Ed.): Recent progress in anaesthesiology and resuscitation. Excerpta Med., Amsterdam (1975).

394. HAMMER, B.: Zur akuten meningealen Reaktion durch wasserlösliche Myelographiekontrastmittel. Wien. med. Wschr. **126** (1976): 373–375.

395. HAMMER, B.: Veränderter Stellenwert der Angiographie? Ref. v. 36. Österr. Ärzte-Kongr., Wien, 1982. Med. akt. **9** (1983): 268.

396. HAMMERER, J.: Das Risiko der Herzkatheteruntersuchung. Pädiatrie Pädologie **14** (1979): 373–414.

397. HANSEN, G., HESS, W., MITZSCHERLING, B.: Die Indikation der Appendektomie nach Auswertung von 4258 pathologisch-histologischen Untersuchungen. Chirurg **46** (1975): 239–244.

398. HANSEN, G., VETTERLEIN, H.: Ärztliches Handeln — Rechtliche Pflichten in der Deutschen Demokratischen Republik. Thieme, Leipzig (1973).

399. HANSING, Ch. E.: The risk of coronary angiography in Washington state. J. Amer. med. Ass. **242** (1979): 735–738.

400. HARMAN, J. W.: Significance of local vascular phenomena in production of ischemic necrosis in skeletal muscle. Amer. J. Pathol. **24** (1948): 625–641.

401. HARRER, G.: Aktuelle Diskussion. Wie wirkt die Neuraltherapie? Ärztl. Prax. **27** (1975): 2253–2263.

402. HARRIMAN, D. G. F., SUMNER, D. W., ELLIS, F. R.: Malignant hyperpyrexia myopathy. Quart. J. Med. **516** (1973): 639–664.

403. HARSÁNYI, L., SZUCHOVSZKY, G.: Medical responsibility in operations fatalities — a review of 1313 deaths. Forensic Science **4** (1974): 7–18.

404. HARTMANN, H.: Maligne Hyperthermie als Narkosezwischenfall. Z. Unfallmed. Berufskr. **67** (1974): 185–188.

405. HASLBECK, M.: Diagnostische Probleme bei Diabetes mellitus. Internist **22** (1981): 187–196.

406. HASLBECK, M.: Antidiabetika: Allgemeine

Einführung. In: KUEMMERLE, H. P., GOSSENS, N. (Hrsg.): Klinik und Therapie der Nebenwirkungen. Thieme, Stuttgart—New York (1984): 305—338.

407. HASLER, V. E.: Neuraltherapie und Akupunktur. Phys. Med. Rehab. **21** (1980): 539—548.

408. HASSE, J., BURKART, F., GRAEDEL, E.: Behandlung der iatrogenen transvenösen Fremdkörperembolie. Schweiz. med. Wschr. **108** (1978): 1470—1474.

409. HATFIELD, P. M., WISE, R. E.: Radiology of the gallbladder and bile ducts. Williams u. Wilkins, Baltimore 1976.

410. HAU, T., NARODICK, B. G., PEMBERTON, A. H.: Die offene Lungenbiopsie in der Diagnostik diffuser pulmonaler Erkrankungen. Langenbecks Arch. klin. Chir. **331** (1972): 79—86.

411. HAUPT, R., DANIEL, E.: Pathologische Befunde als Therapie- und Diagnostikfolge im Obduktionsgut. 8. Tagg. Gesellsch. Path. DDR. Berlin, 9.—11. 4. 1980.

412. HÄUSSLER, S.: Allgemeinmedizin und Naturheilverfahren. Phys. Med. Reh. **18** (1977): 170—178.

413. HAUSSWALD, H. R., SEIDENSCHNUR, G.: Erfahrungen mit der Laparoskopie in der Gynäkologie. Dt. Gesundh.-Wesen **26** (1971): 2328—2332.

414. HAUSWALD, H.-R., SEIDENSCHNUR, G.: Gynäkologische Laparoskopie. Barth, Leipzig 1976.

415. HAVEMANN, O. et al.: Komplikationen bei der gynäkologischen Laparoskopie. Zbl. Gynäkol. **99** (1977): 1186—1189.

416. HEGGLIN, R.: Differentialdiagnostik innerer Erkrankungen. 9. Aufl., Thieme, Stuttgart 1963.

417. HEIDEN, Ch., WESTHUES, M., KORNMESSER, H. J.: Nebenwirkungen und Komplikationen bei Untersuchungen und Operationen in Stützlaryngoskopie. Laryng. Rhinol. **55** (1976): 299—302.

418. HEIFETZ, M. et al.: Komplikationen bei wiederholten und lange dauernden Anästhesien. Münch. med. Wschr. **117** (1975): 983—984.

419. HEIMANN, H.: 48. Jahresversammlung der Dtsch. Gesellsch. f. HNO-Heilkunde, Kopf- und Halschirurgie. Bad-Reichenhall, 22. bis 26. 5. 1977.

420. HEINRICH, P., JAHN, R., NEUMANN, A.: Iatrogene Gefäßschäden im Beckenbereich. Zbl. Gynäkol. **107** (1985): 432—434.

421. HEISS, E., NEUBAUER, U.: Akutes subdurales Hämatom nach lumbaler Myelographie. Fortschr. Röntgenstr. **135** (1981): 735—736.

422. HENDE, C. van den et al.: Malignant hyperthermia in Belgian Landrace pigs rested or exercised before exposure to halothane Brit. J. Anaesth. **48** (1976): 821—829.

423. HENDRISCHK, A. et al.: Vortrag auf der 18. Tagg. d. Verein. Nordwestdt. Urologen, Hamburg, 21.—23. 5. 1976. Zit. bei R., T.-S.: Prostata-Diagnostik: Biopsie — Indikation eng stellen. Selecta **18** (1976): 4348.

424. HENKE, M., STRAUCH, N.: Die gastroenterologische Fachpraxis. Fünfjahresübersicht. Z. Allg. Med. **56** (1980): 456—462.

425. HENNE, K.: Gutachten A. H., Klinikum Berlin-Buch, Klinik für Infektionskrankheiten, 1978.

426. HENNICKE, W.: Kritisches zum Krankheitsbild der Appendizitis. Z. ärztl. Fortbild. **66** (1972): 1258—1262.

427. HENRICHS, H. R. et al.: Ergebnisse der Wiederbelebung bei Kreislaufstillstand. Bericht über 151 Fälle. Therapiewoche **22** (1972): 4372 bis 4376.

428. HENSEL, H.: Die Gewinnung von Erkenntnissen in der Medizin. Dt. Ärztebl. **77** (1980): 690—694.

429. HEPP, F. H., GOLDHOFER, W., REISACH, G.: Gynäkologische Laparoskopie von 1952—1975 — eine kritische Analyse. Arch. Gynäkol. **101** (1977): 482—484.

430. HEPP, K. D.: Pathogenese des Diabetes mellitus. Internist **22** (1981): 183—186.

431. HERGET, H.: Aktuelle Diskussion: Wie wirkt Neuraltherapie? Ärztl. Prax. **27** (1975): 2253.

432. HERGET, H.: Akupunktur zur Schmerztherapie. Dtsch. Ärztebl. **73** (1976): 2373.

433. HERGET, H.: Seminar Akupunktur. 4. Monatskurse Ärztl. Fortbild. **28** (1978): 667.

434. HERING, R.: Theoretische Aspekte und praktische Anwendbarkeit der Akupunktur am geriatrischen Patienten mit Arthrosis deformans. Dipl.-Arb. Berlin (1982).

435. HERLBAUER, R., SEYFARTH, H.: Zum Stellenwert des negativen peroralen Cholezystogramms im Rahmen der Gallenblasenchirurgie. Z. ärztl. Fortbild. **73** (1979): 713—716.

436. HERMAN, J. W.: Significance of local vascular phenomena in production of ischemic necrosis in skeletal muscle. Amer. J. Pathol. **24** (1948): 625—641.

437. HERMAN, P. G., HESSEL, S. J.: The diagnosis accuracy and complications of closed lung biopsies. Radiology **125** (1977): 11—14.

438. HERMS, H. J.: Häufigkeit und Ursache der Therapie der Kontrastmittelzwischenfälle. Knappschaftsarzt **39** (1970): 55—64.

439. HEROLD, K.: Diabetes nach Geburt von Riesenkindern.

1. Mitteilung: Die Häufigkeit des „gestationel diabetes“ im Wochenbett. Dt. Gesundh.-Wesen **30** (1975): 1571–1573.
2. Mitteilung: Kontrolluntersuchungen 5 Jahre nach Feststellung eines „gestationel diabetes“. Dt. Gesundh.-Wesen **30** (1975): 1664–1666.

440. HERRMANN, G., BRÜNNER, H., SCHICK, G.: Die Altersappendizitis – ein Problem der geriatrischen Chirurgie. Therapiewoche **27** (1977): 3356 bis 3364.

441. HEUSINGER, H., ROEHL, U.: Zu Fragen der Verbindlichkeit von Empfehlungen für die Diagnostik und Therapie in der ärztlichen Praxis. Neue Justiz **39** (1985): 7–9.

442. HIDDEMANN, W. et al.: Plasmazell-Leukämie mit Nierenversagen nach intravenöser Urographie. Med. Welt **28** (1977): 1282.

443. HIECKEL, H. G., STIER, M., ANGERSTEIN, W.: Zur Indikation von Röntgenuntersuchungen des Thorax. Z. ärztl. Fortbild. **79** (1985): 105 bis 109.

444. HIENZSCH, E.: Urologie. In: RÖSNER, K. (Hrsg.): Technik diagnostischer und therapeutischer Eingriffe. Fischer, Jena (1977): 263–304.

445. HIMMELHOCH, S. R. et al.: Closed-chest cardiac resuscitation. A prospective clinical and pathological study. New Engl. J. Med. **270** (1964): 118–122.

446. HINDERER, H.: Grundsätze und Grenzen der Verantwortlichkeit nach dem Strafrecht der DDR wegen Fehler, die bei der Ausübung der medizinischen Tätigkeit aufgetreten sind. 1. Teil. Dt. Gesundh.-Wesen **30** (1975): 625–629.

447. HINDERER, H.: Die Sorgfaltspflichten des Arztes und Grundlagen seiner Verantwortlichkeit. Zbl. Chir. **102** (1977): 1054–1061.

448. H. K.: Die Naturheilkunde sieht sich im Aufwind. Alternative zur Schulmedizin? – Gesetze werden strenger. Praxis-Kurier **17** (1979) 38: 10.

449. H. K.: Naturheilkunde – quo vadis? Vorträge und Diskussionen auf der Natura 79, Basel 28. 8.–2. 9. 1979. Selecta (1980): 858–860.

450. HODGKIN, A. L.: Ionic movements and electrical activity in giant nerve fibres. Proc. Roy. Soc. (B) **148** (1958): 1–37.

451. HOEVELS, J.: Ergebnisse der percutanen transhepatischen Portographie. Fortschr. Röntgenstr. Nuklearmed. **128** (1978): 432–442.

452. HOFMANN, J. et al.: Maligne Hyperthermie bei Skelettmuskelanomalien und Dysostose. Anaesthesiol. u. Reanimat. **1** (1976): 109–120.

453. HOFMANN, J. et al.: Über zwei Fälle von maligner Hyperthermie in Narkose. Dt. Gesundh.-Wesen **31** (1976): 1377–1381.

454. HOFMANN, J., REGLING, G.: Überlegungen zu einem abgestuften Diagnostikprogramm für die Erfassung der m. H.-gefährdeten Merkmalträger. 8. Kongr. d. Gesellsch. f. Anaesthesiologie und Intensivmedizin d. DDR. Berlin 1981. Kongreßband **2**: 1036–1044.

455. HOFMANN, K. Th. et al.: Iatrogene Verletzungen der großen Gefäße und am Herzen. Münch. med. Wschr. **116** (1974): 975–982.

456. HORATZ, K.: Ätiologie und statistische Analyse tödlicher Narkosezwischenfälle. Langenbecks Arch. klin. Chir. **322** (1968): 1278–1285.

457. HORATZ, K.: Exitus in tabula, auf dem Transport oder in der unmittelbaren postoperativen Phase. In: FREY, R., HÜGIN, W., MAYRHOFER, O. (Hrsg.): Lehrbuch der Anästhesiologie, Reanimation und Intensivtherapie. 3. Aufl., Springer, Berlin–Heidelberg–New York (1972): 575 bis 580.

458. HORATZ, K., SPINDLER, R.: Erfolge und Mißerfolge der Wiederbelebung. Münch. med. Wschr. **108** (1966): 783–787.

459. HORWITZ, M. A., BENNETT, J. V.: Nursery outbreak of peritonitis with pneumoperitoneum probaly caused by thermometer-induced rectal perforation. Amer. J. Epidem. **104** (1976): 632–644.

460. HUBER, P.: Eingriffe am Hals. In: BRANDT, G., KUNZ, H., NISSEN, R. (Hrsg.): Intra- und postoperative Zwischenfälle. Thieme, Stuttgart (1967): 395–416.

461. HUCKEL, V. F. et al.: Cardiovascular manifestations of normothermic malignant hyperthermia. In: ALDRETE, J. A., BRITT, B. A. (Hrsg.): Malignant hyperthermia. Grune & Stratton, New York (1978): 373–377.

462. HUCKMAN, M. S. et al.: Transfemoral cerebral arteriography versus direct percutaneous carotid and brachial arteriography: a comparison of complication rates. Radiology **132** (1979): 93–97.

463. HÜGEL, A.: Die Frühdiagnostik als Problem und Aufgabe des Facharztes für Allgemeinmedizin. Dt. Gesundh.-Wesen **31** (1976): 388–391.

464. HÜGEL, I.: Methoden zur Früherkennung von Krankheiten in der Allgemeinpraxis unter besonderer Berücksichtigung des Diabetes mellitus und chronischer Harnweginfektionen. Dt. Gesundh.-Wesen **31** (1976): 391–395.

465. HUNEKE, F.: Über die Häufigkeit des Sekundenphänomens in meiner Praxis. Hippokrates. Stuttgart 1960.

466. HUNEKE, F.: Zwischenfälle und Gefahrenmomente in der Neuraltherapie. Ärztl. Prax. **17** (1965): 19.

467. HUNEKE, F.: Das Sekundenphänomen. Testament eines Arztes. Haug, Heidelberg, 2. Aufl. 1965, 4. Aufl. 1977.

468. HUNEKE, W.: Wörterbuch der Neuraltherapie. Haug, Heidelberg 1980.

469. HUNEKE, F., HUNEKE, W.: Unbekannte Fernwirkungen der Lokalanästhesie. Med. Welt **2** (1928) 27: 1013.

470. HUNGERLAND, H., MÖLLERING, M.: Der kindliche Diabetes mellitus. Handbuch der Inneren Medizin. **7.** Bd., Teil 2 A, Stoffwechselkrankheiten, 5. Aufl., Springer, Berlin—Heidelberg—New York (1975) 821—853.

471. HUSAIN, T.: Experimental study of some pressure effects on tissue, with reference to the bed-sore problem. J. Pathol. Bacteriol. **66** (1953): 347—358.

472. HUSSEY, H. H.: Acupuncture: Failure to relieve deafness. J. Amer. med. Ass. **228** (1974): 1578.

473. HUXLEY, A. F.: Muscle structure and theories of contraction. Progr. Biophys. and Biophysic. Chem. **7** (1957): 257—318.

474. INMAN, W. H. W., MUSHIN, W. W.: Jaundice after repeated exposure to halothane: an analysis of reports to the Commitee on Safety of Medicines. Brit. Med. J. (1974/I): 5—10.

475. IRMER, W., KOCH, B.: Aortenperforation nach Elektrokoagulation der Tuben. Med. Welt **27** (1976): 432—433.

476. ISAACS, H., BARLOW, M. B.: Malignant hyperpyrexia occuring in a second Johannesbourg family. Brit. J. Anaesth. **45** (1973): 901—906.

477. ISAACS, H., BARLOW, M. B.: Central core disease associated with elevated creatine phosphokinase levels. S. Afr. Med. J. **48** (1974): 640—642.

478. JACKSON, C. T., GREENDYKE, R. M.: Pulmonary and cerebral fat embolism after closed-chest cardiac massage. Surg. Gynecol. Obstet. **120** (1965): 25—27.

479. JACOBY, J. et al.: Pneumencephalography and air embolism: Simulated anesthetic death. Anesthesiology **20** (1953): 336—340.

480. JAHNKE, K.: Einteilung und Vorstadien des Diabetes mellitus. In: OBERDISSE, H. (Hrsg.): Diabetes mellitus. Handbuch der inneren Medizin. **7.** Bd., Teil 2 A, Stoffwechselkrankheiten. 5. Aufl., Springer, Berlin—Heidelberg—New York (1975): 753—771.

481. JAHNKE, K.: Klinik des Diabetes mellitus. In: OBERDISSE, K. (Hrsg.): Diabetes mellitus. Handbuch der inneren Medizin. **7.** Bd., Teil 2 A, Stoffwechselkrankheiten, 5. Aufl., Springer, Berlin—Heidelberg—New York (1975): 773—819.

482. JANDA, Ä.: Neurologische Komplikationen beim Vena subclavia-Katheterismus. Anaesthesist **30** (1981): 148—149.

483. JANDA, A., WAGNER, G.: Intraoperativer Herzstillstand und postoperatives Koma durch Flunitrazepam (Rohypnol). Anästh. Intensivther. Notfallmed. **15** (1980): 432—436.

484. JANISCH, J., BÜRGER, K., HÜBNER, R.: Iatrogene Gefäßverletzungen. Behandlung und Ergebnisse. Dt. Gesundh.-Wesen **29** (1974): 1366 bis 1368.

485. JANNER, J., CELIO, A.: Spätresultate nach Wiederbelebung durch sogenannte transthoracale Herzmassage. Dtsch. med. Wschr. **87** (1962): 863—868.

486. JOECKS, J., RÜCKER, E.: Maligne Hyperthermie — ein Verlauf mit nicht letalem Ausgang. Z. ärztl. Fortbild. **75** (1981): 369—371.

487. JONES, E. W., NELSON, T. E., ANDERSON, M. S.: Malignant hyperthermia of swine. Anaesthesiology **36** (1972): 42—51.

488. JONES, F. A. et al.: The risk of gastroscopy. A survey of 49000 examinations. Lancet **260** (1951): 647—651.

489. JONES, J. T. D.: Perforation of the rectum. Brit. med. J. (1949): 933—935.

490. JORES, A.: Um eine Medizin von morgen. Huber, Bern—Stuttgart 1969.

491. JÖRGENSEN, G.: Die Genetik des idiopathischen Diabetes. In: OBERDISSE, K. (Hrsg.): Diabetes mellitus, Handbuch der inneren Medizin. **7.** Bd., Teil 2 A, Stoffwechselkrankheiten. 5. Aufl., Springer, Berlin—Heidelberg—New York (1975): 637—647.

492. JORKE, D.: Stellungnahme zum Erkrankungs- und Todesfall. E. D. vom 23. 3. 1976 (Gutachten).

493. JUCHEMS, R.: Die transthorakale Punktion des Mediastinums. Münch. med. Wschr. **121** (1979): 851—852.

494. Juristisch-medizinischer Arbeitskreis beim Zentralvorstand der Vereinigung der Juristen der DDR: Thesen: Rechtsfragen der medizinischen Betreuung der Bürger. Neue Justiz **32** (1978): 434—436.

495. KACHEL, R. et al.: Komplikationen bei zerebraler Angiographie. Bericht über 4181 zerebrale Angiographien. Zbl. Chir. **105** (1980): 504 bis 512.

496. KACHEL, R. et al.: Zum Stellenwert der zerebralen Angiographie in der Diagnostik traumatischer Läsionen großer intrakranieller Gefäße. Zbl. Chir. **110** (1985): 430–439.

497. KAHLE, D., ZÖLLNER, G. N.: Methodik der Therapie von Dekubitalulzera mit synthetischem Hautersatzmaterial. Fortschr. Med. **99** (1981): 1058–1062.

498. KALK, H., WILDHIRT, E.: Lehrbuch und Atlas der Laparoskopie und Leberpunktion. Thieme, Stuttgart 1962.

499. KALOW, W. et al.: Metabolic error of muscle metabolism after recovery from malignant hyperthermia. Lancet (1970/II): 895–898.

500. KAMPE, M.: Zur Situation des medizinischen Sachverständigen bei umstrittenen diagnostischen und therapeutischen Methoden. Diss. Marburg (1984).

501. KANZOW, U.: Wissenschaft von der Unwissenschaft. Leserzuschriften zu ZFA 22/80. Z. Allg. Med. (1980): 2387.

502. KANZOW, U.: Von Schulmedizinern und Zauberern. Dt. Ärztebl. **78** (1981): 921–922.

503. KANZOW, U.: Schlußwort. Dt. Ärztebl. **78** (1981): 1946.

504. KANZOW, U.: Auch „ein bißchen Zauber" kann dem Arzt bei der Heilung helfen. Wissen, Glaube und Aberglaube in der Therapie. Frankf. Allg. Ztg., 10. 4. 1984: 9–10.

505. KARK, R. M., RAASCHOU, F., BRUN, C.: Zit. bei LUTZEYER, W.: Niere und Harnleiter. In: BRANDT, G., KUNZ, H., NISSEN, R. (Hrsg.): Intra- und postoperative Zwischenfälle. Bd. **III**, Thieme, Stuttgart (1970): 194–249.

506. KÄSER, O., IKLE, F. A., HIRSCH, H. A. Atlas der gynäkologischen Operationen, 4. Aufl., Thieme, Stuttgart–New York 1983. Laparoskopie, Ziff. 2.7.–2.14.

507. KATINSKY, S., DURRANT, J.: Results of audiometric study of sensorineurally impaired subjects treated with acupuncture. Amer. speak hearing Ass. (1974): 411–414.

508. KATZ, B.: The role of the cell membrane in muscular activity Brit. Med. Bull. **12** (1956): 210.

509. KATZ, D.: Morbidity and mortality in standard and flexible gastrointestinal endoscopy. Gastroint. Endoscopy **15** (1969): 134.

510. KATZ, M., BECK, P., TANCER, M. L.: Major vessels injury during laparoscopy: anatomy of two cases. Amer. J. Obstet. Gynec. **135** (1979): 544–545.

511. KATZ, R. L. et al.: Pain acupuncture, hypnosis. In: BONICA, J. J. (Ed.): Advances neurolgy. IV. Raven Press, New York (1974): 819.

512. KAZMEIER, F., WILD, H.: Traumatische und iatrogene Schäden. In: BODECHTEL, G. (Hrsg.): Differentialdiagnose neurologischer Krankheitsbilder. Thieme, Stuttgart (1974): 781–812.

513. KEIL, W., BRETSCHNEIDER, K., PATZELT, D., BEHNIG, I., LIGNITZ, E., MATZ, J.: Luftembolie oder Fäulnisgas? Zur Diagnostik der cardialen Luftembolie an der Leiche. Beitr. gerichtl. Med. **38** (1980): 395–408.

514. KELLER, K.: Die Erwartungen des Patienten vom Allgemeinarzt aus psychologischer Sicht. Z. Allg. Med. **56** (1980): 165–169.

515. KELLNER, G.: Das Grundsystem nach PISCHINGER und seine Bedeutung im zukünftigen Wandel der Medizin. In: Akad. f. Neuraltherapie (Hrsg.): Neuraltherapie. Diagnostische und therapeutische Lokalanästhesie. Herd- und Störfeldgeschehen. Speyerer Tage '81. Selbstverlag Speyer (1981): 14–24.

516. KELSTRUP, J. et al.: Malignant Hyperthermia in a family. Acta anaesthesiol. Scand. **17** (1973): 283–284.

517. KEMPMANN, G., KEMPGENS, U.: Die Dickdarmperforation als Komplikation des Kontrastmitteleinlaufs. Fortschr. Röntgenstr. **121** (1974): 197–201.

518. KEPES, E. R.: Ref. von Millar: Kritisches zur Akupunktur. Med. Klin. **72** (1977) 17: 2.

519. KERNBACH, G., BRINKMANN, B.: Postmortale Pathochemie für die Feststellung der Todesursache „Coma diabeticum". Pathologe **4** (1983): 235–240.

520. KERNBACH, G., KOOPS, E., BRINKMANN, B.: Biochemische Parameter bei 31 tödlichen diabetischen Stoffwechselentgleisungen. Beitr. gerichtl. Med. **42** (1984): 301–306.

521. KERDE, Ch.: Persönliche Mitteilung: Gutachten zum Todesfall E. D. v. 14. 6. 1976.

522. KERP, L. et al.: Intrakutane Vortestung und gezielte Prophylaxe der Nebenwirkungen von intravenös angewendeten Röntgenkontrastmitteln. Dtsch. med. Wschr. **95** (1970): 197–204.

523. KETTNER, W., HÖRNIG, I.: Tödlicher Kontrastmittelzwischenfall nach Visotrast 290 bei einem herzkranken Patienten. Z. ärztl. Fortbild. **65** (1971): 157–159.

524. KIEFER, H.: Grenzen moderner Invasiv-Diagnostik. XI: Renovasographie. Diagnostik **9** (1976): 476–478.

525. KIKUCHI, H. et al.: Statistical considerations of malignant hyperthermia in Japan. In:

ALDRETE, J. A., BRITT, B. A. (Eds.): Malignant hyperthermia. Grune and Stratton. New York—San Francisco—London 1978.

526. KILLIAN, H.: Komplikationen bei peripheren Nervenblockaden. In: NOLTE, H., MEYER, J., WURSTER, J. (Hrsg.): Die peripheren Leitungsanästhesien. Thieme, Stuttgart (1974): 97—121.

527. KING, J. O., DENBOROUGH, M. A., ZAPF, P. W.: Inheritance of malignant hyperpyrexia. Lancet (1972/I): 365—370.

528. KING, J. O., DENBOROUGH, M. A.: Anaesthetic-induced malignant hyperpyrexia in children. J. Pediat. **83** (1973): 37—40.

529. KING, J. O., DENBOROUGH, M. A.: Malignant hyperpyrexia in Australia and New Zealand. Med. J. Aust. **1** (1973): 525—528.

530. KITAHATA, M. et al.: Der Mißerfolg der Akupunktur-Analgesie. Münch. med. Wschr. **118** (1976): 425—428.

531. KLEINAU, H.: Zur Komplikationsdichte anaesthesiologischer Eingriffe. Kongreßber. anaesthesia 81, 20.—22. Jan. 1981 in Berlin, Bd. **I**: 80—90.

532. KLEINBERG, S.: Pulmonary embolism following air oxygen injection of a knee. J. Amer. med. Ass. **89** (1927): 172.

533. KLEINSCHMIDT, R., RENZIEHAUSEN, K.: Das Pneumoperitoneum als Hilfsmittel zur röntgenologischen Weichteildarstellung in der Gynäkologie. Zbl. Gynäkol. **95** (1973): 182—188.

534. KLEMM, D.: Aktuelles aus der Inneren Medizin. Therapiewoche **31** (1981): 637.

535. KLEMPA, I., STELZNER, F.: Diagnose, Prognose und chirurgische Therapie von Magen- und Zwölffingerdarmgeschwüren. Lebensversicher. Med. **27** (1975) 5: 1—6.

536. KLEPINGER, L. L.: The effect of severe bedsores on bone and its forensic implications. J. Forensic Sci. **23** (1978): 754—757.

537. KLEY, E.: Atemstillstand bei der Entfernung von Ösophagusfremdkörpern. Vagustod. HNO **2** (1950): 120.

538. KLIEN, H. D.: Ohrakupunktur in der Inneren Medizin. Eine Pilotstudie. Dtsch. Z. Akup. **22** (1979): 50.

539. KLINKMANN, H.: Der vorbeugende Gesundheitsschutz — eine Herausforderung an die medizinische Forschung. Mitt.-Bl. Ges. exper. Med. DDR **21** (1984) 4: 5—18.

540. KLÖSS, Th. et al.: Reanimationsverletzungen. Anästh. Intensivther. Notfallmed. **18** (1983): 199—203.

541. KNICK, J., KNICK, B.: Aktuelle Fragen der Diabetes-Diagnostik. Abstr. diabet. **15** (1979): 119—129.

542. KNICK, J., KNICK, B., THOMAS, L., HINTZE, H.: Aktuelle Fragen der Diabetes-Diagnostik. Münch. med. Wschr. **121** (1979): 1645—1648.

543. KNOX, V. J., SHUM, K., MC LAUGHLIN, D. M.: Response to cold pressure pain and to acupuncture analgesia in oriental and occidental subjects. Pain **4** (1977): 49—57.

544. KOBER, G. et al.: Wirkung und Nebenwirkungen der Kontrastmittel Urografin 76, Telebrix 300 und Telebrix 380 bei der selectiven Koronarangiographie des Menschen. Herz-Kreislauf **7** (1975): 231—236.

545. KOBLER, E., SCHMUTZIGER, P., HARTMANN, G.: Hepatitis nach Akupunktur. Schweiz. med. Wschr. **109** (1979): 1828—1829.

546. KOCH, G., SCHREYER, H., RIGLER, B.: Gefäßwandschädigung durch Arterienpunktion. In: JUDMAIER, F. (Hrsg.): Iatrogene Gefäßschäden. Rekonstruktive Venenchirurgie. Experimentelle Gefäßchirurgie. Karger, Basel—München—Paris—London—New York—Sydney (1975): 22—25.

547. KOCH, H.: Notfallendoskopie. In: FRÜHMORGEN, P., CLASSEN, M. (Hrsg.): Endoskopie und Biopsie in der Gastroenterologie. Technik und Indikation. 2. Aufl., Springer, Berlin—Heidelberg—New York (1979): 135—139.

548. KOCH, H.: Perkutane transhepatische Cholangiographie mittels Feinnadelpunktion. Dt. Ärztebl. (1980): 2801—2805.

549. KOEHLER, P. R.: Complications of lymphography. Lymphology **1** (1968): 116—120.

550. KOEHLER, S.: Ganzheitsmedizin. Dt. Ärztebl. **76** (1979): 3064—3066.

551. KÖHLER, K. et al.: Komplikationen bei der Katheter- und Nadelangiographie. 9. Neuroradiolog. Arbeitstagung in Tannenfeld, 11.—14. 6. 1979.

552. KÖHLER, W.: Leserzuschrift „Akupunktur“ Dtsch. med. Wschr. **106** (1981): 790—791.

553. KÖHNLECHNER, M.: Akupunktur: Der Heilpraktiker. Med. Mensch. Gesellsch. **5** (1980): 221 bis 225.

554. KOLBE, P.: Vortrag auf dem Symposium Wissenschaftliche Medizin in der Krise am 8. 11. 1980 in Uelzen. Ref. von RIPPEL-MANSS, I.: Okkultismus und Außenseitermethoden. Wissenschaftliche Medizin in der Krise? Niedersächs. Ärztebl. Nr. **7** vom 5. 4. 1981.

555. KOLLWITZ, A. A.: Eine Übersicht über 5700 perkutane Nierenbiopsien. Med. Klin. **56** (1961): 726—731.

556. KOLMORGEN, K., NEUMANN, H. G., SEIDEN-

SCHNUR, S.: Zum Stellenwert der Laparoskopie in der Gynäkologie. Z. ärztl. Fortbild. **77** (1983): 997–1001.

557. KOLMORGEN, K., SEIDENSCHNUR, G., PANZER, W.: Analyse von 35.013 gynäkologischen Laparoskopien (DDR-Umfrage). 2. Mitteilung. (im Druck).

558. KÖNIG, P., STRICKNER, M.: Zur Bedeutung des Subklavia-Katheters bei schwer psychisch Kranken. Wien, klin. Wschr. **89** (1977): 660–664.

559. KONOLD, P. et al.: Klinische und bakteriologische Beobachtungen bei intravenös eingeführten Kathetern. Dtsch. med. Wschr. **99** (1974): 1009 bis 1013.

560. KOSIAK, M.: Etiology and pathology of ischemic ulcers: Arch. Phys. Med. Rehabil. **40** (1959): 62–69.

561. KOSIAK, M.: Etiology of decubitus ulcers. Arch. Phys. Med. Rehabil. **42** (1961): 19–29.

562. KOUVENHOVEN, W. B., JUDE, J. R., KNICKERBOCKER, G. G.: Closed-chest cardiac-massage. J. Amer. med. Ass. **173** (1960): 1064–1067.

563. KRAEMER, R., MALLACH, H. J., JUNGER, H.: Tod in maligner Hyperthermie aus forensisch-medizinischer Sicht. Med. Welt **29** (1978): 379 bis 383.

564. KRAULAND, W.: Zur Kontrolle unerwünschter Behandlungsfolgen. In: HEIM, W. (Hrsg.): Haftpflichtfragen im ärztlichen Alltag. Deutscher Ärzte-Verlag (1980): 25–37.

565. KRAUSE, D. et al.: Neuraltherapie nach HUNEKE aus der Sicht der wissenschaftlichen Medizin. Dt. Gesundh.-Wesen **36** (1981): 1569 bis 1575.

566. KRAUSE, F., SCHERSTEN, T.: Erfahrungen mit der Mediastinoskopie nach CARLENS. Münch. med. Wschr. **106** (1964): 1438–1440.

567. KRAUSE, H.: Rektoskopie praktikabler als Koloskopie. 18. Jahreskongr. Dtsch. Gesellsch. Phlebol. Proktol. Bad Salzuflen, 15.–17. 10. 1976, Praxis-Kurier **15** (1977): 27.

568. KRAUSE, W., VOITL, Ch., VOITL, W.: Einfluß von Amnioskopie, Amniozentese und Mikroblutgasanalyse auf die perinatale Mortalität in den Jahren 1966–1970 an der Universitätsfrauenklinik Jena. Zbl. Gynäkol. **95** (1973): 149–157.

569. KREBS, W.: Fehler und Gefahren bei transurethralen Eingriffen. In: HEISE, G. W., HIENZSCH, E. (Hrsg.): Urologische Operationslehre, Bd. **6**, Thieme, Leipzig (1970): 75–169.

570. KREEK, M. J., BALINT, J. A.: Skinny needle cholangiography – results of a pilot study of a voluntary prospektive method for gathering risk data on new procedures. Gastroenterology **78** (1980): 598–604.

571. KREFFT, S.: Tödliche Vergiftungen durch rectale C4-Applikation. Kasuistischer und experimenteller Beitrag zur Toxikologie des C4. Arch. Toxikol. **15** (1954/55): 391–402.

572. KRETSCHMAR, K., ZUR, Ch.: Subintimale Injektionen als Komplikationen bei Angiographien. 8. Tagung d. Gesellsch. f. Pathologie der DDR in Berlin; 9.–11. 4. 1980.

573. KREUTZMANN, H.: Ein kleines Hilfsmittel, das Zurücklassen von Tüchern in der Bauchhöhle nach Operationen zu vermeiden. Zbl. Gynäkol. **28** (1904): 576–578.

574. KRÖGER, W., KUNZ, Brigitte, BLOCK, H. G.: Zur Frage der Indikationsstellung für Röntgenuntersuchungen – Cholegraphie, Kolonkontrasteinlauf und i. v. Urographie. Z. ärztl. Fortbild. **79** (1985): 115–118.

575. KROH, U., WUNSCH, M., LENNARTZ, H.: Doppelseitiger Pneumothorax nach Laparoskopie. Anaesth. Intensivther. Notfallmed. **19** (1984): 258–260.

576. KRONSCHWITZ, H.: Der sogenannte ärztliche Kunstfehler in der Anästhesie. Anästh. Inform. **7** (1975): 329.

577. KRÜGER, J., WILD, K. v., HACKER, H.: Wie gefahrlos ist die lumbosakrale Myelographie mit wasserlöslichen Kontrastmitteln? Dtsch. med. Wschr. **102** (1977): 342–345.

578. KRUMBIEGEL, R.: Zur Intervallappendektomie. Z. ärztl. Fortbild. **72** (1978): 480–482.

579. KRUPP, S., SEILER, W., ZÄCH, G.: Behandlung von Druckulcera und unstabilen Narben mittels Rotationslappenplastik. Helv. chir. Acta **43** (1976): 695–697.

580. KRUPP, S., ZÄCH, G.: Zur Behandlung von Druckulzera bei Paraplegikern. Praxis **70** (1981): 1281–1284.

581. KUEMMERLE, H. P., GOOSSENS, N.: Klinik und Therapie der Nebenwirkungen. 3. Aufl., Thieme, Stuttgart–Wien–New York 1984.

582. KÜGELGEN, V. v., NIEDERMAYER, W., STRUVE, C.: Vortrag 93. Tagung der Nordwestdt. Gesellsch. f. Innere Med., Bremen, 28.–30. 6. 79. Zit. in Selecta (1980): 952.

583. KÜHBÖCK, J.: Komplikationen der Sternalpunktion. Med. Klin. **71** (1976): 550–553.

584. KUNZ, B., HÄMMERLEIN, M., HÄMMERLEIN, H.: Die Kontrastmittelvortestung unter medizinischem und juristischem Aspekt der Verantwortung des Arztes bei tödlichen Zwischenfällen. Dt. Gesundh.-Wesen **25** (1970): 432–435.

585. Kunze, S., Schiefer, W.: Die Verwendung wasserlöslicher resorbierbarer Kontrastmittel zur zentralen Ventrikulographie und Myelographie – Indikation, Technik, Ergebnisse und Komplikationen. Zbl. Neurochir. **35** (1974): 1–19.

586. Kuperwasser, B., Roncato, M., Achov, S.: „choc anaphylactoide" ou cours d'une urographie par voie veineuse interference possible entre les systemes complementaire et fibrinolytique. Nouv. Presse Med. **9** (1980): 2641.

587. K. W.: Behutsame Anästhesie im Kreißsaal. Selecta (1981): 2162–2163.

588. Kyrle, P.: Platzbauch. In: Intra- und postoperative Zwischenfälle. Brand, G., Kunz, H., Nissen, R. (Hrsg.): Bd. **II**, Thieme, Stuttgart (1965): 30–41.

589. La Cour, D., Juul-Jensen, P., Reske-Nielsen, E.: Malignant hyperthermia during anaesthesia. Acta Anaesth. Scand. **15** (1971): 299–317.

590. Lafrenz, M.: Zum Vorkommen von Rektumperforationen bei Kontrasteinläufen. Dt. Gesundh.-Wesen **19** (1970): 866–870.

591. Lahl, R.: Diskussion zur zerebralen Angiographie. 9. Neuroradiol. Arbeitstagung in Tannenfeld, 11.–14. 6. 1979.

592. Lahl, R.: Gefahren bei der Durchführung der direkten Karotisangiographie. Möglichkeiten ihrer Verhütung sowie therapeutische Aspekte. Z. ärztl. Fortbild. **74** (1980): 204–207.

593. Lahl, R., Drevs, Gudrun: Zwischenfälle nach direkter (perkutaner) Karotisangiographie (unter besonderer Berücksichtigung pathomorphischer Befunde). Psychiat. Neurol. med. Psychol. **32** (1980): 152–163.

594. Laitinen, J.: Treatment of cervical syndrome by acupuncture. Scand. J. Rehab. Med. **7** (1975): 114–117.

595. Lamarque, J. L. et al.: Les difficultés du diagnostic arteriographique de tumorus rénales. Fiabilité et linutes de la méthode (150 cas côntroles). Nouv. Presse méd. (1974): 2229–2232.

596. Lamontagne, Y., Annable, L., Gagnon, M.: Acupuncture for smokers: lack of long-term therapeutic effect in a controlled study. Can. Med. Assoc. J. **122** (1980): 787–790.

597. Landa, S. J. F., Anagnost, M., Robson, M. C.: Advances in the surgical treatment of pressure sores. Rev. Surg. **33** (1976): 1–4.

598. Lang, E. K.: Survey of the complications of percutaneous retrograde angiography. Seldinger technic. Radiology **81** (1963): 257–263.

599. Langrehr, D. et al.: Zur Frage des per- und postoperativen Risikos in Bezug zur Allgemeinanästhesie. Med. Welt **28** (1977): 1033–1035.

600. Langrehr, D. et al.: Das Risiko der Allgemeinanästhesie. Prakt. Anästh. **13** (1978): 345 bis 351.

601. Lareau, D. G., Berta, J. W.: Fatal aspiration of thick barium. Radiology **120** (1976): 317.

602. Lasser, E. C. et al.: Steroids: Theoretical and experimental basis for utilization in prevention of contrast media reactions. Radiology **125** (1977): 1–9.

603. Lavenson, G. O., Cohen, A.: Management of rectal injuries. Amer. J. Surg. **122** (1971): 226 to 230.

604. Leblond, P. F.: Mediquiz 271. Dtsch. med. Wschr. **100** (1975): 1485 und 1517.

605. Lee, J. A., Atkinson, R. S.: Synopsis der Anästhesie. Volk und Gesundheit, Berlin 1978.

606. Lee, P. K. et al.: Treatment of chronic pain with acupuncture. J. Amer. med. Ass. **232** (1975): 1133–1135.

607. Lees, D. E., Gadde, P. L., Macnamara, T. E.: Malignant hyperthermia in association with Burkitt's Lymphoma: report of a third case. Anaesth. Analg. **59** (1980): 514–515.

608. Lehmann, R.: Persönliche Mitteilung 1978.

609. Leinweber, B. et al.: Die laparoskopischen Untersuchungen. Ergebnisse und Erfahrungen. Med. Welt **26** (1975): 1762–1765.

610. Leitsmann, H.: Zur Effektivität der Laparoskopie in der gynäkologischen Tumordiagnostik. Dt. Gesundh.-Wesen **38** (1983): 217 bis 221.

611. Lembeck, F., Maresch, W.: Tödliche Kontrastmittelembolie bei Hysterosalpingographie. Wien. klin. Wschr. **71** (1959): 390–392.

612. Lenard, H. G.: Tumoroperation. In: Troschke, J. v., Schmidt, H. (Hrsg.): Ärztliche Entscheidungskonflikte. Falldiskussionen aus rechtlicher, ethischer und medizinischer Sicht. Medizin in Recht und Ethik, Bd. **12**, Enke, Stuttgart (1983): 17–18.

613. Leonhard, T.: Komplikationen der Pneumenzephalographie. Vortrag auf der 9. Neuroradiologischen Arbeitstagung, Tannenfeld, 11. bis 14. 6. 1979.

614. Lentino, W. et al.: Intravenously given urographic mediums; comparative study of eight hundred cases. J. Amer. med. Ass. **161** (1956): 606–609.

615. Lethinen, E., Seppänen, S.: Side effects of Conraymeglumine 282 and Dimer X in lumbar myelography. Acta radiol. diagn. **12** (1972): 12–66.

616. LEVINE, J. D., GORDON, N. C., FIELDS, H. L.: The mechanismus of placebo analgesia. Lancet (1978/II): 654–657.

617. LEWIN, L.: Gifte und Vergiftungen. 5. Aufl. Haug. Ulm (1962).

618. LEYDHECKER, W.: Leserbriefantwort. Hilft Akupunktur? Selecta (1979): 831.

619. LICHTLEN, P., SCHÖNBECK, M.: Ischämischer Koronarspasmus bei Angiographie. Ein kasuistischer Beitrag. Z. Kardiol. **63** (1974): 311 bis 319.

620. LIESS, G., STARGARDT, A., ANGERSTEIN, W.: Ermittlung des Nutzen-Risiko-Aufwand-Verhältnisses zur wissenschaftlichen Fundierung von Indikationen für die Röntgendiagnostik. Z. ärztl. Fortbild. **79** (1985): 101–103.

621. LIGNITZ, E.: Über die Problematik des Katheterisierens der Vena subclavia aus gerichtsmedizinischer Sicht. Kriminalistik forens. Wissensch. **9** (1972): 125–129.

622. LIGNITZ, E.: Beurteilung von Sorgfaltspflichtverletzungen aus gerichtsmedizinischer Sicht. Vortrag für Fachärzte der Allgemeinmedizin. Berlin, 19. 5. 1983.

623. LIGNITZ, E.: Forensische Aspekte des iatrogenen Schadens. Vortrag: Berliner Gesellschaft für Innere Medizin, 21. 9. 1983.

624. LIGNITZ, E.: Mit- und Gegeneinander bei der Begutachtung iatrogener Schäden? Anmerkungen zu einer ausgefallenen Diskussion. Kongreß der Thüringischen Gesellschaft für Chirurgie, Jena, 21. 6. 1985.

625. LIGNITZ, E., DZIKONSKI, M., GOTTSCHALK, G.: Intraoperative Todesfälle durch maligne Hyperthermie. Dt. Gesundh.-Wesen **34** (1979): 442–445.

626. LIGNITZ, E., GILLNER, E., MAY, D.: Zur Problematik von Reanimationsschäden mit besonderer Berücksichtigung der Leberruptur. Prakt. Anästh. **12** (1977): 523–526.

627. LIGNITZ, E., MATTIG, W.: Der Dekubitus — ein iatrogener Schaden? Vortrag 8. Tagung Ges. Gerichtl. Med. d. DDR, Jena, 14.–16. 5. 85

628. LIGNITZ, E., MATTIG, W.: Appendizitis — Todesfälle durch mangelhafte Diagnostik — alle Jahre wieder? Dt. Gesundh.-Wesen **35** (1980): 1953–1956.

629. LIGNITZ, E., MATTIG, W.: Zehnjahresanalyse von Sorgfaltspflichtverletzungen im Zusammenhang mit medizinischen Maßnahmen. Vortrag 7. Tagung Ges. Gerichtl. Med. Leipzig, 4.–6. 11. 1982.

630. LIGNITZ, E., PÜSCHEL, K., KLEIBER, M., KEIL, W., MATTIG, W.: Tödliche Herzperforationen infolge diagnostischer und therapeutischer Eingriffe. Münch. med. Wschr. **128** (1986): 575 bis 578.

631. LIGNITZ, E., PÜSCHEL, K., SAUKKO, P., KOOPS, E., MATTIG, W.: Iatrogene Blutungskomplikationen bei gynäkologischen Laparoskopien — Bericht über zwei Fälle mit tödlichem Verlauf. Z. Rechtsmed. **95** (1985): 297–306.

632. LIGNITZ, E., SCHLIACK, V., MATTIG, W.: Fehler bei der Diagnostik des Diabetes mellitus. Z. klin. Med. **40** (1985): 435–439.

633. LINDAN, O.: Etiology of decubitus ulcers: an experimental study. Arch. Phys. Med. Rehabil. **42** (1961): 774–783.

634. LINDBLOM, K.: Complications of myelography by Abrodil. Acta radiol. (Stockholm) **28** (1947): 69.

635. LINDNER, H.: Grenzen und Gefahren der perkutanen Leberbiopsie mit der Menghini-Nadel. Erfahrungen bei 80000 Leberbiopsien. Dtsch. med. Wschr. **92** (1967): 1751–1757.

636. LINDNER, H.: Das Risiko der perkutanen Leberbiopsie. Med. Klin. **66** (1971): 924–929.

637. LISEWSKI, G.: Erkrankungen des Stoffwechsels. In: SCHULZ, F. H., STOBBE, H. (Hrsg.): Grundlagen und Klinik innerer Erkrankungen. Thieme, Leipzig (1968): 961–976.

638. LIST, W. F.: Die präoperative Anästhesieambulanz — Einführung. Anaesthesiol. Intensivmed. **139** (1981): 2–3.

639. LOERS, F. J.: Klinische Erfahrungen mit dem Kavakatheter über die V. jugularis interna. Prakt. Anästh. **11** (1976): 28–30.

640. LOGAN, D. A. et al.: Anaesthesia and renal transplantation — an analysis of fifty six cases. Brit. J. Anaesth. **46** (1974): 69–72.

641. LOHMANN, D., SCHUBERT, W., KAWALLE, M.: Symptome und Diagnostik innerer Krankheiten. Barth, Leipzig (1975).

642. LOHMÖLLER, G., et al.: Herzbeuteltamponade während parenteraler Ernährung über einen Subklavia-Katheter. Münch. med. Wschr. **117** (1975): 1463–1468.

643. LOOK, D.: Komplikationen aus 2900 Laparoskopien. Z. Gastroent. **10** (1972): 437–440. (Sonderheft)

644. LOOK, D., HENNING, H.: Laparoskopische Darstellung und Biopsie des Pankreas. In: FRÜHMORGEN, P., CLASSEN, M. (Hrsg.): Endoskopie und Biopsie in der Gastroenterologie. Technik und Indikation. 2. Aufl., Springer, Berlin—Heidelberg—New York (1979): 199–205.

645. LOBECK, D., BALZER, Helga: Klinischer Erfahrungsbericht über die orale Cholegraphie mit Falignost unter besonderer Berücksichtigung der Cholangiographie bei fraktionierter Methode. Z. ärztl. Fortbild. **69** (1975): 587–589.

646. LÜBKE, F.: Komplikationen bei Laparoskopien. Arch. Gynäkol. **224** (1977): 282–283.

647. LÜDIN, G.: Die Organpunktion in der klinischen Diagnostik. Karger, Basel (1955).

648. LURMANN, K.: Beitrag zur Stellung der Laparoskopie im Untersuchungsrepertoire kleinerer und mittlerer gynäkologischer Abteilungen. Zbl. Gyn. **99** (1977): 85–90.

649. LÜTH, P.: Medizin zwischen Weißdorn und Bypass-Chirurgie. Z. Allg. Med. **56** (1980): 2387 bis 2390.

650. LUTHER, E.: Berufsethik und Qualität der Arbeit medizinischer Fachschulkader und Facharbeiter. Heilberufe **37** (1985): Beilage Heft 1, I–VI.

651. LUTZ, H.: Der Kreislaufstillstand unter Anaesthesie – Ursachen und Therapie. In: FREY, R., HYGIN, W., MAYRHOFER, O. (Hrsg.): Lehrbuch der Anaesthesiologie, Reanimation und Intensivtherapie. 3. Aufl. Springer, Berlin–Heidelberg–New York (1972): 520–528.

652. LUTZ, H.: Dokumentation. In: BENZER, H. et al.: (Hrsg.) Anaesthesiologie, Intensivmedizin und Reanimation. 5. Aufl. Springer, Berlin–Heidelberg–New York (1982): 23–34.

653. LUTZ, H. et al.: Untersuchungen zum Risiko der Allgemeinanaesthesie unter operativen Bedingungen. Dtsch. med. Wschr. **97** (1972): 1816–1820.

654. LUTZ, H., PETER, K.: Das Risiko der Anaesthesie unter operativen Bedingungen. Langenbecks Arch. klin. Chir. **334** (1973): 672–679.

655. LVWL.: Akupunktur und Radfahren für Suchtkranke. Dt. Ärztebl. **76** (1979): 2387.

656. LYGIDAKIS, N. J.: Gefahren der intraoperativen Cholangiographie. Gut **23** (1982): 1015 bis 1018.

657. LYNN, B., PERL, E. R.: Failure of acupuncture to produce localized analgesia. Pain **3** (1977): 339–351.

658. MAATHUIS, J. B.: Atlas of Laparoskopy. C. H. Boehringer, Ingelheim 1980.

659. MC DONALD, P. T. et al.: Vascular trauma secondary to diagnostic and therapeutic procedures: Laparoscopy. Amer. J. Surg. **135** (1976): 651–655.

660. MADDOCKS, J.: Alternative medicine. Med. J. Aust. **142** (1985): 547–551.

661. MADRIGAL, V., EDELMANN, D. A., GOLDSMITH, A.: Laparoscopic sterilization as an outpatient procedure. J. Reprod. Med. **18** (1977): 261–264.

662. MAGNANINI, F. L. et al.: Accidentes en la endoscopia digestiva. 4. Congr. Mundial. de Endosc. Dig. Madrid (1978).

663. MALINS, J. M., FITZGERALD, M. G.: Childbearing prior to recognition of diabetes. Diabetes **14** (1965): 175–178.

664. MÄMECKE, J.: Akupunktur – letzte Chance? Berliner Zeitung vom 22. 3. 1980.

665. MANDEL, J., GÜRTLER, R.: Sorgfaltspflicht des Arztes. Rechtliche Aspekte. Dt. Gesundh.-Wesen **30** (1975): 1254–1258.

666. MANDELSTAM, P. C. et al.: Complications associated with esophagogastroduodenoscopy and with esophageal dilation. Gastrointest. Endoscopy **23** (1976): 16–19.

667. MANEGOLD, B. C.: Endoskopie des operierten Magens. In: FRÜHMORGEN, P., CLASSEN, M. (Hrsg.): Endoskopie und Biopsie in der Gastroenterologie. Springer, Berlin–Heidelberg–New York (1979): 84–92.

668. MANLEY, M. T.: Incidence, contributory factors and costs of pressure sores. S. Afr. Med. J. **53** (1978): 217–222.

669. MANI, R. L. et al.: Complications of catheter cerebral angiography: Analysis of 5000 procedures. I. Criteria and incidence. Amer. J. Roentgenol. **131** (1978): 861–865.

670. MANI, R. L., EISENBERG, R. L.: Complications of catheter cerebral angiography: analysis of 5000 procedures. II. Relation of complication rates to technical and arteriographic diagnosis. III. Assessment of arteries injected, contrast medium used, duration of procedure, and age of patient. Amer. J. Roentgenol. **131** (1978): 867 bis 869 und 871–874.

671. MAREK, J., ZABOR, Z.: Ungewöhnliche Komplikationen der RGT-Kontrastmitteluntersuchung des Magens. Ein Beitrag zur Morphologie des Bariumgranuloms. 9. Neuroradiol. Arbeitstagg. in Tannenfeld, 11.–14. 6. 1979.

672. MARESCH, W.: Maligne Hyperthermie. Beitr. gerichtl. Med. **30** (1973): 289–296.

673. MARTIN, G. P., WAITE, P. M. E.: The efficiency of acupuncture as an aid to stopping smoking. New Zealand Med. J. **93** (1981): 421–423.

674. MARX, G. F., MATEO, C. V., ORKIN, R. L.: Computer analysis of postanesthetic deaths. Anesthesiology **39** (1973): 54–58.

675. MASSHOFF, W.: Reanimation und Pathologie. Münch. med. Wschr. **117** (1975): 887–892.

676. MATTERN, H.: Arzneiverordnung aus allgemeinmedizinischer Sicht. Therapiewoche **28** (1978): 3500–3504.

677. MATTIG, W.: Komplikationsdichte ärztlicher Eingriffe, Volk und Gesundheit, Berlin 1976.

678. MATTIG, W.: Iatrogene Komplikationen – vermeidbar? Dt. Gesundh.-Wesen **33** (1978): 368 bis 373.

679. MATTIG, W.: Zur Problematik iatrogener Komplikationen. Vortrag vor Weiterbildungsleitern für Innere Medizin bei der Akademie f. ärztl. Fortbild. in Berlin am 29. 10. 1979.

680. MATTIG, W.: Akupunktur. Deine Gesundheit (1981) **9**: 281–283.

681. MATTIG, W.: Der Stellenwert neuroradiologischer Zwischenfälle und Komplikationen. Krim. forens. Wissensch. **45** (1982): 95–100.

682. MATTIG, W.: Komplikationsdichte ärztlicher Eingriffe. 2. Aufl. Volk und Gesundheit, Berlin 1983.

683. MATTIG, W.: Zur Verfahrensweise gerichtsärztlicher Begutachtung iatrogener Schäden. Vortrag auf der Frühjahrstagung der Thür. Chirur. Gesellsch. Jena, 21. 6. 1985.

684. MATTIG, W.: Ist die Schädelübersichtsaufnahme nach Schädelbagatellverletzungen entbehrlich? Bemerkungen zu dem Artikel von FUCHS, LIEBSCHER und LIESS aus gerichtsärztlicher Sicht. Z. Ärztl. Fortbild. **80** (1986); 617

685. MATTIG, W. et al.: Die Grenzstranginjektion nach WISCHNEWSKI – Kritik der Neuraltherapie am Beispiel einer Methode. Krim. forens. Wiss. **45** (1982): 115–131.

686. MATTIG, W., BÄR, P.: Zu einigen Aspekten der Komplikationen bei Schutzimpfungen. Krim. forens. Wissensch. **40** (1980): 87–92.

687. MATTIG, W., BINDER, G., LIGNITZ, E.: Intraoperativ zurückgelassene Fremdkörper – Vorschlag einer Beurteilungsgrundlage aus forensischer Sicht. Dt. Gesundh.-Wesen **37** (1982): 509 bis 513.

688. MATTIG, W., BINDER, G., LIGNITZ, E.: Abschließende Stellungnahme zu der Erwiderung von A. K. SCHMAUSS. Dt. Gesundh.-Wesen **37** (1982): 2147.

689. MATTIG, W., BUCHHOLZ, W., SCHULZ, H.-J.: Kritik der Akupunktur als Heilbehandlungsmethode. Z. ges. inn. Med. **34** (1979): 168–173.

690. MATTIG, W., BUCHHOLZ, W., SCHULZ, H. J.: Schwere iatrogene Schädigung durch Neuraltherapie nach HUNEKE. Z. ges. inn. Med. **34** (1979): 143 bis **147**.

691. MATTIG, W., BUCHHOLZ, W., SCHULZ, H. J.: Schwere iatrogene Schädigung durch Neuraltherapie nach HUNEKE – Schlußwort. Z. ges. inn. Med. **36** (1981): 113–114.

692. MATTIG, W., GERTLER, A.: Zum okkultistischen Gehalt der sogenannten Alternativmedizin. Demokr. Ges.-Wesen (1982/5): 6–7.

693. MATTIG, W., GERTLER, A.: Akupunktur: Scharlatanerie oder therapeutische Bereicherung? II. Theoretische Aspekte und Komplikationen. Inn. Med. **10** (1983): 247–252.

694. MATTIG, W., GERTLER, A., KUNZ, Brigitte: Zu einigen Pflichten des Arztes und der medizinisch-technischen Röntgenassistentin am Beispiel der Kontrastmitteluntersuchung. Dt. Gesundh.-Wesen **37** (1982): 142–146.

695. MATTIG, W., LIGNITZ, E.: Sorgfaltspflicht in der Anästhesiologie. Kongreßber. anaesthesia 81 vom 20.–22. Jan. 1981 in Berlin, Bd. **1**, 74–79.

696. MATTIG, W., LIGNITZ, E.: Der Einlauf – eine ungefährliche medizinische Technik? Festschrift für Horst LEITHOFF. (Hrsg. WALTHER, G., HAFFNER, H. T.) Kriminalistik Verlag, Heidelberg (1985): 613–616.

697. MATTIG, W., LIGNITZ, E., KAISER, Barbara: Iatrogene Schäden zentraler Venenkatheter in einem 9jährigen gerichtsmedizinischen Sektionsgut. Beiträge zur gerichtlichen Medizin. Humboldt-Universität zu Berlin. Symposium gerichtliche Medizin 28.–30. Sept. 1981.

698. MATTIG, W., LIGNITZ, E. et al.: Iatrogene Schäden durch Einläufe mit Formaldehydlösungen. Dt. Gesundh.-Wesen **39** (1984): 1836–1839.

699. MATTIG, W., LIGNITZ, E. et al.: Fehler und Gefahren bei Darmeinläufen. Heilberufe **37** (1985): 218–219.

700. MATTIG, W., MATTIG, Barbara: Ermittlung der Blutungsquelle bei zweifacher intraperikardialer Katheterperforation. Krim. Forens. Wiss. **63/64** (1986): 50–54

701. MATTIG, W., RADAM, R.: Todesfall nach Adrenalinanwendung unter Halothannarkose. Dt. Gesundh.-Wesen **32** (1977): 953–955.

702. MAURER, H.: Gerichtsmedizinische Begutachtung bei maligner Hyperthermie. Beitr. gerichtl. Med. **35** (1977): 41–45.

703. MAURER, H. J.: Risiken bei Kontrastmitteluntersuchungen. Dt. Ärztebl. (1980): 1555–1564.

704. MAURER, H. J., MAURER, B.: Kontrastmittelzwischenfall. Bemerkungen zur Therapie. Münch. med. Wschr. **114** (1972): 1410–1413.

705. MAXION, H., KLEIN, H. J.: Zur Pathogenese und Behandlung der Migräne. Münch. med. Wschr. **120** (1978): 315–318.

706. MAZAL, D. A. et al.: Bilateral pneumothorax after acupunctur N. Engl. J. Med. **302** (1980): 1365–1366.

707. MAZZIA, V. B. B., SIMON, A.: Medicolegal implications of malignant hyperpyrexia. In: ALDRETE, J. A., BRITT, B. A. (Eds.): Malignant hyperthermia. Grune and Stratton. New York–San Francisco–London (1978).

708. MECKLINGER, L.: Rede des Ministers für Gesundheitswesen vor medizinischen Leitungskadern des Bezirkes Frankfurt (Oder). Frankfurt (Oder), 11. 9. 1984.

709. MEHLHOSE, F.: Leserbrief. Die Berliner Ärztekammer **17** (1980): 318–320.

710. MEHLHOSE, F.: Neuraltherapie bei Augenkrankheiten? Augenspiegel (1981): 192–198.

711. MEHNERT, H.: Diabetes mellitus 1980/Bericht eines Komitees der WHO. Dtsch. med. Wschr. **105** (1980): 1665–1667.

712. MEHNERT, H. et al.: Früherfassung von Diabetikern in München 1967/68. Dt. med. Wschr. **93** (1968): 2044–2050.

713. MEIER, F. et al.: Die Vena jugularis interna-Punktion. Technik und eigene Erfahrungen. Dt. Gesundh.-Wesen **38** (1983): 210–213.

714. MEISSNER, K.: Hämo-Cholaskos nach perkutaner Leberbiopsie. Zur „Unfallmechanik" einer iatrogenen Erkrankung. Dtsch. med. Wschr. **105** (1980): 1752–1753.

715. MELLMANN, J., BORNEMANN, H.: Phlebographie als Ursache tiefer Beinvenenthrombosen? Röntgenologische und nuklearmedizinische Befunde bei Verwendung unterschiedlicher Kontrastmittel. In: Zukunft der Angiographie – Schmerzfreiheit. Symp. Juli 1979 Frankfurt/Main. (Hrsg. Gulden Pharmazeutika) Konstanz (1980).

716. MEMERY, H. N.: Anesthesia mortality in private practice: a two year study. J. Amer. med. Ass. **194** (1965): 1185.

717. MENDELSON, G. et al.: Acupuncture treatment of chronic back pain. A double-blind placebocontrolled trial. Amer. J. Med. **74** (1983): 49–55.

718. MENGHINI, G.: Leberblindpunktion. In: FRÜHMORGEN, P., CLASSEN, M. (Hrsg.): Endoskopie und Biopsie in der Gastroenterologie. Technik und Indikation. 2. Aufl. Springer, Berlin–Heidelberg–New York (1979): 167–175.

719. MENZEL, H. et al.: Bericht über zwei Fälle von maligner Hyperthermie mit unterschiedlichem Verlauf. Prakt. Anästh. **10** (1976): 227–235.

720. MERLI, S., RONCHI, G. U.: Zur Frage des postoperativen Tetanus. Dtsch. Z. ges. gerichtl. Med. **59** (1967): 247–279.

721. MERTSCH, H.: Richtlinien für die zerebrale (brachiozephale) Angiographie. Radiol. diagn. **26** (1985): 381–388.

722. METTER, D.: Tödlicher Zwischenfall nach Leberpunktion. Z. Rechtsmed. **82** (1978): 225 bis 230.

723. METTER, D.: Morphologische Befunde nach Tracheotomie und Intubation. Z. Rechtsmed. **82** (1979): 289–303.

724. MEYER, H.: Der Liquor, Springer, Berlin 1949.

725. MEYER, R. N.: Group prepaid health plan liability when a physician provider malpractices. Leg. Med. Annual. (1976): 353–381.

726. MEYER ZUM BÜSCHENFELDE, K. H., HÜTTENROTH, T. H.: Gibt es eindeutige Indikationen für eine endoskopische Entfernung von Steinen im Gallengang? Med. Welt **32** (1981): 789–790.

727. MEYERS, M. A., GHAHREMANI, G. G.: Complication of fibre optic endoscopy I. Esophagoscopy and Gastroscopy. II. Colonoscopy. Radiology **115** (1975): 293–307.

728. MILDEOVÁ, E.: Komplikace bronchographie při ponziti Dionosil aqueous. Čs. Patol. **7** (1971): 157–164.

729. MILLER, D. W. et al.: Risks of coronary arteriography and bypass surgery in patients with left main coronary artery stenosis. Chest **79** (1981): 387–392.

730. Ministerium der Justiz und Akademie für Staats- und Rechtswissenschaften der DDR (Hrsg.): Strafrecht der DDR. Kommentar zum Strafgesetzbuch. Staatsverlag, Berlin 1984.

731. MINTZ, M.: Le risque et la prophylaxie des accidents en coelioscopie gynécologique. Enquête portant sur 100000 cas. J. Gynec. Obstet. Biol. Repr. **5** (1976): 681–695.

732. MODEREGGER, G.: Wo liegen die letzten Möglichkeiten des Allgemeinmediziners, Arzt zu bleiben? Dr. med. G. MODEREGGER, Arzt f. Allg. med., Valentinstr. 3/5, Karlsruhe/Durlach 1979.

733. MOGENSEN, J. V., MISFELDT, B., HANEL, H.: Preoperative excitement and malignant hyperthermia. Lancet (1974/I): 461.

734. MOHNIKE, G.: Kleptomaniesyndrom in der Insulinhypoglykämie. Klin. Wschr. **25/26** (1947): 560–563.

735. MOHR, K., RITTER, H., BANZHAF, E.: Fremdkörperembolisation bei diagnostischen und therapeutischen Kathetereingriffen im Herz-Kreislauf-System. Dt. Gesundh.-Wesen **33** (1978): 935–937.

736. Moore, M. E., Berk, S. N.: Acupuncture for chronic shoulder pain. An experimental study with attention to the role of placebo and hypnotic susceptibility. Ann. Intern. Med. **84** (1976): 381 bis 384.

737. Morreau, J.: Les accidents graves de la rachianesthésie. Arch. franco-belg. Chir. **30** (1927): 796.

738. Moseley, I. F., Pilling, J. B.: Intraocular hemorrhage as a complication of pneumoencephalography. J. Neurol. Neurosurg. Psychiat. **39** (1976): 375—380.

739. Mössinger, P.: Ev. Gemeindebl. Württemberg **9** (1981): 10.

740. Moulds, R. F. W., Denborough, M. A.: Biochemical basis of malignant hyperpyrexia. Brit. Med. J. (1974/IV): 241—244.

741. Moulds, R. F. W., Denborough, M. A.: Identification of susceptibility to malignant hyperpyrexia. Brit. Med. J. (1974/II): 245—247.

742. Mueller, B.: Gerichtliche Medizin. 2. Aufl. Springer, Berlin—Heidelberg—New York 1975.

743. Müller, H. A., Scholz, P.: Methodik und Aussagekraft der Spinalphlebographie beim lumbalen Bandscheibenvorfall. Dt. Gesundh.-Wesen **37** (1982): 1212—1215.

744. Müller, H.-J. et al.: Komplikationen bei Myelographien und deren Begutachtung. Dt. Gesundh.-Wesen **34** (1979): 1537—1541.

745. Müller, J. et al.: Ambulante parenterale Ernährung. Indikation, Technik, Erfahrungen. Infusionsther. Klin. Ernähr. **7** (1980): 13—20.

746. Müller, K.-M., Blaeser, B.: Tödliche thromboembolische Komplikationen nach zentralem Venenkatheter. Dtsch. med. Wschr. **101** (1976): 411—413.

747. Müller, K.-M., Hartmann, N.: Herzverletzungen durch zentrale Venenkatheter. Dtsch. med. Wschr. **103** (1978): 349—351.

748. Müller, R.: Erfahrungen mit der Amnioskopie bei Risikogeburten. Dt. Gesundh.-Wesen **25** (1970): 1271—1274.

749. Murray, M. et al.: Life expectancy, survial rates, and causes of death in civilian patients with spinal cord trauma. Arch. Phys. Med. Rehabil. **47** (1966): 457—463.

750. Murtomaa, M., Korttila, K.: The beginning of resuscitation by laymen: mobile intensive care unit and emergency room. Anaesthesist **23** (1974): 398—402.

751. Mushin, W. W., Rosen, M., Jones, E. V.: Post-halothane jaundice in relation to previous administration of halothane. Brit. med. J. (1971/III): 18—22.

752. Myers, G. H., Witten, D. M.: Acute renal failure after excretory urography in multiple myeloma. Amer. J. Roentgenol. **113** (1971): 583—588.

753. Nagy, A., Leb, J.: Atypische Verlaufsformen und septische Komplikationen nach Appendizitis im Kindesalter. Z. Kinderchirurgie **30** (1980): 23—25.

754. Natusch, R., Ditscherlein, G.: Nierenbiopsie. Technik, Morphologie und Klinik. Barth, Leipzig 1976.

755. Nawrocki, W. C.: Leserbrief: Hilft Akupunktur? Selecta (1979): 830—831.

756. Nedden, D. zur, Dittrich, P. V., König, P.: Der Wert der Computer-Tomographie bei der perkutanen Nierenbiopsie. Nieren- und Hochdruckkr. **10** (1981): 76—78.

757. Nejedlo, V.: Fehler und Gefahren bei der Ösophagoskopie. Laryng. Rhinol. **55** (1976): 303—309.

758. Nelson, K. E. et al.: Lipoidembolism to the brain after lymphography. New Engl. J. Med. **273** (1965): 1132—1134.

759. Nelson, R. S.: Endoscopy in gastric cancer. Springer, Berlin—Heidelberg—New York 1970

760. Nemes, C., Niemer, M., Noack, G.: Maligne Hyperthermie. Datenbuch Anästhesiologie. Fischer, Stuttgart—New York (1979): 270—273.

761. Neubuser, D., Bailer, P., Bosselmann, K.: Erfahrungen über die hysteroskopische Tubensterilisation mit der Hochfrequenz- und Thermomethode. Geburtsh. Frauenheilk. **37** (1977): 809 bis 812.

762. Neugebauer, F. v.: 87 neue Beobachtungen von zufälliger Zurücklassung eines sub operatione benutzten Fremdkörpers in der Bauchhöhle samt einigen anderen unvorhergesehenen Zufällen. Zbl. Gynäkol. **28** (1904): 65—81.

763. Neuhaus, B., Safrany, L.: Im Risikofall Papillotomie endoskopisch ausführen. PK-Bildbericht von der XI. Jahrestagung der Dtsch. und Österr. Gesellschaft f. Intern. Intensivmed., Berlin, 18.—20. 10. 1979. Praxis-Kurier 18 (1980): 53.

764. Neumann, H. G., Kolmorgen, K.: Laparoskopie in der Gynäkologie. Med. akt. **9** (1983): 84—85.

765. Neumark, J.: Grenzen der Psychoanalgesie, Akupunktur und TNS in der Geburtshilfe. Vortrag auf dem zentraleuropäischen Anästhesie-Kongreß in Berlin-West, 15.—19. 9. 1981.

766. Nilsen, P. A., Verve, F.: Tubal sterili-

sation. With special reference to elektrocoagulation through the laparoscope. Acta Obst. Gynecol. Scand. **55** (1976): 349–353.

767. NISSEN, R.: Günstiges und ungünstiges aus der Alterschirurgie. Z. Alternsforschung **14** (1960): 301–307.

768. N. N.: Hyperthyreose nach Cholezystographie. Euromed **15** (1975): 882.

769. N. N.: Hepatitis B. Übertragung durch Intimkontakt häufig. Euromed **19** (1979): 77.

770. N. N.: Fetoskopie ist aussagekräftig, aber riskant. Med. Trib. **17** (1982) 8: 16.

771. NOLA, G. T., VISTNES, L. M.: Differential response of skin and muscle in the experimental production of pressure sores. Plast. Reconstr. Surg. **66** (1980): 728–733.

772. NORDAHL, D. L. et al.: Nonfatal venous intravasation from the site of diverticulitis during barium enema examination. Amer. J. Digest. Dis. **18** (1973): 253–256.

773. NORTON, D., MC LAREN, R., EXTON-SMITH, A. M.: A investigation of geriatric nursing problems in hospital. Edinburge, Churchill, Livingstone (1975): 193.

774. NOVÁK, J., SEMERAK, A., BRZEK, Vt.: Mechanische Speiseröhrenverletzungen. Čsl. Otolaryng, **11** (1962): 355–358. (tschech.).

775. NOVEROSKE, R. J.: Perforation of the rectosigmoid by a bardex balloon catheter. Report of three cases. Amer. J. Roentgenol. **96** (1966): 326–331.

776. NOWOTNY, O.: Bronchoskopie und Ösophagoskopie. In: BRANDT, G., KUNZ, H., NISSEN, R. (Hrsg.): Intra- und postoperative Zwischenfälle. Bd. **I**, Thieme, Stuttgart (1967): 104–111.

777. nst: Allgemeinpraxis: Stellenwert der Diagnose. Diagnostik **11** (1978): 299.

778. OEPEN, Irmgard: Persönliche Mitteilung zum Patienten H. M. 1964.

779. OEPEN, Irmgard: Kontroverse um die Anerkennung der Akupunktur. Kriminalistik (1979) 4: 181.

780. OEPEN, Irmgard: Vortrag auf dem Symposium „Wissenschaftliche Medizin in der Krise?“ am 8. 11. 1980 in Melzen. Ref. von RIPPEL-MANSS, I.: Okkultismus und Außenseitermethoden. Wissenschaftliche Medizin in der Krise? Niedersächs. Ärztebl. Nr. 7 vom 5. 4. 1981.

781. OEPEN, Irmgard: Paramedizinische Heilmethoden. Z. Allg. Med. **56** (1980): 1375–1380.

782. OEPEN, Irmgard: Zum Problem der Außenseitermethoden in der Medizin (I). Med. Welt **31** (1980): 1106–1110.

783. OEPEN, Irmgard: Zum Problem der Außenseitermethoden in der Medizin. In: WEIGAND, H. et al. (1177).

784. OEPEN, Irmgard: Schlußwort zu: Ist Akupunktur harmlos? Selecta (1980): 4322–4323.

785. OEPEN, Irmgard: Kritische Argumente zur Akupunktur. Z. Allg. Med. **56** (1980): 1401–1407.

786. OEPEN, Irmgard: Zum Problem der Außenseitermethoden in der Medizin (II). Med. Welt **31** (1980): 1150–1153.

787. OEPEN, Irmgard: Die Gesundheit soll Vorrang vor der Pressefreiheit haben. Süddtsch. Ztg. 20./21. 12. 1980: 83.

788. OEPEN, Irmgard: Brauchen wir eine alternative Medizin? Fortschr. Med. **99** (1981): 1759 bis 1763.

789. OEPEN, Irmgard: Vortrag auf dem 28. Intern. Fortbildungskongreß d. Dt. Bundesärztek. u. d. Österreich. Ärztek., Med. Tribune (1981) 8: 22.

790. OEPEN, Irmgard: Offenes Forum. Med. Tribune (1981) 12: 57.

791. OEPEN, Irmgard: Wert und Unwert der Akupunktur. Therapiewoche **31** (1981): 794–804.

792. OEPEN, Irmgard: Lebendige Wissenschaft. Was kann man von der Außenseitermedizin erwarten? Süddtsch. Rundf., Studio Heidelberg, Wissenschaftsredaktion. Sendung am 21. 2. 1982.

793. OEPEN, Irmgard: Zur Diagnostik und Therapie über die Haut aus rechtsmedizinischer Sicht. Erfahrungsheilk. **31** (1982): 334–338.

794. OEPEN, Irmgard: Ärztliche Erfahrung ist kein Ersatz für Wirksamkeitsnachweis! Ärztl. Praxis **34** (1982): 2734.

795. OEPEN, Irmgard: Naturheilverfahren. Die sogenannten Naturheilverfahren sind zum Teil deutlich kritisch zu beurteilen. Neuraltherapie bzw. lokalanästhetische Verfahren. Kassenarzt **22** (1982) 19: 1–4.

796. OEPEN, Irmgard: Vortrag auf dem 31. Dt. Therapiekongreß für ärztl. Fortbild. vom 1. bis 5. 6. 1982 in Berlin. Zit. von E. F.: Krebs – nur gesicherte Methoden einsetzen. Praxis-Kurier (1982) 49: 24.

797. OEPEN, Irmgard: „Alternative“ Heilverfahren: Daran scheiden sich die Geister! Ärztl. Prax. **34** (1982): 2144–2146.

798. OEPEN, Irmgard: Alternative Medizin. Prakt. Arzt **20** (1983): 2215–2218.

799. OEPEN, Irmgard: Bemerkungen zur Gesetzgebung und Rechtsanwendung bei unkonventionellen medizinischen Verfahren. Med. Welt **34** (1983): 1396–1400.

800. Oepen, Irmgard: Zum Einfluß der sogenannten alternativen Medizin auf das Vertrauensverhältnis zwischen Arzt und Patient. Ärztin (1983): Heft 12 (Sonderdruck).

801. Oepen, Irmgard: Diagnostische Außenseitermethoden. Dtsch. med. Wschr. **108** (1983): 1298.

802. Oepen, Irmgard: Kritische Bemerkungen zum „Herdgeschehen". HNO **32** (1984): 108–111.

803. Oepen, Irmgard: Außenseitermethoden in der Pädiatrie. 15. Fortbildungsveranstaltung für Kinderkrankenschwestern und 4 Pfleger. Wilhelmshaven, Mai 1984. Troske Druck + Verlagsgesellschaft m. b. H., Hannover (1984): 11–17.

804. Oepen, Irmgard: Anregungen und Einschätzung unkonventioneller medizinischer Verfahren. Symposium „Erfahrungsheilkunde – Praktiken und Ergänzung der Schulmedizin?" Bad Segeberg, 28. 4. 1984.

805. Oepen, Irmgard, Koch, T.: Kritische Argumente zur Akupunktur. Vortrag in Innsbruck am 20. 3. 1982.

806. Oepen, Irmgard, Rose, G.: Leserzuschrift „Akupunktur". Dtsch. med. Wschr. **106** (1981): 789–790.

807. Okuda, K.: Percutaneous transhepatic cholangiography. Vortrag Digestive Disease Week, San Antonio (1975). Zit. bei Koch, H. (548).

808. Okuda, K. et al.: Nonsurgical percutaneous transhepatic cholangiography – Diagnostic significance in medical problems of the liver. Dig. Dis. **19** (1974): 21–36.

809. Olbert, F., Dittel, E., Hagmüller, G.: Iatrogene Gefäßschäden durch Angiographie. In: Judmaier, F. (Hrsg.): Iatrogene Gefäßschäden. Rekonstruktive Venenchirurgie. Experimentelle Gefäßchirurgie. Karger, Basel–München–Paris–London–New York–Sydney (1975): 14–21.

810. Olivecrona, H.: Complications of cerebral angiography. Neuroradiology **14** (1977): 175–181.

811. Opderbecke, H. W.: Anaesthesie und ärztliche Sorgfaltspflicht. Springer, Berlin–Heidelberg–New York 1978.

812. Otto, W., Schiessle, W., Könn, G.: Chirurgische Lungenbiopsie. In: Ergebnisse der gesamten Lungen- und Tuberkuloseforschung, Bd. **20**, Thieme, Stuttgart (1971): 58–62.

813. Ottenjann, R.: Atlas der Koloileoskopie. Enke, Stuttgart 1980.

814. Ottenjann, R., Classen, M.: Gastroenterologische Endoskopie. Lehrbuch und Atlas. Enke, Stuttgart 1979.

815. Owen, T. K.: A fatal accident during bronchography. J. forensic Med. **7** (1960): 193.

816. Palmer, E. D., Boyce, H. W.: Manual of gastrointestinal endoscopy. Williams and Wilkins, Baltimore 1964.

817. Palmer, E. D., Wirts, C. W.: Survey of gastroscopic and esophagoscopic accidents. Amer. J. med. Ass. **164** (1957): 2012.

818. Pampus, I., Backhaus, F.: Druckgeschwüre: Verhütung und Behandlung in Praxis und Krankenhaus. Dt. Ärztebl. **74** (1977): 1738.

819. Panzram, G., Pense, G.: Prospektive Studie über die Häufigkeit und Sterblichkeit des Coma diabeticum im Bezirk Erfurt. Z. ges. inn. Med. **27** (1972): 871–875.

820. Parafiniuk, W., Stojalowski, K.: Fat emboli following resuscitation. Pol. Przegl. Chir. **44** (1972): 1231–1240 (pol.).

821. Parewijck, W., Thiery, M., Timpermann, J.: Serious complications of laparoscopy. Med. Sci. Law **19** (1979): 199–201.

822. Parsi, R. et al.: Die Katheterisierung der Vena subclavia und ihre klinische Anwendung. Dt. Gesundh.-Wesen **33** (1978): 208–214.

823. Patzelt, D., Lignitz, E., Keil, W., Takatsu, W.: Zur Problematik der Diagnose Luftembolie an der Leiche. Beitr. gerichtl. Med. **37** (1979): 401 bis 405.

824. Paul, F.: Gibt es eindeutige Indikationen für eine endoskopische Entfernung von Steinen im Gallengang? Med. Welt **32** (1981): 790–791.

825. Paulsen, K., Reinhardt, M.: Nil nocere! Die Stellatumblockade und ihre Gefahren. Münch. med. Wschr. **112** (1970): 817–823.

826. Pauser, G.: Analgesie nur bei intaktem Nervensystem. Euromed **16** (1976): 731–732.

827. Pauser, G.: Neurophysiologie und Neurobiochemie als Grundlage der Akupunkturanalgesie. Dtsch. Z. Akup. **22** (1979): 107–111.

828. Pellnitz, D.: Moderne Anästhesieprobleme in der Hals-Nasen-Ohrenheilkunde aus der Sicht des Hals-Nasen-Ohrenarztes. Arch. Ohren-, Nasen- und Kehlkopfheilk. **187** (1966): 463–486.

829. Pelz, G.: Das Sekunden-Huneke-Phänomen, eine neurologische Studie. Speyerer Tage '81. In: Neuraltherapie. Diagnostische und therapeutische Lokalanästhesie. Herd- und Störfeldgeschehen. Hrsg. Akad. f. Neuraltherapie. Bd. 1 (1981): 67–71.

830. Pendergrass, E. P. et al.: A survey deaths and unfavorable sequelae following the administration of contrast media. Amer. J. Roentgenol. 48 (1942): 741–762.

831. PENGLOAN et al.: Insuffisance rénale aigue après urographie par voie veineuse. Nouv. Presse Méd. 9 (1980): 2151.

832. PERRET: Diskussion. In: JUDMAIER, F. (Hrsg.): Iatrogene Gefäßschäden. Rekonstruktive Venenchirurgie. Experimentelle Gefäßchirurgie. Karger, Basel—München—Paris—London—New York—Sydney (1975): 34.

833. PERRET, G., NISHIOKA, H.: Report on the cooperative study of intracranial aneurysms and subarachnoid hemorrhage. Section IV: Cerebral angiography. A analysis of the diagnostic value and complications of carotid and vertebral angiography in 5.484 patients. J. Neurosurg. **25** (1966): 98—114.

834. PETER, K. et al.: Das Anästhesierisiko. Anaesthesiol. Intensivmed. **9** (1980): 240—248.

835. PETERS, G. A., HODGSON, J. R., DONOVAN, R. J.: The effect of premedication with chlorpheniramine on reactions to methylglucamine iodipamide. J. Allergy clin. Immunol. **38** (1966): 74—83.

836. PETERSEN, N. C., BITTMANN, S.: The epidemiology of pressure-sores. Scand. J. Plast. reconstr. Surg. **5** (1971): 62—66.

837. PETTER, O., GERTLER, A.: Neuraltherapie in der Phlebologie? Ärztezeitschr. Naturheilverf. **23** (1982): 657—660.

838. PETTERSON, Gösta et al.: Vortrag „Riksstämma", Stockholm (1978). In: Euromed **19** (1979) 2: 131—132.

839. PETZOLD, R., SCHÖFFLING, K.: Diagnostische und therapeutische Möglichkeiten zur Verhütung des Coma diabeticum. Z. Allgemeinmed. **49** (1973): 1314—1318.

840. PHILIPPS, J. et al.: Gynecologic laparoscopy in 1975. J. Reprod. Med. **16** (1976): 105—117.

841. PHILLIPS, J. M. et al.: 1979 AAGL Membership Survey. J. Reprod. Med. **26** (1981): 529—533.

842. PHILIPS, O. L. et al.: The Baltimore Anaesthesia study Commitee. Review of 1,024 postoperative deaths. J. Amer. med. Ass. **174** (1960): 2015—2019.

843. PIEPER, W.: Zwischenfälle bei Blockierung des Halsgrenzstranges. Zbl. Chir. **74** (1949): 887.

844. PILZ, M. E.: Herderkrankung, Fokussuche und Stomatologie. Diskussionsbeitrag zur Arbeit von ZUHRT und JURKSCHAT. Stomatol. DDR **30** (1980): 35—38.

845. PIOTROWSKI, H.: Ganzheitstherapie bei Augenkrankheiten. Haug, Heidelberg (1980).

846. PLANK, E., MUTSCHLER, W., RÜTER, A.: Arthroskopie des Kniegelenks. Diagnostik **11** (1978): 372—374.

847. PLÖTZ, J., BRAUN, J., GERICKE, B.: Maligne Hyperthermie. I. Beobachtungen im Zusammenhang mit ihrem Entstehen und Verlauf. Anaesthesist **29** (1980): 89—93.

848. PLÖTZ, J.: Maligne Hyperthermie. II. Befragung und Untersuchung von Familienmitgliedern einer Erkrankten. Anaesthesist **29** (1980): 94—98.

849. PODLESCH, I. et al.: Die Beeinflussung von Schmerzen durch Akupunktur. Med. Welt **29** (1978): 666—669.

850. POLLACK, S., REITER, C., STELLWAG-CARION, C.: Zweiseitige Leberruptur als Komplikation der äußeren Herzmassage. Z. Rechtsmed. **92** (1984): 67—75.

851. PÖLLER, H.: VR China — Medizinische Eindrücke. Dtsch. Z. Akup. **6** (1979): 144—147.

852. PONGRATZ, W.: Kritische Stellungnahme zur chinesischen Akupunktur. Anästh. Prax. **16** (1979): 9—16.

853. PONSOLD, A.: Lehrbuch der gerichtlichen Medizin. 3. Aufl., Thieme, Stuttgart 1967.

854. POPIO, K. A., ROSSI, A.: American Heart Association, 50th Scientific Session. Miami Beach, 28. 11.—1. 12. 1977. Ref. in Selecta **30** (1978): 2652.

855. PORKERT, M.: Vortrag auf der Tagung „Alternative Medizin", Tutzing 10.—13. 11. 1980. Zit. von K. W.: Zur Diskussion gestellt. Wer hat denn die Natur ganzheitlich gepachtet? Praxis-Kurier (1981) 14: 54—56.

856. PREUSS, H. J., SKORKA, B.: Tödlicher Kontrastmittelzwischenfall nach Injektion von Adipiodon. Dt. Gesundh.-Wesen **27** (1972): 606 bis 610.

857. PRIDIE, R. B. et al.: Coronary angiography. Review of 1500 consecutive cases. Brit. Heart J. **39** (1977): 1200—1203.

858. PROKOP, H.: Die ärztliche Hypnose ist nicht passé. Euromed. **21** (1981): 419—420.

859. PROKOP, O.: Okkulte Sprache. Sprachausdruck der Okkultisten und Sprachtechniken von Okkultbetrügern. Sprachforum **2** (1956): 111—116.

860. PROKOP, O.: Forensische Fragen in der Geburtshilfe. In: KRAATZ, H. (Hrsg.): STOECKELS Lehrbuch der Geburtshilfe, 14. Aufl. Fischer, Jena (1966): 989—1027.

861. PROKOP, O.: Tod durch Injektion von Cholinchlorid. In: Aktuelle Fragen der gerichtlichen Medizin (II). Wiss. Beiträge der Martin-Luther-Universität (1967): 45—46.

862. PROKOP, O.: Grundsätzliches zur Akupunkturtherapie. Dt. Gesundh.-Wesen **31** (1976): 1681–1685.

863. PROKOP, O.: Parapsychologie und Paramedizin. In: Parapsychologie und Okkultismus in der Kriminologie. Kriminologische Schriftenreihe **72** (1979): 93–108.

864. PROKOP, O.: Paramedizin. Mschr. Kinderheilk. **128** (1980): 446–452.

865. PROKOP, O.: (Vortrag auf dem Sympos. „Wissenschaftl. Medizin in der Krise?" am 8. 11. 1980 in Uelzen) Zit. bei RIPPEL-MANSS, I.: Okkultismus und Außenseitermethoden. Wissenschaftliche Medizin in der Krise? Niedersächs. Ärztebl. Nr. 7 vom 5. 4. 1981.

866. PROKOP, O.: Rationale Überlegungen zur Irrationalen Medizin. Zur gegenwärtigen Situation der polemischen Auseinandersetzungen. Z. Klin. Med. **40** (1985): 1789–1797.

867. PROKOP, O., DOTZAUER, G.: Die Akupunktur. Fischer, Stuttgart–New York 1979.

868. PROKOP, O., LIGNITZ, E., SCHLIACK, V.: Gutachten A. H., 48 Str. 78, Inst. für Gerichtliche Medizin, Berlin 1978.

869. PROKOP, O., MATTIG, W.: Komplikationen durch Nadeltherapie. Krim. forens. Wiss. **37** (1979): 59–71.

870. PROKOP, O., SEIDEL, K.: Akupunkturanalgesie – Hypnotismus und Hysterie. Z. ärztl. Fortbild. **68** (1974): 1224.

871. PROKOP, O., SEIDEL, K.: Schlußwort zu „Akupunkturanalgesie – Hypnotismus und Hysterie", und ergänzende Bemerkungen, angeregt durch M. KÖGEL. Z. ärztl. Fortbild. **69** (1975): 598–599.

872. PROKOP, O., SEIDEL, K.: Akupunktur. 47. Universitätsgespräch, Humboldt-Univ. Berlin, am 22. 3. 1977.

873. PROKOP, O., WIMMER, W.: Der moderne Okkultismus. Fischer, Stuttgart 1976.

874. PRÖPPER, H.: Indikationen, Kontraindikationen und Ergebnisse diagnostischer und therapeutischer Koloskopien. Chir. Praxis **24** (1978): 223–230.

875. PÜSCHEL, K., BRINKMANN, B.: Tod durch maligne Hyperthermie. Med. Welt **29** (1978): 522–531.

876. PÜSCHEL, K., BRINKMANN, B.: Zum derzeitigen Stand der Bewertung des Narkosezwischenfalls. Anaesthesist **29** (1980): 99–102.

877. PÜSCHEL, K., BRINKMANN, B., JANSSEN, W.: Epidemiologie des Narkosezwischenfalls maligne Hyperthermie. Prakt. Anästh. **13** (1978): 219–223.

878. PÜSCHEL, K. et al.: Maligne Hyperthermie in der 13. Vollnarkose. Anaesthesist **27** (1978): 488–491.

879. PÜSCHEL, K. et al.: Differentialdiagnose und Therapie des Coma diabeticum an der Leiche. Beitr. gerichtl. Med. **42** (1984): 314–318.

880. PÜSCHEL, K. et al.: Iatrogene Herzverletzung bei Sternalpunktion. Beitrag gerichtl. Med. **43** (1985): 369–375.

881. PUTZKE, H. P.: Die Pankreatitis als Komplikation diagnostischer und therapeutischer Maßnahmen. 8. Tagg. Gesellsch. Pathol. DDR, Berlin, 9.–11. 4. 1980.

882. PYKE, D. A.: Diabetes: The genetic connections. Diabetologia **17** (1979): 333–343.

883. QUANDT, J.: Über den Stellenwert einiger Therapieformen und Fragen der Abgrenzung gegenüber sogenannten Außenseitermethoden. Wissensch. Konf. d. Ärztl. Begutachtungswes., Dresden, 23.–25. 11. 81. Dt. Ges.-Wesen **37** (1982): 796–798.

884. QUERVAIN, F. de: Le goitre. Genève, Paris 1924.

885. QUOSS, A. et al.: Schwere Verlaufsform einer malignen Hyperthermie. Anaesthesiol. u. Reanimat. **4** (1979): 207–216.

886. RADAM, G.: Über die Einhaltung der Sicherheitsvorschriften bei der Durchführung von Tropfnarkosen. Dt. Gesundh.-Wesen **16** (1961): 1673–1674.

887. RAHN, J.: Naturwissenschaftliche Aspekte der morphologischen Beurteilung von bei Operationen fehlerhaft zurückgelassenen textilen Materialien unter besonderer Berücksichtigung der Bauchhöhle. Krim. forens. Wissensch. **22** (1975): 185–196.

888. RANDOW, H.: Der günstige Einfluß der Amnioskopie auf die perinatale Mortalität. Wiss. Z. Humboldt-Univ. Berlin, Math.-Naturwiss. R. **17** (1968): 582–583.

889. RAU, G.: Indikationen und Durchführung der Arteriographie in den verschiedenen Gefäßbereichen. Münch. med. Wschr. **109** (1967): 2039.

890. RAUCHFUSS, E., ZSCHIEDRICH, A.: Prästationäre diagnostische Sicherheit bei akuten Abdominalerkrankungen. Med. Akt. **12** (1986): 529–530.

891. RAULE, P., PROKOP, O., OEPEN, Irmgard: Ein letales „Sekundenphänomen" nach Neuraltherapie im Bereich der Halswirbelsäule. Internist. Prax. **21** (1982): 165–168.

892. RAUSCH, L.: Erkennung und Behandlung

von Strahlenschäden. Euromed **17** (1977): 878 bis 880.

893. RAUSKOLB, R.: Fetoskopie – klinische Erfahrungen. Geburtsh. Frauenheilk. **37** (1977): 304 bis 311.

894. RECKEWEG, H.-H.: Das biologische Heilmittel und der Biotherapeut. Biolog. Med. (1978) 2: 59–85.

895. REDING, R.: Zur Diagnostik und Therapie der Appendizitis. Z. ärztl. Fortbildung **68** (1974): 362–365.

896. REGLING, G. et al.: Prophylaktische Aspekte der malignen Hyperthermie. Dt. Gesundh.-Wesen **31** (1976): 1462–1465.

897. REGLING, G. et al.: Zur Epidemiologie und Prophylaxe der malignen Hyperthermie. 8. Kongreß der Ges. f. Anästh. u. Intensivmed., Berlin 1981, Kongreßband **1**, 365–372.

898. REGUS, M., WALGER, P.: Bloß alternative oder demokratische Medizin? Thesen und Fragen zu ökologisch-alternativen Ansätzen im Gesundheitswesen. Demokr. Gesundh.-Wesen (1982): 13–16.

899. REICHEL, H.: Wann und inwiefern ist die Zurücklassung von Fremdkörpern dem Operateur als Fahrlässigkeit anzurechnen? Ein Gutachten des Herrn Geh. Med.-Rates Dr. Paul RUPPRECHT in Dresden. Arch. Krim. **23** (1906): 303–321.

900. REID, J. J. A.: Public knowledge of diabetes mellitus. Med. off. **103** (1960): 325–328.

901. REINHARDT, H. F.: Nebenwirkungen nach lumbaler Dimer-X-Myelographie. – Cave Dosiserhöhung. Schweiz. Rundschau Med. (Praxis) **69** (1980): 83–86.

902. REISCHAUER, F.: Operationen am Anus und Rektum. In: STICH, R., BAUER, K.-H. (Hrsg.): Fehler und Gefahren bei chirurgischen Operationen. Bd. **II**. 4. Aufl., Fischer, Jena (1958): 846–882.

903. REITTER, H.: Die Pyocyaneus-Meningitis nach Lumbalpunktion. Zbl. Chir. **76** (1951): 181.

904. RELTON, J. E. S., BRITT, B. A., STEWARD, J. S.: Malignant hyperpyrexia. Brit. J. Anaesth. **45** (1973): 269–275.

905. REMMERS, U.: Gefahren und Komplikationen bei Angiographien der Hirngefäße. Med. Welt 27 (1976): 650–655.

906. RENZIEHAUSEN, K., KLEINSCHMIDT, R.: Bedeutung der Hysterographie für die Diagnostik und Therapieverlaufskontrolle des Korpuskarzinoms. Zbl. Gynäkol. **95** (1973): 193–202.

907. RESKE-NIELSEN, E., KRATHOLM, S.: Malignant Hyperthermia. Acta Anaesth. Scand. **15** (1971): 319–324.

908. RESKE-NIELSEN, E., KRATHOLM, S.: Ultrastructure of human muscle in malignant hyperthermia. Acta Path. Microbiol. Scand. **81** (1973): 585–587.

909. RETTIG, B., WEITZ, H.: Maligne Hyperthermie. Anaesthesist **29** (1980): 103–106.

910. RIEBELOVÁ, V.: Poznámky k prevenci a konzervativnimu léčeni dekubitálních vředu. Rozhledy v chir. **56** (1977): 514–518.

911. RIEGER, H. J.: Gastroenterologisches Seminar der Deutschen Gesellschaft f. Endoskopie in Göttingen. Euromed **17** (1977): 990.

912. RIEMANN, J. F., DEMLING, L.: Gibt es eindeutige Indikationen für eine endoskopische Entfernung von Steinen im Gallengang? Med. Welt **32** (1981): 791.

913. RING, J.: Die Problematik der Kontrastmittelüberempfindlichkeit. Dtsch. med. Wschr. **104** (1979): 517–524.

914. RINK, Chr., OTTO, L., NILIUS, R.: Herzstillstand als Komplikation bei der Gastroskopie – Kasuistik von zwei Fällen. Dtsch. Z. Verdau. – Stoffwechselkr. **44** (1984): 289–293.

915. RITTER, H.: Komplikationen bei invasiver radiologischer Diagnostik des Herz-Kreislauf-Systems. 8. Tag. d. Gesellsch. f. Pathologie d. DDR, Berlin, 9.–11. 4. 1980.

916. RITTER, H. G., TARALA, R.: Pneumothorax after acupuncture. Brit. med. J. (1978/II): 602 bis 603.

917. RITTER, G., BUSSE, K., RITTMEYER, K.: Kortikale Blindheit nach Vertebralisangiographie. Dtsch. med. Wschr. **100** (1975): 2621–2622.

918. RITTER, K., BANZHAF, E.: Fremdkörperembilisation bei diagnostischen und therapeutischen Kathetereingriffen im Herz-Kreislauf-System. Dt. Gesundh.-Wesen **33** (1978): 935–937.

919. RITTER, L., BUCSINA, O., SZILAGYI, J.: Eine schwere Komplikation koloproktologischer Untersuchungen. Orv. Hetil. **112** (1971): 2588–2592.

920. ROCKAHR, G. J.: Zwei leichte Verläufe der anästhesiebedingten malignen Hyperthermie. Z. ärztl. Fortbild. **73** (1979): 337–339.

921. RODIEK, S. O.: Raucherentwöhnung durch Akupunktur. Ärztl. Prax. **29** (1977): 397.

922. ROEBER, G.: Diskussionsbeitrag zu Jung: Ist es begründet, die Homöopathie in Bausch und Bogen zu verdammen? Med. akt. **5** (1979): 1.

923. ROEHL, U., WITTENBECK, S.: Zur Begründung ärztlicher Sorgfaltspflichten. Neue Justiz **26** (1972): 444–447.

924. ROGERS, B. H. et al.: Complications of

flexible fiberoptic colonoscopy and polypectomy. Gastrointest. Endoscopy **22** (1975): 73.

925. RÖHL, L.: Transurethrale Untersuchungen der ableitenden Harnwege. In: BRANDT, G., KUNZ, H., NISSEN, R. (Hrsg.): Intra- und postoperative Zwischenfälle. Bd. **I**, Thieme, Stuttgart (1967): 133–140.

926. ROMAN, P., WAGNER, J., STEINBACH, S.: Massive fatal embolism during barium enema study. Radiology **59** (1952): 190.

927. ROMANIUK, P.: Die Verantwortung des Arztes für angiokardiographische Untersuchungen. Dt. Gesundh.-Wesen **37** (1982): 17: XV–XVI.

928. ROOSEN, K., BETTAG, W., FIEBACH, O.: Komplikationen der zervikalen Diskographie. Fortschr. Röntgenstr. **122** (1975): 520–527.

929. RÖSCH, J.: Splenoportographie. Röntgenpraxis **3** (1967): 53–65.

930. RÖSCH, W.: Komplikationen bei der analen Endoskopie. In: OTTENJANN, R., ELSTER, K., WITTE, S. (Hrsg.): Gastroenterologische Endoskopie, Biopsie und Zytologie. Thieme, Stuttgart 1970.

931. RÖSCH, W.: Oesophago-Gastro-Duodenoskopie. In: FRÜHMORGEN, P., CLASSEN, M. (Hrsg.): Endoskopie und Biopsie in der Gastroenterologie. Technik und Indikation. Springer, Berlin–Heidelberg–New York (1979): 71–83.

932. RÖSCH, W.: Blinde Aspirationsbiopsie. In: FRÜHMORGEN, P., CLASSEN, M. (Hrsg.): Endoskopie und Biopsie in der Gastroenterologie. Technik und Indikation. Springer, Berlin–Heidelberg–New York (1979): 158–166.

933. ROSCHLAU, G.: Pathologisch-anatomische Demonstrationen: Leberschäden durch Halothan (sog. Halothan-Hepatitis). Med. akt. **4** (1979): 160–161.

934. ROSEN, M., ROE, R. B.: Adrenalin infiltration during halothane anaesthesia. A report of two cases of cardiac arrest. Brit. J. Anaesth. **35** (1963): 51–53.

935. ROSENBAUM, R. et al.: Use of computeried tomography to diagnose complications of percutaneous renal biopsy. Kidney intern. **14** (1978): 87–92.

936. RÖSNER, K.: Abdomen. In: RÖSNER, K. (Hrsg.): Technik diagnostischer und therapeutischer Eingriffe. Fischer, Jena (1977): 225–262.

937. ROSSEL, O.: Plombierung, um das Zurücklassen von Tüchern in der Bauchhöhle bei Laparotomien zu vermeiden. Zbl. Gynäkol. **28** (1904): 796–797.

938. RÖSSLER, D.: Kommentar aus ethischer Sicht. In: TROSCHKE, J. v., SCHMIDT, H. (Hrsg.): Ärztliche Entscheidungskonflikte. Falldiskussionen aus rechtlicher, ethischer und medizinischer Sicht. Medizin in Recht und Ethik, Bd. **12**, Enke, Stuttgart (1983): 131–136.

939. ROSTYKUS, P. et al.: Upper intestinal endoscopy induces hypoxemia in patients with obstructive pulmonary disease. Gastroenterology **78** (1980): 488–491.

940. ROTHE, J.: Analyse mütterlicher Sterbefälle bei Kaiserschnitt. Zbl. Gynäkol. **86** (1964): 644–652.

941. RÖTHIG, W.: Nil nocere! Herzverletzung bei Sternalpunktion. Bericht über einen Fall von tödlichem Hämoperikard. Münch. med. Wschr. **107** (1965): 2429–2436.

942. RUEFF, F. L.: Fehldiagnosen bei Appendizitis. Münch. med. Wschr. **110** (1968): 149–151.

943. RUGGIERO, G., CRISTI, G., TREVISAN, C.: Clinical aspects of encephalography. Acta radiol. Suppl. 292 (1969): 1–56.

944. RUMMELHARDT: Zit. bei WILLE-BAUMKAUFF, H.: Operationen an den Harnorganen. In: STICH, R., BAUER, K. H. (Hrsg.): Fehler und Gefahren bei chirurgischen Operationen. 4. Aufl., Fischer, Jena (1958): 1109–1235.

945. RUMMELHARDT: Zit. bei PFITZENMAIER, N.: 11. Alpenländisches Symposium. Bad Aussee/Steiermark, 13.–15. 5. 1976. Wiss. Informat. Freseniusstiftung. Akt. Nephrol. (1976): 4: 39–45.

946. RUST, M., BUQUOY, F., BONKE, S.: Injury to retroperitoneal vessels, a serious complication of gynecological laparoscopy. Anaesth. Intern. Notfallmed. **15** (1980): 356–359.

947. RÜTTIMANN, A.: Progress in lymphology. Thieme, Stuttgart 1967.

948. SAFAR, P.: Wiederbelebung. Thieme, Stuttgart–New York 1984.

949. SAIDMAN, L. J., HAVARD, E. S., EGAR, E. S.: Hyperthermia during anesthesia. J. Amer. med. Ass. **190** (1964): 1029–1032.

950. SALEM, M. et al.: Cardiac arrest related to anesthesia. Contributing factors in infants and children. J. Amer. med. Ass. **233** (1975): 238–241.

951. SALMON, P. R.: Fibro-Optic-Endoscopy. Pitman, London (1974): 106.

952. SALZMANN, P. et al.: VI. Internat. Angiologisches und Angiographisches Seminar. Baden-Baden, 14.–18. 3. 1979. In: Praxis-Kurier **17** (1979) 25: 18.

953. SAMLERT, H.: Brauchen wir eine alternative Medizin? Leserbrief zum gleichnamigen Beitrag von Irmgard OEPEN. Fortschr. Med. **100** (1982): 484–485.

954. SARFERT, D., KUROCK, W., HERRMANN, G.: Die Bedeutung des Kavakatheters in der Intensivpflege. Z. Orthop. **115** (1977): 524–525.

955. SATERNUS, K.-S.: Direkte und indirekte Traumatisierung bei der Reanimation. Z. Rechtsmed. **86** (1981): 161–174.

956. SATERNUS, K.-S., STAAK, M.: Qualitätssicherung in der Notfallmedizin – Eine Aufgabe auch der Rechtsmedizin. Proc. XII. Kongreß Internat. Akad. Gerichtl. u. Soz. Med. I. Engermann, Wien (1982): 307–312.

957. SATERNUS, K.-S.: Altersabhängige Modifizierung der kardiopulmonalen Reanimation unter Notfallbedingungen? In: BARZ, J. et al. (Hrsg.): Fortschritte der Rechtsmedizin. Festschrift für Georg SCHMIDT. Springer, Berlin–Heidelberg–New York (1983): 109–115.

958. SAUKKO, P.: Gerichtsmedizinische Gesichtspunkte für die Beurteilung von Schäden nach der äußeren Herzmassage. Zbl. Rechtsmedizin **20** (1980): 8.

959. SAUNDERS, E., CHAMBERS, T. L.: Delay in treating diabetes in childhood. Brit. med. J. **285** (1982): 1395–1396.

960. SAUPE, E., ERBEN, U.: Fremdkörperulkus durch periphere Katheterembolie. Kinderärztl. Prax. **46** (1978): 422–425.

961. SAUR (1964): Zit. bei (704).

962. SCHAAF, D., GUTZER, H.-J.: Beitrag zur Problematik iatrogener Verletzungen des Magens. Med. Welt **33** (1982): 271–272.

963. SCHÄBITZ, J., BREMA, CARMEN, TEICHMANN, W.: Zur Einflußnahme von Röntgenkontrastmitteln auf die Blutviskosität. Dt. Gesundh.-Wesen **37** (1982): 2006–2009.

964. SCHADEWALD, H.: Die Geschichte des Diabetes mellitus. In: OBERDISSE, K. (Hrsg.): Diabetes mellitus. Handb. d. Inn. Med. **7**. Bd. Teil 2 A, Stoffwechselkrankheiten. 5. Aufl., Springer, Berlin–Heidelberg–New York (1975): 1–44.

965. SCHAEFFER, E.: Psychotherapie des Allgemeinarztes in der Sprechstunde. Dt. Ärztebl. **77** (1980): 1241–1246.

966. SCHÄFER, H.: Bioelektronik. Erfahrungsheilk. **13** (1976): 552.

967. SCHÄFER, W.: Erfahrungsbericht über die perorale Cholegraphie mit Falignost bei ambulanten Patienten. Dt. Gesundh.-Wesen **31** (1976): 2420–2425.

968. SCHAER, H.: Akupunktur-Analgesie/Anästhesie. Placebo für Arzt und Patient? Schweiz. med. Wschr. **109** (1979): 865–869.

969. SCHATZ, J.: Einladung zum 8. Weltkongr. f. Akupunktur in Sofia, 15.–20. 5. 1983.

970. SCHATZ, M. et al.: The administration radiagraphic contrast media to patients with a history of a previous reaction. J. Allergy clin. Immunol. **55** (1975): 358–366.

971. SCHAUB, J.: Ethische Gesichtspunkte in der pädiatrischen Forschung. Monatsschr. Kinderheilk. **130** (1982): 817–822.

972. SCHELL, V. C., WOLCOTT, L. E.: The etiology, prevention, and management of decubitus ulcers. Missouri Med. **63** (1966): 109–112.

973. SCHELLNACK, K. et al.: Maligne Hyperthermie bei subklinischer myotonischer Dystrophie. Beitr. Orthop. Traumatol. **23** (1976): 537 bis 544.

974. SCHENCK, U.: Technik der Feinnadelpunktion von tastbaren Knoten mit dem Cameco-Griff. Münch. med. Wschr. **122** (1980): 361–362.

975. SCHEPELMANN: Zit. bei (57).

976. SCHEWITZ, L. J., FRIEDMAN, I. A., POLLAK, V. E.: Bleeding after renal biopsy in pregnancy. Obstet. Gynecol. **26** (1965): 265–304.

977. SCHICKEDANZ, H.: Perforationen von Oesophagus, Magen und Rektum durch diagnostische und pflegerische Maßnahmen bei Kindern. Vortrag, Thüring. Gesellsch. f. Chirurgie, Jena, 21. 6. 1985.

978. SCHIEFENHÖVEL, W.: Zit. von dpa/fwt: Primitive Heilkunst der Schulmedizin oft überlegen? Z. Allg. Med. **54** (1978): 1499–1500.

979. SCHIEFER, W.: Fehler und Gefahren bei Kontrastmitteluntersuchungen im Kindesalter. Fortschr. Med. **85** (1967): 765–768.

980. SCHIFFMANN, A., BORGMANN, V.: Appendizitis im Kindesalter. Ergebnisse bei 1 179 Fällen der Jahre 1972–1976. Med. Mschr. **31** (1977): 229–231.

981. SCHLIACK, V.: Voraussetzungen und Ergebnisse von Diabetes-Reihenuntersuchungen. Acta Diabetologica Latina (1966/III): 202–215.

982. SCHLIACK, V.: Differentialdiagnostik bei Glucosurie. Med. akt. **6** (1980): 40.

983. SCHLIACK, V.: Manifestation und Komplikationen des Diabetes mellitus. Diss. B, Berlin 1983.

984. SCHLIACK, V.: Komplikationen bei Patienten mit Insulinpumpen. Persönliche Mitteilung 1985.

985. SCHLIACK, V. et al.: Empfehlungen zur Durchführung von Diabetes-Suchaktionen. Dt. Gesundh.-Wesen **18** (1963): 230–232.

986. SCHMAUSS, A. K.: Fehler und Gefahren in der Diagnose der akuten Appendizitis. Z. ärztl. Fortbild. **63** (1969): 486–491.

987. SCHMAUSS, A. K.: Das „Syndrom des 5. Tages" und seine Bedeutung für die Entlassung von Kindern aus der stationären Behandlung nach Appendektomien wegen unkomplizierter Formen der Appendizitis. Z. ärztl. Fortbild. **69** (1975): 481–485.

988. SCHMAUSS, A. K.: Frühdiagnose der akuten Appendizitis. Dt. Gesundh.-Wesen **31** (1976): 397–401.

989. SCHMAUSS, A. K.: Erwiderung zu MATTIG, BINDER, LIGNITZ. Dt. Gesundh.-Wesen **37** (1982): 2146–2147.

990. SCHMAUSS, A. K., KEUL, S., FABIAN, W.: Die Appendizitis im Kindesalter. Dt. Gesundh.-Wesen **21** (1966): 1471.

991. SCHMAUSS, A. K., KOLLMORGEN, G.: Die Beurteilung der Fehldiagnosen beim akuten Abdomen aus der Sicht des medizinischen Sachverständigen. Dt. Gesundh.-Wesen **37** (1982): 899 bis 902.

992. SCHMAUSS, A. K., PAULICK, R. D.: Untersuchungen über die diagnostische Bedeutung einer örtlichen Leukozytose bei Appendizitis. Wien. med. Wochenschr. **118** (1968): 1018–1019.

993. SCHMERWITZ, W.: Injektions-Cholegraphie. Der Einfluß von Kontrastsubstanz und Injektionszeit auf Kontrastmittelausscheidung und Nebenwirkungen. Röntgen-Bl. **30** (1977): 64–70.

994. SCHMIDT, A., KLEIN, U.: Zur malignen Hyperthermie bei hereditären Myopathien. Dt. Gesundh.-Wesen **39** (1984): 125–130.

995. SCHMIDT, F. H.: Fehlerquellen bei der qualitativen und quantitativen Harnzuckerbestimmung. Diagnostik **6** (1973): 250–252.

996. SCHMIDT, F. H.: Die Methoden des Laboratoriums zur Diabetesdiagnostik. Therapiewoche **24** (1974): 2584–2595.

997. SCHMIDT, J.: Zit. bei GIESECKE, H.: Pathophysiologische Aspekte des sogenannten Bolustodes unter Berücksichtigung der Aspiration von Oraletten im Rahmen einer Schluckimpfung. Krim. forens. Wissensch. **13** (1974): 47–69.

998. SCHMIDT, K. R., PFEIFER, K. J.: Effektivität von intraarteriellem Lidocain in der Schmerzbekämpfung bei Arm- und Beinarteriographien. Münch. med. Wschr. **122** (1980): 1159–1162.

999. SCHMIDT, R. C.: Neuroradiologische Diagnostik der Bandscheibenerkrankungen. Dt. Ärztebl. **75** (1978): 117–122.

1000. SCHMIDT, R. F.: Neurobiologische Aspekte der Akupunktur und ihre Konsequenzen. Dt. Ärztebl. **82** (1985): 413–416.

1001. SCHMIDT, R. L.: Psychologie in der Medizin. Mat. Med. Nordm. **30** (1978): 57–68.

1002. SCHMIEDER, R., GUGLER, R.: Spontane Perforation des Kolon. Med. Welt **33** (1982): 1112 bis 1113.

1003. SCHMITT, H. P. et al.: Severe morphological changes in skeletal muscles of a five-month old infant dying from an anaesthetic complication with general muscle rigidity. Neuropädiatrie **6** (1975): 102–111.

1004. SCHMITT, W., TROEGER, H.: Zum Krankheitsbild der Appendizitis. Zbl. Chir. **102** (1977): 516–530.

1005. SCHNEEGANS, H. J.: Die intraoperative Leberbiopsie — ein Beitrag zur intraoperativen Diagnostik. Dt. Gesundh.-Wesen **38** (1983): 857 bis 860.

1006. SCHNEIDER, C., STEPHAN, G., SUWELACK, M.: Über das Hyperthyreose-Risiko bei iatrogener Jodzufuhr. Dtsch. med. Wschr. **94** (1969): 2631 bis 2634.

1007. SCHNEIDER, V., BRATZKE, H.: Maligne Hyperthermie nach alter Kopfschußverletzung. Z. Rechtsmed. **90** (1983): 71.

1008. SCHNEIDER, V., KLUG, E.: Fettembolie der Lungen nach äußerer Herzmassage. Beitr. gerichtl. Med. **28** (1971): 76–81.

1009. SCHNEIDER, V., MAXEINER, H.: Herzbeuteltamponade durch zentralen Venenkatheter. Fortschritte der Rechtsmedizin. Festschrift für Georg SCHMIDT. Hrsg. BARZ, J. et al. Springer, Berlin–Heidelberg–New York (1983): 116–122.

1010. SCHNELLER, E. et al.: Operative Komplikationen der laparoskopischen Tubensterilisation mit dem Bleier-Clip: Prospektive Studie. Geburtsh. u. Frauenheilk. **42** (1982): 379–384.

1011. SCHNORR, D.: Welchen Wert hat die Prostatazytologie für die Praxis? Med. akt. **9** (1983): 131.

1012. SCHNORRENBERGER, C. C.: Leserbrief zu OEPEN, Irmgard: „Ist Akupunktur harmlos? Selecta (1980): 4244–4245.

1013. SCHNORRENBERGER, C. C.: Entgegnung zu OEPEN. Z. Allg. Med. **56** (1980): 2325.

1014. SCHNORRENBERGER, C. C.: Entgegnung zur Erklärung der Akademie der Wissenschaften der DDR. Dtsch. med. Wschr. **106** (1981): 190–191.

1015. SCHNORRENBERGER, C. C.: Medizinisch-wissenschaftliche Objektivierung zur Akupunkturwirkung. Akup. — Theorie u. Prax. **9** (1981): 15.

1016. SCHÖCHE, J.: Lumbaler Bandscheibenvorfall. Diagnostik mit Dimer X. Z. ärztl. Fortbild. **71** (1977): 17–19.

1017. Schoen, D.: Medico-legale Fragen in der Radiologie – Fragen der fachärztlichen Aufklärungspflicht. Rundtischgespräch beim 59. Dtsch. Röntgenologenkongr., Bonn, 6. 5. 1978. Fortschr. Röntgenstr. **130** (1979): 1–14.

1018. Schölmerich, J. et al.: Hämatoperikard mit Perikardtamponade infolge Ventrikelwandverletzung durch zentralen Venenkatheter. Inn. Med. **9** (1982): 232–235.

1019. Scholz, H., Schmutzler, S.: Biopsie und Endoskopie der Leber im Kindesalter. Med. akt. **8** (1982): 367–368.

1020. Schön, D.: Über die Gefahren der intravasalen Anwendung jodhaltiger Kontrastmittel (I). Med. Welt (1962): 144–151.

1021. Schön, D.: Über die Gefahren der intravasalen Anwendung jodhaltiger Kontrastmittel (II). Med. Welt (1962): 200–209.

1022. Schön, D.: Bedeutung und Bewertung der Kontrastmittelvorprobe. Radiologe **5** (1965): 149 bis 155.

1023. Schönbauer (1928): Zit. bei (57).

1024. Schönfelder, M.: Über die Häufigkeit von Komplikationen bei intracardialen Injektionen. Z. ges. inn. Med. **22** (1967): 122–126.

1025. Schreiber, H.-L.: Apparative Medizin: rechtliche Probleme der Verantwortlichkeit des Arztes. Leopoldina-Symposium: Der Arzt und die apparative Medizin. Dtsch. Akad. Naturforsch. Leopoldina Halle/S. **55** (1983) NF 249: 102–106.

1026. Schreiner, L.: Nil nocere! Fehler und Gefahren bei der Erkennung und Extraktion von Fremdkörpern aus dem Ösophagus und den unteren Luftwegen. Münch. med. Wschr. **110** (1968): 2645 bis 2655.

1027. Schröder, H. et al.: Zur Indikation von Röntgenuntersuchungen des Skeletts. Z. ärztl. Fortbild. **79** (1985): 111–114.

1028. Schuh, F. T.: Maligne Hyperthermie. Dtsch. med. Wschr. **106** (1981): 1428–1430.

1029. Schuh, F. T.: Maligne Hyperthermie. Dtsch. med. Wschr. **106** (1981): 1431–1432.

1030. Schukowski, H.: Diabetes mellitus im Kindesalter. In: Biebergeil, H. (Hrsg.): Diabetes mellitus. Fischer, Jena (1968): 482–517.

1031. Schulte-Sasse, U., Eberlein, H. J.: Maligne Hyperthermie – eine jetzt beherrschbare, potentiell letale Narkosekomplikation. Dtsch. med. Wschr. **106** (1981): 1405–1408.

1032. Schulte-Steinberg, O.: Periphere Nervblockaden in der Schmerzbehandlung. Therapiewoche **27** (1977): 2136–2145.

1033. Schultz, S. G., Lavelle, K. J., Swain, R.: Nephrotoxicity of radiocontrast media in ischemic renal failure in rabbits. Nephron **32** (1982): 113–117.

1034. Schulz, B.: Genetische Heterogenität des Diabetes mellitus. Med. akt. **9** (1983): 566–567.

1035. Schulz, F.: Interpretationsfehler bei der Diagnose Kohlenhydrattoleranzstörung. Dtsch. med. Wschr. **97** (1972): 1662–1664.

1036. Schulz, F., Fritsch, A.: Hämobilie nach intraoperativer Leberpunktion. Dtsch. med. Wschr. **105** (1980): 645–649.

1037. Schulz, F.-H., Stobbe, H.: Grundlagen und Klinik innerer Erkrankungen. Thieme, Leipzig 1968.

1038. Schulz, H.-J.: Untersuchungen zur endoskopischen retrograden Cholangio-Pankreatikographie (ERCP). Diss. B, Berlin 1981.

1039. Schulz, H.-J.: Persönliche Mitteilung 1983.

1040. Schulz, H.-J.: Komplikationen gastroenterologisch-endoskopischer Eingriffe. Vortrag, Berliner Gesellsch. f. Inn. Med., Berlin, 21. 9. 1983.

1041. Schulz, H.-J. et al.: 5 Jahre endoskopische Papillotomie (EPT) in der DDR. Dt. Gesundh.-Wesen **38** (1983): 917–919.

1042. Schulz, K.: Erfahrungen der Staatsanwaltschaft des Bezirkes Suhl bei der Untersuchung, Bewertung und Auswertung von Rechtspflichtverletzungen im Zusammenhang mit der medizinischen Versorgung der Bürger. Vortrag, 8. Tagg. Gesellsch. Gerichtl. Med. d. DDR, Jena, 14.–16. 5. 1985.

1043. Schumacher, G., Stein, W.: Erfahrungen in der Behandlung von Druckgeschwüren bei angeborenen und erworbenen Querschnittslähmungen. Arch. orthop. Unfall-Chir. **87** (1977): 129 bis 135.

1044. Schumann, H. J. v., Schumann, M. v.: Japans Psyche ist anders. Dt. Ärztebl. **75** (1978): 592–598.

1045. Schütterle, G., Fritsch, H.: Tödliche Komplikationen nach Nierenblindpunktion. Med. Klin. **60** (1965): 184–189.

1046. Schwartz, R. D. et al.: Renal failure following major angiography. Amer. J. Med. **65** (1978): 31–37.

1047. Schweder, Regine, Schulz, H.-J., Nagel, K. H.: Subklavia-Katheterismus – Klinische und autoptische Befunde. Anaesthesiol. Reanimat. **8** (1983): 111–115.

1048. Schweinsheimer, W.: Mord und Selbstmord durch Insulin. Med. Klin. **58** (1963): 1046 bis 1047.

1049. SCHWEMMLE, K.: Ösophagoskopie aus chirurgischer Sicht. Diagnostik **9** (1976): 125–128.

1050. SCHWÖBEL, H. G., POCHON, J. P.: Appendizitis perforans. Noch immer potentiell letal. Z. Kinderchir. **26** (1979): 20.

1051. SEAMAN, W. B., WELLS, J.: Complication of the barium enema. Gastroenterology **48** (1965): 728–737.

1052. SEEAR, T.: Pentobarbital anesthesia in labor. Amer. J. Obstet. Gynecol. **99** (1967): 952 bis 957.

1053. SEILER, W. O., STÄHELIN, H. B.: Zur Verhütung und Therapie von Dekubitalulzera. Fortschr. Med. **97** (1978): 675–677.

1054. SEILER, W. O., STÄHELIN, H. B.: Gefahren der Bettruhe. Schweiz. Rundschau Med. **68** (1979): 505–514.

1055. SEILER, W. O., STÄHELIN, H. B., SONNABEND, W.: Einfluß aerober und anaerober Keime auf den Heilungsverlauf von Dekubitalulzera. Schweiz. med. Wschr. **109** (1979): 1594–1595.

1056. SEILER, W. O., STÄHELIN, H. B.: Brief an die Redaktion/Antworten der Autoren. Schweiz. med. Wschr. **110** (1980): 1748–1749.

1057. SELTZER, H.: Severe drug-induced hypoglycemia: a review. Compr. Ther. **5** (1979): 21–29.

1058. SEMM, K.: Die Mikrochirurgie in der Gynäkologie. Endokoagulation, ein neues Hilfsmittel für chirurgische Eingriffe per pelviscopiam. Geburtsh. u. Frauenheilk. **37** (1977): 93–102.

1059. SEMM, K.: Statistischer Überblick über die Bauchspiegelung in der Frauenheilkunde bis 1977 in der Bundesrepublik Deutschland. Geburtsh. u. Frauenheilk. **39** (1979): 537–544.

1060. SEMM, K.: Operationslehre für endoskopische Abdominal-Chirurgie. Schattauer, Stuttgart–New York 1984.

1061. SHAFI, T. et al.: Infusion intravenous pyelography and renal function: Effects in patients with chronic renal insufficiency. Arch. Intern. Med. **138** (1978): 1218–1221.

1062. SHEA, J. D.: Pressure sores. Clin. Orth. **112** (1975): 89–100.

1063. SHEHADI, W. H.: Adverse reactions to intravasculary administered contrast media. Exhibit of the 60th Annal Meeting of Radiol. Sec. of North Amer. Chicago 1974.

1064. SHEHADI, W. H.: Adverse reactions to intravasculary administered contrast media. A comprehensive study based on a prospective survey. Amer. J. Roentgenol. **124** (1975): 145–152.

1065. SHIRAISHI, S. et al.: Spinal cord injury as a complication of an acupuncture. Neurology **29** (1979): 1188–1190.

1066. SIEGISMUND, K., KRELLER, E., HELD, H.-J.: Pulmonale Gasembolie bei der Laparoskopie – eine seltene Komplikation. Zbl. Gynäkol. **107** (1985): 435–439.

1067. SIGNER, E. et al.: Thrombotische Komplikationen bei parenteraler Ernährung. Mschr. Kinderheilk. **124** (1976): 363–366.

1068. SIGRIST, T.: Suizid mit Insulin. Zbl. Rechtsmed. **24** (1982): 638.

1069. SILBER, T. J.: Placebo therapy. The ethical dimension. J. Amer. med. Ass. **242** (1979): 245–246.

1070. SILVIS, S. E. et al.: Endoscopic complications. J. Amer. med. Ass. **235** (1976): 928–930.

1071. SIMIONESCU, R.: Ursachen der technischen Unfälle im Bereich der Anästhesie und Intensivtherapie. Kongreßber. anaesthesia '81, 20.–22. 1. 1981 in Berlin, Bd. **1**: 51–63.

1072. SIMON, G.: Opticusatrophie nach Maninilhypoglycaemie. Dt. Gesundh.-Wesen **30** (1975): 898–901.

1073. SIMON, R. A. et al.: Radiographic contrast media (RCM) infusions: Measurement of mediators and correlation with clinical parameters. J. Allergy clin. Immunol. **61** (1978): 145.

1074. SINDELAR, W. F.: Toxic effects of halogenated anesthetics on human hepatocytes. Surg. Forum **26** (1976): 422–425.

1075. SINGER, M. et al.: Endoskopische Polypektomie im oberen Verdauungstrakt. Ergebnisse und klinische Bedeutung. Dtsch. med. Wschr. **100** (1975): 2313–2316.

1076. SINGER, M. et al.: Endoscopic polypectomy in the upper gastrointestinal tract. Endoscopy **7** (1975): 216–221.

1077. SMITH, A. A. et al.: Chloroform, halothane, and regional anesthesia. A comparative study. Anesth. Analg. Curr. Res. **52** (1973): 1–11.

1078. SMITH, B. E. et al.: Complications of subclavian vein catheterization. Arch. Surg. **90** (1965): 228–229.

1079. SNOW, J. C., SHAMSAI, J., SAKARYA, T.: Effects of epinephrine during halothane anesthesia in mastoidotympanoplastic surgery. Anesth. Analg. **47** (1968): 252–256.

1080. SOEHENDRA, N.: Endoskopisches Tubuseinführen bei malignen Ösophagus- und Kardiastenosen. Dtsch. med. Wschr. **106** (1981): 504 bis 506.

1081. SOMMERKAMP, H., SEITH, U., WAGNER, S.:

Die lumboskopische Nierenbiopsie. Med. Klin. **71** (1976): 1940–1944.

1082. SOVAK, M., ENGEL, R.: Über den Mechanismus der Akupunktur-Analgesie. Anaesthesist **25** (1976): 208–214.

1083. Sozialministerium Baden-Württemberg: Sterilisation von Akupunkturnadeln. Ärztebl. Baden-Württembg. **32** (1977): 672.

1084. SPAIN, D. M.: Iatrogene Krankheiten. Thieme, Stuttgart 1967.

1085. SPECHT, G.: Mediastinoskopie. Vortrag, Jahrestagg. d. Dtsch. Gesellsch. f. Thorax-, Herz- u. Gefäßchirurgie. Bad Nauheim, 17.–19. 2. 1977. In: Selecta **18** (1977): 4012.

1086. SPRINGER, E., RAFF, G.: Komplikationen bei der Katheterisierung des Herzens und der großen Gefäße. Beitr. gerichtl. Med. **34** (1976): 1–8.

1087. STAAK, M., MITTMEYER, H.-J., RAFF, G.: Rechtsmedizinische Probleme bei der Beurteilung von Sorgfaltspflichtverletzungen durch Heilpraktiker. Manuskript 1979.

1088. STAAK, M., SATERNUS, K.-S.: Ärztliche Sorgfaltspflicht bei der Reanimation. Proc. XII. Kongr. Internat. Akad. Gerichtl. u. Soz. Med. I. Engermann, Wien (1982): 253–260.

1089. Staatliche Zentralverwaltung für Statistik (Hrsg.): Statistisches Jahrbuch der DDR 1983. Staatsverlag der DDR 1983.

1090. STANDEVEN, A.: The acute abdomen in the aged. Brit. med. J. (1955): 1184–1187.

1091. STANWAY, P.: Alternative medicine. Rigby, Adelaide 1979.

1092. STECKENMESSER, R., SAUERWEIN, H.: Untersuchungen zum Komplikationsrisiko bei transfemoralen Arteriographien im Kindesalter. Münch. med. Wschr. **119** (1977): 1339–1342.

1093. STEFFEN, H.: Die Appendizitis im Kindesalter – eine analytische Studie. Z. ärztl. Fortbild. **71** (1977): 666–668.

1094. STEIDLE, B., GREHN, S., SEIF, F. J.: Jodinduzierte Hyperthyreose durch Kontrastmittel. Dtsch. med. Wschr. **104** (1979): 1435–1438.

1095. STENDER, H.-St.: Teilröntgenologen sehen die eigenen Fehldiagnosen. Hospital Tribune **2** (1979) 22: 2.

1096. STEPHEN, Ch. R.: Fulminant hyperthermia during anesthesia and surgery. J. Amer. med. Ass. **202** (1967): 178–182.

1097. STICH, R.: Operationen am Magen. In: STICH, R., BAUER, K.-H. (Hrsg.): Fehler und Gefahren bei chirurgischen Operationen. Bd. **I**, 4. Aufl., Fischer, Jena (1958): 647–653.

1098. STICHNOTH, E. et al.: Todesfälle bei Halothane-Fluothane-Narkose. Beitr. gerichtl. Med. **36** (1978): 439–441.

1099. STILLER, H.: Mediastinum. In: BRANDT, G., KUNZ, H., NISSEN, R. (Hrsg.): Intra- und postoperative Zwischenfälle. Bd. **I**, Thieme, Stuttgart (1967): 236–285.

1100. STOBBE, H.: Hinweise zur Knochenmarksgewinnung für die hämatologisch-zytologische Diagnostik; tödliche Komplikationen durch Punktion des Sternums. – Vorteile durch Punktion des Darmbeines im Bereich der Spina iliaca posterior superior. Dt. Gesundh.-Wesen **37** (1982): 208 bis 212.

1101. STOECKEL, H.: Ergebnisse kardiozirkulatorischer Wiederbelebung. Z. prakt. Anästh. **4** (1969): 189.

1102. STÖHR, M., MAYER, K.: Nervenwurzelläsionen durch Neuraltherapie. Dtsch. med. Wschr. **101** (1976): 1218–1220.

1103. STOKVIS, B., PFLANZ, M.: Suggestion. Hippokrates, Stuttgart 1961.

1104. STRAUB, W.: Diskussion zu DODEN, W.: Komplikationen retrobulbärer Injektionen. Zbl. Ophthalmol. **101** (1969): 222.

1105. STÜCKER, F.-J.: Periphere neurologische Komplikationen nach perkutaner transaxillärer Aortographie. Chirurg **56** (1985): 332–336.

1106. Subcommitee on the National Halothane Study of the Commitee of Anesthesia, National Academy of Sciences – National Research Council: Summary of the National Halothane Study. J. Amer. med. Ass. **197** (1966): 755.

1107. SUDIK, P., WILKEN, K.: Die irreversible Kontrazeption bei der Frau – eine ergänzende Methode der Familienplanung. Literaturübersicht und eigene Erfahrungen. Dt. Gesundh.-Wesen **35** (1980): 1785–1794.

1108. SUNG, Y. F.: Ref. von Millar: Kritisches zur Akupunktur. Med. Klin. **72** (1977) 17: 2.

1109. TAKASE, K.: Mechanism on pain and acupuncture. 21th Century Co. Inc., Tokyo 1983.

1110. TAKISHIMA, T. et al.: The bronchodilating effect of acupuncture in patients with acute asthma. Ann. Allergy **48** (1982): 44–49.

1111. TAMURA, T.: Fundamental studies on renal biopsy. Jap. Circulat. J. **27** (1963): 683–698.

1112. TARHAN, S., GIULIANI, E. R.: General anesthesia and myocardial infarction. Amer. Heart J. **87** (1974): 137–138.

1113. TAUBER, R. et al.: Renovasographie mit Diatrizoat. Diagnostik **9** (1976): 509–512.

1114. TEELE, D. W. et al.: Meningitis after

lumbar puncture in children with bacteremia. N. Engl. J. Med. **305** (1981): 1079–1081.

1115. Teruel, J. L. et al.: Renal function impairment caused by intravenous urography. A prospective study. Arch. Intern. Med. **141** (1981): 1271–1274.

1116. th: Chirurgenkongreß 1980. Sand im Krankenhausgetriebe? Münch. med. Wschr. **122** (1980): 886–887.

1117. Thaler, H.: Die Nierenbiopsie. Wien. klin. Wschr. **79** (1967): 425–427.

1118. Thalhammer, F., Kohnhauser, W.: Eine ungewöhnliche Komplikation beim Setzen eines Kava-Katheters. Anaesthesist **30** (1981): 146 bis 147.

1119. Theuring, F. et al.: Seltene Herzverletzung durch einen zentralen Venenkatheter. Dt. Gesundh.-Wesen **37** (1982): 39–40.

1120. Thiel, H.: Risiken bei der gastroenterologischen Endoskopie. Dtsch. med. Wschr. **98** (1973): 386–388.

1121. Thiel, H.: Akupunktur, Schimäre oder Realität? Z. Allg. Med. **56** (1980): 2397–2398.

1122. Thimme, W. et al.: Wiederbelebung nach akutem Myocardinfarkt. Intensivmed. Prax. **16** (1979): 16–22.

1123. Thomas, M. L., Tighe, J. R.: Death from fat embolism as a complication of intraosseus phlebography. Lancet (1973/II): 1415–1416.

1124. Thomas, S. F.: Appendiceal coproliths: Their surgical importance. Radiology **49** (1947): 39.

1125. Thurer, R. J.: Chylothorax: A complication of subclavian vein catheterization and parenteral hyperalimentation. J. Thorac. Cardiovasc. Surg. **71** (1976): 465–468.

1126. Thurlow, A. C. et al.: Halothan-Narkose. Gefahr der Arrhythmien. Vortrag, Ann. Meet. Amer. Soc. Anesth., San Francisco, 9.–13. 10. 1976. Ref. in: Selecta **16** (1977): 1565.

1127. Thurner, J.: Iatrogene Pathologie. Urban & Schwarzenberg, München–Berlin–Wien 1970.

1128. Thurner, J.: Therapie als mögliche Krankheitsursache. Med. Klin. **72** (1977): 8–14.

1129. Tolksdorf, W. et al.: Untersuchungen zur präoperativen Angst. Anaesthesiol. Intensivmed. **139** (1981): 63–65.

1130. Tonczar, L. et al.: Ist die angiographische Kontrolle eines Zentralvenenkatheters erforderlich? Anaesthesist **26** (1977): 586–588.

1131. Toniolo, G., Buia, T.: Risultati di una inchiesta nazionale sugli incidenti mortali da iniezione di mezzi di contraste organoiodati. Radiol. med. (Torino) **52** (1966): 625–657.

1132. Tregoning, D., Britton, D. C.: Hazards of colonoscopy (letter). Lancet (1977/I): 544.

1133. Tremel, H.: Narkosegefahren bei HNO-ärztlichen Eingriffen. Laryng. Rhinol. **55** (1976): 285–291.

1134. Tremel, R.: Die endoskopisch-retrograde Choledocho-Pankreatikographie. Erfahrungen aus einem Kreiskrankenhaus. Med. Welt **29** (1978): 1884–1887.

1135. Tribolet, N. de, Assal, G., Oberson, R.: Syndrome de Korsakoff et cécité corticale transitoires après angiography vertébrale. Schweiz. med. Wschr. **105** (1975): 1506–1509.

1136. Troschke, J. v.: Ausleitung. In: Troschke, J. v., Schmidt, H. (Hrsg.): Ärztliche Entscheidungskonflikte. Falldiskussionen aus rechtlicher, ethischer und medizinischer Sicht. Medizin in Recht und Ethik. Band **12**, Enke, Stuttgart (1983): 36–38.

1137. Trossmann, G.: Persönliche Mitteilung 1978.

1138. Trube-Becker, E.: Stellatum-Punktion und ärztlicher Kunstfehler. Acta Med. leg. soc. (Liège) **17** (1964) 4: 87–96.

1139. Truemmer, K. M., White, S., Vanlandingham, H.: Fatal embolization of pulmonary capillaries. Report of a case associated with routine barium enema. J. Amer. med. Ass. **173** (1960): 1089–1092.

1140. Tscheliessnig, K. H., Höllerl, G., Stadler, H.: Komplikationen der peroralen Endoskopie und ihre Therapie. Münch. med. Wschr. **120** (1978): 897–898.

1141. Tuengerthal, S.: Therapieresistente Lumbago-Ischialgie. Eine Indikation zur lumbalen Myelographie mit wasserlöslichen Kontrastmitteln. Ärztl. Prax. **29** (1977): 1789–1790.

1142. tuk: Lokale Ulkus-Protektion. Münch. med. Wschr. **122** (1980) 32/33 VPM: 35–36.

1143. Tully, J. L. et al.: Complications of intravenous therapy with steel needles and teflon catheters. Amer. J. Med. **70** (1981): 702–706.

1144. Tung, L. C., Tung, B. J., Herold, G.: Derzeitiger Stand der Akupunkturanästhesie in China. Med. Welt **27** (1976): 1002–1005.

1145. Uhlenbruck, W.: Rechtliche Aspekte des Kontrastmittelzwischenfalls und des Strahlenrisikos in der ambulanten Diagnostik. N. jur. Wschr. (1981): 1294–1299.

1146. Umlauf, R.: Anwendung der Akupunktur bei der Behandlung von vertebragenen schmerzhaften Syndromen. Dtsch. Z. Akup. **21** (1978): 19.

1147. UNGER, K.: Zu Problemen der Appendizitisdiagnostik. Z. ärztl. Fortbild. **73** (1979): 912–915.

1148. USBECK, W., ASSMANN, H.: Zum Wert der Dimer X-Myelographie bei der Diagnostik von lumbalen Bandscheibenschäden. Zbl. Neurochir. **38** (1977): 165–174.

1149. UTKE, G., QUOS, A., WEGENER, R.: Maligne Hyperthermie; vergleichende Darstellung von drei Fällen. Zbl. Chir. **105** (1980): 1573–1582.

1150. VANEK, E., ABT, C., KEPPLER, A.: Hepatitis-B-Virus-Infektionen durch Akupunktur. Therapiewoche **31** (1981): 788–793.

1151. VANIK, P. E., DAVIS, H. S.: Cardiac arrhythmias during halothane anaesthesia. Anesth. Analg. **47** (1968): 299–307.

1152. VASILEV, I. U. V., MATVEEV, N. K., GULIAEV, V. V.: Blutung nach endoskopischer Polypektomie des Magens. Vestn. Khir. **116** (1976): 104–105 (russ.).

1153. VEDEL, J. et al.: Indications actuelles de la coronarographie dans la maladie coronarienne (A l'exclusion de l'infarctus myocardiaque aigu). Nouv. Presse méd. **39** (1977): 3629–3637.

1154. VERHAAK, R. L. O., HARMSEN, A. E., UNNIK, A. J. M. van: On the frequency of tumor induction in a thorotrast kidney. Cancer **34** (1974): 2061–2068.

1155. VERNEY, H., HAZARD, J., DOMARD, A.: Les accidents de la bronchoscopie. Sem. Hôp. **35** (1959): 2175–2180.

1156. VIEHWEGER, G.: Röntgenkontrastmittelnebenwirkungen. Dtsch. med. Wschr. **99** (1974): 2623.

1157. VIERTEL, H. J.: Irisdiagnose, Akupunktur, Neuraltherapie, Fußreflexzonenlehre und Zungendiagnose. Diss. Marburg 1980.

1158. VINOD, K. et al.: Contrast media induced acute renal failure. X. Jahreskonf. ind. Gesellsch. Nephrol., Med. Coll. Trivandrum, 20.–22. 1. 1980. In: Wiss. Inform. Fresenius-Stiftg., Akt. Nephrol. (1980) 13: 269–281.

1159. VOGT, K.: Über die Eignung verschiedener jodhaltiger Kontrastmittel zur funktionellen Speicheldrüsendarstellung (Sialographie). Med. Verein Greifswald, Sitzung 7. 12. 1966. Münch. med. Wschr. **109** (1967): 1833.

1160. VOGT, K., KESSLER, L.: Eingriffe an den Kopfspeicheldrüsen. In: OEKEN, F.-W., KESSLER, L. (Hrsg.): Fehler und Gefahren bei Routineeingriffen im HNO-Fachgebiet. Thieme, Leipzig (1975): 170–176.

1161. VOLKMANN, J.: Betrachtungen über Zwischenfälle bei fast 78000 Grenzstrangblockaden. Bruns' Beitr. klin. Chir. **185** (1952): 288–301.

1162. VOLLES, E. et al.: Der Vena-subclavia-Katheter. Dtsch. med. Wschr. **52** (1969): 2682 bis 2685.

1163. WAGENKNECHT, L. V.: Urologische Aspekte bei retroperitonealem Hämatom. Urologe A **16** (1977): 9–14.

1164. WALCH, G.: Über die Pathogenese des tödlichen Narkosezwischenfalls. Literatur und Kasuistik. Diss. Marburg 1973.

1165. WALDMAN, R. P. et al.: Delayed onset of hemothorax: An unusual complication of subclavian access for hemodialysis. Nephron **37** (1984): 270–272.

1166. WALLS, W. J., THORNBURY, J. R., NAYLOR, B.: Pulmonary needle aspiration biopsy in the diagnosis of Pancoast tumor. Radiology **111** (1974): 99–102.

1167. WANNAGAT, L.: Splenoportographie und Segmentangiographie der Leber. Dt. Ärztebl. **74** (1977): 2279–2286.

1168. WANNAGAT, L.: Laparoskopische Cholezystographie. In: FRÜHMORGEN, P., CLASSEN, M. (Hrsg.): Endoskopie und Biopsie in der Gastroenterologie. 2. Aufl., Springer, Berlin–Heidelberg –New York (1979): 223–230.

1169. WANNAGAT, L.: Laparoskopische Splenoportographie. In: FRÜHMORGEN, P., CLASSEN, M. (Hrsg.): Endoskopie und Biopsie in der Gastroenterologie. 2. Aufl., Springer, Berlin–Heidelberg–New York (1979): 231–236.

1170. WATKINS, P. J.: ABC of diabetes: Clinical presentation: Why is diabetes so often missed? Brit. med. J. (Clin. Res.) **284** (1982): 1771–1772.

1171. WAWERSIK, J.: Anästhesiologische Probleme beim Ileus. Fortschr. Med. **92** (1974): 570 bis 574.

1172. WEBER, D.: Die temporäre Elektrostimulation des Herzens. Z. ärztl. Fortbild. **71** (1977): 808–812.

1173. WEBER, D. et al.: Die Vena-subclavia-Punktion zur permanenten Schrittmacherversorgung. Dt. Gesundh.-Wesen **36** (1981): 1777 bis 1780.

1174. WEIDNER, K.: Gehirn und Nerven. Z. Allg. Med. **55** (1979) 28: 5.

1175. WEIDNER, K.: Der Opferberuf – Anspruch und Methode. Z. Allg. Med. **56** (1980): 1373–1374.

1176. WEIGAND, H.: Zur Einführung. In: (1177).

1177. WEIGAND, H. et al.: Unbehagen mit der

Gesundheit. Landeszentrale f. Gesundheitsbild. Bayern 1980.

1178. Weigel, B., Ziegan, J., Hunger, H.: Zur Histopathologie der malignen Hyperthermie. In: Walther, G., Haffner, H.-T. (Hrsg.): Festschrift für Horst Leithoff. Kriminalistik-Verlag, Heidelberg (1985): 163–168.

1179. Weinrich, G.: Der Kommentar. Ein Sack voll Flöhe. Demokr. Gesundh.-Wesen **5** (1982): Deckblattinnenseite.

1180. Weissauer, W., Frey, R.: Anästhesiezwischenfälle und das anästhesiologische Risiko. Dt. Ärztebl. **74** (1977): 29–32.

1181. Weiss, S.: Leserbrief zu Baum, J.: 20 Jahre Akupunktur-Analgesie in der Volksrepublik China. Dt. Ärztebl. **78** (1981): 82–83.

1182. Welling, D. R.: The fate of the negative appendix. Amer. J. Surg. **126** (1973): 752.

1183. Wenig, C., Piepgras, V.: Komplikationen bei der angiographischen Diagnostik von Hirnarterienaneurysmen mit und ohne Subarachnoidalblutung. Med. Klin. **68** (1973): 1555–1559.

1184. Wenz, W.: Abdominale Angiographie. Springer, Berlin 1972.

1185. Wenz, W., Beduhn, D.: Extremitätenarteriographie. Springer, Berlin–Heidelberg–New York 1976.

1186. Wenz, W., Späh, U.: Kontrolluntersuchungen nach Katheterangiographie. In: Zeitler, E. (Hrsg.): Die Gefäßthrombosen nach Katheterangiographie. Huber, Bern (1970): 23.

1187. Wesch, G. E. et al.: Erkennung und Versorgung endoskopischer Perforationen am Gastrointestinaltrakt. Dtsch. med. Wschr. **106** (1981): 979–983.

1188. Wesley, J. R. et al.: Pulmonary embolism in the neonate: Occurrence during the course of total parenteral nutrition. J. Pediat. **93** (1978): 113–115.

1189. Wesselhoeft, H. et al.: Das Risiko der Herzkatheterisierung und Angiokardiographie im ersten Lebensjahr. Z. Kardiol. **64** (1975): 93–107.

1190. Wetzer, K. et al.: Luftembolie bei perthorakaler Lungenpunktionsbiopsie. Z. Erkr. d. Atmungsorg. **154** (1980): 155–162.

1191. WHO: Acupuncture. Magazine WHO, Dezember 1979.

1192. Wiemers, K., Uhlenbruck, A.: Exitus in tabula. Zbl. Chir. **91** (1966): 807–818.

1193. Wiggli, U., Oberson, R.: Die Häufigkeit extraarachnoidalen Liquorflusses nach Lumbalpunktion. Schweiz. med. Wschr. **105** (1975): 235 bis 239.

1194. Wild, H.: Persönliche Mitteilung 1978.

1195. Wildhirt, E.: Zur Frage der Spätkomplikationen nach Leberbiopsie. Münch. med. Wschr. **112** (1970): 1234–1237.

1196. Wildhirt, E.: Komplikationen der Laparoskopie und Leberbiopsie. Dt. Z. Verdau.- u. Stoffwechselkr. **32** (1972): 59–61.

1197. Wildner, G. P.: Die Haut. In: Kettler, L.-H. (Hrsg.): Lehrbuch der speziellen Pathologie. Fischer, Jena (1976): 761–817.

1198. Wilhelms, E., Seifert, B.: Zur strafrechtlichen Verantwortlichkeit beim Entstehen von Pflegeschäden in stationären Einrichtungen — am Beispiel des Dekubitalulcus nach Schenkelhalsfraktur. Unveröffentlicht.

1199. Willenberg, E.: 100 Jahre Appendektomie. Dt. Gesundh.-Wesen **37** (1982): 1513–1515.

1200. Wilson, R. D. et al.: Malignant hyperpyrexia with anaesthesia. J. Amer. med. Ass. **202** (1967): 183–186.

1201. Wimmer, W.: Schwindel in der Medizin aus der Sicht des Juristen. Med. Welt **31** (1980): 413–420.

1202. Wimmer, W.: Ärztliche Außenseitermethoden in juristischer Sicht. Rhein. Ärztebl. 8/1980 v. 25. 4. 1980.

1203. Wingard, D. W.: Malignant hyperthermia — a human stress syndrom? Lancet (1974/II): 1450–1451.

1204. Winkler, K.: Lebernekrosen nach Cholangiographie mit Biligram. (Zit. im Bericht von der 32. Tagg. d. Dtsch. Gesellsch. f. Verdau.- u. Stoffwechselkr.) Euromed **17** (1977): 857.

1205. Wirth, I., Markert, K., Schliack, V.: Das Praecoma diabeticum als Verkehrsunfallursache. Dt. Gesundh.-Wesen **39** (1984): 147–150.

1206. Wishart, D. L.: Complications in vertebral angiography as compared to nonvertebral cerebral angiography in 441 studies. Amer. J. Roentgenol. **113** (1971): 527–537.

1207. Witkowski, J. A., Parish, L. C.: Histopathology of the decubitus ulcer. J. Amer. Acad. Dermatol. **6** (1982): 1014–1021.

1208. Witten, D. M., Hirsch, F. D., Hartman, G. W.: Acute reactions to urographic contrast medium. Incidence, clinical characteristics and relationship to history of hypersensitivity states. Amer. J. Roentgenol. **119** (1973): 832–840.

1209. Wittenbeck, S., Amboss, M.: Rechtspflichtverletzungen bei der Ausübung medizinischer Berufe — Möglichkeit und Notwendigkeit ihrer prophylaktischen Bekämpfung. Z. ärztl. Fortbild. **62** (1968): 301–307.

1210. WITTLINGER, H.: Die vaginale und abdominale Hysterektomie. Geburtsh. u. Frauenheilk. **32** (1972): 276–283.

1211. WITTMANN, R. et al.: Die abortive Wirkung von Halothane. Anaesthesist **23** (1974): 30–35.

1212. WOLF, R.: Das gerichtsmedizinische Gutachten aus der Sicht des Verteidigers. Neue Justiz **38** (1984): 377.

1213. WOLFROMM, R. A. et al.: Les accidents graves par injection intraveineuse de substances iodées pour urographie. J. Radiol. Electrol. **47** (1966): 346–357.

1214. WRUHS, O.: Der Informationswert der Endoskopie des Kniegelenks. Brüder Hollinek, Wien 1974.

1215. WRUHS, O.: Frühdiagnostik intraartikulärer Läsionen. Einsatz der Arthroskopie zur Verhütung sportbedingter Arthrosen. Ärztl. Prax. **29** (1977): 888.

1216. WÜNSTEL, G.: Von Schulmedizinern und Zauberern. Leserbrief zu dem Beitrag von U. KANZOW. Dt. Ärztebl. **78** (1981): 1941–1946.

1217. WURBS, D., PHILLIP, J., CLASSEN, M.: Endoskopische Papillotomie mit Gallenwegsdrainage. Alternative und Ergänzung zur Chirurgie der Papillenstenose und des Gallensteins. Internist **21** (1980): 617–623.

1218. WYLIE, W. D.: There but for the grace of God. Ann. Roy. Coll. Surg. Engl. **56** (1975): 171 bis 180.

1219. WYLIE, W. D.: Le risque anesthesique. Cah. d'Anesth. **23** (1975): 351–362.

1220. XINZHONG, Q.: Akupunktur, Moxibustion und Akupunktur-Anästhesie in China. China im Aufbau **3** (1980): 23.

1221. YANOFF, M.: Incidence of bone-marrow embolism due to closed chest cardiac-massage. N. Engl. J. Med. **269** (1963): 837–839.

1222. YOUNG, S. H.: Asthma bronchiale: Hypnose verringert Anfälle. Vortrag, 35. Jahrestreffen d. Amer. Coll. Allergists, San Francisko, 27.–31. 1. 1979, Selecta (1979): 4458.

1223. YUEN, R. W. M., VAUGHAN, R. J., DYER, H.: The response to acupuncture therapy in patients with chronic disabling pain. Med. J. Aust. (1976/I): 862.

1224. ZACHARIAS, K.: Einsatz und Ergebnisse der Amnioskopie zur Überwachung der Schwangerschaft mit Überschreitung des Geburtstermins. Zbl. Gynäkol. **96** (1974): 775–780.

1225. ZASTROW, F. et al.: Leberabszeß nach perkutaner Biopsie. Münch. med. Wschr. **122** (1980): 345–346.

1226. ZEIDLER, D., DIETZ, R.: Ösophagoskopie. Dt. Ärztebl. (1975): 1111–1117.

1227. ZEITLER, E.: Risiko der Arteriographie in Lokalanästhesie. Münch. med. Wschr. **120** (1978): 129–130.

1228. ZHEUTLIN, N., LASSER, E. C., RIGLER, L. G.: Clinical studies on effect of barium in the peritoneal cavity following rupture of the colon. Surgery **32** (1952): 967–979.

1229. ZIETZ, G., LÜDER, M.: Die Akupunktur-Analgesie — ein neuer Weg in die Anästhesiologie? Anaesth. Wiederbeleb. **2** (1977): 101–105,

1230. ZIMMERMANN, H.-G.: Chirurgische Laparoskopie. Springer, Berlin—Heidelberg—New York 1982.

1231. ZIMMERMANN, W.: Schulmedizin und Naturheilkunde — Konkurrenten oder Partner? Alexandersbader Hefte (1982) 15: 17–30.

1232. ZINGANELL, K., SAJONS, M., HAMMAMI, G.: Abortive Verlaufsform der malignen Hyperpyrexie oder abnorme Reaktion auf Succinylcholin? Prakt. Anästh. **10** (1975): 222–227.

1233. ZITTEL, R. X., BODEN, T.: Iatrogene Perforation von Hohlorganen bei Endoskopie, Sondierung und Bougierung. Münch. med. Wschr. **110** (1968): 2265–2270.

1234. ZUKSCHWERDT, L., HORATZ, K.: Exitus in tabula. Chirurgisches Referat auf der 6. Tagg. d. Österr. Gesellsch. f. Chirurgie u. Traumatologie. Klin. Med. **20** (1965): 153–175.

Sachregister

FSC
www.fsc.org
MIX
Papier | Fördert gute Waldnutzung
FSC® C083411

Zeitfracht Medien GmbH
Ferdinand-Jühlke-Straße 7
99095 Erfurt, Deutschland
produktsicherheit@kolibri360.de